# 新编护理学
# 理论与实践

主编　马莎莎　张　伟　石宇平

刘平平　郁莉玮　林文杰

上海科学普及出版社

图书在版编目（CIP）数据

新编护理学理论与实践／马莎莎等主编. —上海：上海科学普及出版社，2022.12
ISBN 978-7-5427-8362-2

Ⅰ.①新… Ⅱ.①马… Ⅲ.①护理学 Ⅳ.①R47

中国版本图书馆CIP数据核字（2022）第257421号

统　　筹　张善涛
责任编辑　陈星星　郝梓涵
整体设计　宗　宁

# 新编护理学理论与实践

主编　马莎莎　张　伟　石宇平

刘平平　郁莉玮　林文杰

上海科学普及出版社出版发行

（上海中山北路832号　邮政编码200070）

http://www.pspsh.com

各地新华书店经销　　山东麦德森文化传媒有限公司印刷

开本 787×1092 1/16　印张 26.25　插页 2　字数 672 000

2022年12月第1版　　2022年12月第1次印刷

ISBN 978-7-5427-8362-2　定价：128.00元

本书如有缺页、错装或坏损等严重质量问题

请向工厂联系调换

联系电话：0531-82601513

## 编委会

BIAN WEI HUI

◎ 主　编

马莎莎　张　伟　石宇平　刘平平
郁莉玮　林文杰

◎ 副主编

白文芹　程丽鹏　路雪梅　刘永华
魏晶晶　韩惠青

◎ 编　委（按姓氏笔画排序）

马莎莎（滕州市工人医院）

石宇平（青岛市海慈医疗集团）

白文芹（济宁市微山县中医院）

刘平平（山东省日照市五莲县人民医院）

刘永华（乳山市人民医院）

张　伟（聊城市第二人民医院）

林文杰（烟台业达医院）

郁莉玮（临清市人民医院）

韩惠青（邹平市中医院）

程丽鹏（齐河县人民医院）

路雪梅（菏泽市巨野北城医院）

魏晶晶（三峡大学附属仁和医院）

# 前言 FOREWORD

护理学是医学科学领域中一门自然科学和社会科学相结合的、独立的综合性应用学科，主要研究护理现象及其发生、发展规律。护理学的发展得益于护理发展历史的沉淀及护理事业发展过程中护理前辈对护理概念、理论、模式等方面的完善与创新。随着我国现代化建设进程的不断加快和日常生活水平的日益提高，人们的健康观念正发生巨大改变，健康生活成为社会关注的热点问题之一。与此同时，医学的目的由"救死扶伤，实行人道主义"转变为"延长寿命，提高生命质量和健康促进"。这是观念的更新，也是历史的进步。因此，为适应护理工作的需要，编者们特编写了《新编护理学理论与实践》一书。

本书从基础出发，首先简述了护理学概述、基础护理技术、护理管理；然后介绍了神经内科、心内科等各科室常见疾病的护理；最后阐述了重症护理、手术室护理、消毒供应中心护理和中医护理的内容。本书不仅融汇了编者的临床护理经验和体会，还汲取了当今国内外临床护理学的新理论、新知识、新方法，其内容规范、信息量大、简明扼要、深入浅出，具有针对性、实用性和操作性，可以作为临床护理人员、实习人员及在校学生的参考用书，对于提高护理工作水平有重要的指导意义。

由于时间仓促，学识水平和工作实践存在局限，书中难免存在疏漏之处。为了进一步提高本书的质量，诚恳地希望各位读者、专家不吝赐教，提出宝贵意见。

《新编护理学理论与实践》编委会

2022 年 9 月

# 目 录 CONTENTS

# 第一章　护理学概述

## 第一节　护理学的发展史

人们把护士比作"无翼天使",象征着护士职业的崇高,护士是以人类的健康为服务目标的科技工作者,犹如天使维护着人们的生命和健康。100多年来,护理学与医学一同发展,经历了自我护理、简单的清洁卫生护理、以疾病为中心的护理、以患者为中心的护理,直至以人的健康为中心的护理的发展历程。通过实践、教育和研究,不断得到了充实和完善,逐渐形成了特有的理论和实践体系,成为一门独立的学科。

护理产生于人类生存的需要,护理学的发展与人类的文明和健康息息相关。学习护理学的发展历史,可以使护士了解护理学发展过程中的经验及教训,分析及把握现在,预测未来,更好地满足社会对护理服务的需要,提高人们的健康水平。

### 一、国外护理学的发展史

自有人类以来就有护理,护理是人们谋求生存的本能和需要。因此,可以说护理学是最古老的艺术,最年轻的专业。

#### (一)人类早期的护理

有了人类就有了生老病死,也就逐渐形成医疗和护理的实践活动。在古代,为谋求生存,人类在狩猎、械斗及与自然灾害抗争的活动中发生疾病、创伤,人们以自我保护式、互助式、经验式、家庭式等爱抚手段与疾病和死亡做斗争,由此积累了丰富的医疗、护理经验。在古埃及,以木乃伊的制作著称于世,尸体防腐、尸体包裹即为绷带包扎术的创始,还有健眠术、止血、伤口缝合,以及用催吐、灌肠净化身体等护理技术;在社会发展进程中,人类逐渐认识到进熟食可减少胃肠疾病,开始了解饮食与胃肠疾病的关系;将烧热的石块或炒热的沙放在患处以减轻疼痛,这就是最原始而简单的热疗。古罗马十分重视个人卫生和环境卫生,修建公共浴室,修建上、下水道以供应清洁的饮水。印度最早有关医学的记载,见于公元前1600年婆罗门教的经典《吠陀经》,以此作为戒律、道德及医药行为的准则;它还包括治疗各种疾病的论述和要求人们有良好的卫生习惯,如每天刷牙、按时排便、洗涤等,叙述了医药、外科及预防疾病等方面的内容。在人类社会早期,由于科学的落后,医、药、护理活动长期与宗教和迷信活动联系在一起。公元初年基督教兴

1

起,开始了教会 1 000 多年对医护的影响。教徒们在传播信仰、广建修道院的同时,还开展了医病、济贫等慈善事业,并建立了医院。这些医院最初为收容徒步朝圣者的休息站,后来发展为收治精神病、麻风病等疾病的医院及养老院。一些献身于宗教的妇女,在从事教会工作的同时,还参加对老弱病残的护理并使护理工作从家庭走向社会。她们当中多数人未受过专门的训练,但工作认真,服务热忱,有奉献精神,受到社会的赞誉和欢迎,是早期护理工作的雏形,对以后护理事业的发展有良好的影响。

**(二)中世纪的护理**

中世纪(476—1500 年),欧洲由于政治、经济、宗教的发展,频繁的战争,疾病流行,形成对医院和护士的迫切需要,这对护理工作的发展起到了一定的促进作用,护理逐渐由"家庭式"迈向了"社会化和组织化的服务",形成了宗教性、民俗性及军队性的护理社团。各国虽然建立了数以百计的大小医院,但条件极差,各种疾病的患者混杂住在一起,因此患者和医务人员的交叉感染率和病死率极高。这些医院大多受宗教控制,担任护理工作的多为修女,她们缺乏护理知识,得不到任何护理培训的机会,又无足够的护理设备,更谈不上护理管理。因此,当时的护理工作仅仅局限于简单的生活照料。

**(三)文艺复兴时期与宗教改革时期的护理**

文艺复兴使欧洲各国的政治经济发生了变化,科学的进步带动了医学的迅速发展。在此期间,人们揭开了对疾病的神话和迷信,对疾病的治疗有了新的依据。文艺复兴以后,因慈善事业的发展,护理逐渐摆脱教会的控制,从事护理的人员开始接受部分的工作训练以专门照顾伤病者,类似的组织相继成立,护理开始走向独立职业之旅。发生于 1517 年的宗教革命,使社会结构发生了变化,妇女地位下降,多数修道院及教会医院被毁或关闭,从事护理工作的修女也受到迫害,纷纷逃离医院,教会支持的护理工作由此停顿,导致护理人员极度匮乏。为了满足需要,一些素质较低的妇女进入护理队伍,她们既无经验又无适当训练,也缺乏宗教热忱,致使护理质量大大下降,护理的发展进入了历史上的黑暗时期。

**(四)南丁格尔的贡献与现代护理的诞生**

19 世纪中期,由于科学的不断发展,欧洲相继开设了一些护士训练班,护理的质量和地位有了一定的提高。1836 年,德国牧师西奥多·弗里德尔在凯撒威尔斯城建立了世界上第一个较为正规的护士训练班。南丁格尔曾在此接受了 3 个月的护士训练,现代护理的发展主要是从南丁格尔时代开始的。

1.南丁格尔的事迹

19 世纪中叶,南丁格尔首创了科学的护理专业,护理学理论才逐步形成和发展,护理学教育也逐步走上了正轨。国际上称这个时期为"南丁格尔时代",这是护理学发展的一个重要转折点,也是现代护理学的开始。

南丁格尔,英国人,1820 年 5 月 12 日生于意大利的佛罗伦萨,她家境优裕,受过高等教育,具有较高的文化修养。她乐于关心和照顾受伤的患者,立志要成为一位为患者带来幸福的人。

1854—1856 年,英、法等国与俄国爆发了克里米亚战争。战争开始时,英军的医疗救护条件非常低劣,伤员死亡率高达 42%。当这些事实经报界披露后,国内哗然。南丁格尔立即写信给当时的英国陆军大臣,表示愿意带护士前往前线救护伤员。获准后,南丁格尔率领 38 名护士奔赴战地医院。在前线,南丁格尔充分显示了她各方面的才能,她利用自己的声望和威信进行募捐活动,并用募捐到的 3 万英镑为医院添置药物和医疗设备,改善伤员的生活环境和营养条件,整顿手术室、食堂和化验室,很快改变了战地医院的面貌,只能收容1 700名伤员的战地医院经她安排竟可收治3 000~4 000名伤员。在这里,她的管理和组织才能得到充分发挥。6个月后,战地医院发生了巨大的变化,伤员死亡率从42%迅速下降至2.2%。这种奇迹般的护理效果震动了全国,同时改变了英国朝野对护士们的评价并提高了妇女的地位,护理工作从此受到社会重视。南丁格尔建立了护士巡视制度,每天夜晚她总是提着风灯巡视病房,一夜巡视的路程在7 km以上。许多士兵回英国后,把南丁格尔在战地医院的业绩编成小册子和无数诗歌流传各地。有一首诗在50年之后仍在英国士兵们重逢时传诵,诗中称"南丁格尔是伤员的保卫者、守护神,毫不谋私,有一颗纯正的心,南丁格尔小姐是上帝给我们最大的福恩"。南丁格尔终身未婚,毕生致力于护理的改革与发展,将一生贡献给了护理事业。

2.南丁格尔的贡献

(1)为护理的科学化发展提供了基础:南丁格尔对护理事业的杰出贡献,在于她使护理走向科学的专业化轨道,并成功地使护理从医护合一的历史状态中分离出来。基于她的努力,护理逐渐摆脱了教会的控制及管理而成为一种独立的职业。她认为"护理是一门艺术,需要以组织性、实务性及科学性为基础",她确定了护理学的概念和护士的任务,提出了公共卫生的护理思想,形成并发展了独特的环境学说,开创了护理理论研究的先河。她对护理专业及其理论的精辟论述,形成了护理学知识体系的雏形,奠定了近代护理理论基础,确立了护理专业的社会地位和科学地位,推动护理学成为一门独立的学科。

(2)创办了世界上第一所护士学校:经过克里米亚战场的护理实践,南丁格尔深信护理是科学事业,护士必经过严格的科学训练,同时还应是具有献身精神、品德高尚、在任何困难条件下都能护理伤病员的有博爱精神的人。1880年,南丁格尔在伦敦圣托马斯医院用"南丁格尔基金"创建了世界上第一所护士学校——南丁格尔护士训练学校,开创了护理正式教育的新纪元。早年毕业于南丁格尔护士训练学校的学生,后来都成了护理骨干,她们在各地推行护理改革,创建护士学校,弘扬"职业自由,经济独立,精神自立"的南丁格尔精神,使护理工作有了崭新的局面。

(3)著书立说指导护理工作:南丁格尔一生写了大量的笔记、书信、报告和论著等,其中最著名的是《医院札记》和《护理札记》。在《医院札记》中,她阐述了自己对改革医院管理及建筑方面的构思、意见及建议。在《护理札记》中,她阐述了自己的护理思想及对护理的建议。这两本书多年来被视为各国护士必读的经典护理著作,曾被翻译成多种文字。直到今日,她的理念和思想对护理实仍有其指导意义。

(4)创立了一整套护理制度:南丁格尔强调在设立医院时必须先确定相应的政策,采用系统化的护理管理方式,制订医院设备及环境方面的管理要求,从而提高护理工作效率及护理质量。在护理组织机构的设立上,要求每个医院必须设立护理部,并由护理部主任来管理护理工作;要适当授权,以充分发挥每位护理人员的潜能。

(5)其他方面:南丁格尔强调了护理伦理及人道主义观念,要求护士不分信仰、种族、贫富,平等对待每位患者。同时,注重护理人员的训练及资历要求等。

南丁格尔以高尚的品德、渊博的知识和远大的目光投身护理工作,开创了科学的护理事业,提高了护理专业和护理人员的地位,对医院管理、环境卫生、家庭访视、生命统计及红十字会等都有较大贡献,为了纪念南丁格尔,在伦敦圣托马斯医院、印度及佛罗伦萨等地均铸有她的塑像,以供后人景仰。1907年,为表彰南丁格尔在医疗护理工作中的卓越贡献,英国国王授予她最高国民荣誉勋章,使她成为英国首位获此殊荣的妇女。1912年,国际护士会(ICN)倡议各国医院和护士学校在每年5月12日(南丁格尔诞辰日)举行纪念活动,并将5月12日定为国际护士节,以缅怀和纪念这位伟大的女性,旨在激励广大护士继承和发扬护理事业的光荣传统,以"爱心、耐心、细心、责任心"对待每一位患者,做好护理工作。国际红十字会设立南丁格尔奖章,作为各国优秀护士的最高荣誉奖,每2年颁发一次。我国从1983年开始参加第29届南丁格尔奖评选活动,至2017年已有81位优秀护士获此殊荣。

### 3.现代护理学的诞生

19世纪以后,现代护理学的诞生与各国经济、文化、教育、宗教、妇女地位及人民生活水平的改善有很大的关系。护理学在世界各地的发展很不平衡,总体来看,西方国家的护理学发展较快,护士的地位相对较高,其他国家的护理学发展相对滞后。现代护理学的发展实际上就是一个向专业化发展的过程,主要表现在以下几个方面。

(1)护理教育体制的建立:自1860年以后,欧美许多国家的南丁格尔式的护士学校如雨后春笋般出现,并逐渐完善了护理高等教育体系。以美国为例,1901年约翰霍普金斯大学开设了专门的护理课程;1924年耶鲁大学首先成立护理学院,学生毕业后取得护理学士学位,并于1929年开设硕士学位;1964年加州大学旧金山分校开设了第一个护理博士学位课程。世界其他国家和地区也创建了许多护士学校及护理学院,形成了多层次的护理教育体例。

(2)护理向专业化方向的发展:主要表现在对护理理论的研究及探讨、对护理科研的重视及投入和各种护理专业团体的形成。护理学作为一门为人类健康事业服务的专业,得到了进一步的发展及提高。

(3)护理管理体制的建立:自南丁格尔以后,世界各国都相继应用南丁格尔的护理管理模式,并将管理学的原理及技巧应用到护理管理中,强调了护理管理中的人性管理,并指出护理管理的核心是质量管理,对护理管理者要求更加具体及严格,如美国护理协会(ANA)对护理管理者有具体的资格及角色要求。

(4)临床护理分科的形成和深化:从1841年开始,特别是第二次世界大战结束以后,由于科学技术的发展及现代治疗手段的进一步提高,使护理专业化的趋势越来越明显,如目前在美国,除了传统的内、外、妇、儿、急等分科,还有重症监护、职业病、社区及家庭等不同分科的护理。

(5)护理专业团队的成立:1899年,国际护士会(ICN)在英国伦敦正式成立,现总部设在瑞士日内瓦。ICN是世界各国自治的护士协会代表组织的国际护士群众团体,到目前已由创立之初的7个成员国扩大到111个会员国,拥有会员140多万人。ICN的使命是"代表全世界的护士推进护理专业的发展,影响卫生政策的制定"。

### (五)现代护理学的发展

现代护理学的发展过程也是护理学科的建立和护理专业形成的过程。自南丁格尔开办护士学校,创建护理专业以来,护理学科不断变化和发展。从护理学的实践和理论研究来看,护理学的变化和发展可以概括性地分为以下3个阶段。

### 1.以疾病为中心的护理阶段

以疾病为中心的护理阶段(19世纪60年代至20世纪50年代)出现在现代护理发展的初期,当时医学科学的发展逐渐摆脱了宗教和神学的影响,各种科学学说被揭示和建立。在解释健康与疾病的关系上,人们认为疾病是由于病原体或外伤等外因引起的机体结构改变和功能异常,"没有疾病就是健康",导致医疗行为都围绕着疾病进行,以消除病灶为基本目标,形成了"以疾病为中心"的医学指导思想。受这一思想影响,加之护理还没有形成自己的理论体系,协助医师诊断和治疗疾病成为这一时期护理工作的基本特点。

以疾病为中心的护理特点:①护理已成为一种专门的职业。②护理从属于医疗:护士是医师的助手;护理工作的主要内容是执行医嘱和各项护理技术操作,并在对疾病进行护理的长期实践中逐步形成了一套较为规范的疾病护理常规和护理技术操作规程。

2.以患者为中心的护理阶段

以患者为中心的护理阶段为20世纪50年代至20世纪70年代。随着人类社会的不断进步和发展,20世纪40年代,社会科学中许多有影响的理论和学说相继被提出和确定,如系统论、人的基本需要层次论、人和环境的相互关系学说等,为护理学的进一步发展奠定了理论基础,促进人们重新认识人类健康与心理、精神、社会环境之间的关系。1948年世界卫生组织提出了新的健康观,为护理的研究开拓了领域,20世纪50年代,"护理程序"和"护理诊断"的提出与运用使护理有了科学的工作方法。护理理论家罗杰斯提出的"人是一个整体"的观点受到人们的关住。1977年,美国医学家恩格尔提出了"生物—心理—社会"这一新的医学模式。在这些思想的指导下,护理发生了根本性的变革,从"以疾病为中心"转向"以患者为中心"的护理阶段。

以患者为中心的护理特点:①强调护理是一门专业,护理学的知识体系逐步形成。②以患者为中心,对患者实施身、心、社会等方面的整体护理。③护理人员运用护理程序的工作方法解决患者的健康问题,满足患者的健康需要。④护士的工作场所主要还局限在医院内,护理的服务对象主要是患者。

3.以人的健康为中心的护理阶段

以人的健康为中心的护理阶段为20世纪70年代至今。随着社会的进步,科学技术的发展和人民物质生活水平的提高,人们对健康提出了更高的要求。工业化、城市化、人口老龄化进程加快,使疾病谱发生了很大的变化。过去对人类健康造成极大威胁的急性传染病已得到了较好地控制,而与人的生活方式和行为相关的疾病,如心脑血管疾病,恶性肿瘤,意外伤害等,成为威胁人类健康的主要问题,医疗护理服务局限在医院的现状已不能适应人们的健康需要,人们希望得到更积极更主动的卫生保健服务。1977年,世界卫生组织提出了"2000年人人享有卫生保健"的口号,使"以人的健康为中心"成为广大医务人员特别是护理人员工作的指导思想。

以人的健康为中心的护理特点:①护理学已成为现代科学体系中的一门综合自然、社会、人文科学知识的、独立的、为人类健康服务的应用学科。②护理的工作任务由患者转向促进人类健康,工作对象由原来的患者扩大为全体人类,工作场所由医院拓展至社区。

## 二、中国护理学的发展史

### (一)中医学与护理

作为四大文明古国之一,中国的医药学为人类的医药发展做出了大的贡献,其特点是将人看成一个整体,按阴阳、五行、四诊、八纲、脏腑,辨别表里、寒热、虚实的征候,采取不同的原则进行有针对性的治疗与护理,建立了自己独特的理论体系治疗方法。中国传统医学长期以来医、药、护不分,强调三分治、七分养,养即为护理。在祖国医学发展史和丰富的医学典籍及历代名传记中,均有护理理论和技术的记载,许多内容对现代护理仍有指导意义。春秋时代名医扁鹊提出"切脉、望色、听声、写形,言病之所在",就是护理观察病情的方法。西汉时期写成的《黄帝内经》是我国现存最早的医学经典著作,其中强调对人的整体观念和疾病预防的思想,记载着疾病与饮食调节、精神因素、自然环境和气候变化的关系,如"五谷为养,五果为助,五禽为益,五菜为充"

"肾病勿食盐""病热少愈,食肉则复,多食则遗,此其禁也",并提出"扶正祛邪"和"圣人不治已病治未病"的未病先防的观念。东汉末年名医张仲景著有《伤寒杂病论》,发明了猪胆汁灌肠术、人工呼吸和舌下给药法。三国时代外科鼻祖华佗医护兼任,医术高明,创"五禽戏"。晋朝葛洪著《肘后方》。唐代名医孙思邈著有《备急千金要方》,宣传了隔离知识,如传染病患者的衣、巾、枕、镜不宜与人同之,还首创了导尿术。明清时期,瘟疫流行,出现了不少研究传染病防治的医学家,他们在治病用药的同时,十分重视护理,如胡正心提出用蒸汽消毒法处理传染病患者的衣物,还用艾叶燃烧、雄黄酒喷洒消毒空气和环境。中医护理的特点为整体观和辨证施护。中医护理的原则为扶正祛邪;标、本、缓、急;同病异护、异病同护;因时、因地、因人制宜;预防为主,强调治"未病"。中医治疗护理技术有针灸、推拿、按摩、拔火罐、刮痧、气功、太极拳、煎药法、服药法、食疗法等。现代营养学认为,只有全面而合理的膳食营养,即平衡饮食,才能维持人体的健康。最早提出平衡饮食观点的是中国,而且其排列的先后顺序十分科学。

**(二)中国近代护理的发展**

中国近代护理事业的发展是同国家命运相联系的。在鸦片战争前后,随着西方列强入侵,宗教和西方医学进入中国。1820 年,英国医师在澳门开设诊所。1835 年,英国传教士巴克尔在广州开设了第一所西医医院,两年后,这所医院以短训班的形式开始培训护理人员。1884 年,美国护士兼传教士麦克尼在上海妇孺医院推行现代护理并于 1887 年开设护士培训班。1888 年,美国护士约翰逊女士在福州一所医院里创立了我国第一所正式护士学校。1909 年,中国护理界的群众性学术团体中华护士会在江西牯岭成立(1937 年易名为中华护士学会,1964 年改名为中华护理学会)。1920 年,护士会创刊《护士季刊》;同年,中国第一所本科水平的护校在北京协和医学院内建立,学制 4～5 年,5 年制毕业学生被授予理学士学位,1922 年中华护士会加入国际护士会,成为国际护士会的第 11 个会员国。1931 年在江西开办了"中央红色护士学校"。在抗战期间,许多医务人员奔赴延安,在解放区设立了医院,护理工作受到党中央的重视和关怀。1934 年,教育部成立医学教育委员会护理教育专业委员会,将护理教育改为高级护士职业教育,招收高中毕业生,护理教育纳入国家正式教育体系。1941 年在延安成立了中华护士学会延安分会,毛泽东同志于 1941 年和 1942 年两次为护士题词"护士工作有很大的政治重要性""尊重护士,爱护护士"。至 1949 年,全国有护士学校 180 多所,护士 3 万余人。

**(三)中国现代护理的发展**

新中国成立后,我国的医疗卫生事业有了长足的发展,护理工作进入了一个新的发展时期,特别是党的十一届三中全会以后,改革开放政策进一步推动了护理事业的发展。

1.教育体制逐步健全

1950 年,第一届全国卫生工作会议对护理专业的发展做了统一规划,专业教育定位在中专,学制 3 年,由卫健委制定全国统一的教学计划和大纲,结束了过去医院办护士学校的分散状态。1961 年,北京第二医学院恢复了高等护理教育。1966—1976 年"文化大革命"期间,护理教育受到严重影响,护士学校被迫停办。1970 年后,为解决护士短缺问题,许多医院开办了 2 年制的护士培训班。1976 年后,中国护理教育进入恢复、整顿、加强和发展的阶段。1979 年,卫健委发出《关于加强护理工作的意见》和《关于加强护理教育工作的意见》的通知,统一制订了中专护理教育的教学计划,编写了教材和教学大纲,着手恢复和发展高等护理教育。1980 年,南京医学院率先开办高级护理进修班,这是"文化大革命"之后第一个开办的高级护理进修班,学制 3 年,毕业后获大专学历。1983 年,天津医学院率先开设了 5 年制护理本科专业,毕业后获学士学位。

1984年1月,教育部联合卫健委在天津召开了全国高等护理专业教育座谈会,决定在医学院校内增设护理专业,培养本科水平的高级护理人才,充实教育、管理等岗位,以提高护理工作质量,促进护理学科发展,尽快缩短与先进国家的差距。这次会议不仅是对高等护理教育的促进,也是我国护理学科发展的转折点。

1985年,全国有11所医学院校设立了护理本科教育。1987年,北京市高等教育自学考试委员会率先组织了护理专业大专水平的自学考试。1992年,北京医科大学护理系开始招收护理硕士研究生,结束了我国不能自主培养护理硕士的历史。2004年,第二军医大学开始招收护理博士生,开始了我国护理博士的教育,形成了中专、大专、本科、硕士生、博士生5个层次的护理教育体系。同时,还注意开展护理学成人学历教育和继续教育。1997年,中华护理学会在无锡召开继续护理学教育座谈会,制定了相应的法规,从而保证了继续护理学教育走向制度化、规范化、标准化,促进了护理人才的培养,推动了护理学科的发展。目前,全国不仅有650多所从事大专、中专护理教育的院校,170多所能够进行本科护理教育的院校,60多所高校招收护理硕士研究生,还培养出一批护理学博士。截至2015年年底,我国注册护士总数达到324.1万,大专及以上护士占比达到62.5%。

2.临床实践不断深化

1950年以来,临床护理工作一直以疾病为中心,护理技术操作常规多围绕完成医疗任务而制定,护士是医师的助手,护理工作处于被动状态。1980年以后,随着改革开放政策的落实,逐渐引进国外有关护理的概念和理论,认识到人的健康受生理、心理、社会、文化等诸多因素的影响,护理人员开始加强基础护理工作,分析、判断患者的需求,探讨如何进行以人为中心的整体护理,开始应用护理程序的方法主动为患者提供护理服务,护理工作的内容和范围不断扩展。护理人员的专业水平日益提高,器官移植、显微外科、大面积烧伤、重症监护、介入治疗、基因治疗等专科护理,中西医结合护理,家庭护理,社区护理等迅猛发展。

3.护理管理日趋成熟

(1)健全了护理指挥系统:为加强对护理工作的领导,国家卫生健康委员会医政医管局下设医疗与护理处,负责管理全国护理工作,制定有关政策法规。各省、市、自治区卫生计生委在医政处下设专职护理管理干部,负责管辖范围内的护理工作。各级医院健全了护理管理体制,以保证护理质量。

(2)建立了晋升考核制度:1979年,国务院批准卫健委颁发的《卫生技术人员职称及晋升条例(试行)》,明确规定了护理专业人员的技术职称分为“护士”“护师”“主管护师”“副主任护师”“主任护师”5级。根据这一条例,各省、市、自治区制定了护士晋升考核的具体内容与办法,使护理人员具有了完整的晋升考试制度。

(3)实施了护士执业资格考试和执业注册制度:1993年3月,卫健委颁发了我国第一个关于护士执业与注册的部长令和《中华人民共和国护士管理办法》。1995年6月,在全国举行首次护士执业资格考试,考试合格获得执业证书,方可申请注册。2008年5月12日起施行《护士条例》,我国护理管理逐步走上了标准化、法制化的管理轨道。

4.护理研究逐渐深入

1990年后,接受高等护理教育培养的学生进入临床、教学和管理岗位,我国的护理研究有了较快的发展。护理科学研究在选题的先进性、设计的合理性、结果的准确性、讨论的逻辑性方面均有较快的发展。一些高等护理教育机构或医院设立了护理研究中心,为开展护理研究提供场所和条件,所进行的研究课题以及研究成果对指导临床护理工作起到了积极作用。1993 年,中华护理学会第 21 届理事会在北京召开首届护理科技进步奖颁奖及成果报告会,并宣布"护理科技进步奖评选标准"及每 2 年评奖一次的决定。护理研究走上了一个更高的台阶。

5.学术交流日益繁荣

1950 年以后,中华护士学会积极组织国内的学术交流。特别是 1977 年以来,中华护理学会和各地分会先后恢复学术活动,多次召开护理学术交流会,举办各种不同类型的专题学习班、研讨会等。中华护理学会和各地护理学会成立了学术委员会和各专科护理委员会,以促进学术交流。1954 年创刊的《护理杂志》复刊,1981 年更名为《中华护理杂志》。《护士进修杂志》《实用护理杂志》等几十种护理期刊相继创刊。护理教材、护理专著和科普读物越来越多。1952 年,中华护士学会开始参加国际学术交流,与前苏联、南斯拉夫等国家和地区进行护理学术交流。1980 年以后,国际学术交流日益增多,中华护理学会及各地护理学会多次举办国际学术会议、研讨会等,并与多个国家开展互访交流和互派讲学,提供相互了解、学习、交流和提高的机会。各医学院校也积极参与国际学术交流,同时选派一批护理骨干和师资出国深造或短期进修,获硕士学位或博士学位后回国工作。1985 年,卫健委护理中心在北京成立,进一步取得了 WHO 对我国护理学科发展的支持。通过国际交流,开阔了眼界,活跃了学术气氛,增进和发展了我国护理界与世界各国护理界的友谊,促进了我国护理学科的发展。

**(四)对中国护理未来发展的展望**

1.护理教育高层次化

随着人们对医疗保健需求的增加,使得社会对护理人力资源的水平和教育层次也提出更高的标准。护理人员必须不断学习新知识、新技术来提高自己的能力和水平,护理教育也需依据市场对人才规格的要求,逐步调整护理教育的层次结构。2011 年,国务院学位委员会正式批准护理学为医学门类下属的一级学科,这必将推动我国高等护理教育的科学化、规范化发展,护理学研究生教育将进入规模与质量并进的快速发展轨道。因此,护理教育将向高层次方向发展,形成以高等护理教育为教育的主流,大专、本科、硕士、博士及博士后的护理教育将不断地完善和提高。

2.护理实践专科化

临床高科技医疗设备、先进治疗方法的不断更新,以及我国对优质护理服务工程的开展与深化,都对临床护士的专业素质提出了更高的要求。培养高素质的专科护理人才,处理复杂疑难的病例,为患者提供全面及连续性的护理,也是与国际护理学科接轨的重要策略。"十二五"期间实施了专科护理岗位护士的规范化培训工作,至 2015 年为全国培养了 2.5 万名临床专科护士。

3.护理管理标准化

护理管理的宗旨是以优质护理服务为患者提供全面、全程、专业、人性化的护理。通过完善护理质量标准、规范,促进护理质量的持续改进,提高临床护理服务水平。目前,西方发达国家实施护理质量标准化管理,质量标准包含了护理工作的全部内容,是所有提供护理服务机构的护理质量管理依据。如美国,加拿大护理界制定了相应的护理质量标准指南。我国首次颁布的《临床护理实践指南(2011 版)》,是我国护理走向标准化的起步。该指南明确了临床护理的技术要点,突出对患者的专业评估、病情观察、人文关怀和健康指导,将有效地指导临床护士科学、规范地从事专业实践活动,为患者提供安全、优质的整体护理。此外,随着我国法制化建设的推进,医疗护理的相关法律、法规将不断完善,护理的标准化管理将会逐步取代经验管理。

4.护理工作国际化

护理工作国际化主要是指专业目标国际化、专业标准国际化、职能范围国际化、教育国际化、管理国际化、人才流动国际化。随着全球经济一体化进程的加快,护理领域国际化交流与合作日益深化,跨国护理援助和护理合作增多,知识和人才交流日趋频繁。由于世界性护理人才资源匮乏,使中国的护士有机会迈出国门,进入国际市场就业。2013年5月8日,国际护士会恢复中华护理学会的国际护士会会员资格,标志着中国的护理事业真正迈向了国际舞台。面对这种国际化发展趋势,21世纪的护理人才应该是具有国际意识、国际交往能力、国际竞争能力和相应知识与技能的高素质人才。

5.护理务特色化

随着护理学科的发展,未来护理人员所采取的护理模式将是以个案为中心的整体性护理。运用护理程序,尊重护理对象的个人自主权益,做到个别性、连续性、整体性的护理服务,强调护理诊断,并以此统一护理专业间的沟通。在我国,将中医护理的理论融入现代护理理论中,创建具有中国特色的护理理论和技术方法已成为一个重要的课题和研究方向。

(石宇平)

# 第二节　护理学的定义、特性和研究方法

## 一、护理学的定义

护理学是以自然科学与社会科学理论为基础,研究有关维护、促进、恢复人类健康的护理理论、知识、技能及其发展规律的综合性、应用性学科。护理学运用了多方面的自然科学理论,如数学、化学、生物学,解剖学和生理学等,同时也综合了大量的社会、人文科学知识,如社会学、心理学、护理美学、行为学和护理伦理学等。护理学的内容及范围涉及影响人类健康的生物、社会心理、文化及精神等各个方面的因素。

## 二、护理学的特性

### (一)科学性

护理学应用了自然科学、社会科学、人文科学理论知识作为基础,并且自身的理论知识体系也有很强的科学性。护理学有专门的护理专业技术操作,同时有伦理准则和道德规范指导护理专业技术操作。

### (二)社会性

护理工作面向社会,给社会带来很多效益。社会的进步和改革又影响护理学的发展。

### (三)艺术性

护理的对象是人,人兼有自然属性和社会属性。护理学既要研究人的生物属性和结构,又要关注人的心理和社会属性。对于人的生理、心理和社会活动的整体本质的理解,需要从科学和艺术结合的角度去研究。正如南丁格尔指出的:"人是各种各样的,由于社会地位、职业、民族、信

仰、生活习惯、文化程度的不同,所患的疾病与病情也不同,要使千差万别的人都能达到治疗和康复所需要的最佳身心状态,本身就是一项最精细的艺术。"

### (四)服务性

护理是一种服务,护理为人类和社会提供不可缺少的健康服务,是帮助人的一种方式而不是有形的商品。因此,护理学是一门服务性很强的综合性应用科学,也属于生命科学的范畴。

## 三、护理学的研究对象与方法

### (一)研究对象

随着单纯的生物医学模式向生物-心理-社会医学模式的转变,护理理念发生了根本的变化,护理学的研究对象也由单纯的患者发展到全体的人类,即包括现存健康问题的人、潜在健康问题的人和健康人群,以及由人组成的家庭、社区和社会。护理的最终目标是提高整个人群的健康水平。

### (二)研究方法

护理活动是一项涉及数理化、生物学、医学、工程技术学等自然科学,同时又涉及心理学、伦理学、社会学等人文社会科学的多学科的综合性实践活动,这既决定了护理研究范围和研究对象的广泛性,也决定了护理研究方法的多样性。护理学研究的类型可以分为两类。

1.实验性研究

实验性研究是按护理研究目的,合理地控制或创造一定条件,并采用人为干预措施,观察研究对象的变化和结果,从而验证假设,探讨护理现象因果关系的一种研究方法。实验性研究以患者为研究对象时,"知情同意"和保证不损害患者的权益是必须注意的原则。

实验性研究的结果科学客观,有说服力。但是,由于护理研究的问题较难控制各种混杂因素,受到护理实际工作的许多限制;同时由于护理科研起步较晚,护理现象的要素及因素间的联系规律尚未完全清楚,因此实验性研究在护理研究中的应用受到很大的限制。在实际的实验性研究工作中,由于试验条件的限制,不能满足随机分组的原则,或缺少其他1个或2个实验性研究的特征,将这种实验性研究称为类实验性研究,也有人称为半实验性研究。

2.非实验性研究

非实验性研究是不施加任何影响和处理因素的研究,是实验性研究的重要基础,在护理研究中发挥重要作用。常用的非实验性研究如下。

(1)描述性研究:是通过有目的的调查、观察等方法描述护理现象的状态,从中发现规律或找出影响因素。

(2)相关性研究:是在描述性研究的基础上,探索各个变量之间的关系的研究。

(3)比较性研究:是对已经存在差异的两组人群或现象进行比较研究,从而发现引起差异的原因。根据研究目的又可以将比较性研究分为回顾性研究和前瞻性研究两种,前者是探究造成目前差异原因的研究;后者是观察不同研究对象持续若干时间以后的情况变化。

(4)个案研究:是在护理实践中,通过对特殊的病例进行深入的观察和研究,从面总结经验的研究方法。

(石宇平)

# 第三节　护理学的任务、范畴和工作方式

## 一、护理学的任务

随着社会的发展和人类生活水平的提高,护理学的任务和目标已发生了深刻的变化。1965年6月修订的《护士伦理国际法》中现定:护士的权利与义务是保护生命,减轻痛苦,促进健康;护士的唯一任务是帮助患者恢复健康,帮助健康人提高健康水平。护理学的最终目标是通过护理工作,保护全人类的健康,提高整个人类社会健康水平。因此,护理学的任务和目标可概括为以下4个方面。

### (一)促进健康

促进健康就是帮助个体、家庭和社区发展维持和增强自身健康的资源。这类护理实践活动包括教育人们对自己的健康负责、形成健康的生活方式、解释改善营养和加强锻炼的意义、鼓励戒烟、预防物质成瘾、预防意外伤害和提供信息以帮助人们利用健康资源等。

### (二)预防疾病

预防疾病的目标是通过预防疾病达到最佳的健康状态。预防疾病的护理实践活动包括:开展妇幼保健的健康教育、增强免疫力、预防各种传染病、提供疾病自我监测的技术、评估机构、临床和社区的保健设施等。

### (三)恢复健康

恢复健康的护理实践活动是护理人员的传统职责,帮助的是患病的人,使之尽快恢复健康,减少伤残水平,最大限度地恢复功能。这类护理实践活动包括:为患者提供直接护理,如执行药物治疗、生活护理等;进行护理评估,如测血压、留取标本做各类化验检查等;和其他卫生保健专业人员共同研讨患者的问题;教育患者如何进行康复活动;帮助疾病康复期的患者达到最佳功能水平。

### (四)减轻痛苦

减轻痛苦的护理实践活动涉及对各种疾病患者、各年龄段临终者的安慰和照顾,包括帮助患者尽可能舒适地带病生活,提供支持以帮助人们应对功能减退、丧失,直至安宁地死亡。护理人员可以在医院、患者家中和其他卫生保健机构,如临终关怀中心开展这些护理实践活动。

## 二、护理学的范畴

### (一)护理学的理论范畴

随着护理学的研究对象从研究单纯的生物人向研究整体人、社会人方向转变,护理的专业知识结构也发生了变化,在现有的护理学专业知识基础上,还研究发展自己的理论框架、概念模式,吸收其他学科的理论,如社会学、心理学、伦理学、美学、教育学和管理学等,以构成自己的专业知识体系,更大范围地充实和促进护理学科的发展。

### (二)护理学的实践范畴

1.临床护理

临床护理的服务对象是患者,工作内容包括基础护理和专科护理。

(1)基础护理:是临床各专科护理的基础,是应用护理学基本理论、基础知识和基本技术来满足患者的基本生活、心理、治疗和康复的需要,如饮食护理、排泄护理、病情观察、临终关怀等。

(2)专科护理:是以护理学及相关学科理论为基础,结合各专科患者的特点及诊疗要求,对患者实施身心整体护理,如消化内科患者的护理、急救护理等。

2.社区护理

社区护理的服务对象是社区所有人口,包括患病的人和健康的人,包括个人、家庭和社区。它以临床护理的理论、技能为基础,对社区所有成员进行疾病预防、妇幼保健、健康教育、家庭护理、健康保健服务输送系统的改进等工作。以帮助人们建立良好的生活方式,促进全民健康水平的提高。

3.护理教育

护理教育是我国现阶段发展最快的实践领域,也是护理学最高层次人才会聚的领域。目前,我国护理教育体系由3个部分组成。①基础护理学教育:包括中专、大专、本科。②毕业后护理学教育:包括岗位培训和研究生教育。③继续护理学教育:主要是为从事护理工作的在职人员提供学习新理论、新知识、新技术、新方法为目的的终身性教育。

4.护理管理

护理管理是运用现代管理学的理论和方法对护理工作的各要素——人、财、物、时间、信息进行组织、计划,应用、调控等,最终达到降低成本消耗,提高质量效益的目标。系统化管理以确保护理工作正确、及时、安全、有效地开展,为患者提供完善、优质的服务。

5.护理科研

护理学的发展依赖于护理科研。护理科研是用观察、调查分析、实验,现象学等多学科研究方法揭示护理研究对象性质、护理学发展规律,创造新的护理学知识、护理学方法和技术,最终实现提高护理学学科的科学性和应用水平的目的。

## 三、护理工作方式

护理工作方式是一种为了满足护理对象的护理要求,提高护理工作质量和效率,根据护理人员的工作能力和数量,设计出来的不同结构的工作分配方式。在不同的历史时期,不同的社会文化背景下,受不同护理理念的影响及工作环境、工作条件等的限制,相继出现了各种不同的护理工作方式。护理工作方式体现了不同历史时期中的医学模式以及当时人们对健康的认识,主要有以下5种护理工作方式。

### (一)个案护理

个案护理是一位护士护理一位患者,即由专人负责实施个体化护理。

护理特点:专人负责实施个体化护理;责任明确,能掌握患者的全面情况;适用于危重患者、特殊患者及临床教学的需要,但消耗人力。

### (二)功能制护理

功能制护理是一种以疾病为中心的护理模式,以完成各项医嘱和常规的基础护理为主要工作内容,将日常工作任务根据工作性质机械地分配给护理人员,护士被分为"治疗护士""办公室护士""生活护理护士""巡回护士"等班次来完成护理服务。

护理特点:以完成医嘱和执行常规为主要工作内容,又以工作内容为中心分配任务,分工明确,流水作业,易于组织管理、节省人力。但是较机械,与患者交流少、较少考虑患者的心理和社会需求,护士不能全面掌握患者的情况。

### （三）小组护理

小组护理以分组护理的方式对患者进行整体护理。护士分成小组进行护理活动,一般每个护理组分管 10～15 位患者。小组成员由不同级别的护理人员构成,各司其职,在小组长的计划、指导下提供护理服务。

护理特点:分组管理患者,各级护士各司其职,护理小组的成员可以同心协力,有较好的工作气氛。护理工作有计划、有步骤、有条理地进行,新护士分配到病区时不至于因不熟悉工作而引起情绪紧张。但是,由于每个护理人员没有确定的护理对象,会影响护理人员的责任心;整个小组的护理工作质量受小组长的能力、水平和经验的影响较大;也可能因对患者护理过程的不连续以及护理人员交替过程中的脱节而影响护理质量。

### （四）责任制护理

责任制护理从以疾病为中心的护理转向了以患者为中心的护理,按照护理程序的工作方法对患者实施整体护理。护士增强了责任感,真正把患者作为"我的患者";患者增加了安全感,具有护士是"我的护士"的归属感,使护患关系更加密切。护理工作由责任护士和辅助护士按护理程序的工作方法对患者进行全面、系统和连续的整体护理,要求责任护士从患者入院到出院均实行 8 小时在班,24 小时负责制。由责任护士评估患者情况、制订护理计划、实施护理措施及评价护理效果,辅助护士按责任护士的计划实施护理。

护理特点:由责任护士、辅助护士按护理程序对患者进行全面、系统、连续的整体护理;能以患者为中心,掌握患者全面情况。但是,文件书写多、人员需要多,要求对患者 24 小时负责难以做到;责任护士之间较难相互沟通和帮助。

### （五）综合护理

综合护理是一种通过有效地利用人力资源、恰当地选择并综合运用上述几种工作方式,为服务对象提供高效率、高质量、低消耗的护理服务的工作方式。

护理特点:各医疗机构可根据机构的特点和资源配备情况,选择符合自身特点的护理工作方式和流程,最终目标是促进患者康复,维持其最佳健康状态;根据患者需要,加强对护理人员的培训;要求明确不同层次人员和机构的职责与角色,既考虑了成本效益,又为护士的个人发展提供了空间和机会。

以上各种护理工作方式是有继承性的,新的工作方式总是在原有的工作方式基础上有所改进和提高。每一种护理工作方式在护理学的发展历程中都起着重要作用,各种工作方式可以综合运用。

（石宇平）

# 第四节　护理学的知识体系与学习方法

## 一、护理学的知识体系

护理学经过 100 多年的发展,特别是近几十年的发展,已逐渐形成了相对稳定的知识体系,具有其独特性及科学性。它包括以下内容。

**(一)基础知识**

1.自然科学基知识

自然科学基知识包括生物学、数学、物理学、化学等。

2.人文社会科学基础知识

人文社会科学基础知识包括语文、社会学、政治和经济学、哲学、心理学、美学、外语、法律基础、伦理等。

3.医学基础知识

医学基础知识包括人体解剖学、人体生理学、微生物与寄生虫学、免疫学、药理学、生物化学等。

4.其他

其他包括统计学、信息学、计算机应用等。

**(二)护理专业知识**

1.专业基础

专业基础包括护理学导论、基础护理学、健康评估、人际沟通与护理礼仪等。

2.专科护理

专科护理包括内科护理学、外科护理学、妇产科护理学、儿科护理学、精神科护理学、急危重症护理学、耳鼻喉科护理学、老年护理学等。

3.预防保健及公共卫生方面的知识

预防保健及公共卫生方面的知识包括社区护理学、预防医学、流行病学、康复护理学等。

4.护理管理、教育及研究方面的知识

护理管理、教育及研究方面的知识包括护理管理学、护理教育学、健康教育学、护理科研等。

以上介绍的知识结构是以传统的学科课程分类的方法。目前,一些护理院校为了体现以人的健康为中心的护理理念,与国际先进护理教育接轨,采用综合课程模式,以人的生命周期设置护理专业课程。设置的课程有成人护理学、妇女与儿童护理学、老年护理学、临终关怀等。

## 二、护理学的学习方法

护理学具有自然学科和人文社会学科的双重属性,以及其科学性、实践性、艺术性和服务性,这就决定了护理专业的学习具有自身的特点。

**(一)树立以人为本观念,注重培养求实的科学态度和慎独精神**

护理服务对象是人,要求护理工作者具有以人为本的护理理念,设身处地地为患者着想,关心、体贴患者,并尽量满足患者的身心需求。同时,学会与患者沟通,建立良好的护患关系。护理学是一门实用性很强的学科,有科学的临床实践操作,护生在学校学习过程和临床实习过程中要培养严谨求实的科学态度,认真对待每一项操作,同时培养慎独修养,珍惜每一位患者的生命,对工作认真负责。

**(二)注重护理学知识记忆方法的培养**

护理学知识体系中包括许多基础内容,比如人体解剖学的结构和形态、生理功能和正常值、基础护理中"三查七对"的内容等,这些基础知识需要我们牢记。在护理学学习过程中常用的知识记忆方法如下。

1.有意记忆法

有明确目的或任务,凭借意志努力记忆某种材料的方法叫有意记忆。在学习护理学知识过程中,要有明确的学习目的,勤用脑想、用心记,学习时专心致志,留心把重要的内容记住。

2.理解记忆法

在积极思考达到深刻理解的基础上记忆材料的方法叫理解记忆法。在护理学学习过程中,积极思考把学习内容分成大小段落和层次,找出它们之间内在的逻辑联系而进行学习,理解越深刻,记忆越牢固。

3.联想记忆法

联想就是当人脑接受某一刺激时浮现出与该刺激有关的事物形象的心理过程。在学习护理学知识时用与该知识内容相似、相近或相反的事物容易产生联思,用联想的方法增强知识的记忆。

4.作业记忆法

通过做试题、作业,讨论汇报等检测方法,可以检验和巩固记忆。在这过程中发现自己知识薄弱的环节,复习知识、巩固知识,加强知识的记忆。

**(三)注重护理实践操作的培训**

护理学是一门应用性很强的学科,不仅有很系统的理论知识,还有很强的实践操作知识。所以,我们不仅要掌握理论知识,更重要的是把护理学的知识应用到临床实践操作中。由于临床实践操作直接影响患者的治疗效果,并与患者的舒适、安全密切相关,所以护理专业的学生必须掌握过硬的护理实践操作。学好护理实践操作离不开实践学习法。实践学习法主要包括实训室学习法和临床学习法。

1.实训室学习法

实训室学习法是护生学习护理学重要的方法,护生在实训室里认真看教师示教,然后按规范的操作程序逐步反复地模拟练习,直至完全掌握每一项护理操作。

2.临床学习法

临床学习法是提高护生护理操作技能的一种很有效的方法。但是,临床学习的前提条件是护生实训室内各项技能操作已经达到教学所规定的标准要求,考核优秀。在临床学习过程中,护生要严格要求自己,树立良好的职业道德,认真对待每一项护理操作,虚心接受临床带教教师的指导。

通过临床学习,护生的护理学操作技能达到很熟练的程度,能很灵活的运用各项操作。在实践操作中,结合护理学理论知识,及时发现问题、解决问题,更牢固的掌护理学知识。

**(四)注重创造性思维能力和护理科研能力的训练**

医学和护理学知识更新快,教学相对滞后,护理教师不可能在较短的时间内传授所有的知识。护生应学会主动学习和独立学习,学会利用图书馆、计算机网络等资源,拓展知识面,提高自学能力,在护理教学中,护理教师应以学生为主体,鼓励学生善于思考、敢于提出质疑、大胆阐述个人观点,创造利于培养学生评判性思维的学习氛围,使学生能够敢于提出问题、主动收集资料、分析问题并解决问题。

护理要适应时代需求而发展,就要有创新精神,要做科学的研究,护理学迫切需要培养具备科研能力的高层次的护理人才。多数护理学校开设了护理研究的课程,通过学习和实践护理研究的选题、查阅文献、科研设计和实施、结果的评价等过程,了解科学研究的方法,培养科研的能力。

（石宇平）

# 第二章 基础护理技术

## 第一节 铺 床 法

### 一、备用床

**(一)目的**

保持病室整洁,准备接收新患者。

**(二)操作前准备**

1.操作护士

着装整洁,修剪指甲,洗手,戴口罩。

2.物品准备

床、床垫、床褥、棉被或毛毯、枕芯、床罩/床单、被套、枕套。

3.环境

整洁、安静。

**(三)操作过程**

(1)移开床旁桌椅于适宜位置。

(2)用物按使用顺序放于床旁椅上。

(3)检查床垫。

(4)将床褥齐床头平放于床垫上,并铺平。

(5)铺床单或床罩。

(6)将棉被或毛毯套入被套内。

(7)两侧内折后与床内沿平齐。

(8)尾端塞于床垫下。

(9)套枕套,将枕头平放于床头正中。

(10)移回床旁桌、椅。

(11)处理用物,洗手。

**(四)注意事项**

(1)注意省时、节力,防止职业损伤。

(2)铺床时病室内无患者进食或治疗。

**(五)评价标准**

(1)用物准备齐全。

(2)床单位整洁、美观。

## 二、麻醉床

**(一)目的**

便于接收和护理麻醉手术后的患者；使患者安全、舒适、预防并发症。

**(二)操作前准备**

1.评估患者

诊断、病情、手术和麻醉方式。

2.操作护士

着装整洁、修剪指甲、洗手、戴口罩。

3.物品准备

(1)床上用物：床垫、床褥、棉被或毛毯、枕芯、床罩、一次性中单、被套、枕套。

(2)麻醉护理盘：治疗巾、开口器、舌钳、通气导管、牙垫、弯盘、吸氧管、吸痰管、棉签、压舌板、镊子、纱布。

(3)其他：心电监护仪、听诊器、血压计、吸氧装置、吸痰装置、生理盐水、手电筒、胶布、护理记录单、笔、输液架。

4.环境

安静、整洁。

**(三)操作过程**

(1)移开床旁桌椅于适宜位置。

(2)用物按使用顺序放于床旁椅上。

(3)从床头至床尾铺平床褥后，铺上床罩、根据患者手术麻醉情况和手术部位铺中单。

(4)将棉被或毛毯套入被套内。

(5)盖被尾端向上反折，齐床尾。

(6)将背门一侧盖被塞于床垫下，对齐床缘。

(7)将近门一侧盖被边缘向上反折，对齐床缘。

(8)套枕套后，将枕头横立于床头正中。

(9)移回床旁桌、椅。

(10)处理用物。

(11)洗手。

**(四)注意事项**

(1)注意省时、节力，防止职业损伤。

(2)枕头平整、充实。

(3)病室及床单位整洁、美观。

**(五)评价标准**

(1)用物准备齐全。

(2)操作过程规范,符合省时、省力原则。

(3)床单位整洁、美观、符合术后护理要求。

## 三、卧床患者更换床单

**(一)目的**

为卧床患者更换床单,保持清洁,增进舒适。

**(二)操作前准备**

1.告知患者

更换床单的目的及过程,教会患者配合方法。

2.评估患者

(1)病情、意识、身体移动能力及合作程度。

(2)有无肢体活动障碍、偏瘫和骨折。

(3)有无引流管、输液管及伤口,有无尿便失禁。

(4)年龄、性别、体重、心理状态与需求。

3.操作护士

着装整洁、仪表端庄、洗手、戴口罩。

4.物品准备

护理车、清洁的大单、一次性中单、被套、枕套、床刷及半湿状布套、污衣袋等。

**(三)操作过程**

(1)根据需要移开床旁桌椅。

(2)松开固定在床单上的各种引流管,防止引流管脱落。

(3)移枕头,协助患者移向对侧。

(4)松开近侧各层床单,将其上卷于中线处塞于患者身下。

(5)扫床。

(6)按序依次铺近侧各层床单。

(7)移枕头,协助患者移至近侧。

(8)同法,铺另一侧。

(9)整理盖被,更换枕套。

(10)固定引流管。

(11)协助患者取舒适卧位,必要时上床挡。

(12)整理用物,洗手。

**(四)注意事项**

(1)保证患者安全,体位舒适。

(2)注意节力。

(3)注意观察病情变化。

**(五)评价标准**

(1)用物准备齐全。

(2)操作过程规范,符合省时、省力原则。

(3)床单位整洁、美观、患者安全舒适。

(石宇平)

# 第二节　机械吸痰法

## 一、目的

清除呼吸道分泌物,保持呼吸道通畅,预防并发症发生。适用于排痰无力、痰液黏稠、意识不清、危重、老年体弱及身体各脏器衰竭者。可通过患者口腔、鼻腔、气管插管或气管切开处进行负压吸引。

## 二、准备

### (一)用物准备

(1)治疗盘外:电动吸引器或中心吸引器包括:马达、偏心轮、气体过滤器、压力表、安全瓶、贮液瓶。开口器、舌钳、压舌板、电源插座等。

(2)治疗盘内:带盖缸2只(1只盛消毒一次性吸痰管若干根、1只盛有消毒液的盐水瓶)、消毒玻璃接管、治疗碗2个(1只内盛无菌生理盐水、1只内盛消毒液用于消毒玻璃接管)、弯盘、消毒纱布、无菌弯血管钳1把、消毒镊子1把、棉签1包、液状石蜡、冰硼散等,急救箱1个备用。

### (二)患者、护理人员及环境准备

患者取舒适体位,稳定情绪,了解吸痰目的、方法、注意事项及配合要点。护理人员应衣帽整齐,修剪指甲,洗手,戴口罩。环境安静、整洁、光线、温湿度适宜。

## 三、操作步骤

(1)携用物至病床旁,接通电源,打开开关,调节负压,检查吸引器性能。

(2)检查患者口腔(昏迷患者可借助压舌板及开口器)、鼻腔,有无义齿,如有应先取下活动义齿,患者头部转向一侧,面向操作者。

(3)连接吸痰管,先吸少量生理盐水。用于检查吸痰管是否通畅,并润滑吸痰管前端。

(4)一手反折吸痰管末端,另一手持无菌弯血管钳或无菌镊子夹取吸痰管前端,插入口咽部10～15 cm(过深可触及支气管处,易堵塞呼吸道)后,放松吸痰管末端,先吸口咽部分泌物,再吸气管内分泌物。吸痰时采取上下左右旋转向上提吸痰管的方法,有利于呼吸道分泌物吸出,避免损伤呼吸道黏膜。每次吸引时间少于15秒,防止缺氧。

(5)吸痰管拔出后,用生理盐水抽吸,防止分泌物堵塞吸痰管。

(6)观察患者呼吸道是否畅通及面部、呼吸、心率、血压等情况及吸出液的色、质、量。

(7)协助患者擦净面部分泌物,整理床单位,取舒适体位。

(8)处理用物,吸痰管玻璃接头清洁后,放入盛有消毒液的治疗碗中浸泡,或清洁后,置低温消毒箱内消毒备。

(9)洗手,观察并记录治疗效果与反应。

## 四、注意事项

(1)严格无菌操作,吸痰管应即吸即弃。

（2）吸痰动作应轻柔,以防呼吸道黏膜损伤。

（3）痰液黏稠者可配合叩击、雾化吸入,提高治疗效果。

（4）储液瓶内的液体不得超过2/3。

（5）每次吸痰时间不超过15秒,以免缺氧。

（6）两次吸痰间隔不少于30分钟。

（7）气管隆嵴处不宜反复刺激,避免引起咳嗽反射。

（石宇平）

# 第三节　鼻　饲　法

## 一、目的

对病情危重、昏迷、不能经口或不愿正常摄食的患者,通过胃管供给患者所需的营养、水分和药物,维持机体代谢平衡,保证蛋白质和热量的供给需求,维持和改善患者的营养状况。

## 二、准备

### (一)物品准备

治疗盘内:一次性无菌鼻饲包一套(硅胶胃管1根、弯盘1个、压舌板1个、50 mL注射器1具、润滑剂、镊子2把、治疗巾1条,纱布5块)、治疗碗2个、弯血管钳1把、棉签适量、听诊器1副、鼻饲流质液(38~40 ℃)200 mL、温开水适量、手电筒1个、调节夹1个(夹管用)、松节油、漱口液、毛巾。慢性支气管炎的患者视情况备镇静剂、氧气。

治疗盘外:安全别针1个、夹子或橡皮圈1个、卫生纸适量。

### (二)患者、护理人员及环境准备

患者了解鼻饲目的、方法、注意事项及配合要点。调整情绪,指导或协助患者摆好体位。护理人员应衣帽整齐,修剪指甲,洗手,戴口罩。环境安静、整洁、光线、温湿度适宜。

## 三、评估

(1)评估患者病情、治疗情况、意识、心理状态及合作度。

(2)评估患者鼻腔状况,有无鼻中隔偏曲、息肉,鼻黏膜有无水肿、炎症等。

(3)向患者解释鼻饲的目的、方法、注意事项及配合要点。

## 四、操作步骤

(1)确认患者并了解病情,向患者解释鼻饲目的,过程及方法。

(2)备齐用物,携至床旁核对床头卡、医嘱、饮食卡,核对流质饮食:种类、量、性质、温度、质量。

(3)患者如有义齿、眼镜应协助取下,妥善存放。防止义齿脱落误吞吐食管或落入气管引起窒息。插管时由于刺激可致流泪,取下眼镜便于擦除。

(4)取半坐位或坐位,可减轻胃管通过咽喉部时引起的咽反射,利于胃管插入。无法坐起者取右侧卧位,昏迷患者取去枕平卧位,头向后仰可避免胃管误入气管。

(5)将治疗巾围于患者颌下,保护患者衣服和床单,弯盘、毛巾放置于方便易取处。

(6)观察鼻孔是否通畅,黏膜有无破损,清洁鼻腔,选择通畅一侧便于插管。

(7)准备胃管测量胃管插入的长度,成人插入长度为 45～55 cm,一般取发际至胸骨剑突处或鼻尖经耳垂至胸骨剑突处,并做标记,倒润滑剂于纱布上少许,润滑胃管前段 10～20 cm 处,减少插管时的摩擦阻力。

(8)左手持纱布托住胃管,右手持镊子夹住胃管前端,沿选定侧鼻孔缓缓插入,插管时动作轻柔,镊子前端勿触及鼻黏膜,以防损伤,当胃管插入 10～15 cm 通过咽喉部时,如为清醒患者指导其做吞咽动作及深呼吸,随患者做吞咽动作及深呼吸时顺势将胃管向前推进胃管,直至标记处。如为昏迷患者,将患者头部托起,使下颌靠近胸骨柄,可增大咽喉部通道的弧度,便于胃管顺利通过,再缓缓插入胃管至标记处。若插管时患者恶心、呕吐感持续,用手电筒、压舌板检查口腔咽喉部有无胃管盘曲卡住。如患者有呛咳、发绀、喘息、呼吸困难等误入气管现象,应立即拔管。休息后再插。

(9)确认胃管在胃内,用胶布交叉胃管固定于鼻翼和面颊部。验证胃管在胃内的三种方法:①打开胃管末端胶塞连接注射器于胃管末端抽吸,抽出胃液即可证实胃管在胃内。②置听诊器于患者胃区,快速经胃管向胃内注入 10 mL 空气,同时在胃部听到气过水声,即表示已插入胃内。③将胃管末端置于盛水的治疗碗内,无气泡溢出。

(10)灌食:连接注射器于胃管末端,先回抽见有胃液,再注入少量温开水,可润滑管壁,防止喂食溶液黏附于管壁,然后缓慢灌注鼻饲液或药液等。鼻饲液温度为 38～40 ℃,每次鼻饲量不应超过 200 mL,间隔时间不少于 2 小时,新鲜果汁,应与奶液分别灌入,防止凝块产生。鼻饲结束后,再次注入温开水 20～30 mL 冲洗胃管,避免鼻饲液积存于管腔中而变质,造成胃肠炎或堵塞管腔。鼻饲过程中,避免注入空气,以防造成腹胀。

(11)胃管末端胶塞:塞上如无胶塞可反折胃管末端,用纱布包好,橡皮圈系紧,用别针将胃管固定于大单,枕旁或患者衣领处防止灌入的食物反流和胃管脱落。

(12)协助患者清洁口腔,鼻孔,整理床单位,嘱患者维持原卧位 20～30 分钟,防止发生呕吐,促进食物消化、吸收。长期鼻饲者应每天进行口腔护理。

(13)整理用物,并清洁,消毒,备用。鼻饲用物应每天更换消毒,协助患者擦净面部,取舒适卧位。

(14)洗手,记录。记录插管时间、鼻饲液种类、量及患者反应等。

## 五、拔管

停止鼻饲或长期鼻饲需要更换胃管时进行拔管。

(1)携用物至床前,说明拔管的原因,并选择末次鼻饲结束时拔管。

(2)置弯盘于患者颌下,夹紧胃管末端放于弯盘内,防止拔管时液体反流,胃管内残留液体滴入气管。揭去固定胶布用松节油擦去胶布痕迹,再用清水擦洗。

(3)嘱患者深呼吸,在患者缓缓呼气时稍快拔管,到咽喉处快速拔出。

(4)将胃管放入弯盘中,移出患者视线,避免患者产生不舒服的感觉。

(5)清洁患者面部、口腔及鼻腔,帮助患者漱口,取舒适卧位。

(6)整理床单位,清理用物。

(7)洗手,记录拔管时间和患者反应。

## 六、注意事项

(1)注入药片时应充分研碎,全部溶解方可灌注。多种药物灌注时,应将药物分开灌注,每种药物之间用少量温开水冲洗一次,注意药物配伍禁忌。

(2)插胃管时护士与患者进行有效沟通,缓解紧张度。

(3)插管动作要轻稳,尤其是通过食管三个狭窄部位(环状软骨水平处,平气管分叉处,食管通过膈肌处)时,以免损伤食管黏膜。

(4)每次鼻饲前应检查胃管是否在胃内及是否通畅,并用少量温开水冲管后方可进行喂食,鼻饲完毕后再次注入少量温开水,防止鼻饲液凝结。注入鼻饲液的速度要缓慢,以免引起患者不适。

(5)鼻饲液应现配现用,已配制好的暂不用时,应放在4 ℃以下的冰箱内保存,保证24 小时内用完,防止长时间放置变质。

(6)长期鼻饲者应每天进行两次口腔护理,并定期更换胃管,普通胃管每周更换一次,硅胶胃管每月更换一次,聚氨酯胃管留置时间2个月更换一次。更换胃管时应于当晚最后一次喂食后拔出,翌日晨从另一侧鼻孔插入胃管。

(7)每次灌注前或间隔4～8小时应抽胃内容物,检查胃内残留物的量。如残留物的量大于灌注量的50%,说明胃排空延长,应告知医师采取措施。

(石宇平)

# 第四节 导 尿 术

## 一、目的

(1)为尿潴留患者解除痛苦;使尿失禁患者保持会阴清洁干燥。

(2)收集无菌尿标本,做细菌培养。

(3)避免盆腔手术时误伤膀胱,为危重、休克患者正确记录尿量、测尿比重提供依据。

(4)检查膀胱功能,测膀胱容量、压力及残余尿量。

(5)鉴别尿闭和尿潴留,以明确肾功能不全或排尿功能障碍。

(6)诊断及治疗膀胱和尿道的疾病,如进行膀胱造影或对膀胱肿瘤患者进行化疗等。

## 二、准备

### (一)物品准备

治疗盘内:橡皮圈1个,别针1枚,备皮用物1套,一次性无菌导尿包1套(治疗碗2个、弯盘、双腔气囊导尿管根据年龄选不同型号尿管,弯血管钳1把、镊子1把、小药杯内置棉球若干个,液状石蜡棉球瓶1个,洞巾1块)。弯盘1个,一次性手套1双,治疗碗1个(内盛棉球若干个)、弯血管钳1把、镊子2把、无菌手套1双,常用消毒溶液:0.1%苯扎溴铵(新洁尔灭)、0.1%氯已定等,无菌持物钳及容器1套,男患者导尿另备无菌纱布2块。

治疗盘外:小橡胶单和治疗巾1套(或一次性治疗巾),便盆及便盆巾。

**(二)患者、护理人员及环境准备**

患者了解导尿目的、方法、注意事项及配合要点。取仰卧屈膝位,调整情绪,指导或协助患者清洗外阴,备便盆。护理人员应衣帽整齐,修剪指甲,洗手,戴口罩。环境安静、整洁、光线、温湿度适宜,关闭门窗,备屏风或隔帘。

## 三、评估

(1)评估患者病情、治疗情况、意识、心理状态及合作度。

(2)患者排尿功能异常的程度,膀胱充盈度及会阴部皮肤、黏膜的完整性。

(3)向患者解释导尿的目的、方法、注意事项及配合要点。

## 四、操作步骤

将用物推至患者处,核对患者床号、姓名,向患者解释导尿的目的、方法、注意事项及配合要点。消除患者紧张和窘迫的心理,以取得合作。①用屏风或隔帘遮挡患者,保护患者的隐私,使患者精神放松。②帮助患者清洗外阴部,减少逆行尿路感染的机会。③检查导尿包的日期,是否严密干燥,确保物品无菌性,防止尿路感染。④根据男女性尿道解剖特点执行不同的导尿术。

**(一)男性患者导尿术操作步骤**

(1)操作者位于患者右侧,帮助患者取仰卧屈膝位,脱去对侧裤腿,盖在近侧腿上,对侧下肢和上身用盖被盖好,两腿略外展,暴露外阴部。

(2)将一次性橡胶单和治疗巾垫于患者臀下,弯盘放于患者臀部,治疗碗内盛棉球若干个。

(3)左手戴手套,用纱布裹住阴茎前1/3,将阴茎提起,另一手持镊子夹消毒棉球按顺序消毒,阴茎后2/3部-阴阜-阴囊暴露面。

(4)用无菌纱布包裹消毒过的阴茎后2/3部-阴阜-阴囊暴露面,消毒阴茎前1/3,并将包皮向后推,换另一把镊子夹消毒棉球消毒尿道口,向外螺旋式擦拭龟头-冠状沟-尿道口数次,包皮和冠状沟易藏污,应彻底消毒,预防感染。污棉球置于弯盘内移至床尾。

(5)在患者两腿间打开无菌导尿包,用持物钳夹浸消毒液的棉球于药杯内。

(6)戴无菌手套,铺洞巾,使洞巾与包布内面形成无菌区域。嘱患者勿移动肢体保持体位,以免污染无菌区。

(7)按操作顺序排列好用物,用镊子取液状石蜡棉球,润滑导尿管前端。

(8)左手用纱布裹住阴茎并提起,使之与腹壁呈60°,使耻骨前弯消失,便于插管。将包皮向后推,右手用镊子夹取浸消毒液的棉球,按顺序消毒尿道口、螺旋消毒龟头、冠状沟、尿道口数遍,每个棉球只可用一次,禁止重复使用,确保消毒部位不受污染,污棉球置于弯盘内,右手将弯盘移至靠近床尾无菌区域边沿,便于操作。

(9)左手固定阴茎,右手将治疗碗置于洞巾口旁,男性尿道长而且又有三个狭窄处,当插管受阻时,应稍停片刻嘱患者深呼吸,减轻尿道括约肌紧张,再徐徐插入导尿管,切忌用力过猛而损伤尿道。

(10)用另一只血管钳夹持导尿管前端,对准尿道口轻轻插入20~22 cm,见尿液流出后,再插入约2 cm,将尿液引流入治疗碗(第一次放尿不超过1 000 mL,防止大量放尿,腹腔内压力急剧下降,血液大量滞留腹腔血管内,血压下降虚脱及膀胱内压突然降低,导致膀胱黏膜急剧充血,发生血尿)。

(11)治疗碗内尿液盛 2/3 满后,可用血管钳夹住导尿管末端,将尿液导入便器内,再打开导尿管继续放尿。注意询问患者的感觉,观察患者的反应。

(12)导尿毕,夹住导尿管末端,轻轻拔出导尿管,避免损伤尿道黏膜。撤下洞巾,擦净外阴,脱去手套置弯盘内,撤出臀部一次性橡胶单和治疗巾置治疗车下层。协助患者穿好裤子,整理床单位。

(13)整理用物。

(14)洗手,记录。

**(二)女性患者导尿术操作步骤**

(1)操作者位于患者右侧,帮助患者取仰卧屈膝位,脱去对侧裤腿,盖在近侧腿上,对侧下肢和上身用盖被盖好,两腿略外展,暴露外阴部。

(2)将一次性橡胶单和治疗巾垫于患者臀下,弯盘放于患者臀部,治疗碗内盛棉球若干个。

(3)左手戴手套,右手持血管钳夹取消毒棉球做外阴初步消毒,按由外向内,自上而下,依次消毒阴阜、两侧大阴唇。

(4)左手分开大阴唇,换另一把镊子按顺序消毒大小阴唇之间-小阴唇-尿道口-自尿道口至肛门,减少逆行感染的机会。污棉球置于弯盘内,消毒完毕,脱下手套置于治疗碗内,污物放置治疗车下层。

(5)在患者两腿间打开无菌导尿包,用持物钳夹浸消毒液的棉球于药杯内。

(6)戴无菌手套,铺洞巾,使洞巾与包布内面形成无菌区域。嘱患者勿移动肢体保持体位,以免污染无菌区。

(7)按操作顺序排列好用物,用镊子取液状石蜡棉球,润滑导尿管前端。

(8)左手拇指、食指分开并固定小阴唇,右手持弯持物钳夹取消毒棉球,按由内向外,自上而下顺序消毒尿道口、两侧小阴唇、尿道口,尿道口处要重复消毒一次,污棉球及弯血管钳置于弯盘内,右手将弯盘移至靠近床尾无菌区域边沿,便于操作。

(9)右手将无菌治疗碗移至洞巾旁,嘱患者张口呼吸,用另一只弯血管钳夹持导尿管对准导尿口轻轻插入尿道 4~6 cm,见尿液后再插入 1~2 cm。

(10)左手松开小阴唇,下移固定导尿管,将尿液引入治疗碗。注意询问患者的感觉,观察患者的反应。

(11)导尿毕,夹住导管末端,轻轻拔出导尿管,避免损伤尿道黏膜。撤下洞巾,擦净外阴,脱去手套置弯盘内,撤出臀部一次性橡胶单和治疗巾置治疗车下层。协助患者穿好裤子,整理床单位。

(12)整理用物。

(13)洗手,记录。

## 五、注意事项

(1)向患者及其家属解释留置导尿管的目的和护理方法,使其认识到预防泌尿系统感染的重要性,并主动参与护理。

(2)保持引流通畅,避免导尿管扭曲堵塞,造成引流不畅。

(3)防止泌尿系统逆行感染。

(4)患者每天摄入足够的液体,每天尿量维持在 2 000 mL 以上,达到自然冲洗尿路的目的,以减少尿路感染和结石的发生。

(5)保持尿道口清洁,女患者用消毒棉球擦拭外阴及尿道口,如分泌物过多,可用 0.02% 高锰酸钾溶液冲洗,再用消毒棉球擦拭外阴及尿道口。男患者用消毒棉球擦拭尿道口、阴茎头及包皮,1~2 次/天。

(6)每周定时更换集尿袋 1 次,定时排空集尿袋,并记录尿量。

(7)每月定时更换导尿管 1 次。

(8)采用间歇性夹管方式,训练膀胱反射功能。关闭导尿管,每 4 小时开放 1 次,使膀胱定时充盈和排空,促进膀胱功能的回复。

(9)离床活动时,应用胶布将导尿管远端固定在大腿上,集尿袋不得超过膀胱高度,防止尿液逆流。

(10)协助患者更换体位,倾听患者主诉,并观察尿液性状、颜色和量,尿常规每周检查 1 次,若发现尿液混浊、沉淀、有结晶,应做膀胱冲洗。

（石宇平）

# 第五节 灌 肠 术

## 一、目的

(1)刺激肠蠕动,软化和清除粪便,排出肠内积气,减轻腹胀。

(2)清洁肠道,为手术、检查和分娩做准备。

(3)稀释和清除肠道内有害物质,减轻中毒。

(4)为高热患者降温。

根据灌肠的目的不同分为保留灌肠和不保留灌肠。不保留灌肠按灌入液体量不同,分大量不保留灌肠和小量不保留灌肠(小量不保留灌肠适用于危重患者、老年体弱、小儿、孕妇等)。

## 二、准备

### (一)物品准备

治疗盘内备:通便剂按医嘱备、一次性手套 1 双、剪刀(用开塞露时)1 把,弯盘 1 个,卫生纸、纱布 1 块。

治疗盘外备:温开水(用肥皂栓时)适量、屏风、便盆、便盆布 1 个。

### (二)患者、护理人员及环境准备

患者了解通便目的、方法、注意事项及配合要点。取侧卧屈膝位,调整情绪,指导或协助患者清洗肛周,备便盆。护理人员应衣帽整齐,修剪指甲,洗手,戴口罩。环境安静、整洁、光线、温湿度适宜,关闭门窗,备屏风或隔帘,保护患者隐私,消除紧张、恐惧心理,取得合作。

## 三、评估

（1）评估患者病情、治疗情况、意识、心理状态及合作度。

（2）评估患者的腹胀情况、肛周皮肤、黏膜的完整性。

## 四、操作步骤

（1）关闭门窗，用屏风遮挡患者，保护患者隐私。

（2）条件许可患者可帮助其取左侧卧位，双腿屈曲，背向操作者，暴露肛门，便于操作。

（3）患者臀部移至床沿，臀下铺一次性尿垫，保持床单位清洁，便器放置在床旁。

（4）将弯盘置于臀部旁，用血管钳关闭灌肠筒胶管倒灌肠液于筒内，悬挂灌肠筒于输液架上，灌肠筒内液面与肛门距离不超过 30 cm。

（5）将玻璃接头一头连接肛管，另一头连接灌肠筒胶管。

（6）戴一次性手套，一手分开肛门，暴露肛门口，嘱患者张口呼吸，使患者放松便于插管，另一手将肛管轻轻旋转插入肛门，沿着直肠壁进入直肠 7～10 cm。

（7）固定肛管，打开血管钳，缓缓注入灌肠液，速度不可过快过猛，以防刺激肠黏膜，出现排便。

（8）用血管钳关闭灌肠筒胶管，一手持卫生纸紧贴肛周下沿，防止灌肠液流出，另一手将肛管轻轻拔出，置弯盘内。

（9）擦净肛周，协助患者取舒适卧位，灌肠液在体内保留 20 分钟后再排便。充分软化粪便，提高灌肠效果。

（10）清理用物。

（11）协助患者排便，整理床单位。洗手、记录。

## 五、注意事项

（1）灌肠液温度控制在 38 ℃，温度过高损伤肠黏膜，温度过低可引起肠痉挛。

（2）灌肠如遇患者有便意、腹胀时，嘱患者做深呼吸，让灌肠液在体内尽量保留 20 分钟后再排便。

（3）消化道出血、急腹症、妊娠、严重心血管疾病患者禁忌灌肠。

## 六、相关护理方法

### （一）人工取便术

（1）条件许可患者可帮助其取左侧卧位，双腿屈曲，背向操作者，暴露肛门，便于操作。

（2）患者臀下铺一次性尿垫保持床单位清洁，便器放置在床旁。

（3）戴一次性手套，在右手示指端倒 1～2 mL 的 2%利多卡因，插入肛门停留 5 分钟，利多卡因对肛管和直肠起麻醉作用，能减少刺激，减轻疼痛。

（4）嘱患者张口呼吸，轻轻旋转插入肛门，沿着直肠壁进入直肠。

（5）手指轻轻摩擦，松弛粪块，取出粪块，放入便器，重复数次，直至取净，动作轻柔，避免损伤肠黏膜或引起肛周水肿。

（6）取便过程中注意观察患者的生命体征和反应，如发现面色苍白、出汗、疲惫等表现，应暂停,休息片刻,若患者心率明显改变,应立即停止操作。

(7)操作结束,清洗肛门和臀部并擦干,病情许可时可行热水坐浴,促进局部血液循环,减轻疼痛防止病原微生物传播。

(8)整理消毒用物,洗手并做记录。

(9)注意事项:有肛门黏膜溃疡、肛裂及肛门剧烈疼痛者禁用此法。

**(二)便秘的护理**

(1)正确引导,安排合理膳食结构。

(2)协助患者适当增加运动量。

(3)养成良好的排便习惯。

(4)腹部进行环形按摩,通过按摩腹部,刺激肠蠕动,促进排便。方法:用右手或双手叠压稍微按压腹部,自右下腹盲肠部开始,依结肠蠕动方向,经升结肠、横结肠、降结肠、乙状结肠做环形按摩,或在乙状结肠部,由近心端向远心端做环形按摩,每次 5～10 分钟,每天 2 次。可由护士操作或指导患者自己进行。

(5)遵医嘱给予口服缓泻药物,禁忌长期使用,产生依赖性而失去正常的排便功能。

(6)简便通便术包括通便剂通便术和人工取便术,是患者及家属经过护士指导,可自行完成的一种简单易行、经济有效的护理技术。常用剂通便剂有开塞露(由 50％的甘油或少量山梨醇制成,装于塑料胶壳内一种溶剂)、甘油栓(由甘油和硬脂酸制成,为无色透明或半透明栓剂,呈圆锥形,密封于塑料袋内一种溶剂,需冷藏储存)、肥皂栓(将普通肥皂削成底部直径 1 cm,长 3～4 cm 圆锥形栓剂)。具有吸收水分、软化粪便、润滑肠壁刺激肠蠕动的作用。人工取便术是用手指插入直肠,破碎并取出嵌顿粪便的方法,常用于粪便嵌塞的患者采用灌肠等通便术无效时,以解除患者痛苦。

(石宇平)

# 第六节　膀胱冲洗术

## 一、目的

(1)对留置导尿管的患者,保持其尿液引流通畅。

(2)清除膀胱内的血凝块、黏液、细菌等异物,预防感染的发生。

(3)治疗某些膀胱疾病,如膀胱炎、膀胱肿瘤。

膀胱冲洗常用冲洗溶液:生理盐水、0.02％呋喃西林溶液、3％硼酸溶液、氯己定溶液、0.1％新霉素溶液、0.2％氯己定、0.1％雷夫奴尔溶液、2.5％醋酸等。

## 二、准备

### (一)用物准备

治疗盘(消毒物品)1 套、无菌膀胱冲洗装置 1 套、冲洗液按医嘱备、弯血管钳 1 把、输液调节器 1 个、必要时备启瓶器、输液架各 1 个。

**（二）患者、护理人员及环境准备**

患者了解膀胱冲洗目的、方法、注意事项及配合要点。护理人员应衣帽整齐，修剪指甲，洗手，戴口罩。环境安静、整洁、光线、温湿度适宜，关闭门窗。

## 三、操作步骤

（1）准备物品和冲洗溶液，仔细检查冲洗液有无浑浊、沉淀或絮状物；备齐用物，携至患者床边。

（2）核对患者床号、姓名，向患者解释操作目的和过程。

（3）按医嘱取冲洗液，冬季冲洗液应加温至38～40 ℃，以防低温刺激膀胱，常规消毒瓶塞，打开膀胱冲洗装置，将冲洗导管针头插入瓶塞，严格执行无菌操作技术，将冲洗液瓶倒挂于输液架上，瓶内液面距床面60 cm，以便产生一定的压力使液体能够顺利滴入膀胱，排气后用弯血管钳夹导管。

（4）打开引流管夹子，排空膀胱，降低膀胱内压，便于冲洗液顺利滴入膀胱。

（5）夹毕引流管，开放冲洗管，使溶液滴入膀胱，调节滴速，滴速一般为60～80滴/分，以免患者尿意强烈，膀胱收缩，迫使冲洗液从导尿管侧溢出尿道外。

（6）待患者有尿意或滴入溶液200～300 mL后，夹毕冲洗管，放开引流管，将冲洗液全部引流出来后，再夹毕引流管。

（7）按需要量，如此反复冲洗，一般每天冲洗2次，每次500～1 000 mL，冲洗过程中，经常询问患者感受，观察患者反应及引流液性状。

（8）冲洗完毕，取下冲洗管，清洁外阴部，固定好导尿管。

（9）协助患者取舒适卧位，整理床单位，清理物品。

（10）洗手记录冲洗液名称、冲洗量、引流量、引流液性质，冲洗过程中患者的反应。

## 四、注意事项

（1）严格遵医嘱并根据病情准备冲洗液。

（2）根据膀胱冲洗"微温、低压、少量、多次"的原则进行冲洗。

（3）保持冲洗管及引流管的无菌，冲洗过程中注意无菌原则。

（4）冲洗过程若患者出现不适或有出血情况，应立即停止冲洗，并与医师联系。

（5）如滴入治疗用药，须在膀胱内保留30分钟后再引流出体外，有利于药液与膀胱内液充分接触，并保持有效浓度。

（6）冲洗时不宜按压膀胱。

（石宇平）

# 第七节　静　脉　输　液

静脉输液是将大量无菌溶液或药物直接输入静脉的治疗方法。常用静脉主要有四肢浅静脉、头皮静脉、锁骨下静脉和颈外静脉（常用于进行中心静脉插管）。静脉留置针输液法可保护静脉,减少因反复穿刺造成的痛苦和血管损伤,保持静脉通道畅通,利于抢救和治疗,现在临床已得到广泛应用。

## 一、目的

(1)补充水分及电解质,预防和纠正水、电解质及酸碱平衡紊乱。

(2)增加循环血量,改善微循环,维持血压及微循环灌注量。

(3)供给营养物质,促进组织修复,增加体重,维持正氮平衡。

(4)输入药物,治疗疾病。

## 二、方法

以成人静脉留置针输液法为例。

**(一)操作前护理**

**1.患者指导**

对给药计划给予了解,向患者及家属解释静脉输液的目的、方法、注意事项及配合要点。

**2.患者准备**

评估患者病情、治疗情况、意识状态、穿刺部位皮肤及血管状况、自理能力及肢体活动能力,嘱患者排空膀胱,协助摆好舒服的体位。

**3.用物准备**

注射盘、药液及无菌溶液、注射器、输液器、留置针、无菌敷贴、肝素帽、封管液、输液瓶签、输液记录单、注射用小垫枕及垫巾、止血带、弯盘、透明胶布、输液架、必要时备输液泵,医嘱单,手消毒液,医疗垃圾桶(袋)、生活垃圾桶(袋)、锐器盒。

**(二)操作过程**

(1)两人核对并检查药物,严格执行查对制度。检查药液有效期,瓶盖无松动,瓶身无裂痕;检查药液无混浊、沉淀及絮状物等;核对药液瓶签(药名、浓度、剂量和时间)、给药时间和给药方法。

(2)按照无菌技术操作原则抽吸药液,加入无菌溶液瓶内。

(3)正确填写输液瓶签,并贴于输液瓶上。注意输液瓶签不可覆盖原有的标签。

(4)检查输液器有效期及包装,关闭调节器;取出输液器,与无菌溶液瓶连接。

(5)携用物至患者床旁,核对患者身份,再次查对药液并消毒双手。

(6)输液管排气:①将输液瓶挂于输液架上;倒置茂菲氏滴管,使输液瓶内液体流出,待茂菲氏滴管内液体至$1/2\sim2/3$满时,关闭调节器,迅速正置茂菲氏滴管,再次打开调节器,使液面缓慢下降,直至排出输液管内气体,再次关闭调节器;将输液管末端放入输液器包装内,置于注射盘中备用。②打开静脉留置针及肝素帽外包装;将肝素帽对接在留置针侧管上;将输液器与肝素帽连接。③打开调节器,排气;关闭调节器,将留置针放回留置针包装内备用。

(7)静脉穿刺:①将小垫枕及垫巾置于穿刺肢体下,在穿刺点上方$8\sim10$ cm处扎紧止血带,确认穿刺静脉。②松开止血带,常规消毒穿刺部位皮肤,消毒范围直径$>5$ cm,待干,备胶布及透明胶带,并在透明胶带上写上日期和时间。③再次扎紧止血带;二次常规消毒;穿刺前二次核对患者和药品信息。④取下留置针针套,旋转松动外套管,右手拇指与食指夹住两翼,再次排气于弯盘。⑤嘱患者握拳,绷紧皮肤,固定静脉,右手持留置针,使针头与皮肤呈 15°～30°进针,见回血后放平针翼,沿静脉走行再继续进针 0.2 cm。⑥左手持 Y 接口,右手后撤针芯约 0.5 cm,持针翼将针芯与外套管一起送入静脉内。⑦左手固定两翼,右手迅速将针芯抽出,放于锐器收集盒中。

(8)松开止血带,嘱患者松拳,打开调节器;用无菌透明敷贴对留置针管作密闭式固定,用注明日期和时间的透明胶带固定三叉接口处,再用胶布固定插入肝素帽内的输液器针头及输液管处。

(9)根据患者年龄、病情及药液的性质调节输液滴速。通常情况下,成人每分钟 40～60 滴,儿童每分钟 20～40 滴。

(10)再次核对患者床号、姓名、药物名称、浓度、剂量、给药时间和给药方法。

(11)撤去穿刺用物,整理床单位,协助患者取舒适体位,将呼叫器放于患者易取处;整理用物;消毒双手,记录输液开始时间、滴入药物种类、滴速、患者的全身及局部状况。

(12)输液完毕:关闭调节器,拔出输液器针头;常规消毒肝素帽的胶塞;用注射器向肝素帽内注入封管液。

(13)再次输液:常规消毒肝素帽胶塞;将静脉输液针头插入肝素帽内完成输液。

(14)拔除留置针:揭除透明胶带及无菌敷贴;用干棉签轻压穿刺点上方,快速拔针;局部按压 1～2 分钟(至无出血为止);协助患者适当活动穿刺肢体,并协助取舒适体位,整理床单位;清理用物;消毒双手,记录输液结束的时间、液体和药物滴入总量、患者全身和局部反应等。

**(三)操作后护理**

(1)密切观察进针位置是否有渗血、肿胀及疼痛。

(2)耐心听取患者主诉,询问有无胸痛、胸闷、肢体麻木及发热等症状。

(3)健康教育:保持穿刺部位清洁干燥,贴膜有卷曲、松动、贴膜下有汗液等及时通知护士。告知患者输液侧上肢勿做剧烈外展运动。

## 三、注意事项

(1)严格执行查对制度和无菌技术操作原则,预防感染及差错事故的发生。

(2)根据病情需要安排输液顺序,并根据治疗原则,按急、缓及药物半衰期等情况合理分配药物;注意药物的配伍禁忌,对于有刺激性或特殊药物,应在确认针头已刺入静脉内时再输入。

(3)对需要长期输液的患者,要注意保护和合理使用静脉,一般从远端小静脉开始穿刺(抢救时可例外)。

(4)静脉穿刺前要排尽输液管及针头内的空气,输液结束前要及时更换输液瓶或拔针,严防造成肺动脉空气栓塞,引起死亡。

(5)严格控制输液速度:对有心、肺、肾疾病的患者,老年患者,婴幼儿以及输注高渗、含钾或升压药液的患者,要适当减慢输液速度;对严重脱水,心肺功能良好者可适当加快输液速度。

(6)输液过程中要加强巡视,注意观察滴入是否通畅;针头或输液管有无漏液;针头有无脱出、阻塞或移位;输液管有无扭曲、受压;局部皮肤有无肿胀或疼痛等;应密切观察患者有无输液反应,如患者出现心悸、畏寒、持续性咳嗽等情况,应立即减慢或停止输液,及时处理。每次观察巡视后,应做好记录。

（7）留置针常用的封管液有无菌生理盐水和稀释肝素溶液；在封管时应边推注边退针，直至针头完全退出为止，确保正压封管。

（8）对于需要24小时持续输液者，应每天更换输液器。

（9）小儿头皮静脉输液按小儿静脉注射法进行穿刺，穿刺过程中应注意固定患儿头部，防止针头滑脱。

**（石宇平）**

# 第八节　静　脉　输　血

静脉输血是将全血或成分血如血浆、红细胞、白细胞或血小板等通过静脉输入体内的方法。静脉输血有直接输血法和间接输血法两种。直接输血法是将供血者的血液抽出后立即输给患者的方法，适用于无库存血而患者又急需输血及婴幼儿的少量输血时。间接输血法是将抽出的血液按静脉输液法输给患者的方法。

## 一、适应证

（1）各种原因引起的大出血。

（2）贫血或低蛋白血症。

（3）严重感染。

（4）凝血功能障碍。

## 二、禁忌证

（1）急性肺水肿、肺栓塞、恶性高血压。

（2）充血性心力衰竭、肾功能极度衰竭。

（3）真性红细胞增多症。

（4）对输血有变态反应者。

## 三、输血原则

（1）输血前必须做血型鉴定及交叉配血试验。

（2）无论是输全血还是输成分血，均应选用同型血液输注。

（3）如需再次输血者，必须重新做交叉配血试验，以排除机体已产生抗体的情况。

## 四、血液制品种类

### （一）全血
全血主要包括新鲜血和库存血。

### （二）成分血
成分血主要包括红细胞（浓缩红细胞、洗涤红细胞、红细胞悬液）、白细胞浓缩悬液、血小板浓缩悬液、血浆（新鲜血浆、保存血浆、冰冻血浆、干燥血浆）和其他血液制品（清蛋白液、纤维蛋白原、抗血友病球蛋白浓缩剂）。

## 五、操作方法

以间接输血法为例。

### (一)操作前准备

(1)向患者及家属解释静脉输血的目的、方法、注意事项及配合要点。签署知情同意书。

(2)评估患者病情、治疗情况、血型、输血史及过敏史、心理状态及对输血相关知识的了解程度、穿刺部位皮肤、血管状况。

(3)用物准备血液制品（根据医嘱准备）、生理盐水、无菌手套、输血卡、一次性输血器，其他用物同成人静脉留置针输液法。

### (二)操作步骤

(1)根据医嘱两人核对血液制品，严格执行三查八对制度。三查：血液的有效期、血液的质量及血液的包装是否完好。八对：核对患者床号、姓名、住院号、血袋(瓶)号(储血号)、血型、交叉配血试验的结果、血液的种类、血量。

(2)按静脉输液法建立静脉通道，输入少量生理盐水，冲洗输血器管道。

(3)将储血袋内的血液轻轻摇匀。避免血液的剧烈震荡，防止红细胞破坏。

(4)戴无菌手套，打开储血袋封口，常规消毒开口处塑料管，将输血器针头从生理盐水瓶上拔出，插入储血袋的输血接口，缓慢将储血袋倒挂于输液架上。

(5)调节滴速，开始时输入的速度宜慢，一般每分钟不超过 20 滴。观察15分钟左右，无不良反应后再根据病情及年龄调节滴速，成人一般每分钟40~60滴。

(6)操作后查对。

(7)撤去穿刺用物，整理床单位，协助患者取舒适体位；将呼叫器放于患者易取处，告知患者如有不适及时用呼叫器通知；整理用物，消毒双手，记录输血开始时间、滴速、患者全身及局部状况等。

(8)输血完毕后的处理：①换输少量生理盐水，待输血器内血液全部输入体内再拔针，以保证输血量准确；②用干棉签轻压穿刺点上方，快速拔针，局部按压1~2分钟（至无出血为止），协助患者取舒适体位，整理床单位；③用剪刀将输血器针头剪下放入锐器收集盒中，将输血器放入医疗垃圾桶中，将储血袋送至输血科保留 24 小时；④消毒双手，记录输血时间、种类、血量、血型、血袋号(储血号)、有无输液反应等。

## 六、注意事项

(1)严格执行查对制度和无菌技术操作原则。输血前，由两名医务人员再次进行查对，避免差错事故的发生。

(2)输血前后和两袋血之间需要滴注少量生理盐水，以防发生不良反应。

(3)储血袋内不可加入其他药品，如钙剂、酸性及碱性药品、高渗或低渗液体，以防血液凝集或溶解。

(4)输血过程中加强巡视，观察有无输血反应，并询问患者有无任何不适。一旦出现输血反应，应立即停止输血，并进行处理。常见的输血反应包括发热反应、变态反应、溶血反应、循环负荷过重、有出血倾向、枸橼酸钠中毒反应等。

（5）严格掌握输血速度，对年老体弱、严重贫血、心力衰竭患者应谨慎，滴速宜慢。

（6）储血袋送至输血科保留 24 小时，以备患者在输血后发生输血反应时分析原因。

（石宇平）

# 第九节　生命体征观察与护理

生命体征是体温、脉搏、呼吸及血压的总称，是机体生命活动的客观反映，是评价生命活动状态的重要依据，也是护士评估患者身心状态的基本资料。

正常情况下，生命体征在一定范围内相对稳定，相互之间保持内在联系；当机体患病时，生命体征可发生不同程度的变化。护士通过对生命体征的观察，可以了解机体重要脏器的功能状态，了解疾病的发生、发展、转归，并为疾病预防、诊断、治疗和护理提供依据；同时，可以发现患者现存的或潜在的健康问题，以正确制订护理计划。因此，生命体征的测量及护理是临床护理工作的重要内容之一，也是护士应掌握的基本技能。

## 一、体温

体温由三大营养物质氧化分解而产生。50％以上迅速转化为热能，50％贮存于 ATP 内，供机体利用，最终仍转化为热能散发到体外。正常人体的温度是由大脑皮质和丘脑下部体温调节中枢所调节（下丘脑前区为散热中枢，下丘脑后区为产热中枢），并通过神经、体液因素调节产热和散热过程，保持产热与散热的动态平衡，所以正常人有相对恒定的体温。

### （一）正常体温及生理性变化

1.正常体温

通常说的体温是指机体内部的温度，即胸腔、腹腔、中枢神经的温度，又称体核温度，较高且稳定。皮肤温度称体壳温度。临床上通常用口温、肛温、腋温来代替体温。在这 3 个部位测得的温度接近身体内部的温度，且测量较为方便。3 个部位测得的温度略有不同，口腔温度居中，直肠温度较高，腋下温度较低。同时在 3 个部位进行测量，其温度差一般不超过 1 ℃。这是由于血液在不断地流动，将热量很快地由温度较高处带往温度较低处，因而机体各部的温度一般差异不大。

体温的正常值不是一个具体的点，而是一个范围。机体各部位由于代谢率的不同，温度略有差异，常以口腔、直肠、腋下的平均温度为标准，个体体温可以较正常的平均温度增减 0.3～0.6 ℃，健康成人的平均温度波动范围见表 2-1。

表 2-1　健康成人不同部位温度的波动范围

| 部位 | 波动范围 |
| --- | --- |
| 口腔 | 36.2～37.0 ℃ |
| 直肠 | 36.5～37.5 ℃ |
| 腋窝 | 36.0～36.7 ℃ |

2.生理性变化

人的体温在一些因素的影响下,会出现生理性的变化,但这种体温的变化,往往是在正常范围内或是一闪而过的。

(1)时间:人的体温 24 小时内的变动在 0.5～1.5 ℃,一般清晨 2～6 时体温最低,下午 2～8 时体温最高。这种昼夜的节律波动,可能与人体活动代谢的相应周期性变化有关。如长期从事夜间工作的人员,可出现夜间体温上升、日间体温下降的现象。

(2)年龄:新生儿因体温调节中枢尚未发育完全,调节体温的能力差,体温易受环境温度影响而变化;儿童由于代谢率高,体温可略高于成人;老年人代谢率较低,血液循环变慢,加上活动量减少,因此体温偏低。

(3)性别:一般来说,女性比男性有较厚的皮下脂肪层,维持体热能力强,故女性体温较男性高约0.3 ℃。并且女性的基础体温随月经周期出现规律变化,即月经来潮后逐渐下降,至排卵后,体温又逐渐上升。这种体温的规律性变化与血中孕激素及其代谢产物的变化相吻合。

(4)环境温度:在寒冷或炎热的环境下,机体的散热受到明显的抑制或加强,体温可暂时性地降低或升高。另外,气流、个体暴露的范围大小亦影响个体的体温。

(5)活动:任何需要耗力的活动,都使肌肉代谢增强,产热增加,可以使体温暂时性上升 1～2 ℃。

(6)饮食:进食的冷热可以暂时性地影响口腔温度,进食后由于食物的特殊动力作用,可以使体温暂时性地升高 0.3 ℃左右。

另外,强烈的情绪反应、冷热的应用以及个体的体温调节机制都对体温有影响,在测量体温的过程中要加以注意并能够做出解释。

3.产热与散热

(1)产热过程:机体产热过程是细胞新陈代谢的过程。人体通过化学方式产热,即食物氧化、骨骼肌运动、交感神经兴奋、甲状腺素分泌增多,以及体温升高均可提高新陈代谢率,而增加产热量。

(2)散热过程:机体通过物理方式进行散热。机体大部分的热量通过皮肤的辐射、传导、对流、蒸发来散热;一小部分的热量通过呼吸、尿、粪便而散发于体外。

当外界温度等于或高于皮肤温度时,蒸发就是人体唯一的散热形式。①辐射:是热由一个物体表面通过电磁波的形式传至另一个与它不接触物体表面的一种形式。在低温环境中,它是主要的散热方式,安静时的辐射散热所占的百分比较大,可达总热量的 60%。其散热量的多少与所接触物质的导热性能、接触面积和温差大小有关。②传导:是机体的热量直接传给同它接触的温度较低的物体的一种散热方法。③对流:是传导散热的特殊形式。对流是指通过气体或液体的流动来交换热量的一种散热方法。④蒸发:由液态转变为气态,同时带走大量热量的一种散热方法。

**(二)异常体温的观察**

人体最高的耐受热为 40.6～41.4 ℃,低于 34 ℃或高于 43 ℃,则极少存活。升高超过41 ℃,可引起永久性的脑损伤;高热持续在 42 ℃以上 24 小时常导致休克及严重并发症。所以对于体温过高或过低者应密切观察病情变化,不能有丝毫的松懈。

1.体温过高

体温过高又称发热,是由于各种原因使下丘脑体温调节中枢的调定点上移,产热增加而散热减少,导致体温升高超过正常范围。

(1)原因:①感染性,如病毒、细菌、真菌、螺旋体、立克次体、支原体、寄生虫等感染引起的发热,最多见。②非感染性,如无菌性坏死物质的吸收引起的吸收热、变态反应性发热等。

(2)以口腔温度为例,按照发热的高低将发热分为如下几类。①低热:37.5～37.9 ℃。②中等热:38.0～38.9 ℃。③高热:39.0～40.9 ℃。④超高热:41 ℃及以上。

(3)发热过程:发热的过程常依疾病在体内的发展情况而定,一般分为 3 个阶段。①体温上升期:特点是产热大于散热。主要表现:皮肤苍白、干燥无汗,患者畏寒、疲乏,体温升高,有时伴寒战。方式:骤升和渐升。骤升指体温在数小时内升至高峰,如肺炎球菌导致的肺炎;渐升指体温在数小时内逐渐上升,数天内达高峰,如伤寒。②高热持续期:特点是产热和散热在较高水平上趋于平衡。主要表现:体温居高不下,皮肤潮红,呼吸加深加快,脉搏增快并有头痛、食欲缺乏、恶心、呕吐、口干、尿量减少等症状,甚至惊厥、谵妄。③体温下降期:特点是散热增加,产热趋于正常,体温逐渐恢复至正常水平。主要表现:大量出汗、皮肤潮湿、温度降低。老年人易出现血压下降、脉搏细速、四肢厥冷等循环衰竭的症状。方式:骤降和渐降。骤降指体温在数小时内降至正常,如大叶性肺炎、疟疾;渐降指体温在数天内降至正常,如伤寒、风湿热。

(4)热型:将不同时间测得的体温绘制在体温单上,互相连接就构成体温曲线。各种体温曲线形状称为热型。有些发热性疾病有特殊的热型,通过观察体温曲线可协助诊断。但需注意,药物的应用可使热型变得不典型。常见的热型有以下 4 种。①稽留热:体温持续在 39～40 ℃,达数天或数周,24 小时波动范围不超过 1 ℃。常见于大叶性肺炎、伤寒等急性感染性疾病的极期。②弛张热:体温多在 39 ℃以上,24 小时体温波动幅度可超过 2 ℃,但最低温度仍高于正常水平。常见于化脓性感染、败血症、浸润性肺结核等疾病。③间歇热:体温骤然升高达高峰后,持续数小时又迅速降至正常,经过一天或数天间歇后,体温又突然升高,如此有规律地反复发作,常见于疟疾。④不规则热:发热不规律,持续时间不定。常见于流行性感冒、肿瘤等疾病引起的发热。

2.体温过低

体温过低是指由于各种原因引起的产热减少或散热增加,导致体温低于正常范围,称为体温过低。当体温低于 35 ℃时,称为体温不升。体温过低的原因如下。

(1)体温调节中枢发育未成熟:如早产儿、新生儿。

(2)疾病或创伤:见于失血性休克、极度衰竭等患者。

(3)药物中毒。

**(三)体温异常的护理**

1.体温过高

降温措施有物理降温、药物降温及针刺降温。

(1)观察病情:加强对生命体征的观察,定时测量体温,一般每天测温 4 次,高热患者应每 4 小时测温1次,待体温恢复正常 3 天后,改为每天 1～2 次,同时观察脉搏、呼吸、血压、意识状态的变化;及时了解有关各种检查结果及治疗护理后病情好转还是恶化。

(2)饮食护理:①补充高蛋白、高热量、高维生素、易消化的流质或半流质饮食,如粥、鸡蛋羹、面片汤、青菜、新鲜果汁等。②多饮水,每天补充液量 3 000 mL,必要时给予静脉点滴,以保证入量。

由于高热时,热量消耗增加,全身代谢率加快,蛋白质、维生素的消耗量增加,水分丢失增多,同时消化液分泌减少,胃肠蠕动减弱,所以宜及时补充水分和营养。

（3）使患者舒适：①安置舒适的体位让患者卧床休息，同时调整室温和避免噪声。②每天早、晚刷牙，饭前、饭后漱口，不能自理者，可行特殊口腔护理。由于发热患者唾液分泌减少，口腔黏膜干燥，机体抵抗力下降，极易引起口腔炎、口腔溃疡，因此口腔护理可预防口腔及咽部细菌繁殖。③发热患者退热期出汗较多，此时应及时擦干汗液并更换衣裤和大单等，以保持皮肤的清洁和干燥，防止皮肤继发性感染。

（4）心理调护：注意患者的心理状态，对体温的变化给予合理的解释，以缓解患者紧张和焦虑的情绪。

2.体温过低

（1）保暖：①给患者加盖衣被、毛毯、电热毯等或放置热水袋，注意小儿、老人、昏迷者，热水袋温度不宜过高，以防烫伤。②暖箱：适用于体重<2 500 g，胎龄不足35周的早产儿、低体重儿。

（2）给予热饮。

（3）监测生命体征：每小时测体温1次，直至恢复正常且保持稳定，同时观察脉搏、呼吸、血压、意识的变化。

（4）设法提高室温：以22～24 ℃为宜。

（5）积极宣教：教会患者避免导致体温过低的因素。

**（四）测量体温的技术**

1.体温计的种类及构造

（1）水银体温计：水银体温计又称玻璃体温计，是最常用的最普通的体温计。它是一种外标刻度为红线的真空玻璃毛细管。其刻度范围为35～42 ℃，每小格0.1 ℃，在37 ℃刻度处以红线标记，以示醒目。体温计一端贮存水银，当水银遇热膨胀后沿毛细管上升；因毛细管下端和水银槽之间有一凹陷，所以水银柱遇冷不致下降，以便检视温度。

根据测量部位的不同可将体温计分为口表、肛表、腋表。口表的水银端呈圆柱形，较细长；肛表的水银端呈梨形，较粗短，适合插入肛门；腋表的水银端呈扁平鸭嘴形。临床上口表可代替腋表使用。

（2）其他：如电子体温计、感温胶片、可弃式化学体温计等。

2.测体温的方法

（1）目的：通过测量体温，了解患者的一般情况及疾病的发生，发展规律，为诊断、预防、治疗提供依据。

（2）用物准备：①测温盘内备体温计（水银柱甩至35 ℃以下）、秒表、纱布、笔、记录本。②若测肛温，另备润滑油、棉签、手套、卫生纸、屏风。

（3）操作步骤：①洗手、戴口罩，备齐用物，携至床旁。②核对患者并解释目的。③协助患者取舒适卧位。④根据病情选择合适的测温方法。测腋温：擦干汗液，将体温计放在患者腋窝，紧贴皮肤屈肘臂过胸，夹紧体温计。测量10分钟后，取出体温计用纱布擦拭。测口温法：嘱患者张口，将口表汞柱端放于舌下热窝。嘱患者闭嘴用鼻呼吸，勿用牙咬体温计。测量时间3～5分钟。嘱患者张口，取出口表，用纱布擦拭。测肛温法：协助患者取合适卧位，露出臀部。润滑肛表前端，戴手套用手垫卫生纸分开臀部，轻轻插入肛表3～4 cm。测量时间3～5分钟。用卫生纸擦拭肛表。检视读数，放体温计盒内，记录。⑤整理床单位。⑥洗手，绘制体温于体温单上。⑦消毒用过的体温计。

（4）注意事项：①测温前应注意有无影响体温波动的因素存在，如30分钟内有无进食、剧烈活动、冷热敷、坐浴等。②体温值如与病情不符,应重复测量。③腋下有创伤、手术或消瘦夹不紧体温计者不宜测腋温;腹泻、肛门手术、心肌梗死的患者禁测肛温;精神异常、昏迷、婴幼儿等不能合作者,以及口鼻疾病或张口呼吸者禁测口温;进热食或面颊部热敷者,应间隔 30 分钟后再测口温。④对小儿、重症患者测温时,护士应守护在旁。⑤测口温时,如不慎咬破体温计,应立即清除玻璃碎屑,以免损伤口腔黏膜;口服蛋清或牛奶,以保护消化道黏膜并延缓汞的吸收;病情允许者,进粗纤维食物,以加快汞的排出。

3.体温计的消毒与检查

(1)体温计的消毒:为防止测体温引起的交叉感染,保证体温计清洁,用过的体温计应消毒。先将体温计分类浸泡于含氯消毒液内 30 分钟后取出,再用冷开水冲洗擦干,放入清洁容器中备用。(集体测温后的体温计,用后全部浸泡于消毒液中)。

5 分钟后取出清水冲净,擦干后放入另一消毒液容器中进行第二次浸泡,半小时后取出清水冲净,擦干后放入清洁容器中备用。

消毒液的容器及清洁体温计的容器每周进行 2 次高压蒸汽灭菌消毒,消毒液每天更换 1 次,若有污染随时消毒。

传染病患者应设专人体温计,单独消毒。

(2)体温计的检查:在使用新的体温计前,或定期消毒体温计后,应对体温计进行校对,以检查其准确性。将全部体温计的水银柱甩至 35 ℃以下,同一时间放入已测好的 40 ℃水内,3 分钟后取出检视。若体温计之间相差0.2 ℃以上或体温计上有裂痕者,取出不用。

## 二、脉搏

### (一)正常脉搏及生理性变化

1.正常脉搏

随着心脏节律性收缩和舒张,动脉内的压力也发生周期性的波动,这种周期性的压力变化可引起动脉血管发生扩张与回缩的搏动,这种搏动在浅表的动脉可触摸到,临床简称为脉搏。正常人的脉搏节律均匀、规则,间隔时间相等,每搏强弱相同且有一定的弹性,每分钟搏动的次数为60～100 次(即脉率)。脉搏通常与心率一致,是心率的指标。

2.生理性变化

脉率受许多生理性因素影响而发生一定范围的波动。

(1)年龄:一般新生儿、幼儿的脉率较成人快。

(2)性别:同龄女性比男性快。

(3)情绪:兴奋、恐惧、发怒时脉率增快,忧郁时则慢。

(4)活动:一般人运动、进食后脉率会加快;休息、禁食则相反。

(5)药物:兴奋剂可使脉搏增快,镇静剂、洋地黄类药物可使脉搏减慢。

### (二)异常脉搏的观察

1.脉率异常

(1)速脉:成人脉率在安静状态下超过 100 次/分,又称为心动过速。见于高热、甲状腺功能亢进(简称甲亢,由于代谢率增加而使脉率增快)、贫血或失血等患者。正常人可有窦性心动过速,为一过性的生理现象。

(2)缓脉:成人脉率在安静状态下低于 60 次/分,又称心动过缓。颅内压增高、病窦综合征、

Ⅱ度以上房室传导阻滞,或服用某些药物如地高辛、普尼拉明、利血平、普萘洛尔等可出现缓脉。正常人可有生理性窦性心动过缓,多见于运动员。

2.脉律异常

脉搏的搏动不规则,间隔时间时长时短,称为脉律异常。

(1)间歇脉:在一系列正常均匀的脉搏中出现一次提前而较弱的脉搏,其后有一较正常延长的间歇(即代偿性间歇),亦称期前收缩。见于各种心脏病或洋地黄中毒的患者;正常人在过度疲劳、精神兴奋、体位改变时也偶尔出现间歇脉。

(2)脉搏短绌:同一单位时间内脉率少于心率。绌脉是由于心肌收缩力强弱不等,有些心排血量少的搏动可发出心音,但不能引起周围血管搏动,导致脉率少于心率。特点:脉律完全不规则,心率快慢不一、心音强弱不等。多见于心房颤动者。

3.强弱异常

(1)洪脉:当心排血量增加,血管充盈度和脉压较大时,脉搏强大有力,称洪脉。见于高热、甲状腺功能亢进、主动脉关闭不全等患者;运动后、情绪激动时也常触到洪脉。

(2)细脉:当心排血量减少,动脉充盈度降低时,脉搏细弱无力,扪之如细丝,称细脉或丝脉。见于大出血、主动脉瓣狭窄和休克、全身衰竭的患者,是一种危险的脉象。

(3)交替脉:节律正常而强弱交替时出现的脉搏,称为交替脉。交替脉是左心室衰竭的重要体征。常见于高血压性心脏病、急性心肌梗死、主动脉关闭不全等患者。

(4)水冲脉:脉搏骤起骤落,有如洪水冲涌,故名水冲脉,主要见于主动脉关闭不全、动脉导管未闭、甲亢、严重贫血患者,检查方法是将患者前臂抬高过头,检查者用手紧握患者手腕掌面,可明显感知。

(5)奇脉:在吸气时脉搏明显减弱或消失为奇脉。其产生主要与吸气时,左心室的搏出量减少有关。常见于心包腔积液、缩窄性心包炎等患者,是心脏压塞的重要体征之一。

4.动脉壁异常

由于动脉壁弹性减弱,动脉变得迂曲不光滑,有条索感,如按在琴弦上,多见于动脉硬化的患者。

**(三)测量脉搏的技术**

1.部位

临床上常在靠近骨骼的动脉测量脉搏。最常用最方便的是桡动脉,患者也乐于接受。其次为颞动脉、颈动脉、肱动脉、腘动脉、足背动脉和股动脉等。如怀疑患者心搏骤停或休克时,应选择大动脉为诊脉点,如颈动脉、股动脉。

2.测脉搏的方法

(1)目的:通过测量脉搏,可间接了解心脏的情况,观察相关疾病发生、发展规律,为诊断、治疗提供依据。

(2)准备:治疗盘内备带秒钟的表、笔、记录本及听诊器。

(3)操作步骤:①洗手、戴口罩,备齐用物,携至床旁。②核对患者,解释目的。③协助患者取坐位或半坐卧位,手臂放在舒适位置,腕部伸展。④以示指、中指、无名指的指端按在桡动脉表面,压力大小以能清楚地触及脉搏为宜,注意脉律,强弱动脉壁的弹性。⑤一般情况下所测得的数值乘以2,心脏病患者、脉率异常者、危重患者则应以1分钟记录。⑥协助患者取舒适体位。⑦将脉搏绘制在体温单上。

(4)注意事项：①诊脉前患者应保持安静,剧烈运动后应休息 20 分钟后再测。②偏瘫患者应选择健侧肢体测量。③脉搏细、弱难以测量时,用听诊器测心率。④脉搏短细的患者,应由 2 名护士同时测量,一人听心率,另一人测脉率,一人发出"开始""停止"的口令,记数 1 分钟,以分数式记录:心率/脉率,若心率每分钟 120 次,脉率 90 次,即应写成 120/90 次/分。

## 三、呼吸

### (一)正常呼吸及生理变化

1.正常呼吸的观察

在安静状态下,正常成人的呼吸频率为 16～20 次/分。正常呼吸表现为节律规则,均匀无声且不费力。

2.生理性变化

(1)年龄:一般年龄越小,呼吸频率越快,小儿比成年人稍快,老年人稍慢。

(2)性别:同龄的女性呼吸频率比男性稍快。

(3)运动:运动后呼吸加深加快,休息和睡眠时减慢。

(4)情绪:强烈的情绪变化会刺激呼吸中枢,导致呼吸加快或屏气。如恐惧、愤怒、紧张等都可引起呼吸加快。

(5)其他:环境温度过高或海拔增加,均会使呼吸加深加快,呼吸的频率和深浅度还可受意识控制。

### (二)异常呼吸的评估及护理

1.异常呼吸的评估

(1)频率异常。①呼吸过速:在安静状态下,成人呼吸频率超过 24 次/分,称为呼吸过速或气促。见于高热、疼痛、甲亢、缺氧等患者,因血液中二氧化碳积聚,血氧不足,可刺激呼吸中枢,使呼吸加快。发热时,体温每升高 1 ℃,每分钟呼吸增加 3～4 次。②呼吸过缓:在安静状态下,成人呼吸频率少于 10 次/分,称为呼吸过缓。常见于呼吸中枢抑制的疾病,如颅内压增高、麻醉剂及安眠药过量等患者。

(2)节律异常。①潮式呼吸:又称陈-施呼吸,是一种周期性的呼吸异常,周期为 0.5～2 分钟,需观察较长时间才能发现。特点表现为开始时呼吸浅慢,以后逐渐加深加快,又逐渐由深快变为浅慢,然后呼吸暂停 5 秒后,再重复上述状态的呼吸,如此周而复始,呼吸运动呈潮水涨落样,故称潮式呼吸。(图 2-1)发生机制:当呼吸中枢兴奋性减弱或高度缺氧时,呼吸减弱至暂停,血中二氧化碳增高到一定程度时,通过颈动脉和主动脉的化学感受器反射性地刺激呼吸中枢,使呼吸恢复。随着呼吸的由弱到强,二氧化碳不断排出,使其分压降低,呼吸中枢又失去有效的刺激,呼吸再次减弱至暂停,从而形成了周期性呼吸。常见于中枢神经系统疾病,如脑炎、颅内压增高、酸中毒、巴比妥中毒等患者。②间断呼吸:又称毕奥呼吸,表现为呼吸和呼吸暂停现象交替出现的呼吸。特点是有规律地呼吸几次后,突然暂停呼吸,间隔时间长短不同,随后又开始呼吸,然后反复交替出现。(图 2-2)其发生机制同潮式呼吸,是呼吸中枢兴奋性显著降低的表现,但比潮式呼吸更为严重,多在呼吸停止前出现,预后不佳。常见于颅内病变、呼吸中枢衰竭等患者。

(3)深浅度异常。①深度呼吸:又称库斯莫呼吸,是一种深而规则的大呼吸。见于尿毒症、糖尿病等引起的代谢性酸中毒等患者。②浮浅性呼吸:是一种浅表而不规则的呼吸。有时呈叹息样,见于呼吸肌麻痹或濒死的患者。

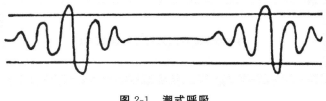

**图 2-1　潮式呼吸**

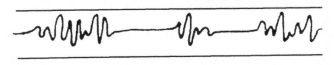

**图 2-2　间断呼吸**

（4）音响异常。①蝉鸣样呼吸：吸气时有一种高音调的音响，声音似蝉鸣，称为蝉鸣样呼吸。其发生机制多由于声带附近有阻塞，使空气进入发生困难所致。见于喉头水肿、痉挛、喉头有异物等患者。②鼾声呼吸：呼气时发出粗糙的呼声。其发生机制由于气管或支气管内有较多的分泌物蓄积，多见于深昏迷等患者。

（5）呼吸困难：是指呼吸频率、节律和深浅度都有异常。呼吸困难的患者主观上表现空气不足、呼吸费力；客观上表现用力呼吸、张口耸肩、鼻翼翕动、发绀，辅助呼吸肌也参与呼吸运动，在呼吸频率、节律、深浅度上出现异常改变，根据临床表现可分为如下 3 种。①吸气性呼吸困难：是由于上呼吸道部分梗阻，使得气体进入肺部不畅，肺内负压极度增高所致，患者感觉吸气费力，吸气时间显著长于呼气时间，辅助呼吸肌收缩增强，出现明显的三凹征（胸骨上窝、锁骨上窝和肋间隙及腹上角凹陷）。多见于喉头水肿或气管、喉头有异物等患者。②呼气性呼吸困难：是由于下呼吸道部分梗阻，使得气体呼出肺部不畅所致，患者呼气费力，呼气时间显著长于吸气时间，多见于支气管哮喘和阻塞性肺气肿患者。③混合性呼吸困难：呼气和吸气均感费力，呼吸的频率加快而表浅。多见于重症肺炎、大片肺不张或肺纤维化的患者。

（6）形态异常。①胸式呼吸渐弱，腹式呼吸增强：正常女性以胸式呼吸为主。当胸部或肺有疾病或手术时均使胸式呼吸渐弱，腹式呼吸增强。②腹式呼吸渐弱，胸式呼吸增强：正常男性及儿童以腹式呼吸为主。当有腹部疾病时，如腹膜炎、腹部巨大肿瘤、大量腹水等，使膈肌下降，腹式呼吸渐弱，胸式呼吸增强。

2.异常呼吸的护理

（1）观察：密切观察呼吸状态及相关症状、体征的变化。

（2）吸氧：酌情给予氧气吸入，必要时可用呼吸机辅助呼吸。

（3）心理护理：根据患者的反应，有针对性地对患者做好患者的心理护理，合理解释及安慰患者，以消除患者的紧张、恐惧心理，有安全感，主动配合治疗和护理。

（4）卧床休息：调节室内温度和湿度，保持空气清新，禁止吸烟；根据病情安置舒适体位，以保证患者的休息，减少耗氧量。

（5）保持呼吸道通畅：及时清除呼吸道分泌物，必要时给予吸痰。

（6）给药治疗：根据医嘱给药治疗，注意观察疗效及不良反应。

（7）健康教育：讲解有效咳嗽和正确呼吸方法，指导患者戒烟。

### (三)呼吸测量技术

1.目的

(1)测量患者每分钟的呼吸次数。

(2)协助临床诊断,为预防、治疗、护理提供依据。

(3)观察呼吸的变化,了解患者疾病的发生、发展规律。

2.评估

(1)患者的病情、治疗情况及合作程度。

(2)患者在 30 分钟内有无活动、情绪激动等影响呼吸的因素存在。

3.操作前准备

(1)用物准备:有秒针的表、记录本和笔。

(2)患者准备:情绪稳定,保持自然的呼吸状态。

(3)护士准备:着装整洁,修剪指甲,洗手,戴口罩。

(4)环境准备:安静、整洁、光线充足。

4.操作步骤

见表 2-2。

表 2-2 呼吸测量技术操作步骤

| 流程 | 步骤 | 要点说明 |
| --- | --- | --- |
| 1.核对 | 携用物到床旁,核对床号、姓名 | *确定患者 |
| 2.取体位 | 测量脉搏后,护士仍保持诊脉手势 | *分散患者的注意力 |
| 3.测量呼吸 | (1)观察患者胸部或腹部的起伏(一起一伏为一次呼吸),一般情况测 30 秒,将所测数值乘以 2 即为呼吸频率,如患者呼吸不规则或婴儿应测 1 分钟 | *男性多为腹式呼吸,女性多为胸式呼吸,同时应观察呼吸的节律、深浅度、音响及呼吸困难的症状 |
|  | (2)如患者呼吸微弱不易观察时,可用少许棉花放于患者鼻孔前,观察棉花纤维被吹动的次数,计数 1 分钟 |  |
| 4.记录 | 记录呼吸值:次/分,洗手 |  |

5.注意事项

测量患者呼吸时,患者应处于自然呼吸的状态,以保证测量数值的准确性。

## 四、血压

血压是指血液在血管内流动时对血管壁的侧压力。一般指动脉血压,如无特别注明均指肱动脉的血压。当心脏收缩时,主动脉压急剧升高,至收缩中期达最高值,此时的动脉血压称收缩压。当心室舒张时,主动脉压下降,至心舒末期达动脉血压的最低值,此时的动脉血压称舒张压。

### (一)正常血压及生理性变化

1.正常血压

在安静状态下,正常成人的血压范围为(12.0~18.5)/(8.0~11.9)kPa,脉压为 4.0~5.3 kPa。

血压的计量单位,过去多用 mmHg(毫米汞柱),后改用国际统一单位 kPa(千帕斯卡)。目前仍用 mmHg(毫米汞柱)。两者换算公式:1 kPa=7.5 mmHg、1 mmHg=0.133 kPa。

2.生理性变化

在各种生理情况下,动脉血压可发生各种变化,影响血压的生理因素有以下几种。

(1)年龄:随着年龄的增长血压逐渐增高,以收缩压增高较显著。儿童血压的计算公式为:

$$收缩压=80+年龄\times2$$

$$舒张压=收缩压\times2/3$$

(2)性别:青春期前的男女血压差别不显著。成年男子的血压比女性高 0.7 kPa(5 mmHg);绝经期后的女性血压又逐渐升高,与男性差不多。

(3)昼夜和睡眠:血压在上午 8~10 小时达全天最高峰,之后逐渐降低;午饭后又逐渐升高,下午 4~6 小时出现全天次高值,然后又逐渐降低;至入睡后 2 小时,血压降至全天最低值;早晨醒来又迅速升高。睡眠欠佳时,血压稍增高。

(4)环境:寒冷时血管收缩,血压升高;气温高时血管扩张,血压下降。

(5)部位:一般右上肢血压常高于左上肢,下肢血压高于上肢。

(6)情绪:紧张、恐惧、兴奋及疼痛均可引起血压增高。

(7)体重:血压正常的人发生高血压的危险性与体重增加呈正比。

(8)其他:吸烟、劳累、饮酒、药物等都对血压有一定的影响。

**(二)异常血压的观察**

1.高血压

目前基本上采用世界卫生组织(WHO)和国际抗高血压联盟(ISH)高血压治疗指南的高血压定义:在未服抗高血压药的情况下,成人收缩压≥18.7 kPa（140 mmHg）和/或舒张压≥12.0 kPa(90 mmHg)者。95%的患者为病因不明的原发性高血压,多见于动脉硬化、肾炎、颅内压增高等,最易受损的部位是心、脑、肾、视网膜。

2.低血压

一般认为血压低于正常范围且有明显的血容量不足表现如脉搏细速、心悸、头晕等,即可诊断为低血压。常见于休克、大出血等。

3.脉压异常

脉压增大多见于主动脉瓣关闭不全、主动脉硬化等;脉压减小多见于心包积液、缩窄性心包炎等。

**(三)血压的测量**

1.血压计的种类和构造

(1)水银血压计:分立式和台式两种,其基本结构都包括输气球、调节空气的阀门、袖带、能充水银的玻璃管、水银槽几部分。袖带的长度和宽度应符合标准:宽度比被测肢体的直径宽20%,长度应能包绕整个肢体。充水银的玻璃管上标有刻度,范围为 0~40.0 kPa(0~300 mmHg),每小格表示 0.3 kPa (2 mmHg);玻璃管上端和大气相通,下端和水银槽相通。当输气球送入空气后,水银由玻璃管底部上升,水银柱顶端的中央凸起可指出压力的刻度。水银血压计测得的数值相当准确。

(2)弹簧表式血压计:由一袖带与有刻度[2.7~4.0 kPa(20~30 mmHg)]的圆盘表相连而成,表上的指针指示压力。此种血压计携带方便,但欠准确。

(3)电子血压计:袖带内有一换能器,可将信号经数字处理,在显示屏上直接显示收缩压、舒张压和脉搏的数值。此种血压计操作方便,清晰直观,不需听诊器,使用方便、简单,但欠准确。

2.测血压的方法

(1)目的:通过测量血压,了解循环系统的功能状况,为诊断、治疗提供依据。

　　(2)准备:听诊器、血压计、记录纸、笔。

　　(3)操作步骤:①测量前,让患者休息片刻,以消除活动或紧张因素对血压的影响;检查血压计,如袖带的宽窄是否适合患者、玻璃管有无裂缝、橡胶管和输气球是否漏气等。②向患者解释,以取得合作。患者取坐位或仰卧,被侧肢体的肘臂伸直、掌心向上,肱动脉与心脏在同一水平。坐位时,肱动脉平第4软骨;卧位时,肱动脉平腋中线。如手臂低于心脏水平,血压会偏高;手臂高于心脏水平,血压会偏低。③放平血压计于上臂旁,打开水银槽开关,将袖带平整地缠于上臂中部,袖带的松紧以能放入一指为宜,袖带下缘距肘窝2～3 cm。如测下肢血压。袖带下缘距腘窝3～5 cm。将听诊器胸件置于腘动脉搏动处,记录时注明下肢血压。④戴上听诊器,关闭输气球气门,触及肱动脉搏动。将听诊器胸件放在肱动脉搏动最明显的地方,但勿塞入袖带内,以一手稍加固定。⑤挤压输气球囊打气至肱动脉搏动音消失,水银柱又升高2.7～4.0 kPa(20～30 mmHg)后,以每秒0.5 kPa(4 mmHg)左右的速度放气,使水银柱缓慢下降,视线与水银柱所指刻度平行。⑥在听诊器中听到第一声动脉音时,水银柱所指刻度即为收缩压;当搏动音突然变弱或消失时,水银柱所指的刻度即为舒张压。当变音与消失音之间有差异时,或危重者应记录两个读数。⑦测量后,驱尽袖带内的空气,解开袖带。安置患者于舒适卧位。⑧将血压计右倾45°,关闭气门,气球放在固定的位置,以免压碎玻璃管;关闭血压计盒盖。⑨用分数式即收缩压/舒张压 mmHg记录测得的血压值,如14.7/9.3 kPa(110/70 mmHg)。

　　(4)注意事项:①测血压前,要求安静休息20～30分钟,如运动、情绪激动、吸烟、进食等可导致血压偏高。②血压计要定期检查和校正,以保证其准确性,切勿倒置或震动。③打气不可过猛、过高,如水银柱里出现气泡,应调节或检修,不可带着气泡测量。④降至"0",稍等片刻再行第二次测量。⑤对偏瘫、一侧肢体外伤或手术后患者,应在健侧手臂上测量。⑥排除影响血压值的外界因素,如袖带太窄、袖带过松、放气速度太慢测得的血压值偏高,反之则血压值偏低。⑦长期测血压应做到四定:定部位、定体位、定血压计、定时间。

(石宇平)

# 第三章 护理管理

## 第一节 护理岗位管理

医院应当实行护理岗位管理,按照科学管理、按需设岗、保障患者安全和临床护理质量的原则,合理设置护理岗位,明确岗位职责、任职条件,健全管理制度,提高管理效率。

### 一、护理岗位设置

《卫生健康委员会关于实施医院护士岗位管理的指导意见》中对改革护士管理方式、护理岗位设置等方面提出了明确的要求。

#### (一)护理岗位设置的原则

1.以改革护理服务模式为基础

实行"以患者为中心"的责任制整体护理工作模式,在责任护士全面履行专业照顾、病情观察、治疗处置、心理护理、健康教育和康复指导等职责的基础上,开展岗位管理相关工作。

2.以建立岗位管理制度为核心

医院根据功能任务、规模和服务量,将护士从按身份管理逐步转变为按岗位管理,科学设置护理岗位,实行按需设岗、按岗聘用、竞聘上岗,逐步建立激励性的用人机制。通过实施岗位管理,实现同工同酬、多劳多得、优绩优酬。

3.以促进护士队伍健康发展为目标

遵循公平、公正、公开的原则,建立和完善护理岗位管理制度,稳定临床一线护士队伍,使医院护士得到充分的待遇保障、晋升空间、培训支持和职业发展,促进护士队伍健康发展。

4.建立合理的岗位系列框架

运用科学的方法,收集、分析、整合工作岗位相关信息,对岗位的职责、权力、隶属关系、任职资质等作出书面规定并形成正式文件,制定出合格的岗位说明书。

#### (二)护理岗位的设置

医院护理岗位设置分为护理管理岗位、临床护理岗位和其他护理岗位。

1.护理管理岗位

护理管理岗位是从事医院护理管理工作的岗位,包括护理部主任、副主任、科护士长、护士长和护理部干事。护理管理岗位的人员配置应当具有临床护理岗位的工作经验,具备护理管理的知识和能力。医院应当通过公开竞聘,选拔符合条件的护理人员从事护理管理岗位工作。

2.临床护理岗位

临床护理岗位是护士为患者提供直接护理服务的岗位,主要包括病房(含重症监护病房)、门诊、急诊科、手术部、产房、血液透析室、导管室、腔镜检查室、放射检查室、放射治疗室、医院体检中心等岗位。临床护理岗位含专科护士岗位和护理教学岗位。重症监护、急诊急救、手术部、血液净化等对专科护理技能要求较高的临床护理岗位宜设专科护理岗位。承担临床护理教学任务的医院,应设置临床护理教学岗位。教学老师应具备本科及以上学历、本专科 5 年及以上护理经验、主管护师及以上职称,经过教学岗位培训。

3.其他护理岗位

其他护理岗位是护士为患者提供非直接护理服务的岗位,主要包括消毒供应中心、医院感染管理部门、病案室等间接服务于患者的岗位。

**(三)护士分层级管理**

医院应当根据护士的临床护理服务能力和专业技术水平为主要指标,结合工作年限、职称和学历等,对护士进行合理分层。临床护理岗位的分级包括 N0~N4,各层级护士按相应职责实施临床护理工作,并体现能级对应。

(1)医院层面依据护士学历、年资、岗位分类、工作职责、任职条件、技术职称和专业能力等综合因素,确定层级划分标准及准入条件。

(2)科室层面根据患者病情、护理难度和技术要求等要素,对责任护士进行合理分工、科学配置及分层级管理。N1~N4 级护士比例原则为 4:3:2:1,在临床工作中可根据医院及科室的实际情况酌情调整。

注明:专业能力培训重点是指各层级护士在承担相应级别护理工作期间,应接受高一层级护士的专业能力培训,以便在该层级期满以后顺利晋升到高一层级。如 N0 护士准备晋升 N1 时,应具备 N1 护士的资质要求及临床能力,符合晋级条件,并接受 N1 级别标准的专业能力培训考核合格,方能晋升为 N1 级护士。

(3)护理部建立考核指标,对各层级护士进行综合考评及评定,以日常工作情况及临床护理实践能力为主要考评因素,并与考核结果相结合,真正做到多劳多得、优绩优酬,护士薪酬向临床一线风险高、工作量大、技术性强的岗位倾斜,实现绩效考核的公开、公平、公正。

## 二、岗位职责

**(一)护理管理岗位职责**

1.护理部主任职责

(1)在院长及主管副院长的领导下,负责医院护理行政、护理质量及安全、护理教学、护理科研等管理工作。

(2)严格执行有关医疗护理的法律、法规及安全防范等制度。

(3)制定护理部的远期规划和近期计划并组织实施,定期检查总结。

(4)负责全院护理人员的调配,向主管副院长及人事部门提出聘用、奖惩、任免、晋升意见。

(5)教育各级护理人员培养良好的职业道德和业务素质,树立明确的服务理念,敬业爱岗,无私奉献。

(6)加强护理科学管理。以目标为导向,以循证为支持,以数据为依据。建立护理质量评价指标,不断完善结构-过程-结果质量评价体系。

(7)建立护士培训机制,提升专业素质能力。建立"以需求为导向,以岗位胜任力为核心"的护士培训制度。制定各级护理人员的培训目标和培训计划,采取多渠道、多种形式的业务技术培训及定期进行业务技术考核。

(8)负责护生、进修护士的教学工作,创造良好的教学条件和实习环境,督促教学计划的落实,确保护理持续质量改进。

(9)组织制定护理常规、技术操作规程、护理质量考核标准及各级护理人员的岗位职责。积极开展护理科研和技术革新,引进新业务、新技术。

(10)主持护理质量管理组的工作,使用现代质量管理工具、按照现有的护理程序,做好日常质量监管。

(11)深入临床,督导护理工作,完善追踪管理机制,做到持续监测、持续分析、持续改进。

(12)定期召开护士长会议,部署全院护理工作。定期总结分析护理不良事件,提出改进措施,确保护理持续质量改进。

(13)定期进行护理查房,组织护理会诊及疑难疾病讨论,不断提高护理业务水平及护理管理质量。

(14)制定护理突发事件的应急预案并组织实施。

2.护理部副主任职责

(1)在护理部主任的领导下,负责所分管的工作,定期向主任汇报。

(2)主任外出期间代理主任主持日常护理工作。

3.科护士长职责

(1)在护理部、科主任领导下全面负责所属科室的临床护理、教学、科研及在职教育的管理工作。

(2)根据护理部工作计划制定本科室的护理工作计划,按期督促检查、组织实施并总结。

(3)负责督促本科各病房认真执行各项规章制度、护理技术操作规程。

(4)负责督促检查本科各病房护理工作质量,加强护理质量评价指标监测,利用管理工具对问题进行根本原因分析,制定对策,达到持续质量改善的效果。

(5)有计划地组织科内护理查房、疑难病例讨论、会诊等。解决本科护理业务上的疑难问题,指导临床护理工作。

(6)有计划地组织安排全科业务学习。负责全科护士培训和在职教育工作。

(7)负责组织并指导本科护士护理科研、护理改革等工作。

(8)对科内发生的护理不良事件按要求及时上报护理部,并进行根本原因分析、制定改进对策,做好记录。

4.护士长职责

(1)门诊部护士长职责:①在护理部、门诊部或科护士长领导下,负责门诊部及其管辖各科室的护理行政及业务管理。督促检查护理人员及保洁人员的岗位责任制完成情况。②负责制定门诊护理质量控制标准,督促检查护理人员严格执行各项规章制度和操作技术标准规程,认真执行各项护理常规。③根据医院和护理部总体目标,制定本部门的护理工作目标、工作计划并组织落实,定期总结。④负责护理人员的分工、排班及调配工作。负责组织护士做好候诊服务。⑤组织专科业务培训和新技术的学习,不断提高门诊护理人员的业务技术水平。⑥负责对新上岗医师、护士和实习生,进修人员介绍门诊工作情况及各项规章制度,负责实习、进修护士的教学工作。⑦落实优质护理措施,持续改进服务质量。⑧负责督促检查抢救用物、毒麻精神药品和仪器管理工作。⑨负责计划、组织候诊患者进行健康教育和季节性疾病预防宣传。⑩严格执行传染病的预检分诊和报告制度,可疑传染病患者应及时采取隔离措施,防止医院感染。⑪制定门诊突发事件的应急预案,定期组织急救技能的培训及演练,保证安全救治。⑫加强医护、后勤及辅助科室的沟通,不断改进工作。⑬建立不良事件应急预案,加强不良事件的上报管理,并落实改进对策。

(2)急诊科护士长职责:①在护理部主任和科主任领导下,负责急诊科护理行政管理及护理部业务技术管理工作。②制定和修订急诊护理质量控制标准,督促检查护理人员严格执行各项规章制度和操作技术标准规程,认真执行各项护理常规。组织实施计划,定期评价效果,持续改进急诊科护理工作质量。③根据医院和护理部总体目标,制定本部门的护理工作目标、工作计划并组织落实,定期总结。④负责急诊科护理人员的分工和排班工作。⑤督促护理人员严格执行各项规章制度和操作技术规范,加强业务训练,提高护士急救的基本理论和基本技能水平。复杂的技术要亲自执行或指导护士操作,防止发生不良事件。⑥负责急诊科护士的业务训练和绩效考核,提出考核、晋升奖惩和培养使用意见。组织开展新业务、新技术及护理科研。⑦负责护生的临床见习、实习和护士进修的教学工作,并指定有经验、有教学能力的护师或护师职称以上的人员担任带教工作。⑧负责各类物资的管理。如药品、仪器、设备、医疗器材、被服和办公用品等,分别指定专人负责请领、保管、保养和定期检查。⑨组织护士准备各种急救药品、器械,定量、定点、定位放置,并定期检查、及时补充,保持急救器材物品完好率在100%。⑩加强护理质量评价指标监测及数据的分析、评价,建立反馈机制,达到持续改善的效果。⑪建立、完善和落实急诊"绿色通道"的各项规定和就诊流程,组织安排、督促检查护理人员配合医师完成急诊抢救任务。巡视观察患者,按医嘱进行治疗护理,并做好各种记录和交接班工作。⑫加强护理质量管理,及时完成疫情统计报告,检查监督消毒隔离,保证室内清洁、整齐、安静,防止医院感染。⑬建立不良事件应急预案,加强不良事件的上报管理,并落实改进对策。

(3)病房护士长职责:①在护理部主任及科主任的领导下,负责病房的护理行政及业务管理。②根据医院和护理部的工作目标,确定本部门的护理工作目标、计划并组织实施,定期总结。③科学分工,合理安排人力,督促检查各岗位工作完成情况。④随同科主任查房,参加科内会诊、大手术和新开展手术的术前讨论及疑难病例的讨论。⑤认真落实各项规章制度和技术操作规程,加强医护合作,严防不良事件的发生。⑥参加并指导危重、大手术患者的抢救工作,组织护理查房、护理会诊及疑难护理病例讨论。⑦组织护理人员的业务学习及技术训练,引进新业务、新技术,开展护理科研。组织并督促护士完成继续医学教育计划。⑧加强护理质量评价指标监测及数据的分析、评价,建立反馈机制,达到持续改善的效果。⑨经常对护理人员进行职业道德教育,不断提高护理人员的职业素质和服务质量。⑩组织安排护生和进修护士的临床实习,督促教学老师按照教学大纲制定教学计划并定期检查落实。⑪负责各类物品、药品的管理,做到计划领取。在保证抢救工作的前提下,做到合理使用,避免浪费。⑫各种仪器、抢救设备做到定期测试和维修,保证性能良好,便于应急使用。⑬保持病室环境,落实消毒隔离制度,防止医院感染。⑭制定病房突发事件的应急预案并组织实施。⑮协调沟通医护患、后勤及辅助科室的关系,经常听取意见,不断改进工作。⑯建立不良事件应急预案,加强不良事件的上报管理,并落实改进对策。

(4)夜班总护士长职责:①在护理部领导下,负责夜间全院护理工作的组织指导。②掌握全院危重、新入院、手术患者的病情、治疗及护理情况,解决夜间护理工作中的疑难问题。③检查夜间各病房护理工作,如环境的安静、安全,抢救物品及药品的准备,陪伴及作息制度的执行情况,值班护士的仪表、服务态度。④协助领导组织并参加夜间院内抢救工作。⑤负责解决临时缺勤的护理人员调配工作,协调科室间的关系。⑥督促检查护理人员岗位责任制落实情况。⑦督促检查护理人员认真执行操作规程。⑧书写交班报告,并上交护理部,重点问题还应做口头交班。

**(二)护理人员技术职称及职责**

1.主任/副主任护师职责

(1)在护理部主任或护士长的领导下,负责本专科护理、教学、科研等工作。

(2)指导制订本科疑难患者的护理计划,参加疑难病例讨论、护理会诊及危重患者抢救。

(3)经常了解国内、外护理发展新动态,及时传授新知识、新理论,引进新技术,以提高专科护理水平。

(4)组织护理查房,运用循证护理解决临床护理中的疑难问题。

(5)承担高等院校的护理授课及临床教学任务。

(6)参与编写教材,组织主管护师拟定教学计划。

(7)协助护理部主任培养教学、科研高级护理人才,组织开展新业务,参与护理查房。

(8)协助护理部主任对各级护理人员进行业务培训及考核。

(9)参与护理严重事故鉴定会,并提出鉴定意见。

(10)制订科研计划并组织实施,带领本科护理人员不断总结临床护理工作经验,撰写科研论文和译文。

(11)参与护理人员的业务、技术考核,审核、评审科研论文及科研课题,参与科研成果鉴定。

(12)参与护理技术职称的评定工作。

2.主管护师职责

(1)在本科护士长的领导及主任(副主任)护师的指导下,参与临床护理、教学、科研工作。

(2)完成护士长安排的各岗及各项工作。

(3)参与复杂、较新的技术操作及危重患者抢救。

(4)指导护师(护士)实施整体护理,制订危重、疑难患者的护理计划及正确书写护理记录。

(5)参加科主任查房,及时沟通治疗、护理情况。

(6)协助组织护理查房、护理会诊及疑难病例讨论,解决临床护理中的疑难问题。

(7)承担护生、进修护士的临床教学任务,制订教学计划,组织教学查房。

(8)承担护生的授课任务,指导护士及护生运用护理程序实施整体护理,做好健康教育。

(9)参与临床护理科研,不断总结临床护理经验,撰写护理论文。

(10)协助护士长对护师及护士进行业务培训和考核。

(11)学习新知识及先进护理技术,不断提高护理技术及专科水平。

3.护师职责

(1)在病房护士长的领导及主任护师、主管护师的指导下,进行临床护理及护理带教工作。

(2)参加病房临床护理实践,完成本岗任务,指导护士按照操作规程进行护理技术操作。

(3)运用护理程序实施整体护理,制订护理计划,做好健康教育。

(4)参与危重患者的抢救与护理,参加护理查房,协助解决临床护理问题。

　　(5)指导护生及进修护士的临床实践,参与临床讲课及教学查房。

　　(6)学习新知识及先进护理技术,不断提高护理业务技术水平。

　　(7)参加护理科研,总结临床护理经验,撰写护理论文。

　　4.护士职责

　　(1)在护士长的领导和上级护师的指导下进行工作。

　　(2)认真履行各岗职责,准确、及时地完成各项护理工作。

　　(3)严格遵守各项规章制度,认真执行各项护理常规及技术操作规程。

　　(4)在护师指导下运用护理程序实施整体护理及健康教育并写好护理记录。

　　(5)参与部分临床带教工作。

　　(6)学习新知识及先进护理技术,不断提高护理技术水平。

## 三、绩效考核

　　绩效考核是人力资源管理中的重要环节,是指按照一定标准,采用科学方法评定各级护理人员对其岗位职责履行的情况,以确定其工作业绩的一种有效管理方法,其考核结果可作为续聘、晋升、分配、奖惩的主要依据。建立科学的绩效评价体系是开展绩效管理的前提与基础,根据不同护理岗位的特点,使绩效考核结合护士护理患者的数量、质量、技术难度和患者满意度等要素,以充分调动广大护士提高工作水平的主动性和积极性。

　　**(一)绩效考核重点环节**

　　绩效考核的目的不是考核护士,而是通过"评估"与"反馈"提升护士工作表现,拓宽职业生涯发展空间。绩效考核包括3个重点环节。

　　1.工作内容和目标设定

　　护士长与护士就工作职责、岗位描述、工作标准等达成一致。

　　2.绩效评估

　　护士的实际绩效与设定标准(目标)比较、评分过程。

　　3.提供反馈信息

　　需要一个或多个信息反馈,与护士共同讨论工作表现,必要时共同制订改进计划。

　　**(二)绩效考核步骤**

　　绩效考核是一个动态循环的过程,是绩效管理中的一个环节。绩效考核的步骤如下。①绩效制度规划:包括明确绩效评估目标、构建具体评估指标、制定绩效评估标准、决定绩效评估方式;②绩效的执行:资料的收集与分析;③绩效考核与评价;④建立绩效检讨奖惩制度;⑤绩效更新修订与完善。

　　**(三)绩效考核内容**

　　绩效考核的内容包括德、能、勤、绩四个方面。

　　1.德

　　德即政治素质、思想品德、工作作风、职业道德等。

　　(1)事业心:具有强烈的事业心及进取精神,爱岗敬业、为人师表,模范地遵守各项规章制度,认真履行职责。

　　(2)职业道德:具有良好的职业道德,热心为患者服务,能认真履行医德、医风等各项规定。

　　(3)团结协作:能团结同志并能协调科室间、部门间、医护间的工作关系。

2.能

能即具备本职工作要求的知识技能和处理实际工作的能力。

(1)专业水平:精通本专业的护理理论,了解本专业国内护理现状和发展动态,有较强的解决实际问题能力和组织管理能力。

(2)专业技能:熟练掌握本岗技能,具有解决疑难问题的能力,并能指导护士的技术操作。

(3)科研能力:科研意识强,能独立承担科研课题的立项任务,开展或引进护理新技术、新业务。

(4)教学能力:具有带教或授课能力,能胜任院内、外授课任务及指导培养下级护士的能力。

3.勤

工作态度、岗位职责完成情况、出勤及劳动纪律等。

4.绩

工作效率和效益、成果、奖励及贡献等。绩能综合体现德、能、勤三方面,应以考绩为主。

**(四)绩效考核类型**

绩效考核不仅局限于管理者对下属绩效的评价,还应采取多种考核方式,以取得良好的评价效果。

**1.按层次分类有以下五种**

(1)上级考核:较理想的上级考核方式是每位护理人员由上一级管理人员来考核其表现,即逐级考核。这种方式便于评价护理人员的整体表现,反映评价的真实性和准确性。

(2)同级评价:同级的评价是最可靠的评价资料来源之一,因为同级间工作接触密切,对每个人的绩效彼此间能全面了解。通过同级评价可以增加护理人员之间的信任,提高交流技能,增加责任感。这种方式考评结果比较可信。

(3)下级评价:对管理者的评价可以直接由下级提供管理者的行为信息。为避免护理人员在评议上级时所产生的顾虑,可采取不记名的形式进行"民意测验",其结果比较客观、准确。

(4)自我评价:自我评价法是护理人员及管理人员根据医院或科室的要求定期对自己工作的各方面进行评价。这种方式有利于他们自觉提高自己的品德素质、临床业务水平和管理能力,增强工作的责任感。其结果还可用来作为上级对下级评价的参考,从而减少被考评者的不信任感。

(5)全方位评价:全方位评价是目前较常采用的一种评价方法,这种方法提供的绩效反馈资料比较全面。评价者可以是护理人员在日常工作中接触的所有人,如上级、下级、同事、患者、家属等,但实施起来比较困难。

**2.按时间分类法有以下两种**

(1)日常考核:护理人员个人和所在部门或科室均应建立日常考核手册。个人手册应随时记录个人业绩,包括业务活动、护理缺陷等情况。科室或部门应建立护理人员绩效考核手册,随时对员工的表现、护理质量、护理缺陷、突出的业绩予以记录。

(2)定期考核:定期考核为阶段性考核,可以按周、月、半年、年终等阶段进行考核,便于全面了解员工情况,激励员工的积极性。

**(五)绩效考核方法**

**1.表格评定法**

表格评定法是绩效考核中最常见的一种方法。此方法是把一系列的绩效因素罗列出来,如工作质量、业务能力、团结协作、出勤率、护理不良事件等制成表格,最后可用优、良、中、差来表示。此方法利于操作,便于分析和比较。

2.评分法

将考核内容按德、能、勤、绩的具体标准规定分值,以分值的多少计算考核结果。

3.评语法

评语法是一种传统的考绩方法。指管理者对护理人员的工作绩效用文字表达出来,其内容、形式不拘一格,便捷易行。但由于纯定性的评语难免带有评价者的主观印象,因此难以做到准确评价和对比分析。

4.专家评定法

专家评定法即外请专家与本单位的护理管理者共同考评,采用此方法护理专家既能检查、指导工作,又可交流工作经验且比较公正、专业。

**(六)绩效考评反馈**

绩效考评反馈是绩效考评的一种非常重要的环节,它的主要任务是让被考评者了解、认可考评结果,客观地认识自己的不足,以改进工作,提高护理质量。

1.书面反馈

书面反馈即对考核结果归纳、分析,以书面报告或表格的形式反馈给科室或当事人。

2.沟通反馈

沟通反馈即当面反馈,开始先对被评考人的工作成绩进行肯定,然后提出一些不足、改进意见及必要的鼓励。

**（张　伟）**

# 第二节　护理规章制度

护理规章制度是护理管理的重要内容,是护理人员正确履行工作职责、工作权限、工作义务及工作程序的文字规定。它是护理管理、护理工作的标准及遵循的准则,是保障护理质量、护理安全的重要措施,并具有鲜明的法规性、强制性等特点。因此,护理人员必须严格遵守和执行各项护理规章制度。

本节仅列举主要的护理规章制度,各级管理者可根据医院实际情况不断修改补充,完善更新各项护理制度,并认真贯彻执行,定期督促检查执行情况。

## 一、护理规章制度

### (一)护理部工作制度

(1)护理部有健全的组织管理体系,根据医院情况实行二级或三级管理,对科护士长、护士长进行垂直领导。

(2)按照护理部工作职责,协助医院完成护理人员的聘任、调配,负责培训、考核、奖惩等相关事宜。

(3)实行护理工作目标管理,护理工作有中长期规划,有年计划,季度安排,月、周工作重点,并认真组织落实,每年对执行情况分析、总结,持续改进。

（4）依据医院的功能、任务制定护理工作的服务理念,建立健全适应现代医院管理的各项护理规章制度、疾病护理常规、护理技术操作规程及各级护理人员岗位职责和工作标准。

（5）根据医院的应急预案,制定护理各种应急预案或工作指南。

（6）有护理不良事件管理制度,并不断修订、补充、完善。

（7）有健全的护士长的考核标准,护理部每月汇总护理工作月报表,发现问题并及时解决。

（8）组织实施护理程序,为患者提供安全的护理技术操作及人性化的护理服务。

（9）定期深入科室进行查房,协助临床一线解决实际问题。

（10）护理质量管理实施二级或三级质量控制。护理部、护理质量安全管理委员会、大科护士长严格按照护理质量考核标准,督促检查护理质量和护理服务工作,护理部专人负责护理质量管理,对全院护理质量有分析及反馈,有持续质量改进的措施。

（11）定期组织召开各种会议,检查、总结、布置工作。

（12）护理教学:护理部专人负责教学工作,制定年度教学计划及安排,制定考核标准。定期组织各级各类护理人员继续医学教育培训及岗前培训、业务考核,年终有总结及分析。

（13）护理科研:有专门的护理科研组织,制定科研计划并组织实施,对科研成果和优秀论文有奖励方案。

**（二）会议制度**

（1）医院行政办公会:护理副院长和护理部主任(副主任)参加。获取医院行政指令并汇报护理工作情况。

（2）医院行政会:全体护士长应参加。了解掌握医院全面工作动态,接受任务,传达至护士。

（3）护理部例会:1～2周召开1次。传达医院有关会议精神,分析讨论护理质量和工作问题,做工作小结和工作安排。

（4）护士长例会:每月召开1次。全体护士长参加,传达有关会议精神;组织护士长业务学习。通报当月护理工作质量控制情况,分析、讲评、研究护理工作存在问题,提出改进措施,布置下个月的工作。

（5）临床护理带教例会:护理部每学期召开不少于2次,科室召开每月1次。传达有关会议精神,学习教学业务。检查教学计划落实情况,分析、讲评、教学工作,做教学工作小结,布置工作。

（6）护理质量分析会:每年召开1～2次,对护理管理及护理工作中存在的问题、疑点、难点及质量持续改进等问题进行分析、通报,加强信息交流,采取有效的护理措施,规范护理工作。

（7）医院护理质量安全管理委员会会议:每年至少召开2次,分析、讲评、研究护理质量安全管理问题,修改、补充和完善护理规章制度、护理质量检查标准和护理操作规程。

（8）全院护士大会:每年召开1～2次。传达上级有关会议精神,护理专业新进展新动态,表彰优秀护士事迹,总结工作、部署计划。

（9）晨交班会:由护士长主持,全科护士参加,运用护理程序交接班,听取值班人员汇报值班情况,并进行床旁交接班,解决护理工作中存在的主要问题,布置当天的工作。每天08:00～08:30。

（10）病区护士会:每月召开1次,做工作小结,提出存在问题和改进措施,传达有关会议精神,学习业务及规章制度。

（11）工休座谈会:每月召开1次,由护士长或护士组长主持。会议内容:了解患者需求,听取患者对医疗、护理、生活、饮食等方面的意见和建议;宣传健康保健知识;进行满意度调查;要求患者自觉遵守病区规章制度等。

**(三)护理部文件档案管理制度**

(1)护理部文件包括:①全院护理工作制度、工作计划、工作总结。②护理质量控制、在职培训、进修、实习情况。③各种有关会议纪要、记录。④护士执业注册、出勤、奖、惩、护理不良事件、晋升资料。⑤护理科研、新技术、新项目、科研成果、学术论文申报及备案资料。⑥上级有关文件及申报上级有关文件存底。⑦护理学习用书、资料。⑧护理部仪器设备,如打印机、扫描仪、电脑、相机等。

(2)护理部指定专人负责资料收集、登记和保管工作。

(3)建立保管制度,平时分卷、分档存放,年终进行分类、分册装订,长期保管。

(4)严格遵守保密原则,机密文件、资料的收发、传阅、保管须严格按有关程序办理,加强电脑、传真机的管理,护理部以外其他人员不得动用各种文件及仪器设备,严禁通过无保密措施的通信设施传递机密文件及信息。

(5)护理部文件不得带出护理部。如需借用,填写借用单,妥善保管,不能丢失,并在规定时间归还。

**(四)护理查房制度**

1.护理部查房

(1)管理查房每月1次。查阅护士长管理资料。依据相关标准,进行全面质量检查、评价,提出改进意见。

(2)业务查房每季度1次,由护理部组织。由科室确定查房病例,对各科危重患者的护理每周1次,对护士的岗位职责、护理服务过程、分级护理质量、危重患者护理、疾病护理常规、技术操作规程、病区管理、差错事故隐患、医院感染控制、抢救药品、器械完好情况等工作进行检查、督促、落实。

2.教学查房

全院教学查房每季1次,科室教学查房每季1~2次。对护理病例进行分析、讨论,对主要发言人作点评,会前做好提问和答疑准备。

3.全院护士长夜查房

每周2次。夜班护士长不定时到科室查房,重点巡视护士岗位职责、规章制度的落实情况,解决护理工作疑难问题,指导或参与危重患者抢救并做好值班记录。

4.节假日查房

节假日安排查房。护理部或科护士长组织对全院各病区进行巡查,检查各科值班人员安排是否合理,护士工作状态和规章制度的落实情况,指导危重患者抢救护理,及时解决护理工作中疑难问题。

5.护士长参加科主任查房

每周1次,掌握特殊、危重患者病情,了解护理工作情况和医疗对护理的要求。

**(五)护理会诊制度**

(1)护理会诊的目的:为了解决重危、复杂、疑难患者的护理问题,切实、有效地提高护理质量。

(2)护理会诊工作由护理部负责,由各护理专科小组承担会诊任务,定期进行工作总结、反馈、整改。全院性会诊由护理部安排有关护理专家进行,会诊地点常规设在护理会诊申请科室。

(3)对于临床危重、复杂、疑难病例的护理,科室先组织护士进行讨论,讨论后仍难以处理,报告大科护士长协调处理,由大科护士长决定是否申请院内护理会诊。

(4)认真填写护理会诊申请单,经护士长书面签字后送交或电话通知大科护士长,再由大科护士长汇报护理部。

(5)护理部主任负责会诊的组织、协调有关护理人员进行会诊。

(6)会诊由护士长或管床护士汇报情况,会诊小组提出处理意见,并记录在会诊单上,科室执行处理意见详细记录在护理记录单上。会诊记录单一式两份,护理部1份,科室留存1份。

(7)参加护理会诊的人员由医院护理质量安全管理委员会成员、专科护士(经专科护士培训取得合格证,并具有一定临床工作能力)组成。

(8)普通会诊24小时内完成,急护理会诊2小时内完成。请院外护理会诊须经主管护理的院领导同意,由护理部向被请医院护理部提出会诊邀请。

**(六)护理制度、护理常规、操作规程变更制度**

(1)护理制度、操作常规、操作规程变更,应立足于适应临床工作需要,规范护理行为,提高工作质量,确保患者安全。

(2)护理制度、操作常规、操作规程变更,由护理质量管理委员会负责。如有变更需求,护理部、科室提出变更意见和建议,待委员会讨论批准后执行。

(3)变更范围:①对现有护理制度、操作常规、操作规程的自我完善和补充。②对新开展的工作,需要制定新的护理制度、护理常规或操作规程。

(4)护理制度、护理常规、操作规程变更后,应试行3~6个月,经可行性再评价后方可正式列入实施。文件上须标有本制度执行起止时间及批准人。

(5)变更后的护理制度、护理常规、操作规程由护理部及时通知全院护士,认真组织培训并贯彻执行。

(6)重大护理制度和护理常规、操作规程变更需与医疗管理职能部门做好协调,保持医疗护理一致性,并向全院通报。

**(七)护士管理规定**

(1)严格遵守《中华人民共和国护士条例》,护士必须按规定及时完成首次执业注册和定期延续注册。

(2)护士执业过程中必须遵守相关法律法规、医疗护理工作的规章制度、技术规范和职业道德。

(3)护士需定期考核,接受在职培训,完成规范化培训和继续教育有关规定。

(4)护士应对自己的护理行为负责,热情工作,尊重每一位患者,努力为患者提供最佳的、最适宜的护理服务。

(5)护士要养成诚实、正直、慎独、上进的品格和沉着、严谨、机敏的工作作风。护士通过实践、教育、管理、学习等方法提高专业水平。

(6)护士的使命是体现护理工作的价值、促进人类健康;护士应与其他医务人员合作,为提高整个社会健康水平而努力。

**(八)护士资质管理规范**

(1)护理部每年审核全院护士执业资质,按上级通知统一组织护士首次执业注册和延续注册

（在注册期满前 30 天），对护士执业证书进行集体校验注册。

（2）护理部协助人事部门审核招聘护士的身份证、毕业文凭、护士执业证书。

（3）护理部负责审核进修护士的身份证、毕业文凭、护士执业证书。

（4）护理部为转入护士及时办理变更执业注册，在有效变更注册前不得在临床单独值班。

（5）实习护士、进修护士、未取得护士执业证书并有效注册的新护士不能单独工作，必须在执业护士的指导下进行护理工作。

（6）护理部对资质审核不合格的护士，书面通知相关人员，确保做到依法执业。

（7）按各级护士考核制度进行定期考核，考核合格方可注册。

（8）护士长严格执行上述规范，加强依法执业管理。

**（九）护理质量管理制度**

（1）建立护理质量安全管理委员会，在分管院长及护理部主任的领导下进行工作，成立三级护理质量控制组织，负责全院的护理质量监督、检查与评价，指导护理质量持续改进工作。

（2）依据相关法律法规和卫生行政相关规范和常规，修订完善医院护理质量管理标准、规章制度、护理不良事件等管理制度。

（3）定期监督、检查各项护理规章制度、岗位职责、护理常规、操作规程落实情况，发现问题及时纠正。

（4）检查形式采取综合检查、重点检查、专项检查、夜班检查等。

（5）护理质量控制要求。①全院各病区每月检查不得少于 1 次，有整改措施、有记录。②根据护理工作要求，制定和完善患者对护理工作满意度调查表，每季度满意度调查 1 次，每个病区 5 张调查表。③按照《临床护理实践指南》进行护士的培训和考核，每年进行急救技术操作培训，要求人人参训并掌握。

（6）对患者及家属的投诉、纠纷及护理安全隐患，做到三不放过（事件未调查清楚不放过；当事人未受教育不放过；整改措施未落实不放过）。对问题要调查、核实、讨论、分析，提出改进措施和投诉反馈。

（7）每月汇总各类质控检查结果，作为护理部和科室质量改进的参考依据，存在问题作为次月质控考核的重点，年终质控结果与科室护理工作奖惩挂钩。

（8）护理不良事件管理登记完整，及时上报汇总，定期组织讨论，提出预防和改进措施。

（9）强化对全院护士的质量管理教育，树立质量管理意识，参与质量管理，定期进行护理安全警示教育。

**（十）重点科室、重点环节护理管理制度**

1.重点科室护理管理制度

（1）重点科室包括重症医学科、急诊科、产房、血液透析室、手术室、供应室。

（2）根据相关要求，制定各重点科室的护理质量管理考评标准。

（3）科护士长严格按照质量标准的各项要求管理、督导护理工作。

（4）护理质量管理委员会对上述科室的护理工作进行重点检查。

2.重点环节护理管理制度

（1）重点环节包括以下内容。①重点环节：患者交接、患者信息的正确标识、药品管理、围术期管理、患者管道管理、压疮预防、患者跌倒/坠床、有创护理操作、医护衔接。②重点时段：中班、夜班、连班、节假日、工作繁忙时。③重点患者：疑难危重患者、新入院患者、手术患者、老年患者、接受特殊检查和治疗的患者、有自杀倾向的患者。④重点员工:护理骨干、新护士、进修护士、实习护士、近期遭遇生活事件的护士。

(2)落实组织管理:护士长应组织有关人员加强重点时段的交接班管理和人员管理,根据病房的具体情况,科学合理安排人力,对重点时段的工作、人员、工作衔接要有明确具体的要求,并在排班中体现。

(3)落实制度:严格执行各项医疗护理制度、护理操作规程。

(4)落实措施:病房针对重点环节,结合本病房的工作特点,提出并落实具体有效的护理管理措施,保证患者的护理安全。

(5)落实人力:根据护士的能力和经验,有针对性地安排重点患者的护理工作,及时检查和评价护理效果,加强对重点患者的交接、查对和病情观察,并体现在护理记录中。

(6)控制重点员工,工作职责有明确具体的要求,并安排专人管理。

**(十一)抢救及特殊事件报告制度**

各科室进行重大抢救及特殊病例的抢救治疗时,应及时向医院有关部门及院领导报告。

1.需报告的重大抢救及特殊病例

(1)涉及灾害事故、突发事件所致死亡3人及以上或同时伤亡6人及以上的重大抢救。

(2)知名人士、保健对象、外籍、境外人士的抢救,本院职工的病危及抢救。

(3)涉及有医疗纠纷或严重并发症患者的抢救。

(4)特殊危重病例的抢救。

(5)大型活动或其他特殊情况中出现的患者。

(6)突发甲类或乙类传染病及新传染病患者。

2.应报告的内容

(1)灾害事故、突发事件的发生时间、地点、伤亡人数、分类及联络方式;伤病亡人员的姓名、年龄、性别、致伤、病亡的原因,伤者的伤情、病情,采取的抢救措施等。

(2)大型活动和特殊情况中发生的患者姓名、年龄、性别、诊断、病情、预后及采取的医疗措施等。

(3)特殊病例患者姓名、性别、年龄、诊断、治疗抢救措施、目前情况、预后等。

3.报告程序及时限

(1)参加院前、急诊及住院患者抢救的医务人员向医务部(处)、护理部报告;参加门诊抢救的医务人员向门诊部报告;节假日、夜间向院总值班报告。在口头或电话报告的同时,特殊情况应填报书面报告单并在24小时内上交医务部和护理部。

(2)医务部(处)、护理部、门诊部、院总值班接到报告后,应及时向院领导报告。

**(十二)护理投诉管理制度**

(1)在护理工作中,因服务态度、服务质量、技术操作出现的护理失误或缺陷,引起患者或家属不满,以书面或口头方式反映到护理部或有关部门的意见,均为护理投诉。

(2)护理投诉管理制度健全,有专人接待投诉者,使患者及家属有机会陈诉自己的观点,并做好投诉记录。

(3)接待投诉时要认真倾听投诉者意见,并做好解释说明工作,避免引发新的冲突。

(4)护理部设有护理投诉专项记录本,记录事件发生的时间、地点、人员、原因,分析和处理经过及整改措施。

(5)护理部接到护理投诉后,调查核实,应及时反馈给有关科室的护士长。科室应认真分析事发原因,总结经验,接受教训,提出整改措施。

(6)投诉经核实后,护理部可根据事件情节严重程度,给予当事人相应的处理。①给予当事人批评教育。②当事人认真做书面检查,并在护理部或护士长处备案。③向投诉者诚意道歉,取得谅解。④根据情节严重程度给予处罚。

(7)对护理投诉进行调查、分析并制定相应措施,要及时进行会议通报,减少投诉、纠纷的发生。

### (十三)护理不良事件报告及管理制度

护理不良事件是指医院对住院患者、孕妇及新生儿,由于护理不周,直接或间接导致患者受伤、昏迷、甚至死亡等事件。

(1)护理不良事件包括护理差错、护理事故、在院跌倒、坠床、护理并发症、护理投诉及其他意外或突发事件。

(2)主动及时报告:凡发生护理不良事件,当事人或者知情人应立即主动向科室领导或护士长报告,护士长向护理部报告,护理部及时上报医院领导。发生严重差错逐级上报,不得超过24小时。

(3)护理部接到护理投诉,应热情接待、认真调查、尊重事实、耐心沟通、端正处理态度,避免引发新的冲突。调查核实后,应及时向有关科室的护士长进行反馈。

(4)及时补救:对护理不良事件采取积极有效的补救措施,将问题及对患者造成的不良后果降到最低限度,并立即报告医师及时抢救、启动应急预案及时处理。

(5)调查分析:发生护理不良事件,护理部应组织有关人员了解情况,核对事实,同时指导科室确定不良事件的性质及等级,找出原因,进行分析,上报书面材料。

(6)按规定处理:对护理不良事件,应根据医院有关规定进行处理,以事实为依据,客观、公正地按护理不良事件的判定标准评定处理,既考虑到造成的影响及后果,又要注意保护当事护理人员。护理事故由医院医疗事故技术鉴定委员会定性或由医学会组织专家鉴定。

(7)吸取教训:护理不良事件的处理不是最终目的,关键是吸取教训,将防范重点放在预防同类事件的重复发生上。应视情节及后果,对当事人进行批评教育,召开会议。对事件的原因与性质进行分析、讨论,吸取经验教训,提出处理和改进措施,不断提高护理工作质量。

(8)发生护理不良事件的各种有关记录,检验报告、药品、器械等均应妥善保管,不得擅自涂改、销毁,必要时封存,以备鉴定。

(9)各科室及护理部如实登记各类护理不良事件,护理部指定专人负责护理不良事件的统计,详细记录不良事件发生的原因、性质、当事人的态度、处理结果及改进措施等。

(10)执行非惩罚性护理不良事件主动报告制度,并积极鼓励上报未造成不良后果但存在安全隐患的事件及有效杜绝差错的事例。对主动报告、改进落实有成效的科室及护士长,在当月护士长会上给予口头表扬,并对不良事件进行分析、总结。对主动报告的当事人按事件性质给予50~100元奖励。如不按规定报告、有意隐瞒已发生的护理不良事件,经查实,视情节轻重严肃处理。

### (十四)紧急状态护理人员调配制度

(1)护理部、科室有护理人员紧急调配方案,担任紧急任务的人员需保持联络通畅。

(2)突发事件发生时,护理部、科室依照情况需要,统一组织调配。夜间、节假日由科室值班护士立即向医院总值班和病区护士长报告,总值班根据情况统一组织调配。

(3)院内、外重大抢救时,正常工作时间由护理部统一调配人员;夜间、节假日听从院总值班和护理部统一调配,同时向科护士长、病区护士长通报。护理部、科护士长或护士长接报后立即妥善安排工作。

(4)在岗护理人员有突发情况不能工作时,首先通知该病区护士长,安排人员到岗。病区有困难时,应逐级向科护士长、护理部汇报,由上级部门协调解决。

(5)病、事假原则上应先请假或持有相关部门的有效假条作为凭证。如遇临时特殊情况急需请假有书面报告,应立即向病区护士长报告,病区内安排有困难可逐级请科护士长、护理部协调解决,等待替换人员到岗后方可离开。

### (十五)护理人员培训与考核制度

1.岗前培训制度

新护士必须进行岗前培训。由护理部负责组织护理专业相关内容培训。

2.在岗培训与考核制度

(1)每年对各级护士要制订护理培训考核计划,包括基础理论、基本操作、基本技能、专科技能、新业务技术及应急处置技能培训。由护理部组织实施。

(2)要求护士参训率、考核合格率达标。

(3)根据专科发展需要,有计划选送护士进修学习。

(4)护理部每月组织业务授课,科室每月组织业务学习。

(5)组织继续护理学教育,完成年度规定学分,考核登记归档。

### (十六)护理人员技术档案管理制度

(1)护理人员技术档案由护理部指定专人管理,负责收集资料、整理、登记和档案保管工作,档案用专柜存放并上锁。

(2)档案内容包括护士的一般资料(姓名、年龄、婚否、性别、家庭地址和电话号码、学历、职称、职务、毕业学校、毕业时间、执业注册、论文发表、科研、晋升时间等)、护士年度行为评价资料、继续教育情况及一些特殊情况记录。

(3)技术档案登记完善、准确,不得随意涂改、伪造或遗失,保管者调动工作时应及时移交。应有记录。

(4)每年核对补充整理档案,发现问题及时解决。

(5)技术档案不得外借,以确保档案保密性。

### (十七)护理新技术、新业务临床准入管理制度

凡是近期在国内外医学领域具有发展趋势、在院内尚未开展和未使用的临床护理新项目被认定为护理新技术、新业务。

(1)根据国家相关的法律、法规和规章制度,制定医院护理新技术、新业务准入管理的规章制度。

(2)成立医院新技术、新业务准入管理领导小组,对需开展的国家级、省级、市级、院级新技术、新业务作出评估及书面批准。

(3)凡开展的护理新技术、新业务需填报申请书,经医院准入管理领导小组评估、论证同意准入后方可实施,做好开展过程的有关记录。

(4)了解、掌握开展的护理新技术、新业务的实施情况,发现问题及时纠正,对实施过程中发

生的重大问题要及时报告及处理。

（5）拟开展护理新技术、新业务要符合准入的必备条件：①符合国家的相关法律、法规和相关规定；具有医院相关部门书面"准入"批示。②具有先进性、科学性、有效性、安全性和效益性。③所使用的各种医疗仪器设备必须具有医疗仪器生产企业许可证、医疗仪器经营企业许可证、医疗仪器产品注册证、产品合格证。④所使用的各种药品必须具有药品生产许可证、药品经营许可证、产品合格证，进口药品须有进口许可证。⑤拟开展的新技术、新业务项目不得违背伦理道德标准。⑥拟开展的新技术、新业务项目应征得患者本人的同意，严格遵守知情同意原则，并签订有关协议同意书。

**（十八）护理科研管理制度**

（1）科研课题实行自由申报、同行评议；择优上报、签订合同；逐级管理、定期检查；本人负责、科室保证的原则。

（2）申报各种基金课题，要求具有先进性、科学性和实用性，研究目标明确。

（3）获取上级批准的基金课题负责人应严格遵照合同要求，制订具体实施步骤，按进度执行，定期填报课题执行情况表进行检查督促，协调解决课题进行中的困难。立项课题按期总结、鉴定。

（4）课题经费按课题建账，专款专用，节约开支，经费支用须经有关部门审批。与外单位协作课题须经科教科批准并签订科研协作合同。

（5）申报科研成果须资料齐全、结果真实、数据可信，具有先进性、科学性、实用性。

（6）成果获奖后，奖金按医院有关分配方案发放。获奖成果护理部登记入档管理。

**（十九）分级护理制度**

（1）患者在住院期间，由医师根据患者病情和生活自理能力，确定并实施不同级别的护理。

（2）分级护理分为四个级别：特级护理、一级护理、二级护理和三级护理，并有统一标识。病危患者：黄色；一级护理：红色；二级护理：蓝色；三级护理：无色。

（3）患者一览表和床头牌有分级护理标志，标志与护理级别吻合，根据医嘱及时更改。患者住院期间，应根据级别护理要求进行护理。

**（二十）值班、交接班制度**

（1）值班护士必须坚守岗位，履行职责，保证诊疗、护理工作准确、及时、安全不间断地进行。

（2）值班护士要做好病区管理工作，加强安全管理，遇有重大问题，及时向上级请示报告。

（3）值班护士掌握患者的病情变化，按时完成各项治疗、护理工作；要严密观察危重患者；负责接收新入院患者；检查指导护理员工作。

（4）按照要求书写交接班报告，报告要求真实、清晰、简明扼要，有连贯性。

（5）值班者必须在交班前完成本班各项护理工作和记录，整理好物品，特殊情况应进行详细交班。白班应为夜班做好充分的工作准备。如抢救药品、用物及常规用物等。

（6）每班必须按时交接班，清点交班物品、药品，阅读交班报告、护理记录等。在接班者未交接清楚之前，交班者不得离开岗位；接班中发现患者病情、治疗、器械、毒麻精神贵重药品、物品等问题应当面提出，由交班者负责；接班后因交接不清而引发的问题应由接班者负责。

（7）每天早晨集体交接班，由科主任或护士长主持，全体在班人员参加，运用护理程序进行交接班，值班护士报告病区动态和新入院、危重、手术前后、特殊检查等患者的病情，并认真进行床旁交接，护士长讲评并布置当天工作。

**(二十一)查对制度**

1.医嘱查对制度

(1)护士接收医嘱打印执行单,须经两人核对后才能执行。对可疑医嘱,必须查清后才能执行,必要时向上级医师及护士长报告。

(2)护士除抢救患者外不得执行口头医嘱,抢救患者执行口头医嘱时,护士应复诵无误后方可执行,并保留所用安瓿,经二人核对后,方可弃去。事后督促医师及时、据实补记医嘱,由护士签名确认。

(3)医嘱应每班查对,主班护士和晚夜班护士对当天医嘱进行核对,护士长每周组织总查对医嘱1次。

(4)转抄、整理医嘱后,需经另一人认真核对后方可执行。

2.服药、注射、输液查对制度

(1)执行医嘱,严格"三查八对,一注意"。①"三查":服药、注射及各种治疗执行前、中、后各查对1次;②"八对":对床号、姓名、药名、剂量、浓度、时间、用法、药品有效期;③"一注意":注意用药后反应。

(2)准备药品和使用药品前,应检查药品质量、标签、失效期和批号,如不符合要求或标签不清的药物,不得使用。

(3)给药前注意询问患者有无过敏史。使用毒、麻、精神药品要经过反复核对,使用多种药物时注意配伍禁忌。

(4)发药或注射时,如患者提出疑问,应及时查清,方可执行。

3.手术室查对制度

(1)择期手术,在手术前的各项准备工作与手术切口标志皆已完成后方可手术。

(2)手术患者佩戴手腕带,以此用于查对患者的身份信息。

(3)建立病房与手术室之间的交接程序,麻醉医师、手术室护士与病房医师、护士应严格按照查对制度的要求进行认真交接,核对无误后双方签字确认。

(4)手术安全核查是由手术医师、麻醉医师和巡回护士三方分别在麻醉实施前、手术开始前和患者离开手术室前,共同对患者身份和手术部位等内容进行核查,在手术安全核查表上确认签名。凡人体对称器官或组织,应在手术单上注明为何侧,摆放体位时必须和手术医师查对后一起摆放。

(5)实施手术安全核查前,参加手术的手术医师、麻醉医师、手术护士必须全部到齐。

(6)实施手术安全核查内容及流程。①麻醉实施前:由麻醉医师按照手术安全核查表中内容依次提问患者身份、手术方式、手术部位、术前备血等内容,手术医师逐一回答,同时巡回护士对照病历逐项核对并回答。②手术开始前:由手术医师、麻醉医师和巡回护士按上述方式,再次核对患者身份、手术方式、手术部位,并确认风险预警等内容。③患者离开手术室前:由手术医师、麻醉医师和巡回护士按上述方式,共同核对实际手术名称、清点手术用物、确认手术标本、检查患者皮肤完整性、静脉通路、引流管、患者去向等内容。

(7)手术安全核查必须按照步骤进行,核对无误后方可进行下一步操作。

(8)确保手术前预防性抗生素规范使用,按医嘱认真核对实施。

**(二十二)临床输血管理制度**

(1)申请输血前,医护人员持输血申请单,双方当面核对患者姓名、性别、年龄、病案号、病室/门急诊、床号、血型和诊断,采集血样做血交叉试验。

(2)医护人员凭医嘱和输血申请单到血库取血,并与血库发血者共同查对签名,无特殊情况1次只取1个患者的血。取血过程中要避免血液震动,以防红细胞破裂。

(3)输血前由2名医护人员核对交叉配血报告单、血型化验单,按输血查对制度执行"三查八对",如有疑问立即与血库联系,准确无误方可进行输血。

(4)血液领出库后30分钟内进行输血,3~4小时输完(200~300 mL)。估计静脉穿刺有困难者,待静脉穿刺成功后再到血库取血。血袋一经启封不可再退回血库。输血前应将血袋轻轻混匀,避免剧烈震荡,血液内不得加入其他药物(如含钙药品、酸性及碱性药品等),如需稀释只能用静脉注射生理盐水。

(5)输血时,须由执行者2人以上带病历共同到患者床旁进行"三查八对",再次查对血液质量后并签名。严格执行无菌技术操作,必须使用一次性输血器输血。

(6)输血前后用静脉注射生理盐水冲洗输血管道,连续输用不同供血者血液时,前一袋血输尽后,用静脉注射生理盐水冲洗输血器,再接下一袋血液继续输注。

(7)输入冷藏血液时,不必加温,输入前轻摇血袋4~5次,使血浆与血细胞混匀即可,有冷凝集现象的血液或有血管痉挛者及大量输血时应适当复温。

(8)输血过程中应先慢后快,观察15分钟无不良反应后,再根据病情和年龄调整输血速度,严密观察受血者有无输血不良反应,如出现异常情况应及时报告并做如下处理:①减慢或停止输血,保留静脉通路,再次"三查八对"。②立即通知值班医师和输血科(血库)值班人员,及时检查、治疗和抢救,并查找原因,医护人员填写患者输血反应回报单,并返还血库保存、封存输血袋及输血器等,做好记录。

(9)输血完毕,应填写输血卡及输血记录单,交叉配血报告单贴在病历中,并将血袋送回输血科(血库)。

(10)护士长要加强对输血制度的教育及管理,严格督促执行"三查八对"制度,凡有输血患者,护士长在班时要亲自再次核对或经2人核对,确保输血安全。

**(二十三)医嘱执行制度**

(1)凡用于患者的各类药品、各类检查和操作项目,医师均应下达医嘱,护士转抄和整理医嘱必须准确、及时,不得涂改。

(2)护士转抄各项治疗护理执行单(卡)时,对可疑医嘱应与医师核对后再转抄执行。护士除抢救患者外不得执行口头医嘱,抢救患者执行口头医嘱时,护士应复诵无误后方可执行。并保留所用安瓿,经2人核对后,方可弃去。事后督促医师及时、据实补记医嘱,由护士签名确认。

(3)护士长应组织每周总查对医嘱1次,护士每班查对医嘱。护士交接班时应检查医嘱是否处理完毕,值班期间随时查看有无新开医嘱。医嘱转抄后,须经另一护士查对,每次查对后应签名。执行输血医嘱时必须由两名护士认真核对并签名。

(4)接到医嘱指令按时执行。临时医嘱必须在规定时间15分钟内执行,要求先执行,后签名、签时间。长期医嘱对急危重患者的处置时间不超过30分钟,平诊患者处置时间不超过1小时。

(5)凡需下一班护士执行的临时医嘱,应交代清楚,并做好记录。

(6)患者手术、分娩、转科、出院或死亡后,当班护士应停止以前所有的医嘱。

**(二十四)抢救患者工作制度**

(1)工作人员应保持严肃认真有序的工作态度,全力以赴,明确分工,紧密配合,听从指挥,严格执行各项规章制度,分秒必争抢救患者。

（2）抢救器械、药品及物品,必须齐全完备,做到"五定一及时",即定品种数量、定点放置、定人管理、定时检查、定期消毒灭菌,及时维修补充。

（3）参加抢救人员必须熟练掌握各种抢救技术操作流程,熟悉突发事件应急预案,保证抢救工作的顺利进行。

（4）严密观察病情,准确及时记录抢救时间、用药剂量、给药途径、抢救过程及病情变化。

（5）严格执行交接班、查对制度及分级护理等制度。

（6）及时与患者家属联系,告知患者病情及特殊检查注意事项及操作,以便配合抢救工作。

（7）如患者病情需要转重症监护病房,由主治医师决定和重症监护病房联系,由经治医师和责任护士护送至重症监护病房,并详细交接。

（8）抢救完毕应及时清理物品进行消毒、登记,及时、据实做抢救记录。

**（二十五）病区管理制度**

（1）病区由护士长负责管理。科主任及各级医护人员应尊重和支持护士长履行职责,共同做好病区管理工作。

（2）保持病区整洁、舒适、安全、安静。工作人员做到"四轻",即走路轻、开关门轻、说话轻、操作轻。

（3）统一病区陈设规范,室内物品和床位摆放整齐,位置固定,未经护士长同意不得随意变动。

（4）定期对患者进行健康教育,科普知识宣传,每月召开患者座谈会沟通交流,征求意见,督促患者自觉遵守住院规则。

（5）保持病区清洁整齐,每天按时进行卫生清扫,每周大扫除,每月彻底清扫,注意通风,病区内严禁吸烟。

（6）患者穿病号服,病号服、床单、被套、枕套等每周换洗不少于1次。患者未经许可不得进入医护办公室及治疗室等工作场所。

（7）护士长全面负责管理病区财产、设备,建立账目,定期清点,有记录,做到账物相符;如有遗失及时查明原因,按规定处理;精密贵重仪器建册、建账,有使用程序和使用要求,有保管保养须知,指定专人管理。

（8）做好陪护探视管理,控制陪护人数在规定范围之内,陪护未经同意不得在病房留宿。

**（二十六）护士站管理制度**

（1）护士站是护理人员办公场所,要保持室内安静,禁止吸烟。

（2）护士站陈设按护理部规定,物品放置整齐、定位、有序。

（3）工作人员不得在护士站聊天,非工作人员未经允许不得进入,患者、陪护及探视人员不得翻阅病历。

（4）对患者和来访人员咨询要做到首问负责制。接电话应使用文明用语。

（5）护士站物品管理有序。交接班时应做到事清、物清、清洁整齐。

（6）有患者呼叫信号系统,及时对患者提供帮助。

**（二十七）病区安全管理制度**

（1）病区设有标识、指示、警示牌,提示醒目、清晰、温馨;病区走廊通畅,禁止堆放各种物品、仪器设备等,保证患者通行安全。

(2)加强安全意识教育,掌握突发事件应急预案处理程序,医疗仪器设备按程序操作,定期维修,检查电源是否通畅,防止意外事故发生。各种物品、仪器、设备放置固定,便于急用、清点及检查。

(3)病区内禁止吸烟,禁止使用电炉明火。使用酒精灯时应在指定位置,人员不能离开,以防失火。

(4)消防设施功能完好、齐全,工作人员掌握使用方法,消防设备上无杂物。安全通道畅通,不堆、堵杂物。

(5)加强对陪护和探视人员的安全教育及管理,妥善保管贵重物品,空病房要及时上锁。

(6)病房晚上9点以后应谢绝探视,及时请探视人员离开病区。

(7)加强巡视,如发现形迹可疑者,及时通知保卫处。

(8)严格执行消毒隔离制度,预防医院感染发生。

**(二十八)患者入院制度**

(1)患者住院持门诊或急诊医师签署的住院证办理住院手续。急危重患者优先收治,无床时应加床收治,不得拒收和推诿。

(2)急危重患者入院时,应由医护人员送至病房,并立即通知住院部医师及护士长,应做好相应的抢救准备,详细交代病情、治疗及其他注意事项,对行走不便的患者应主动护送至病房。

(3)热情接待患者。主动进行自我介绍,告知住院规则及病区有关制度(病室环境、作息时间、膳食制度等),介绍经治医师姓名。

(4)护士负责建立住院病历,做好入院登记。应立即通知医师进行检诊处理。

(5)按规定时间完成护理评估,根据病情需要制订护理计划。

**(二十九)患者住院管理制度**

(1)患者有遵守医院规章制度及医嘱的义务,应尊重医护人员,与医护人员密切合作,配合检查、治疗和护理。

(2)患者须按时作息,在查房、诊疗时间内不得擅自离开病房。特殊情况外出应书面请假,经主管医师或值班医师同意后方可离开,但不得外宿。

(3)做好个人卫生,经常保持病房整齐、清洁和安静。

(4)患者不得擅自进入治疗室和医护办公室,不得翻阅病历。

(5)患者饮食由医师根据病情决定,不得随意更改。

(6)患者住院携带必需生活用品等按规定放置,贵重物品、钱财妥善保管。

(7)传染病患者不得互串病房,遵守探视规则。

(8)节约用水、用电,爱护公物,如损坏公物应按价赔偿。

(9)发扬团结友爱精神,患者之间应当做到互相关心、互相体谅、互相帮助。

**(三十)患者出院制度**

(1)患者出院须经主管医师或科主任同意,病情不宜出院、患者执意要出院者,医师应加以劝阻,如说服无效,应报科主任,由患者或监护人在病历上签署自动出院并签名。护士同时做好护理记录。

(2)办公室护士接到患者出院医嘱后,通知患者次日结账,做出院准备,护士核对治疗、护理等项目。护士清点床单位物品,并注销一切治疗、护理、饮食等医嘱,整理病历。

(3)出院前,由责任护士做出院指导,包括目前的病情、出院带药用法及注意事项、饮食、康复锻炼、复查时间、预约等,主动征求患者对医疗、护理的意见及建议。

(4)患者出院后,床单位进行终末消毒。

**(三十一)护理健康教育制度**

(1)责任护士或专人对护理健康教育工作进行全程管理。

(2)护理人员在提供护理技术服务时,根据患者疾病和心理状况,提供适宜的健康保健知识服务,如入院介绍、术前和术后护理、服药、饮食、功能锻炼、注意事项及出院指导等。

(3)各科室及门诊应根据科室医疗特色、患者需要,制作健康教育宣传栏或宣传册等,定期以各种形式向患者及家属进行健康指导。

(4)对住院患者开展健康教育,覆盖率应达 100％。

(5)健康教育指导应具有个性化,教育内容应适宜不同文化层次的患者和家属,且通俗易懂、有效果,患者知晓率≥50％。

**(三十二)病区医疗文件管理制度**

(1)按《医疗机构病历管理规定》《病历基本书写规范》及有关医疗配套文件规定进行医疗文件管理。护士长负责本病区医疗文件的管理,办公室护士负责具体整理保管工作,各班护理人员均需按照管理要求执行。

(2)住院患者的医疗病历和护理病历中各表格应按规定顺序排列整齐,要求记录及时、完善,不得随意涂改、伪造或遗失,用后归还原处。

(3)患者不得擅自翻阅和带病历出科室,外出会诊或转院时只许携带病历摘要。需要复印病历者,按《医疗事故处理条例》有关规定执行,报经医务部批准。确保病历档案的保密性、安全性。

(4)办公室护士须每天整理病历 1 次,护士长每周检查各种文件的整理和管理状况,发现问题及时解决。归档前的护理文件,应指定专人按有关标准进行审核评价,非归档护理文件科室保存 3 个月后由医院按医用垃圾统一销毁处理。

(5)患者出院或死亡后,护理病历与医疗病历由办公室护士按序检查确认其完整性后,及时入档保存。

**(三十三)病区物品、器材管理制度**

(1)护士长负责对各种物品、器材的领取、保管、报损。应建立账目,分类保管,定期检查,做到账物相符。

(2)各类固定资产指定专人管理,定期清点,每年与有关部门核对 1 次。精密仪器应由专人保管,有使用登记,应经常保持仪器清洁功能良好。

(3)凡因不负责任或违反操作规程而损坏医疗器械,应根据医院赔偿制度进行处理。

(4)了解各类物品的性能,分类保管、定期保养、及时维修,防止生锈、霉烂、虫蛀等,提高其使用率,降低医疗成本。

(5)借出物品必须登记,经手人签字,贵重器械经护士长同意后方可外借,抢救器械,不予外借。

(6)护士长调动时必须做好物品移交手续,并由双方共同签字。

(7)一次性用品按有关使用规定加强管理,防止浪费。

**(三十四)病区药品管理制度**

(1)临床各病区根据病种配备一定数量的药品基数,便于临床应急使用,工作人员不得擅自取用。

(2)备用药应指定专人或专班次管理。根据药品种类与性质,如针剂、内服、外用、剧毒药分别定位,不得将不同规格的药品同放一盒、一瓶内,编号排列放置,每班查对交班,有登记。

(3)定期检查药品质量,防止积压变质。如发生沉淀、变色、过期药、瓶签与药品不符,标签模糊或经涂改者,不得使用。保持药柜整洁、干燥、通风,特殊药品避光保存。

(4)凡抢救药品必须固定放置在抢救车上,做到"五定一及时",每天严格交接查对,保证应急使用。

(5)贵重药品应有登记签收上锁保管制度。

**(三十五)毒、麻、精神类药品管理制度**

(1)毒、麻、精神类药品及毒性中药的品种范围应根据《中华人民共和国药典》《中华人民共和国药品管理法》及国家药政管理有关规定执行。

(2)临床科室储备的毒、麻、精神类药品,仅限该科室常用和急救用的品种,并建卡建册,实行"四专",即专人保管、专柜加锁、专用处方、专册登记管理。每班交接,交接班时账物相符,用正楷签全名。用后凭处方、安瓿和登记本向药房领取。剩余药液须经两人查看弃去。

(3)毒、麻、精神类药品用量必须严格按处方限量执行。

(4)外出执行临时任务,必须携带毒、麻、精神类药品时,需经医务部(处)同意,可预领一定基数,严格掌握使用管理,并填写登记清楚。完成任务后,凭处方、安瓿报销。

(5)此类药品标签有明显标记,在显著位置上分别注明"毒"或"麻"的字样,定期检查以防失效、过期。

**(三十六)高危险药品管理制度**

(1)高危险药品是指药理作用显著迅速,易危害人体的药品。高危险药品包括高浓度电解质制剂、肌肉松弛药及细胞毒化药品等。

(2)高危险药品设置专门的存放抽屉,不得与其他药品混合存放。

(3)高危险药品存放抽屉应标识醒目,设置醒目警示牌提示医务人员注意。

(4)高危险药品使用时应严格按照医嘱执行,使用前认真执行查对制度,确保准确无误。

(5)加强高危险药品的有效期管理,保持先进先出,确保安全有效。

**(三十七)患者身份识别制度**

(1)患者在院期间应被正确识别身份。

(2)住院患者均佩戴腕带作为身份识别标志。佩戴腕带时信息必须准确,经患者及家属核对无误;若损坏、更新,须经两人核对。

(3)患者转运过程中能被正确识别(如加床、转床、手术、外出检查)。

(4)医技人员在给患者进行特殊检查、样本收集、特殊药物治疗使用腕带标识时,实行双核对。

(5)医师查房时需核对患者两种以上信息,确认患者姓名及腕带信息一致。

(6)护士在给患者进行治疗和护理时,必须严格执行"三查八对"制度,至少同时使用两种信息对患者进行识别,不得以床号作为识别的依据。

(7)在手术患者转运交接中有识别患者身份的具体措施,如手术患者进手术室前,手术室护士核对患者腕带,手术中、手术结束、患者回病房时再次核对。

(8)昏迷、神志不清、无自主能力的重症患者在诊疗活动中,使用腕带作为各项诊疗操作前辨识患者的一种手段,并按要求做好登记记录。

**(三十八)医用管道标识使用规范**

（1）所有门诊及住院患者，一旦置管均应贴统一的医用管道标识，准确分类，正确粘贴管道标识位置。

（2）医用管道标识由置管者或配合置管的护士粘贴，粘贴位置常规距管道外端口5 cm，包裹管道后对折，以不损伤患者为原则。

（3）护士填写内容字迹应清晰可辨，不得涂改，责任者签全名，备注栏内注明置管长度、置管时间等；更换导管时应及时更换标识，如标识脱落、破损、污染时应及时重贴。

（4）在进行管道护理操作时，如更换引流袋、深静脉置管连接输液器等，均需认真查对管道标识，必要时与相关医师共同核查，防止连接错误。

（5）置入管道的部位、长度及置管日期应在护理记录单上正确记录。

（6）根据管道的种类选择相应的标识。①红色：深静脉置管、脑室引流管、胸腔闭式引流管；②黄色：导尿管、膀胱造瘘管；③绿色：胃管、胃肠营养管；④蓝色：腹腔引流管、盆腔引流管、关节腔引流管等。

**(三十九)危重患者护理风险评估制度**

（1）凡住院的危重患者需填写危重患者护理风险评估与防范措施表。

（2）责任护士需掌握所管危重患者病情，及时进行护理风险评估及相关护理记录，直至患者病情转危为安。

（3）严密观察病情变化，认真落实护理措施并评价护理效果，严格执行床旁交接班制度。

（4）护士长需动态掌握病区危重患者的护理情况，并对护士的评估及措施认真督查，及时指导责任护士的护理工作。

（5）护理部定期进行督查，对督查结果及时反馈，定期分析，落实整改，保证护理质量及安全。

**(四十)护理操作及应用保护性约束告知制度**

（1）执行各项护理操作前，向患者告知操作的目的、必要性和主要程序及由此带来的不适，取得患者的配合。

（2）告知过程中注意语言通俗易懂、行为文明规范，不得训斥、命令患者，不得暗示、诱导患者，做到耐心、细心、诚心地对待患者。

（3）无论何种原因导致操作失败，都应诚恳礼貌地道歉，取得患者谅解。

（4）老年、幼儿、无陪护患者，以及有创操作、各类插管、治疗不配合等患者，应采用保护性约束，履行书面告知义务。

（5）凡患者实施保护性约束时，应先向家属讲清约束的目的和必要性，进行书面告知，取得家属的理解和配合（注意做好约束处皮肤的保护，防止不必要的损伤）。

（6）对昏迷或精神障碍患者，若家属不同意保护性约束，则需要签字注明，由此发生的意外后果由患方自负。

**(四十一)保护性医疗制度**

（1）医务人员尊重、体贴和同情患者，做到热情礼貌、谨言慎行。

（2）对患者要耐心解释病情，精心指导患者治疗、护理、休息和生活。在与患者和家属谈话时，既要实事求是地讲清诊治过程中可能发生的意外和并发症，还要注意增强患者战胜疾病的信心。

（3）对患者隐私要保守秘密，未经允许不得随意向无关人员透露；对危重或癌症患者，一般不能将病情直接告诉患者;涉及患者隐私部位的检查、操作时,需保护患者隐私。

(4)加强责任心,保证医疗安全,防止医疗事故和差错发生。

(5)精神病患者、神志不清的患者或患儿,要注意采取医疗保护措施,防止发生坠床、摔伤和误伤等意外。男医师检查女性患者时,要有第三者在场。

(6)妥善保存病历、辅助检查等临床资料,不得遗失或私藏。病历及辅助检查资料一般不外借。

(7)尊重患者宗教、信仰,尊重少数民族风俗习惯,尊重患者的意愿,尽量满足患者的要求。

## 二、护理制度管理评价要点

(1)有现代医院管理健全完善的护理制度文件或手册,定期进行修改、补充和完善。

(2)新建、修订制度要立足于适应临床护理工作需要,有理论依据和实践论证,修订后的制度文件,有试行－修改－批准－培训－执行的程序,做到持续改进。

(3)对科室新开展的工作,应制定新的护理制度、护理常规或操作规范,提交护理质量管理委员会审核通过方可执行。

(4)护理部或科室定期开展培训,有制度的培训、教育或考核记录,资料齐全,各级护理人员对有关制度知晓率≥95％,核心制度(值班、交接班制度、分级护理制度、查对制度、临床输血管理制度)知晓率达100％。

(张　伟)

# 第三节　优质护理服务

随着现代科学技术的飞速发展和人民生活水平的不断提高,诊疗技术日益更新,社会需求越来越高,护理工作的科学性和重要性显得更为重要。在对患者的诊断、治疗、抢救、手术、康复的全过程中,以及对健康人群的保健、预防等方面都离不开护理工作。为了规范临床护理工作,改善护理服务,提高护理质量,保障医疗安全,为人民群众提供安全、优质、满意的护理服务,自2010年起,卫生健康委员会持续在全国卫生系统开展优质护理服务活动。

## 一、概述

### (一)优质护理服务的概念

"优质护理服务"是指以患者为中心,强化基础护理,全面落实护理责任制,深化护理专业内涵,整体提升护理服务水平。"以患者为中心"是指在思想观念和医疗行为上,处处为患者着想,一切活动都要把患者放在首位;紧紧围绕患者的需求,提高服务质量,控制服务成本,制定方便措施,简化工作流程,为患者提供"优质、高效、低耗、满意、放心"的医疗护理服务。

### (二)开展优质护理服务的目的、意义

为了深入贯彻落实医药卫生体制改革和2010年全国卫生工作会议精神,坚持"以患者为中心",进一步规范临床护理工作,切实加强基础护理,改善护理服务,提高护理质量,保障医疗安全,努力为人民群众提供安全、优质、满意的护理服务。2010年1月,国家卫生健康委员会在全

国卫生系统启动"优质护理服务示范工程"活动;在总结 2011 年优质护理服务开展情况的基础上,国家卫生健康委员会制定了《2012 年推广优质护理服务工作方案》,进一步推广优质护理服务。

### (三)优质护理服务的发展概况

国家卫生健康委员会自 2010 年起,在全国卫生系统开展"优质护理服务示范工程"活动,结合"服务好、质量好、医德好,群众满意"的"三好一满意"活动,深化"以患者为中心"的服务理念,达到"患者满意、社会满意、政府满意"。通过引导、示范、推广,夯实基础护理,全面提高医院临床护理工作水平,2010 年底全国所有三级医院必须启动开展优质护理服务,并在 2011 年全面推进优质护理服务。国家卫生健康委员会先后下发《2012 年推广优质护理服务服务工作方案》,2014 年《关于开展优质护理服务评价工作的通知》、2015 年《关于进一步深化优质护理,改善护理服务的通知》。截止到 2015 年年底,全国所有二级医院和三级医院已全面推行责任制整体护理的服务模式,为患者提供全面、全程、专业、人性化的护理服务。优质护理服务的开展提高了护理质量,使护理工作更加科学、高效,增强护理人员的责任感,家属陪护率降低,患者满意度提高,护患关系更加和谐。

### (四)优质护理服务的目标

(1)改革护理服务模式,实施责任制整体护理。

(2)履行护理职责,深化专业内涵建设,提升临床护理质量。

(3)加强科学管理,充分调动护士队伍积极性,建立推进优质护理服务的长效机制。

(4)达到患者满意、社会满意、政府满意为目标。

## 二、优质护理实施的方案

按照国家卫生健康委员会《2010 年"优质护理服务示范工程"活动方案》《基础护理服务工作规范》并结合各医院实际情况,坚持"以患者为中心"进一步规范临床护理工作,落实基础护理,改善护理服务,保证护理质量,全面提高医院临床护理工作水平,制定《优质护理服务示范工程活动方案》。

### (一)明确认识,全员培训

护理部要求以科室为单位认真组织学习:国家卫生健康委员会关于《2010 年"优质护理服务示范工程"活动方案》的通知,国家卫生健康委员会下发的《基础护理服务工作规范》《综合医院分级护理指导原则(试行)》《住院患者基础护理服务项目(试行)》;将其纳入科室业务学习及考核范畴,要求学习及考核有原始记录,科室护士长及护理部定期或不定期抽查护士知晓率。

### (二)组织保障责任落实

(1)科室成立基础护理检查小组,以护士长为组长,科室高职称及高年资护士为小组成员,制定相应工作职责,并将基础护理质量分解到各个小组进行检查,各小组每月检查 2～3 次,本着督促工作、逐步提高的目标,认真检查,大胆负责,促进科室基础护理质量全面提高。

(2)优质护理其主要内容之一就是认真落实基础护理职责,改善护理服务,明确将患者的面部清洁、翻身、拍背等床旁基础护理内容纳入护士工作职责。建立、修改、完善、制定并落实各级各类护士的各班岗位职责和工作流程,按标准对当班护士的工作进行督查和指导,并及时改进和完善。

(3)制定详细的各班工作重点,尤其是对责任护士,不但有每天工作重点,还要有每周工作重点,细化基础护理内容,做好分级护理的基础护理实施工作。

**(三)切实落实基础护理职责,改善护理服务**

(1)以晨晚间护理和生活护理为切入点,提高基础护理质量,落实岗位职责,不依赖家属做基础护理,满足患者的基本生活需要:将"三短[即头发短、胡须短、指(趾)甲短]、七洁(即头发、面部、皮肤、口腔、会阴、手、足清洁)、无异味、无护理并发症"作为基础护理考核的"金标准"。

(2)将分级护理标准公示,接受患者和家属监督。

(3)实行责任护士负责制:明确护士职责,分区分组,相对固定管床护士,全员参与护理基础工作。

(4)责任护士尽量对患者实施连续、全程的护理服务。

(5)依据卫生健康委员会《基础护理服工作规范》标准要求,对危重及生活不能自理的患者,认真落实晨、晚间护理,加强护理安全管理,对高危患者有评估并落实相应的各项护理措施。

(6)落实生活护理日,根据《住院患者基础护理服务项目》每周至少完成1次危重及生活不能自理的患者生活护理,并有记录。护理部及科总护士长定期到科室参加生活护理日。

(7)按《综合医院分级护理指导原则(试行)》要求,认真落实各项护理工作。加强病房巡视,危重、一级护理患者至少1小时1次,二级护理至少2小时1次;相关护理措施到位;对患者进行健康教育和各项告知,认真落实护理工作核心制度和手术访视制度,将患者是否满意作为考核的标尺。

(8)护士长结合科室的特点,不断丰富和拓展对患者的护理服务内涵,在做好规定护理服务项目的基础上,根据患者需求,将"以患者为中心"的服务理念和人文关怀融入对患者的护理服务中,倡导"亲情化"服务观念,在提供基础护理服务和专业技术服务的同时,加强与患者的沟通交流,为患者提供人性化护理服务。

**(四)完善临床护理质量管理,持续改进质量**

(1)护理部加强对基础护理质量督导,以科总护士长和护理部成员为督导小组,负责对患者基础护理与分级护理的落实进行检查。

(2)按照《基础护理服务工作规范》标准要求,做到每天轮换科室巡视(危重患者多的科室增加巡视次数),严格检查基础护理落实情况。特别针对危重患者的生活护理(卧位、排泄、擦浴等)及安全管理内容的落实,并做到有检查有记录。

(3)了解科室基础护理(特别是晨、晚间护理)落实情况,严格把关,每月固定检查、定点查与跟踪查、现场检查相结合,当场反馈,并将每月检查反馈情况及时上报。

(4)检查负责护士按护理级别要求,定时巡视病房的落实情况,是否认真执行落实床头交接班制度,提问负责护士对患者"十知道"(即床号、姓名、年龄、病情、治疗、护理、饮食、心理、家庭、经济状况)的了解和掌握情况,将检查的情况认真记录,及时反馈。

(5)设立基础护理满意度调查表,定期征求患者或家属对科室基础护理落实满意情况,基础护理合格率不低于95%。

(6)对检查中存在的问题,提出改进意见。

## 三、优质护理服务的工作任务

国家卫生健康委员会下发的《2012年推广优质护理服务工作方案》,明确医院优质护理服务的工作任务如下。

**(一)改善临床护理服务**

1.深化护理模式改革

继续推行责任制整体护理工作模式,为患者提供全面、全程、专业、人性化的护理服务。在临床科室及门(急)诊、手术室等部门探索优质护理的实践形式,优化服务流程,推行"一站式服务",做好对患者的健康教育和指导,为手术患者提供规范的围术期护理,保障患者安全,体现人文关怀。

2.全面履行护理职责

责任护士全面履行护理职责,关注患者身心健康,做好专业照顾、病情观察、治疗处置、心理支持、沟通和健康指导等任务,为患者提供整体护理服务。工作过程中,不依赖患者家属或家属自聘护工护理患者。

3.加强护理内涵建设

认真落实《临床护理实践指南》和《护理技术规范》,细化工作标准,规范护理行为。责任护士能够正确实施治疗处置,密切观察、评估患者病情并及时与医师沟通,配合医师共同完成诊疗计划。同时,加强与患者的交流,尊重、关心、爱护患者,增进护患信任。中医医院、中西医结合医院和民族医院要按照《中医医院中医护理工作指南》的要求开展临床护理服务,充分体现中医和民族医护特色优势。

4.提高专科护理水平

临床护理服务充分突出专科特色,责任护士运用专业技术知识,对患者开展个性化的健康教育,指导进行康复锻炼,促进患者功能恢复,解决护理疑难问题,提高专科护理水平,保障患者安全,提高医疗质量和效率。

5.积极开展延伸服务

鼓励对出院患者进行随访,将常规随访、专科随访和专病随访相结合,在医院层面建立多部门合作机制。有条件的医院可以与社区卫生服务机构建立合作关系,为社区急危重症患者转入医院开辟"绿色通道",将康复期住院患者转至社区卫生服务机构,逐步实现双向转诊,满足患者就医需求,提高医疗资源利用效率。

**(二)加强护士科学管理**

1.保证临床护士配备

按照责任制整体护理的要求配备护士,临床护理岗位护士占全院护士比例不低于95%。普通病房实际护床比不低于0.4∶1,每名护士平均负责的患者不超过8个,重症监护病房护患比为(2.5～3)∶1,新生儿监护病房护患比为(1.5～1.8)∶1。门(急)诊、手术室等部门根据门(急)诊量、治疗量、手术量等综合因素合理配置护士。

2.合理调整护理人力

根据工作量、技术难度等因素合理调整护理人力,加床或者危重症患者较多时,及时增加护士数量;制定护士人力紧急调配预案,遇有突发事件和特殊情况时,保证护士的应急调配。护士排班兼顾临床需要和护士意愿,体现对患者的连续、全程、人性化护理。

3.完善绩效考核制度

护士的绩效考核以护理服务质量、数量、技术风险和患者满意度为重点,注重临床表现和工作业绩,将绩效考核结果与护士的收入分配、职称晋升、学习进修、奖励评优等挂钩,向工作量大、技术性难度高的临床护理岗位倾斜,体现同工同酬、多劳多得、优绩优酬。

**4.加大护理培训力度**

医院制定并实施护士的在职培训计划,根据实际需要开展新护士规范化培训、专科培训和管理培训等,创新培训的方式方法,深化"以患者为中心"的理念,注重人文精神和职业素养的培养,提高服务能力和专业技术水平。

**5.探索实施岗位管理**

结合公立医院人事制度改革,探索实施护士的岗位设置管理,科学设置护理岗位,制定岗位目录、职责和任职条件,建立岗位责任制度,实行按需设岗、竞聘上岗、按岗聘用,逐步将护士按身份管理转变为按岗位管理。

**(三)保障护士合法权益**

**1.切实落实护士编制**

医院根据核定的人员编制标准,落实护士编制,不得随意减少编制内护士人数,不得随意增加编外聘用合同制护士。医院的服务规模、床位数量等发生变化时,应当合理调整护士配置数量并保证编制的落实。

**2.保证护士福利待遇**

医院执行国家有关工资、岗位津贴、福利待遇、职称晋升的规定,提高临床一线护士的工资待遇水平。医院聘用的合同制护士与编制内护士享有同等待遇,做到同工同酬、公平公正。

**3.落实支持保障措施**

关心护士身心健康,改善护士工作条件,建立健全支持保障系统,减少病房护士从事非护理工作,形成全院各部门服务于临床的格局,提高护理工作效率。

## 四、优质护理服务工作措施

**(一)责任制整体护理排班**

尽管责任制护理和整体护理引进我国多年,但流水作业式的"以处理医嘱为中心"的护理分工方式并未发生本质改变。而国际上,无论是港澳台地区或者欧美发达国家,均采用向心式的"以患者为中心"的责任制整体护理模式。因此,经过努力改革功能制护理模式,创新"以患者为中心"的责任制整体护理模式,实施护士负责患者,并将这种护理模式固定下来,使护理工作模式与国际接轨,成为开展优质护理的重要突破口和切入点。

**1.责任制整体护理排班的原则**

(1)能级化原则:根据护士层级和能力的大小来分管相应数量和护理级别的患者。具体地说,就是护士负责患者,护士长排班不是分工作而是分患者,依据护士临床护理工作能力和患者病情轻重,分配给护士一定数量的患者进行全程整体护理。

(2)扁平化原则:所谓层级扁平化就是减少护士管理层级,科室内或小组内护士只要是注册护士,不论年资高低,均须独立分管患者,只是所管患者的轻重程度和多少不同。

(3)全责化原则:护理全责化就是责任护士对分管患者负全责,提供包括治疗处置、病情观察、生活照顾、健康教育、心理护理、康复护理等全程连续整体护理。

(4)动态化原则:管理动态化,护士长每天根据情况动态调整护士分管患者数量及上班时间,护理部根据各病区情况,动态调整各病区护理人力状况,确保在患者护理需求高峰时段的护理人力。

(5)工时化原则:护理工作小时化,护士每周工作时间以小时为单位统计,按总小时数计算,即原则上护士每周工作时间为 40 小时。排班可以以月为单位,补休尽量根据患者多少及轻重在月内安排,可以按小时安排补休。

2.责任制整体护理排班方式

(1)实行包患到护排班制:一般科室除办公室及治疗室护士外,其余所有在班护士均担任责任护士,根据能力大小分管相应数量及等级的患者。护士长根据各工作时段的护士数量及患者数量,调整分配患者给相应能级的护士分管,护士对患者实施全程连续照顾,即责任护士对其"承包"的患者全面负责,包括生活照顾、病情观察、治疗处置、康复训练、健康指导、心理护理等。做到每个护士每天均分管固定患者,每个患者每天均由固定护士分管。保留办公室护士和治疗室护士是由于大部分医院尚未普及移动护士工作站,化验单、给药单等单据汇总和打印的工作仍需在专门的办公区域完成,而且很多医院尚未成立静脉配液中心,静脉配液工作仍需各病区自行完成。有条件的医院,上述两班均可取消。

(2)实行三班制:责任 A 班(08:00~16:00)、责任 P 班(16:00~22:00)、责任 N 班(22:00~08:00)。

(3)实行工作内容和职责重组:与排班模式改变相配套的是护士工作内容重组、流程再造、职责细分。即将功能制护理模式下患者所接受的护理内容按流水线式的分工方式,转变成每位患者当天的全部护理工作均由 1 名护士完成,并据此重新组合工作内容及重新拟定责任护士职责。

(4)12 小时值班制:白班 07:30~19:30,夜班 19:30~07:30,适用于重症监护病房。

(5)弹性排班:护士长根据护士的个人临时需求和患者病情的变化对排班计划进行弹性调整。

**(二)简化护理文书**

为确实减轻临床护士书写护理文书的负担,使护士有更多时间和精力为患者提供直接护理服务,卫生健康委员会连续下发《关于应发＜病历书写基本规范＞的通知》和《关于在医疗机构推行表格式护理文书的通知》等系列文件,要求在医疗机构推行表格式护理文书。

1.制定单病种临床护理路径

各科室可以根据专科疾病特点、收治患者情况结合责任制整体护理工作流程,制定单病种临床护理路径,并以此为切入点简化和规范护理文书书写。

现以神经内科较常见的"脑梗死的优质护理路径"为例。在从患者入院到出院的整个时段,护士们每天应针对哪些内容进行患者病情的评估,该执行哪些治疗处置措施,该在健康教育中向患者告知哪些内容,该完成哪些生活照顾的服务项目,该进行哪些康复指导事项,均一一地加以列出,护士对照此优质护理路径表,对完成的项目打钩以备忘,如在脑梗死患者入院第一天,护士要完成的患者病情评估内容就包括生命体征的监测、认知沟通状况的评估、生活自理能力的评估、吞咽功能的评估、肌力评估和压疮危险因素的评估 6 项。单病种临床护理路径针对疾病特点,通过强制性重复流程,有助于年轻护士迅速熟悉工作内容,避免人为疏忽而遗漏工作内容和环节,也为护士们进一步提升专业技能指明了方向。

2.专科疾病护理记录单

在重症患者护理和护理文书的书写上,专科特点不突出的问题较普遍。很多护士在交班时谈到的也往往是千篇一律的常规项目,而有专科特征的观察点则被忽略。专病护理记录单的设计主要依据专科疾病特点,参照医院已经实施的优质护理临床路径、专科疾病标准护理计划、护理常规等。将专科疾病从入院到出院各阶段预计所要接受的评估、处置、治疗、护理、告知、观察要点等内容事先列出表格,并将原先分散的疼痛评分表、生活自理能力评估表、肌力评估表、表格式护理记录单合为一体。执行情况及结果打钩即可,如有变异则另行描述性记录。最好选用病种相对单一、进入临床路径的病种先行试点。这些病种的诊治流程、预期结果较为确定,能够事先预设护理问题及措施,护士记录时以打"√"和填写数字为主,简便易行,节约时间。如表中的患者基本信息、入院处置、术前宣教、送患者入手术室前准备、术后护理等根据项目内容打"√"即可。引流液护理记录每班记录一次量、性状,运用表格式记录方式,严密观察出血情况。若疾病发生变异情况,则在记录单的变异护理记录部分记录生命体征,并重点在病情观察及处理栏内进行描述性记录。

如对于一个肠梗阻的患者,护士们观察到的通常是患者神智是否清楚,是否有排气排便,入量和出量分别是多少;而对于患者腹部是否膨胀,腹肌是软还是硬,肠蠕动的情况如何等则常常被忽略。因此,科室可制作专病护理记录单,把各种疾病的专科观察要点列明,比如甲状腺手术后的患者,护理中主要的观察要点包括患者声音是否嘶哑,术后进食是否会呛咳等,这些核心信息反映出手术是否造成患者喉返神经的损伤,有了这些带提示性的护理记录单,不论是年轻护士还是高年资护士,不论是本科室护士还是其他科室护士,都能知道护理中患者的观察重点。

3.加强护理文书书写培训

加强对护士护理文书书写的培训,确保记录规范到位。护士长要组织全体护士进行培训学习,熟悉护理文书书写的基本要求,掌握相关疾病的专科疾病表格式护理记录单项目内容和记录方法,完成各项抢救、治疗、护理措施的详细记录情况,为医师诊断、抢救、治疗提供重要决策依据,对顺利完成抢救、手术、治疗及患者康复具有重要意义。

**(三)深化优质护理服务内涵**

1.基本要求

优质护理的实质是全面推行责任制整体护理,使优质护理服务在及时发现病情变化、减少并发症、加快患者康复、保障患者安全、缩短平均住院日、减轻患者家属负担等方面发挥作用,并得到医院、医师、护士、患者、社会及政府的满意。

要求认真落实《临床护理实践指南》和《护理技术规范》,细化工作标准,规范护理行为。责任护士能够正确实施治疗处置,密切观察、评估患者病情并及时与医师沟通,配合医师共同完成诊疗计划,同时,加强与患者的交流,尊重、关心、爱护患者,增进护患信任。

必须强化护士培训以岗位需求为导向,以岗位胜任为核心,突出专业内涵。针对不同岗位与层级的护理人员,制定分层培训计划,从专科护理知识、整体护理能力、重点部门护士专科水平、"人本位护理"理念、护理管理等方面开展培训,确保护士有能力为患者提供全程、专业的优质护理服务。在患者自理能力评估训练、专业照顾技术及康复技能培训基础上,护士应用专业知识对患者进行个性化评估,然后根据患者病情及自理能力进行专业照顾和个性化指导,以达到减少并发症、降低医疗费、加速康复、保障患者安全的目的。

2.制度、标准和流程完善

一方面,随着临床护理服务模式的改革,实行以患者为中心的责任制整体护理,原来功能制护理模式下的许多制度流程已经不能适应临床需要。另一方面,为了通过优质护理加强病情观察、减少并发症、加快患者康复、提升护理品质,就需要对过去的许多护理常规进行更加细化、更加可操作和可测量的修订完善。因此,建立健全护理工作规章制度,制定并落实疾病护理常规和临床护理技术规范及标准十分必要。

3.加强基础护理

基础护理是对患者实施基础医疗服务措施和生活照料。长期以来传统的观念普遍存在对基础护理重视程度不够的现象。"优质护理服务示范工程"就是以夯实基础护理为主题。基础护理不仅是患者的基本需要,更是医学模式转变的根本需要,卫生健康委员会马晓伟副部长指出:"护理要做到贴近患者,贴近临床,贴近社会。"要实现"三贴近"离不开基础护理工作这个重要内涵。因此,必须理清护理工作发展的思路、方向和原则,解决对基础护理工作的认识问题,着眼于患者得到实实在在的护理服务,正确认识对患者的生活照顾原则。患者能做到的,鼓励其做;患者不能做的,护士帮助或协助做。通过照顾患者,才能全方位了解和观察病情,采集资料,发现问题,预防并发症,保证医疗护理安全。现要求不仅将分级护理的要求落实到位,并要求将其内容公示于众,让患者及家属知情,共同协助或监督护士落实分级护理。提高护理质量,满足患者需求,让患者早日康复。

4.专科护理水平提升

(1)临床护理服务充分突出专科特色,责任护士运用专业技术知识,对患者开展个性化的健康教育,指导进行康复锻炼,促进患者功能恢复,解决护理疑难问题,提高专科护理水平,保障患者安全,提高医疗质量和效率。

(2)在重症护理、儿科护理、肿瘤护理、中医护理、产科护理等专科领域,强调护士的专科规范培训,专科护士持证上岗。

(3)探索单病种优质护理临床路径,将各系统单病种疾病,按照优质护理全面履职要求,对护士需要为患者提供的专业照顾、病情观察、治疗处置、康复护理、健康教育、心理护理6个方面内容进行设计,做到规范化、标准化和表格化,将专科疾病的优质护理流程与临床路径的开展有机结合,围绕"加快患者康复速度、减少并发症的发生"两个核心目标,规范护理行为,促进患者康复,缩短住院天数。

(4)应用循证护理方法改进护理流程。引入"人本位护理"理念,即在诊治伤病的同时,观察、判断和处理患者伤病的反应,尽量满足和缓解伤病或治疗过程给患者在情感、心理、功能等整体方面所带来的个性化需求和改变;或者实行"快速康复外科"理念,即在手术前、中、后等的各个阶段,运用各种有效和已经实践证实的方法和手段,以减少手术后的应激和并发症,促进患者术后的快速康复,从而达到改善治疗效果和确保患者安全,降低药占比和并发症,加速患者康复,减少治疗费用,改善医院收入结构,提升质量效益的目的。

5.延伸护理服务开展

对出院患者进行定期随访,将常规随访、专科随访和专病随访相结合,在医院层面建立多部门合作机制,建立责任护士随访工作制度。同时,在一些慢性疾病领域,开展家庭病床护理服务,如呼吸科慢性阻塞性肺疾病患者随访家庭护理;脑卒中患者出院后延续护理等。

6.门(急)诊护理流程优化

(1)明确门(急)诊护理服务职责,创新服务形式。医院要建立门(急)诊护理岗位责任制,明确并落实护理服务职责。优先安排临床护理经验丰富、专业能力强的护士承担分诊工作,做好分诊、咨询、解释和答疑。对急危重症患者要实行优先诊治及护送入院。对候诊、就诊患者要加强巡视,密切观察患者病情变化,给予及时、有效处置。要采取各种措施加强候诊、输液、换药、留观等期间的患者健康教育。

(2)门诊护理在分工上同样能借鉴病房护理中的责任制管理方式,不论是内科门诊还是外科门诊,都可以采用划分片区负责患者的方式,责任护士负责片区内所有患者的分诊、检诊、导诊。其次,门诊护士在分诊、检诊、导诊的过程中,同样应强调全程连续的整体护理。因此,门诊护士需要在多方面扩大职能。

(3)对于入院患者,在患者联系好床位住进病房之前,门诊护士可以承担患者的协助检查、手术前的准备工作告知、各种健康教育,门诊护士也可以相对固定地负责某个科室手术患者的术前准备告知和健康教育。对于出院后的患者,门诊也可以承担复诊、换药、拆线、健康教育、随诊等工作。

(4)门诊护士还可以发挥医师助手的作用。例如,为医师配备护士共同出诊,护士充当专家级医师的助手,帮其做些简单的病史采集,如询问患者、填写表格、录入患者信息。当医师拿着这些信息面对患者的时候,已经对患者基本的身体状况和疾病信息有了大致的了解,从而节省医疗专家的时间。随后,当医师完成问诊,给出诊疗方案后,向患者进行方案的解释和交代的工作也可以交给护士,同样能为医师节省出不少时间。要完成这类工作,需要有经验的护士才能胜任。

(5)通过延伸职能,门诊护士不论是在入院前的就医流程咨询和健康教育,还是在出院后的延续服务上,都丰富了优质服务的内涵。而且,门诊护士也为病房护士分担出院前、后的部分工作,减轻了病房护士的负担。

(6)开设护理门诊扩大护理服务范围。随着医学模式的转变及社会需求的多元化,人民群众迫切需要得到方便及时的疾病预防、治疗、康复及护理等方面的健康服务和指导。随着护理工作范围和服务领域的不断扩大,由在某个临床护理领域具有丰富工作经验、先进专业知识和高超临床技能的护士主导的护理门诊应运而生。在护理门诊中,护士提供的服务主要包括以下内容:健康评估;与治疗相关的护理管理;监测患者健康状况;社会-心理支持;信息咨询;进行健康教育促使患者提高依从性及促进患者采用健康生活方式;提供有效的护理和治疗服务;对患者进行家庭随访,必要时提供家庭护理服务等。

**(四)岗位管理**

实施护士岗位管理,在实施责任制整体护理的基础上,根据临床护理需要设置护理岗位,同时引入患者和社会参与评价机制,把患者满意度作为评价护理质量的标尺,是为患者提供整体护理服务和优质护理的重要举措。护士岗位管理就是对护士岗位职能及工作效果的质量管理系统,是获得从岗位职责、患者护理质量、患者满意度等高质量管理的过程及方式。通过实施岗位设置、护士配备、绩效考核、晋职晋级、岗位培训等措施,达到科学设置护理岗位,实现岗位管理,明确护士配置,保障患者安全;完善绩效考核机制,建立激励机制;加强护士队伍的配置,提高护士队伍素质。根据护士所在护理工作岗位的工作性质、工作任务、责任轻重、技术难度等要素,将医院护理工作岗位分为护理管理岗位、临床护理岗位和其他护理岗位。

1.护理管理岗位

护理管理岗位是注册护士从事医院护理管理工作的岗位。一般指护理副院长、护理部岗位及护士长岗位,包括护理副院长、护理部主任、护理部副主任、科护士长、培训主管、病房护士长、副护士长、护理部干事等。

2.临床护理岗位

临床护理岗位是注册护士为患者提供直接护理服务的岗位。主要包括病房(含重症监护病房)、门诊、急诊科(室)、手术室、产房(含助产)、血液净化室、导管室、腔镜检查室、放射检查室等直接服务于患者的岗位。

其中重症监护病房、急诊急救、手术室、血液净化室、肿瘤科、产房等专科护理技术要求较高的临床护理岗位设专科护理岗位。

为了体现护理工作岗位苦脏累程度、工作条件、风险和责任大小的差别，使职称、待遇、分配向苦脏累程度高、工作条件差、风险和责任大的部门和科室倾斜，我们将医院临床护理工作岗位划分为一线临床护理岗位和非一线临床护理岗位。①一线临床护理岗位：是指直接为患者提供临床护理服务并需要常规轮值夜班的临床护理岗位。主要包括病房、重症监护病房、急诊科（室）、手术室、产房、血液净化室等直接服务于患者的岗位。②非一线临床护理岗位：是指直接为患者提供非临床护理的辅助性的服务、管理及技术岗位，且不需要常规轮值夜班。主要包括门诊、预防保健科、健康体检中心、腔镜检查室、放射检查室、计划免疫室、医技部门等科室的护理岗位。

**3.其他护理岗位**

其他护理岗位是注册护士为患者提供非直接服务的岗位，主要包括消毒供应中心、医院感染管理部门及其他需要护理专业背景的行政管理部门等间接服务于患者的岗位。

**4.护理岗位分级**

根据卫生健康委员会医政司关于护理岗位设置试点要求，结合（2009）115号《临床护士分级分类管理办法（试行）》、医院岗位设置要求及护理专业技术职称晋升等规定进行。

（1）护理管理岗位分级：护理管理岗位共分为5级，一级为护理部干事、副护士长；二级为病房护士长；三级为科护士长、护理部副主任；四级为护理部主任；五级为护理副院长。

（2）临床护理岗位分级：临床护理岗位中的一线临床护理岗位共分为5级，分一级护士、二级护士、三级护士、四级护士、五级护士；非一线临床护理岗位共分为3级，分一级、二级、三级。临床教学护士、护理；督导及护理质量控制护士由临床护理岗位护士兼任。

**5.护士岗位培训**

在排班模式彻底转向包病到护的责任制后，如何在保证患者安全的情况下让护士尽快掌握独立分管患者的技能成了迫在眉睫的课题。根据护士的实际业务水平、岗位工作需要及职业发展，制定护士在职培训计划，保障护士按照计划接受培训显得尤为重要。

**6.机动护士库**

机动护士是指在医院护理队伍中设立的隶属护理部统一调配管理，具有一定灵活性、应急性强的较高素质的年轻护理人员。优秀的机动护士库是医院宝贵的卫生人力资源，机动护士的培养是护理人力资源合理使用的体现。充分调动与发挥护理的工作潜能，不仅保证日常护理工作的完成，全面提高护理医疗工作质量，还为突发事件的应急救援队伍蓄积后备力量。

（1）机动护士库的类型。①日常机动护士库：针对部分科室护理人员短缺，使得临床护理人员忙于治疗性处置，而无暇顾及患者的心理护理和健康教育，难以满足临床护理需要，无法保证护理质量而设立。②危重机动护士库：针对重症监护病房、急诊科等科室急危重症患者突然增加或其他科室重症患者需要安排特级护理的情况而设立。③应急救援护士库：主要针对地震、泥石流等自然灾害，以及突发暴力事件需立即抽调护士参加救援而设定。

（2）机动护士库的管理。①机动护士库的管理：全院聘用护士中符合机动护士库入选标准的护士；在本人自愿的基础上，由科室推荐2～3名组成机动护士库，并指定1名人员负责具体管理工作，有科护士长协助进行机动护理人员工作的统筹和安排。②机动护士的培训：对于入选机动护士库的护士，护理部先进行统一的机动护士岗位培训，以全科护士作为培训目标进行严格的业务培训。危重机动护士库护理部再根据情况安排科室轮转,以熟悉各科专业特点,如重症监护病房进行3～6个月的全面培训后,再到外科、内科及专科轮转3～6个月,每一位危重机动护士在2年时间内一般需轮转5～10个科室,不同的科室其专科护理要求各不同,机动护士必须要在短期内熟悉、掌握该专科理论知识和操作技能,通过不断学习来适应新的工作岗位。通过轮转,在实践中掌握越来越多的疾病护理知识,提高对多发病、疑难病的护理技能,同时也提高其适应新环境、新的人际关系的能力。危重机动护士均为工作能力极强的优秀护士,轮转期间护理对象可针对相关科室急危重症疾病,护理相应病例数方为合格。③机动护士工作方法:入选护士每周末将下周休息情况报护理部。机动护士库中人员平时在各自科室正常工作,当某科室需要临时增加人员时向护理部提出申请,护理部根据需要随时通知所需人员到岗。抽调时尽可能利用应急库中护士的休息时间,抽调人员工作时间的长短可根据工作需要灵活掌握。

**(五)绩效考核**

绩效考核是按照一定的标准,运用科学体系的方法、原理,检查和评定员工在本职岗位上对职务所规定的职责的履行程度及工作效果,以确定其工作成绩的一项动态性考评工作。

(1)绩效考核原则。护士绩效考核的基本原则:公平公正原则;科学、规范原则;分级、分层原则;整合原则;可行性原则。

(2)绩效考核步骤。建立护士绩效考核管理系统;制定护士绩效考核标准及方法;确立考核对象;采取定期或不定期的方式考核,保证绩效考核的完整性。

(3)护士的绩效考核以护理服务质量、数量、技术风险和患者满意度为重点,向工作量大、技术性难度高的临床护理岗位倾斜,体现同工同酬、多劳多得、优绩优酬。将护士长管理幅度、难度、质量及护士长个人能级水平等进行客观评价量化,并直接兑现每月奖励性绩效工资分配。

**(六)后勤支持保障**

在责任制整体护理的改革目标中,"责任制"强调的是改革的形式保障,"整体"所强调的则是以患者为中心的新的服务内容。通过改变护理服务的分工和班次,包病到护的排班改革主要解决的正是"责任制"这一形式保障的问题。此外,明晰的责任也进一步成为改善护士行为的外在动力,但要实现整体护理所意味着的护理服务内容的扩展和深化,既需要护理人力数量的增长和质量的提升,也需要诸多辅助部门的支撑和配合。

贯彻"以患者为中心"的理念;加强从营养配膳、安全保卫、清洁卫生到中央运送等后勤保障改革步伐;推进开展临床路径管理、规范医疗行为、缩短平均住院日、增加门诊和住院人次等改革的进程,做到把时间还给护士,把护士还给患者。

1.建立中央运送系统

中央运送是指提供医院内部各种物品运送服务的统称,包括药品、标本和担架运送等服务。以担架使用为例,患者外出检查和使用担架均采用预约的方式完成,这些预约登记单汇总到中央运送的调度中心后,调度中心会将工作任务登记并分配给各担架队员,担架队员第二天会自动按时间要求去运送患者。其中,经评估认定的重症患者,必须要有医护人员陪护才能运送,避免运送途中因缺乏专业知识的担架队员而不能处理患者骤然出现的病情和生命体征变化所带来的风险。

2.陪客管理和安保支持

加强陪客管理有利于为医护人员营造清净的诊疗和服务环境,为患者营造安静舒适的休息环境,同时也有利于减少院内感染。在降低医院陪客率方面,做到"陪而不护"同样是创建优质护理服务的重要内容,尽管陪客管理保障优质护理推进的重要性已在医院内部获得广泛共识,但其推进仍殊为不易,必须实现医护人员和安保部门的联动管理。医院要制定陪客管理制度,统一探视时间,有条件的医院可设置门禁系统加强管理;无条件的医院可在医院规定的非探视时间内,增加安保人员配置,加强陪客管理。

## 五、优质护理服务改进措施

(1)定期分析制约、影响优质护理服务深入开展的原因及存在问题。

(2)有针对地对影响及存在的问题原因进行分析。

(3)根据原因分析,逐项解决、落实,不能落实的要有原因说明。

(4)有为解决问题与相关领导、部门及科室沟通的措施。

## 六、优质护理追踪检查程序

### (一)访谈各级护理人员内容

1.主管院长应掌握的信息

(1)优质护理服务目标、内涵。

(2)优质护理服务领导小组构成及职责。

(3)护理人力资源配置。

(4)优质护理服务保障措施(人事、药事、后勤、医学装备、消毒供应等)。

(5)优质护理服务取得的成效。

(6)其他护理相关问题等。

2.护理部主任(副主任)应掌握的信息

(1)优质护理服务目标、内涵、规划、实施方案。

(2)全院护士信息、掌握全院护理岗位、护士分布及配置情况。

(3)医院护理规章制度修订、执行程序。

(4)绩效考核方案及落实情况。

(5)合同护士同工同酬情况。

(6)护理质量与安全管理委员会运行情况。

(7)护士在职培训、专科护士培训。

(8)护理不良事件管理制度。

(9)其他护理相关问题等。

3.科护士长应掌握的信息

(1)优质护理服务目标、内涵。

(2)优质护理服务实施方案。

(3)护理质量与安全管理架构与运行情况。

(4)科级护理人力资源调配记录。

(5)其他护理相关问题等。

4.护理部干事应掌握的信息

(1)优质护理服务目标及内涵。

(2)岗位职责。

(3)其他护理相关问题等。

5.病区护士长应掌握的信息

(1)病区总体情况:开放床位数、实际患者数、医护人员人数、危重患者数、一级护理人数、高危风险患者数等。

(2)对医院优质护理服务实施方案知晓情况。

(3)病区落实优质护理服务措施:①如何落实护理管理目标及工作计划。②病区一级质控人员组成、检查方法、评价方法等。③分级护理服务标准。④弹性调配护理人员方案。⑤病区管理护工、护理员的情况(岗位职责、培训、考核、调配等)。⑥病区护理相关问题等。

6.责任护士应掌握的信息

(1)分管患者数、患者治疗护理情况(十知道)、主要护理问题、护理计划、护理措施、健康教育、主要阳性体征及处理措施。

(2)各项规章制度、流程、规范、疾病护理常规等。

(3)护理文件书写规范。

(4)分级护理落实情况:①特殊用药情况;②重点环节、应急预案;③分管患者的相关情况等。

**(二)资料的准备**

1.护理部需准备的资料

(1)卫生健康委员会、医院相关文件。

(2)医院优质护理服务领导小组文件。

(3)优质护理服务实施方案、工作目标、进度安排、重度任务、相关政策、保障措施。

(4)相关部门支持保障措施,部门分工工作职责,落实记录。

(5)护理中长期发展规划、工作计划及总结。

(6)医院办公会及院长查房记录。

(7)医院护理资源弹性调配方案、床护比、机动人力资源库、调配记录。

(8)护理管理组织体系、三级护理管理、合理分工、工作职责、贴近临床具体措施、检查考核记录、对护士长考核记录。

(9)护士分层级管理制度、岗位管理、护理岗位说明书(层级划分标准、能力要求、工作职责、工作标准、工作流程及考核标准),护士分层级培训及专科护士培训。

(10)护理管理人员及护理骨干培训制度,工作方案或计划、内容、经费保障及实施记录。

(11)护理绩效考核制度及方案,护理工作数量、质量、技术难度、患者满意度等,与护士的收入分配、职称晋升、学习进修、奖励评优等结合;护理人员对护理绩效考核方案的知晓率及满意度,对薪酬满意度。

(12)护理工作规章制度、护理技术操作规范、护理操作规程、疾病护理常规等。

(13)患者对护理工作满意度情况。

(14)其他相关资料。

2.病区需准备的资料

(1)医院优质护理服务文件。

(2)医院优质护理服务实施方案。

(3)护理绩效考核方案及实施情况,护理绩效考核记录。

(4)护理人力调配方案及记录。

（5）年度工作计划及年度总结。

（6）岗位说明书（层级划分标准、能力要求、工作职责、工作标准、工作流程及考核标准），护士分层级管理（制度、培训）及岗位管理。

（7）护理分层使用、合理分工情况，护士分层级培训计划及专科护士培训计划、记录、考核等。护理人员在职培训方法及内容。

（8）岗位职责、岗位设置及岗位履职情况。

（9）护理制度、职责、流程、疾病护理常规等培训计划、内容，培训记录及考核。

（10）质控：文件、工作计划及总结，会议记录、考核记录、效果评价。病区质控人员岗位职责及质控运行情况。

（11）护理查房及护理会诊程序，护理查房、护理会诊、业务学习实施记录。

（12）优质护理服务目标、内涵。优质护理服务保障措施及护理人员对优质护理服务的满意度。

（13）护理人员对护士长工作满意度。

（14）护理不良事件管理制度。

（15）患者对护理工作满意度情况。

（16）其他相关资料等。

**（三）优质护理服务追踪检查**

1.现场查看

（1）护士长模拟护理查房、护理会诊案例。

（2）护士排班情况。

（3）责任护士护理技术操作。

（4）护士分管患者情况，所管患者护理措施落实情况。

（5）护理级别与病情是否相符。

（6）分级护理标识及落实。

（7）取血与输血流程。

（8）基础护理落实情况（患者皮肤、卧位、给药、输血及口腔护理等）。

（9）专科护理落实情况（引流管、呼吸机管路及常见并发症的护理）。

（10）安全措施（腕带、约束带、床挡、警示标识、交接登记及身份识别等）。

（11）访谈患者对优质护理服务及责任护士工作满意度、住院感受、健康教育知识情况。

（12）访谈家属对医院的整体印象。

2.支持保障系统

（1）人力资源部：全院护理人员花名册及人员结构、科室分布；护士工资标准、绩效方案及福利待遇规定；为护士缴纳社会保险种类。

（2）门诊部：预约诊疗服务、高峰时段就诊秩序、便民服务措施、健康教育及健康咨询、患者等候时间、门诊突发事件应急预案等。

（3）消毒供应中心：为病房提供下收和下送服务的落实情况、病房满意度调查、特殊时段对临床物品供应的保障情况。消毒供应中心人员的培训计划、执行、考核、评价情况、持续改进情况及监督数据情况。

（4）手术室：手术部护理工作制度（安全核查）；护理人员岗位职责、护士分层级配置标准、手术量统计报表、当天手术台次、当班护士人数及资质;手术部护理人员应急调配及原始记录,手术患者交接内容及记录,手术室护理人员培训计划、执行、考核评价情况、持续改进情况及监督数据情况,突发事件应急预案、培训及演练记录;患者访视(术前、术后);患者交接程序(重症监护病房、病房、急诊)。

(5)药事管理部门:提供口服摆药的服务,静脉用药统一配送服务,查看摆药流程,静脉用药配置中心。

(6)医学装备部:临床使用耗材统一配送;对医学装备实行统一的保障(保养、维修、效验、强验)管理,并指导操作人员履行日常保养和维护;对临床急救类、生命支持类装备完好情况和使用情况进行监督管理。

(7)后勤处:后勤服务下收、下送、下修的实施记录;普通膳食供应;陪检、送标本的情况;保洁、安全保卫工作等。

**(四)个案追踪检查案例(供参考)**

1.访谈科主任或医师

优质护理服务的目标及内涵;开展优质护理服务以来护理质量是否有提升及医师对护理工作的满意度。

2.访谈护士长

病区护理质量与安全管理组织架构,科室危重患者情况,护理人力资源情况,护士排班情况,护士分层级培训情况及效果。

3.访谈责任护士

护士1:患者一般情况(十知道)、护理问题、护理计划、护理措施、护理效果、个性化健康教育。

护士2:岗位职责、工作流程、护士能级对应情况;疑问医嘱处理情况等。

护士3:给药制度、患者用药反应、如何与医师沟通等。

护士4:分级护理制度,职业暴露处理流程。

护士5:常见护理并发症预防措施及处理流程。

护士6:护士操作情况,随机查看或模拟。

4.访谈患者及家属

住院感受、用药介绍、饮食、康复、卧位、知晓主管医师、责任护士;对医院总体印象、护理工作满意度等。

5.查看患者

护理级别与病情相符;基础护理(皮肤、卧位、口腔、会阴等);专科护理(引流管、呼吸机、各种管路护理等);腕带及其他标识;安全措施(约束带、床挡、警示标识、身份识别等);护士健康教育情况等;主要护理措施(肠内营养、吸痰、雾化吸入、呼吸机使用、气管切开护理等);口服给药、给药查对、静脉给药、药品有效期管理、化学治疗(以下简称化疗)药物集中配制等。

6.病历查阅

护理病历书写是否规范、风险评估等。

7.资料查阅

(1)用药安全:用药(发药)查对、观察及记录;给药差错分析、培训、整改记录;化疗药物防护措施,职业暴露上报流程。

（2）护理技术操作与常见并发症预防及处理规范；护理技术操作培训及资料、持续改进实例与数据。

（3）执行医嘱护士资质，执行医嘱操作流程，查对医嘱登记。

（4）重点环节与应急管理制度；应急预案培训、演练。

（5）围术期护理。

（6）护士分层级培训及专科护士培训资料。

（7）护理相关资料。

（张　伟）

# 第四节　护理质量标准管理

## 一、护理质量标准的基本概念

### (一)标准和标准化的概念

1.标准的概念

标准指的是判定事物的准则，是技术工作与管理工作的依据。标准是一种权威性规定，具有约束力，是医疗护理质量的保护性和促进性因素。

2.标准化的概念

标准化通常是指制订标准、贯彻标准及修订标准的整个过程。标准化有多种形式，例如简化、系列化、统一化、组合化等。

### (二)标准化管理

标准化管理指的是在护理管理中比较全面、系统地将标准化贯穿于管理全过程的一种管理手段或方法。它将标准付诸实践，并在理论与实践的过程中不断深化。因此，标准化管理的显著特点是要吸收最新的管理理论和方法，实施科学的管理，进行标准化建设。

### (三)护理质量标准化管理

护理质量标准指的是在护理质量管理过程中，以标准化的形式，按照护理工作内容及特点、流程、管理要求、护理人员及服务对象的特点，以患者满意为最高标准，制定护理人员严格遵循和掌握的护理工作准则、规定、程序和方法。要搞好护理质量标准化管理，必须制定科学的、适合本医院护理工作的质量标准。

## 二、护理质量标准的制定原则

### (一)目的性原则

针对不同目的，制定不同种类的质量标准。标准要符合我国医院护理质量主要评价指标和等级医院标准。标准应反映患者的需求，体现以患者为中心的指导思想，无论是直接或间接为患者服务的项目，都应当以此为原则。

### (二)系统性原则

全面质量管理体现了系统性和统一性的原则。应当从整体着眼，使部分服从整体。护理质量标准必须服从于国家性标准,服从于地方性标准、省级标准、地区或市级标准、本单位标准。

### (三)科学性原则

科学是反映自然、社会、思维等客观规律的分科知识体系。标准的科学性就是必须符合护理质量管理规律和发展规律,要积极地贯彻执行、检查评价的科学管理方法。

### (四)实用性原则

标准的制定必须结合实践,具有实际使用的价值,各类指标要能测量和控制,符合临床实际,如果指标太高、太低或复杂、烦琐,不但浪费人力、物力,而且不能长久坚持,起不到监控的作用。

## 三、制定质量标准的要求和程序

### (一)制订标准的基本要求

#### 1.科学可靠

标准的内容应体现科学性、先进性和实用性,不但有利于学科发展、管理水平提高,而且可以从客观实际出发,按照现有人力、物力,制定通过努力能够达到的标准,标准中的技术指标、参数要科学可靠。

#### 2.准确明了

标准的内容要通俗易懂、简洁明了,用词要准确,能用数据的标准尽量用数据来表达。

#### 3.符合法规

标准的内容要符合相关法律、法令和法规,标准要与现行的上级有关标准协调一致,标准中的名词和术语要规范统一。

#### 4.相对稳定

标准一经审定,就具有严肃性和法规作用,大家都必须按照执行,所以,制定标准时必须要慎重,要有群众基础,要有相对的稳定性,不能朝令夕改。但标准要随着科学技术的发展而变化,所以需要进行适时的修订。

### (二)制订标准的程序

(1)确定标准项目,成立制定小组:选择熟悉此项目护理质量要求的资深护理人员组成标准制定小组。

(2)制订标准草案:编写小组成员在充分了解本单位的情况和国内外现状的前提下制订出科学、先进、实用的标准草案。

(3)标准草案的试运行:标准草案制订后,要在部分相关科室或单位试运行,征求意见,对分歧意见要进行分析研究,协商修正草案,最后确定标准,必要时送上级主管部门审批。

(4)批准和发布:按照标准的级别和审批的权限,将标准报相应的主管部门批准后,由批准机关将标准编号发布,并明确标准的实施日期,组织各单位或各科室贯彻执行。在执行过程中发现问题,可向主管部门反映,以利修订。

## 四、护理质量标准的意义和重要性

### (一)护理质量标准的意义

护理质量标准是衡量护理质量的准则,是质量管理的依据,没有标准就不可能有质量管理。标准化是医院科学管理的基础,也是进行全面质量管理的重要环节。所以,应将医院护理工作各部分的质量要求及检查评定制度定出具有先进性、科学性、合理性、实用性的标准,只有形成标准化体系,才能达到真正的质量管理。

**(二)护理质量标准的重要性**

护理质量标准的重要性主要表现在以下3个方面。

(1)护理质量标准是了解护理工作正常进行的重要手段,它明确了护理人员在护理技术活动中应当遵循的技术准则和程序方法,规范了护理人员的职责,使各项护理工作有章可循,是质量管理活动的依据和准则。

(2)护理质量标准是护理服务质量的保证和促进因素。医院严格的护理质量标准对护理人员的服务提出了要求,达到标准的过程本身就是保证质量的过程。它可有效减少护理工作中的过失行为,提高工作效益,减少人力、物力等资源浪费,从而提高护理质量。

(3)护理质量标准可促进护理业务技术水平的提高,有助于护理教学和科研工作的开展,是护理教学和科研的重要依据。它明确了护理人员的业务培训目标,对于促进护理学科的发展和提高护理人员的整体素质具有重要意义。

# 五、常用的护理质量标准

## (一)各项制度标准要求

1.值班、交接班制度

(1)护士必须实行24小时轮流值班制,服从护士长排班,不得私自更改班次。

(2)值班人员必须坚守岗位,遵守劳动纪律,工作中做到"四轻、十不",即说话轻、走路轻、操作轻、开关门轻;不擅自离岗外出、不违反护士仪表规范、不带私人用物入工作场所、不在工作区吃东西、不接待私人会客和打私人电话(非急事)、不做私事、不打瞌睡或闲聊、不与患者及探陪人员争吵、不接受患者礼物、不利用工作之便谋私利。

(3)勤巡视,严密观察、了解病室动态及患者的病情变化与心理状态,及时准确地完成各项治疗护理工作。

(4)必须在交班前完成本班各项工作,写好各项记录,处理好用过的物品,为下一班做好用物准备。

(5)按时交接班,接班者应提前15分钟到科室,对患者逐个进行床旁病情交接班和用物交接班,未交接清楚,交班者不得离开岗位,接班时发现的问题由交班者负责。

(6)认真执行"十不交接":衣着穿戴不整齐不交接;危重患者抢救时不交接;患者出、入院或死亡、转科未处理好不交接;皮试结果未观察、未记录不交接;医嘱未处理不交接;床边处置未做好不交接;物品数目不清楚不交接;清洁卫生未处理好不交接;没为下班工作做好用物准备不交接;交班报告未完成不交接。

2.查对制度

(1)医嘱要做到班班查对,下一班查上一班,查对后签全名。

(2)执行一切医嘱均要严格执行"三查七对"。

(3)麻醉药用后登记并保留安瓿备查。

(4)药品使用前要检查药物标签、批号和失效期,瓶盖及药瓶有无松动与裂缝,药液有无变色与沉淀。

(5)给药前,询问患者有无过敏史。

(6)输血要有2人核对,并严格检查血液质量。

(7)使用无菌物品,要检查包装是否严密,无菌日期及无菌效果是否达到要求。

3.抢救制度

(1)各科室必须根据情况设有抢救室或抢救车、抢救箱。

(2)抢救室内物品齐全,严格管理,一切用物做到"四固定、三及时"。

(3)各类抢救仪器功能良好,器械完好备用,抢救用物分项配套齐全,随时处于完好备用状态。

(4)急救车上物品齐备,放置有序,无过期变质,数目相符。

(5)人人都能熟练掌握常用抢救知识、技能、急救药物和各抢救仪器的使用。

(6)抢救患者时指挥得力,分工明确,配合默契,有条不紊。

(7)准确执行医嘱,口头医嘱要复述核实后才能执行。

(8)各项记录清楚完善,记录及时。

(9)终末料理及消毒符合要求,一切用物及时补充与还原。

**(二)护理管理工作质量标准**

管理是保证质量的关键,只有严格的管理才会有高水平的质量。护理管理长期以来实行护理部主任、科护士长、护士长三级负责制,有严格的质量管理标准,最主要的标准有护理部工作质量标准、科护士长工作质量标准、病室护士长工作质量标准等。

1.护理部工作质量标准

(1)在院长领导下,负责全院的护理管理工作,严格督促执行全院各科护理常规,检查指导各科室落实各项护理工作制度,定期向主管院长汇报工作。

(2)明确各类人员职责分工,建立定期部务会议制度,研究安排检查工作。

(3)制定全院护理年工作计划、在职护士培训计划、新护士上岗培训计划,护理工作年终总结,半年工作小结。

(4)定期检查护理工作质量,每次有检查小结,有质量分析,有整改措施。

(5)组织全院护理人员业务技术培训,拟订、落实在职护士业务培训计划。专人负责和组织开展护理科研和新业务、新技术、科研立项,每年≥2项。

(6)注意护士素质培养,开展职业道德教育,每年≥2次,做好护士思想政治工作,关心护士生活。

(7)主持召开全院护士长会议,并形成例会制度,对科护士长工作每季度检查1次。

(8)制定安全防范措施,加强安全检查,定期分析安全隐患,杜绝护理差错事故的发生。

(9)落实教学任务,明确带教老师职责,保质、保量完成教学、实习、进修工作。

2.科护士长工作质量标准

(1)熟悉职责,有年计划、月安排、周工作重点,并组织实施。

(2)每月召开1次护士长会,内容明确具体。

(3)有计划地到所负责的病室参加下列工作:每周参加晨会≥2次;每周参加科主任查房1次;每季度组织业务学习1次;每周检查病室护理工作3次。

(4)亲自实践和指导危重患者的护理和新业务、新技术的开展。

(5)做好科内护理人员临时调配,协调各病室间的关系。

(6)每月检查护士长工作1次,每年综合考核护士长工作1次。

(7)经常向护理部汇报工作,做好沟通,贯彻、落实护理部各项工作。

3.病室护士长工作质量标准

(1)科室工作有年计划、月安排、周重点,每周在晨会上有工作小结。

(2)有切实可行的岗位职责,有日常检查考核办法,有奖惩措施,每月进行工作质量讲评。

(3)护理人员排班科学合理,充分满足患者需要,保证医疗护理安全。

(4)有差错疏忽及投诉登记本,无漏报、隐瞒现象,发生差错、事故及时上报,积极处理,认真进行差错分析,有处理意见,有整改措施。

(5)科室内部团结协作,科室间关系良好,关心同事,并协助解决实际问题。

(6)严格执行各项规章制度和操作规程,不断健全专科护理常规。

(7)每周深入病房了解患者及家属的需要和征求意见1次,每月召开工休座谈会1次,针对意见有改进措施。

(8)贯彻落实上级各项指令性工作。

(9)每月定期组织科内护士业务学习和护理查房;参加危重患者病案讨论和死亡病例讨论;每年"三基"考核2次。

(10)妥善安排实习、进修人员带教工作。

**(三)护理工作质量标准**

临床护理是对患者进行直接护理最重要的内容,质量高低会直接影响到患者的康复,主要包括护士素质、护理安全、消毒隔离、基础护理、护理记录等内容。

1.护士素质质量标准

(1)尊重患者,态度和蔼,执行保护性医疗制度,患者对护理工作满意度≥95%。

(2)认真履行岗位职责,责任护士对患者做到"十知道"(床号、姓名、诊断、职业、文化程度、家庭状况、心理状况、饮食、治疗和护理)。

(3)遵守院纪院规,遵守劳动纪律。

(4)仪表端庄,举止大方,待人礼貌、热情,着装符合要求。

(5)对患者实施针对性的心理护理及健康教育。

(6)保持慎独的态度,严格执行规章制度和操作规程。

(7)积极参加业务学习、论文撰写和科研工作,完成规定的教学任务。

2.护理安全质量标准

(1)有医疗安全防范的制度和措施,护士与护士长签订安全责任状。

(2)麻醉药管理做到"五专"(专人、专柜、专锁、专处方、专登记本),有交接班记录,有使用登记。

(3)抢救车用物齐全,摆放合理,呼吸机、监护仪等抢救仪器性能良好。

(4)有青霉素过敏抢救专用盒,无过期失效药品和用物,过敏性与非过敏性药物分开放置,药物过敏患者床头挂醒目标志。

(5)严格执行护理操作规程和无菌操作原则。

(6)坚持"三查七对",护理事故发生率为0,护理差错发生率≤1/(年·百张床)。

(7)注意护士自身安全,出现意外纠纷,及时报警并采取防范措施。

(8)氧气、吸引等装置保持完好,有用氧"四防"标志。

(9)病房安全通道通畅,灭火器完好,做好安全知识宣教。

3.消毒隔离质量标准

(1)有预防医院感染的制度和措施,严格遵守无菌操作原则,操作前后洗手。

（2）每月定时对工作人员手、无菌物品、空气、物体表面、消毒液进行细菌学监测，超标有整改措施和复查记录。

（3）消毒、灭菌方法正确，灭菌合格率100％。

（4）病床湿扫，一床一毛巾一消毒，床头桌抹布一桌一巾一消毒。

（5）无菌物品放置在无菌专用柜，无过期失效。

（6）实行一人一针一管一消毒，止血带每人一根，用后消毒，垫巾、隔巾一人一用一消毒。

（7）无菌溶液注明开瓶日期，并在有效期内使用，氧气湿化瓶、呼吸机管道等按规定时间更换、消毒。

（8）室内清洁整齐，定期消毒和开窗通风，严格区分无菌区、清洁区和污染区，有专用的卫生工具。

（9）感染伤口和特殊感染的器械、布类及用物等要按规定严格处理，垃圾分类按要求处理（黄色——医用垃圾、黑色——生活垃圾、红色——放射性垃圾）。

（10）出院或死亡患者，做好床单位终末消毒。

4.基础护理质量标准

（1）病房环境整洁、安静、空气新鲜无异味。

（2）患者口腔、头发清洁无臭味，衣服和床单整洁无污迹，皮肤清洁无压痕，外阴清洁，无长胡须、长指（趾）甲。

（3）床周边物品摆放有序，无杂物。

（4）患者体位正确，症状与病情相符，情绪稳定无心理障碍。

（5）患者基本生活需要落实到位，各种管道护理正确，无护理并发症（压疮、烫伤、冻伤、坠床、足下垂、输液外漏等）。

（6）用药准确安全，床头药物过敏标志醒目，特殊患者保护措施到位（神志不清者、小孩有护栏），床头卡与患者情况相符。

（7）经常巡视病房，了解患者动态，责任护士对患者情况要做到"十知道"。

（8）做好健康教育，患者知道护士长、负责护士、负责医师的名字，知道住院注意事项，患者对自身疾病、用药情况、卧位、饮食、休息、活动、检查的注意事项基本了解。

5.护理记录质量标准

护理记录包括体温单、医嘱单、护理记录单、病室交班本等。各项记录要做到：格式符合要求，项目填写齐全，记录及时准确，用医学术语、措辞精练，字体端正易辨认，页面清洁、不涂改。

（1）体温单：楣栏项目逐项填写齐全、准确。手术后数天连续填写至术后第七天；测量的时间、次数符合病情规定的要求；体温单的绘制做到点圆、线直、大小粗细及颜色深浅一致，页面清洁；40～42 ℃体温线上及底栏各项目填写正确并符合要求。

（2）护理记录单：楣栏填写符合规定要求，页码准确；首页开始，应简述病情或手术情况，病情的处置及效果；按医嘱或病情需要，及时、准确地记录每个时段患者的生命体征、用药治疗效果、护理措施和病情变化，要求记录完整。交班时应做一次清楚扼要的小结，并签全名；液体出入水量按要求记录，并进行24小时总结；患者病故或出院都应有最后的护理小结；记录的时间与病情的记录要准确无误，不能与医师记录矛盾，不能有主观臆断内容，真实、客观地反映病情，避免医疗纠纷隐患；护理记录书写合格率≥95％。

**（四）特殊专科护理质量标准**

特殊专科很多，通常把病室之外的科室都视为特殊专科，如手术室、急诊室、供应室、产房婴儿室、重症监护病房、门诊、血液透析室等。这些科室除具备共性的护理质量要求外，还具备一些特殊的质量要求。现举例介绍手术室、急诊室、供应室特有的护理质量标准。

1.手术室护理质量标准

（1）手术室环境随时都必须做到：清洁、整齐、安静、布局合理，严格区分限制区、半限制区、非限制区。

（2）严格遵守各项手术室制度，如查对制度、接送制度、手术器械制度、敷料清点制度、标本保存制度、交接班制度、参观制度等，并有记录可查。

（3）严格执行无菌技术操作规程，无菌手术感染率≤0.5%。

（4）有严格的消毒隔离制度，并认真执行，每月对空气、无菌物品、工作人员手和物体表面、消毒液、高压锅进行细菌学监测。

（5）无菌手术与有菌手术分室进行，在特殊情况下，应先做无菌手术后再做有菌手术，隔离手术间门口挂隔离牌，术后用物按隔离性质进行严格消毒处理。

（6）严格洗手制度，手术室人员外出必须更换外出鞋、衣，外出的推车有清洁、消毒措施。

（7）手术室人员半年一次体检，咽拭子培养阳性及皮肤化脓感染者不进手术间。

（8）巡回护士根据手术需要，摆好患者体位，注意患者的舒适和安全，做好各项准备，主动、及时地配合手术及抢救工作。

（9）洗手护士要了解手术步骤，熟练地配合手术，并与巡回护士一起认真地查对患者、手术部位、器械敷料、手术标本等，保证术后伤口内无遗留物，确保手术安全。

2.急诊室护理质量标准

（1）具备救死扶伤的精神，责任心强，业务水平高，熟悉各科室常见急性病的治疗原则和抢救常规，严密观察病情，及时配合抢救，必要时要进行初步应急处理。

（2）做好急诊登记，分诊准确。如发现传染病应立即隔离，并做好消毒工作和疫情报告。

（3）服务态度良好，时间观念强，工作安排有序，应做到接诊患者快、治疗抢救快、医护配合好。

（4）有抢救组织，有抢救预案，如遇大批外伤或中毒患者来院时，能立即组织抢救，并向有关领导汇报。

（5）抢救物品和药品随时保持齐全、完好状态，不准外借，使抢救用品完好率达100%。

（6）做好抢救室及留观室患者的各项护理工作，无护理不当引发的并发症，做到观察室管理病室化。

3.供应室工作质量标准

（1）布局合理，符合污－净－无菌－发放路线原则，三区线路不交叉、不逆行。

（2）有健全的制度和职责，有物品洗涤、包装、灭菌、存放、质量监测、保管等质量要求，并认真执行。

（3）各类设备配置符合要求，供应品种、数量满足医院工作需要。

（4）所供应的物品均写明灭菌日期，无过期物品，每天对消毒灭菌用物进行质量检测，灭菌质量合格率达100%。

（5）坚持做到下送、下收，下送、下收物品不混装、不互相污染，方便于临床。

（6）各种物品管理做到账物相符、分类放置。借物手续齐全，有统计月报制度，数据真实可靠。

（7）环境清洁、整齐有序，定时进行空气消毒，每月对空气、无菌物品、工作人员手及物体表面、消毒液、灭菌锅进行细菌学监测，确保医疗护理安全。

## 六、临床科室护理质量管理流程

由于临床科室护理质量管理是医院护理质量管理的基础环节，一般情况下，由病区护士长和护理骨干组成的病区三级护理质控小组负责。主要有如下步骤。

### （一）成立护理质量控制小组

质量控制小组简称质控小组，小组人员相对固定，分工明确。一般设立组长1人、组员4～5名，组长由护士长担任，组员由责任组长、护理骨干、带教组长、高年资护士组成。质控小组负责制定科室年度护理质量监控计划、监控形式及整改意见，根据要求，每天、每周或每月进行科室护理质量自我检查和考评。月底由护士长核定成绩，并结合护理部、科护士长及医院专项护理质量小组检查的结果在全科护士会上总结讲评，分析本科存在的实际问题，提出改进意见或建议，落实奖惩，以促进质量持续改进。

### （二）组织学习护理质量标准

病区护士长组织全科护士认真学习医院护理质量标准，要求每位护士熟记并通过自行组织的考核。

### （三）建立自查制度和奖惩制度

建立完整的自查和奖惩制度。质量小组成员按照分工定期检查各项护理质量指标的达标情况，小组成员间各自负责又相互合作，做到重点突出、标准统一、量化评分、奖惩分明。

### （四）跟班检查

护士长根据跟班者情况或近期护理工作的特点，有重点地跟班。在跟班过程中，主要了解护士掌握工作的熟练程度和完成质量，指出存在问题或不足，提出改进意见，必要时进行示范教学。对于科室存在的共性问题、重点问题，应重点讲评。为便于观察分析质量发展的趋势和改进效果，科室可建立专门的"跟班登记本"，记录跟班的各项检查指标及其分值，被跟班者的姓名，跟班的时间、班次、讲评意见等。

### （五）不定期检查

护理部主任、质管干事和科护士长可通过跟班检查对科室护理工作质量进行检查。检查的重点是新护士长、代理护士长及工作繁忙、存在隐患多的科室等。检查内容为护士长的行政管理、业务技术、护理教学和护理查房等全面护理工作的完成质量。

### （六）问卷调查和自评

护士长可通过问卷调查了解患者对科室护理质量的满意度，问卷可以在患者住院期间即时发放，也可以在患者出院后以邮寄形式发放。问卷设计可参照护理部的满意度调查表，同时也应采纳科室医技类人员的意见或建议。护士长也可通过问卷调查对科室护理工作进行自评，由每位护士配合填写自评表。通过满意度调查和自评，护士长可以对科室的护理质量有一个全面的了解，能及时发现问题、完善管理。

### （七）每月召开护士会分析讲评

护士长每月组织护士或护理骨干召开护理质量分析会，护士长在会上根据跟班检查的结果、自查的结果、护理部专项护理质量检查小组和护士长例会通报的情况等进行分析讲评,重点讲评科室护理工作的完成质量、存在问题、整改意见及奖惩情况,并布置下个月的工作任务和要求。

### (八)完善科内管理制度

实施改进措施后,科室的护理质量如能改善并实现达标,护士长应当将改进措施列为科内的管理制度继续执行。

(张　伟)

# 第五节　医院感染与护理管理

护理工作在医院感染管理中具有本身的特殊性和重要性。国内外调查结果显示,医院感染中有30％～50％与不恰当的护理操作及护理管理有关。因此,加强研究护理程序、护理技术和医院感染的发生规律,以及它们之间的相互关系,探索预防、控制感染的理论与方法,用有效的护理操作技术,最大限度地降低医院感染的发生率,是本节阐述的目的。

## 一、护理操作与防止感染的关系

护理管理是医院管理系统中的主要组成部分。在总系统的协调下,相关的护理部门运用科学的理论和方法,在医院内实行各种消毒灭菌和隔离措施。完善的护理管理机制通常以质量管理为核心、技术管理为重点、组织管理为保证。护理质量的核心则是医院感染控制的水平。在预防和控制医院感染的全过程中,护理指挥系统起着决定性的作用。护理人员及护理管理者,应该成为预防和控制医院感染的主力。

预防感染措施的执行常常首先涉及护理人员。要做好实质性护理,离不开消毒、灭菌和隔离技术,而且,一般来说,护理人员接受的控制感染的基本教育和训练比医师要多。在多数情况下,患者的一些病情变化首先发现的往往是护士。一旦发现患者有严重感染的危险时,当班护士有权对患者实行隔离。这种责任要求护士对一些疾病及其隔离的必要条件,必须有较全面的知识和理念,并要随着疾病谱的变化、疾病传播和流行的特点,制定出相应的隔离措施。比如,100多年前提出的"类目隔离"发展至今已有7种方法(严密隔离、呼吸道隔离、抗酸杆菌隔离、接触隔离、肠道隔离、引流物-分泌物隔离、血液-体液隔离),以后又发展为以疾病为特点的隔离;20世纪80年代末期进一步提出全面血液和体液隔离,亦称屏障护理;20世纪90年代初发展为"体内物质隔离"。在此基础上于20世纪90年代中期形成了"普遍性预防措施",到了20世纪90年代后期又迅速地发展为今天的"标准预防"。

以最简单而常做的试体温为例来说,曾有报道,由于直肠体温表擦拭不净,消毒不彻底,造成新生儿沙门菌感染迅速扩散,6周内就有25例新生儿感染。经过实行隔离患儿、彻底消毒体温计和停止直肠测温(改用腋表)等综合管理和护理措施,感染才得以控制。

点眼药这一简单而常见的护理操作,也可能造成眼部的严重感染。国外有报道说,因点眼药造成感染的发生率可高达44％。点眼药除可导致铜绿假单胞菌传播外,还会引起黄杆菌污染。曾有报道,给新生儿洗眼后发生脑膜炎;用无色杆菌污染的水洗眼和湿润暖箱造成6名早产婴儿死亡。

大量的事实充分说明,严格认真地执行消毒、灭菌、无菌操作和隔离技术,是预防医院感染的重要保证。护理人员既然是主力,在任何治疗和护理行动中都必须坚持这一观点。欧美各国多数医院管理机构都认为,没有预防感染的护士,就无法推动和贯彻防止医院感染的各种措施。因此,英国在1958年率先任命了医院感染监控护士。

随着人们对感染与护理关系的认识日益深入,各有关护理管理和护理教育部门相继把防止感染问题列入迫切的议事日程,作为护理质量控制的必要指标来抓。这既是摆在护理工作者面前的一个亟待解决的重要课题,也是全体护理人员的光荣任务和神圣职责。

综上所述,护理人员必然是医院感染管理中的主力。有关机构总结了感染监控工作的经验与教训,认为一个合格的感染监控护士,应该扮演着多种重要角色:专职者(掌握病原体特征及其传播途径,并有针对性地加以有效预防和控制)、执行者(理论与实际并重,不仅掌握清洁、消毒、灭菌理论与方法,并能付诸实践,严格地执行无菌操作技术与隔离方法,有效地控制医院感染的发生)、监察者(督促全院医护人员行动一致,互相提醒)、教育者(指导卫生员、护工及探访者等非专业人员,普及有关疾病传播和预防交叉感染等知识)、发现者(高度警惕、密切观察,及时发现感染者及引起感染的潜在危险因素,并尽快予以控制)、研究者(研究医院感染的发生、发展规律,探讨针对感染的预防控制措施)和保护者(既是患者健康的保护神,又必须保护工作人员免受感染)。集7个角色于一身,这充分说明监控护士的突出作用,同时也描绘出他们所担负的职责与任务的分量。

## 二、加强护理管理与减少医院感染

按原卫生部1988年建立健全医院感染管理组织的文件精神,护理部主任(或总护士长)必须是医院感染管理委员会的主要成员之一,积极参加该委员会的组织、管理、计划和决策等各项重要活动。护理部必须将感染管理委员会的各项计划、决策列为本部门的日常基础工作,并及时付诸实施和督促执行。护理部有责任教育广大护理人员提高对医院感染危害的认识,贯彻消毒、灭菌、隔离和合理使用抗生素等各项预防措施,并担负起有关防止感染的组织、领导、培训、考核、评价、科研和调查等工作。如有必要,护理系统应该主动和独立地制定出行之有效的预防措施,并建立严格的控制感染管理制度,层层落实把关,从而最大限度地避免因护理管理失误而引发医院感染。

### (一)加强组织领导与健全监督检查

医院的感染管理是一个复杂的系统工程,护理管理则是该系统的重要子系统,它的运行状况会直接影响整个医院感染管理的质量与水平。为了实现预防和控制医院感染这个大目标,必须建立健全组织,并实施科学而有效的管理。护理部要在医院感染管理委员会的指导下,组织本系统中有关人员成立预防医院感染的消毒隔离管理小组,由护理部主任或副主任(或总护士长)担任组长,成员应包括部分科护士长和病房护士长。组成感染管理的护理指挥系统,负责制定预防医院感染的近期和远期计划,并提出相应的具体要求,明确职责与任务。无论近期或远期计划均应从实际出发,并有一定群众基础,以利实施和执行。切实可行的预防感染计划是严格护理管理的关键一步。它既是护理质量评定的标准和检查、考核、评比的依据,又是防止感染发生的保障。

护理指挥系统应当充分发挥它的组织作用及计划、处理和控制医院感染的职能,通过计划安排、定期检测、随时抽查或深入第一线等途径,了解情况,以此衡量和评定各科室的护理管理现状和质量,并根据所获得的各方面的信息及时处理存在的问题,或做出相应的调整,使医院感染的各项预防措施持续处于良好的运行状态。这个系统必须使组织中的成员都能发挥他们的聪明才智,为实现组织目标而共同努力奋斗,用有限的资源获得最大的预防控制感染的效果。

感染管理的护理系统还应对全院护理人员进行消毒、灭菌、无菌操作和隔离技术的教育,进行合理使用抗菌药物、正确配制和选择合适溶酶、观察用药后的反应,以及各种标本的正确留取及运送等有关预防感染的培训,并根据实际需要及时实施考核、检查、纠错等工作。要定期进行无菌操作的达标率和消毒灭菌合格率等的统计,了解护理人员被利器刺伤甚或遭受感染的情况,以及住院患者的感染发生率等,分析原因,及时向有关部门提出警示并做好宣传教育工作等。它还必须建立感染发生的报告制度,除法定传染病按规定报告外,其他医院感染均应由各病区护士长(或监控护士)上报护理部及医院感染管理专职人员,特别是发生多种耐药菌株,如耐甲氧西林的金黄色葡萄球菌、耐万古霉素的金黄色葡萄球菌、耐万古霉素肠球菌等感染;输血和输液反应及输血后肝炎等需要立即报告,同时应实施有效的相应隔离。一旦发生感染暴发流行,护理部的主管者应迅速到达发病现场进行调查,第一时间获得资料,并同医院感染管理专职人员协力探讨原因,采取相应的对策及改进消毒灭菌方法和隔离措施。

在医院感染暴发流行时,必须及时调整防止感染的计划。这时感染管理的惯性运行应过渡到调度运行或控制运行状态。但是,全院统一的清洁卫生、消毒隔离、监测检查和无菌操作等各种规章制度应保持相对稳定,这一点亦正是制度与计划的不同之处。切实可行的计划与严格的管理制度不但可提高质量和效率,而且是使整个护理工作处于良好状态的保证。此外,护理系统还应制定统一的消毒隔离、无菌操作等护理质量检查标准和具体要求,如对肌内注射、静脉注射、留置针、呼吸机的应用、留置尿管等操作规定统一的操作程序及质量标准,并要根据标准进行训练和强化要求,使具体操作规范化和质量标准化。每季度应进行抽查,以切实达到预防医院感染的目的。

### (二)改善建筑布局与增添必要设备

医院感染管理工作的好坏与医院重点部门的建筑布局和设备的关系比较密切,所以在条件允许的情况下,应根据需要适当改造或改建不适于预防感染的旧建筑,增添必要的专用设备。例如,在无菌手术室和大面积烧伤病房及大剂量化疗、骨髓移植病房安装空气净化装置;医院中心供应室三区(污染区、清洁区与无菌区)划分清楚,区与区之间有实际屏障,人流、物流由污到洁,保证不逆行,清洗污染物品逐步由手工操作过渡到机械化操作,使之达到保证清洗干净又不污染或损伤操作者;淘汰不合格的压力蒸汽灭菌器,应用预真空压力蒸汽灭菌器,保证灭菌质量;根据医院功能及灭菌要求,考虑购置环氧乙烷灭菌器,以保证畏热、怕湿仪器的灭菌质量;增加基础医疗设备,如持物钳、器械罐、剪刀、镊子等基础器械的备份,以保证有充足的灭菌及周转时间,确保医疗安全。在供应室的三区内部设有足够的洗手池及清洁干燥的肥皂与毛巾,以保证工作人员及时洗手。在重点病房及注射室、重症监护病房、儿科病房等部门的进出口旁安装洗手池、脚踏式的开关,以保证医务人员在护理患者前后,能充分地洗手而防止交叉感染。在综合医院设立传染病房时,应建立独立的护理单元,并按传染病医院要求合理布局,按传染病管理法严格管理;严格区分清洁区、半污染区和污染区,以及加强污物、污水的无害化处理。

### (三)加强教育培训与提高人员素质

提高工作质量的原动力来自教育。不断进行针对性的教育与专业培训是搞好医院感染管理的基础。因此,护理部必须从教育入手,与感染管理专职人员密切配合,根据当时的具体情况,对各级人员进行消毒、隔离技术等的培训。只有人人都了解预防医院感染的意义、具体要求和实施方法,才能使预防感染的各项计划和措施变为群众的愿望和行动,才能切实控制或防止感染的发生。

对于从事医院感染管理人员的知识结构的要求主要有两方面:其一是严密的消毒、隔离、无菌操作及其他预防或控制措施的技术方法,以及合理使用抗生素等,这可按照一定的规章制度,通过严格的专业培训来实现;其二是有关的微生物学、卫生学、流行病学等基础知识,这需要加强经常性的学习,不断拓宽知识面才能达到。其中尤其重要的是提高工作人员的专业素质,使他们掌握并熟知各种感染性疾病的先兆特征及其潜伏期,早期预测和推断交叉感染发生的可能性,并采取相应的措施。早期识别对防止感染的发生最为有效,因为患者最具有传染性威胁的时间往往是患病的最初阶段,如果能及早采取必要的措施,就能迅速控制疾病传播,达到事半功倍的效果。否则,一旦感染扩散开来,就会出现不可收拾的局面。从这个意义上来讲,医院感染预防和管理教育的对象应该不仅限于传染科的医务人员,而是医院的全体,只是教育的内容和程度有所选择和区别。

定期进行在职教育或轮训和考评,是促进护理常规落实的好办法。值得一提的是,实践已反复证明,有关护士长和监控护士的思想作风、业务技术和组织管理能力与医院感染的发生率有密切关系,因此医院感染的管理机构和护理指挥系统必须紧紧抓住对他们的教育。通常,可以通过有计划的专业培训、参观学习、经验交流及定期举办专题讨论会等形式来提高他们的业务素质和管理水平。护士长和监控护士应该善于利用组织查房、消毒和隔离操作、小讲课、定期考评等途径来指导所属护理人员的工作,从而保证医院感染预防和管理的质量。对于各级护理人员(特别是新调入的),除培养他们严格执行各项消毒隔离制度的习惯外,还必须加强个人卫生管理。如保持工作服、工作帽、口罩及各种器具等清洁和合理使用等。

2000年卫生健康委员会下发的医院感染管理规范中也明确规定,各级人员均要有计划地参加医院感染专业和职业道德的培训,新调入人员不少于3个学时、一般工作人员每年不少于6个学时、专职人员每年不少于15个学时的培训。

**(四)强化高危人群和重点部门的感染管理**

医院是各种疾病患者聚集的地方,其免疫防御功能都存在不同程度的损伤或缺陷。同时,患者在住院期间又由于接受各种诊疗措施,如气管插管、动静脉插管、留置导尿管、手术、放射治疗(以下简称放疗)、化疗、内镜检查和介入治疗等,进一步降低了他们的防御功能。加之医院病原菌种类繁多、人员密集,增加了患者的感染机会。因此,为了控制医院感染的发生,医护人员必须对人体的正常防御能力有一定的了解,还要熟悉降低或损伤宿主免疫功能的各种因素,以便采取相应措施,提高宿主的抵抗力。同时,还应对医院感染所涉及的各类微生物,对于常见致病菌和机会致病菌的种类、形态、耐药力、致病力及对药物的敏感性等应有一个清楚的认识,以便有针对性地对有传染性的患者进行有的放矢的隔离与治疗,对环境及医疗器械进行有效的消毒、灭菌,从而降低医院感染的发生率。

老年患者由于免疫功能低下,抗感染能力减弱,尤其是有疾病并处于卧床不起的老年人,由于呼吸系统的纤毛运动和清除功能下降、咳嗽反射减弱,导致防御功能失调,易发生坠积性肺炎。而且,这类患者的尿道多有细菌附着,导管中铜绿假单胞菌、大肠埃希菌、肠球菌分离率高,也可能成为医院感染的起因。对于抗菌药物的应用,无论用于治疗还是用于预防,均应持慎重态度,并坚持定期做感染菌株耐药性监测,以减少耐药菌株的产生。

对住院的老年患者,必须特别加强生活护理,做好患者口腔和会阴的卫生。协助患者进行增加肺活量的训练,促进排痰和胃肠功能恢复。用于呼吸道诊疗的各种器械要做到严格消毒。工作人员在护理老年患者前后均应认真洗手,保持室内环境清洁、空气新鲜,严格探视制度及消毒隔离制度。

幼儿处于生长发育阶段,免疫系统发育尚不成熟,对微生物的易感染性较高,尤其是葡萄球菌、克雷伯杆菌、鼠伤寒沙门菌、致病性大肠埃希菌和柯萨奇病毒等感染,较易在新生儿室暴发流行。因此,预防医院感染要针对小儿的特点,制订护理和管理计划。加强基础护理,注意小儿的皮肤清洁及饮食卫生,更主要的是从组织活动和环境改善方面进行考虑,除严格执行各种消毒、隔离的规章制度外,还要求工作人员上班前一定要做好个人卫生。进入新生儿室要换鞋,接触新生儿前一定要洗手,并做好对环境卫生的监测。工作人员出现传染性疾病时,应及时治疗、休息,传染期应调离新生儿室,以免发生交叉感染。

重症监护病房是医院感染的高发区,患者的明显特点是病情危重而复杂:①多数患者都是因其他危重疾病继发感染(包括耐药菌株的感染)后转入重症监护病房。②各种类型休克、严重的多发性创伤、多脏器功能衰竭、大出血等患者,其身心和全身营养状况均较差,抗感染能力低。严重创伤、重大手术等常导致全身应激反应,进而出现抗细菌定植能力及免疫功能下降。③患者多数较长时期使用各类抗菌药物,细菌的耐药性均较强。④强化监护所使用的各种介入性监察、治疗,如机械通气、动脉测压、血液净化、静脉高营养、留置导尿管、胃肠引流等都可能为细菌侵入机体和正常菌群移位提供有利条件。⑤患者自理能力缺乏或丧失,因而十分依赖护理人员,与护理人员频繁接触往往会增多发生交叉感染的机会。

为了做好重症监护病房医院感染的预防工作,除从设计和设备上给予关注外,必须制定一系列防止感染的管理制度。此外,还应强调从业人员素质的提高,有高度责任心者才能做好重症监护病房的工作,从而降低重症监护病房患者医院感染的发生率。预防重症监护病房医院感染的原则应是提倡非介入性监护方法,尽量减少介入性血流动力学监护的使用频率。对患者施行必要的保护性医疗措施,提高患者机体的抵抗力。特别应预防下述各类型感染。

1.预防下呼吸道感染

因为这类感染易于发生,而且对危重患者威胁较大。在具体实践中应认真做好以下各项。

(1)对昏迷及气管插管的患者,必须加强口腔护理。

(2)掌握正确的吸痰技术,以免损伤呼吸道黏膜及带入感染细菌。

(3)严格按七步洗手要求,应用流动水、脚踏式或感应式开关、一次性擦手纸巾认真地洗手。根据需要定期或不定期进行手部细菌监测,切断通过手的传播途径。

(4)做好吸入性治疗器具的消毒,阻断吸入感染途径,如湿化瓶及导管要按照卫生健康委员会规范严格终末消毒、干燥保存,用时加无菌水,连续使用时每天更换无菌水;使用中的呼吸机管道系统应及时清除冷凝水,必要时定期或不定期更换、消毒。

(5)积极寻找有效手段,阻断患者的胃-口腔细菌逆向定植及误吸,不用 $H_2$ 受体拮抗剂,慎用抗酸药,以免胃内 pH 升高,而细菌浓度增高,以致促成内源性感染的发生。可用硫糖铝保护胃黏膜,防止应激性溃疡;带有胃管的患者,应选择半卧位,并应保持胃肠通畅,若有胃液潴留,应及时吸引,防止胃液倒流而误吸;术后麻醉尚未恢复之前,应使患者处于侧卧位,严格监护,若有痰液应及时吸出等措施防止误吸。

(6)做好病室的清洁卫生,及时消除积水和污物,铲除外环境生物储源,保持空气洁净及调节适宜的温湿度,定期清洗空调系统。

（7）加强基础护理，对患者进行有关预防下呼吸道感染的教育，指导患者进行深呼吸训练和有效咳嗽训练，鼓励患者活动，对不能自主活动的患者应协助其活动，定时翻身拍背，推广使用胸部物理治疗技术。

（8）监护室内尽量减少人员走动，隔离不必要人员入室，室内禁止养花，以防真菌感染。

（9）进入重症监护病房的人员（包括探视人员）都要严格按制度更换清洁的外衣和鞋子，洗手，必要时戴口罩，严禁有呼吸道感染者入内。

（10）建立细菌监测、感染情况的登记上报制度，定期分析细菌的检出情况，对感染部位、菌种、菌型及耐药性、感染来源和传播途径，以及医务人员的带菌情况均应做好记录，以便制定针对性的控制措施。

2.防止血管相关性感染

危重患者往往需要进行介入性的监护、治疗或诊查，而作为医护人员必须贯彻世界卫生组织的安全注射的 3 条标准，即接受注射者安全、注射操作者安全、环境安全，还应特别注意下列各点。

（1）采用各种导管应有明确指征，总的来讲要提倡非介入性方法，尽量减少介入性损伤。

（2）对患者实行保护性措施，提高其自身抵抗力，介入性操作容易破坏皮肤和黏膜屏障，能不用时应立即终止。

（3）置入时除了严格的无菌技术外，还应注意选择合适的导管，如选择口径相宜、质地柔软而光洁的导管，以及置管者具备熟练的穿刺、插管技术，从而避免发生血小板黏附及导管对腔壁的机械性损伤。

（4）加强插管部位的护理及监测，留置导管的时间不宜过长，导管入口部位保持清洁，可选用透明敷料，以便于随时监察，一旦发现局部感染或全身感染征象应立即拔除导管，并做相应的处理。

（5）做好消毒、隔离，严格的洗手和无菌操作是预防介入性感染的最基本的重要措施。

（6）配制液体及高营养液时应在洁净环境中进行，配制抗癌药及抗菌药时应在生物洁净操作台上进行，确保患者、工作人员及环境安全。

（7）介入性操作中使用的一次性医疗用品必须有合格证件，符合卫生健康委员会的有关要求，严防使用过期、无证产品，确保患者安全等。

3.重症监护病房患者感染

重症监护病房患者多为手术后带有切口，而本身的抵抗力又很弱，伤口愈合较慢，所以要求特别注意预防手术部位及切口感染。

（1）防止切口感染的最有效对策是严格的无菌操作，不用无抗菌能力的水冲洗切口，并对疑有感染的切口做好标本留取，及时送检。

（2）缩短患者在监护室滞留的时间。

（3）选用吸附性很强的伤口敷料，敷料一旦被液体渗透要立即更换，以杜绝细菌穿透并清除有利于细菌的渗液和避免皮肤浸渍。

（4）尽量采用封闭式重力引流。

（5）更换敷料前洗手，处理不同患者之间也要洗手，即使处理同一个患者不同部位的伤口之间也应清洁双手。

（6）保持重症监护病房室内空气清洁，尽量减少人员流动，避免室内污染等。

### 三、护理人员感染的防护

医院的工作人员直接或间接与患者和传染性污物接触,可以从患者获得感染,也可以把所得的感染或携带的病原体传给患者,并能在患者及工作人员之间传播,甚至扩散到社会上去。因此,对工作人员进行感染管理,不仅关系到他们自身的健康,而且也有益于全院患者及其家属,甚至社会。

在医院众多职工中,护理人员接触患者最多,每天需要处理各种各样的感染性体液和分泌物,可以说是处于各种病原菌包围之中,时刻受到感染的威胁,因此必须加强护理人员的自我防护与感染管理。

**(一)加强对护理人员的感染管理**

对护理人员感染的监测既是职业性健康服务和预防感染的重要环节,也是医院感染监控及管理系统中的重要组成部分。对护理人员应定期进行全面体格检查,建立健康状况档案,了解受感染的情况,以便采取针对性的预防措施。

在医院中,许多科室和工作环节对职工具有较高的感染危险性,尤其是护理人员在调入或调离某一部门时,都应进行健康检查,查明有无感染,感染的性质,是否获得免疫力等,并做好详细记录。在此基础上,进一步探讨这个部门的感染管理工作,明确改进目标,制定相应的预防感染措施。

**(二)提高护理人员自我防护意识**

护理人员在进行手术、注射、针刺、清洗器械等操作时,极易被锐利的器械刺伤。人体的皮肤黏膜稍有破损,在接触带病毒的血液、体液中就有被感染的危险性。国内有医院调查发现,外科及治疗室的护士在工作中约有70%被医疗器械损伤过,美国的一项调查报告表明,703例的医务人员的感染100%与接触感染性的血液、体液有关,这其中有95%与利器刺伤相关。因此,处置血液和血液污染的器械时应戴手套或采用不直接接触的操作技术,谨慎地处理利器,严防利器刺伤,一旦被利器刺伤必须立即处理,挤血并冲洗伤口、清创、消毒、包扎、报告和记录、跟踪监测,尽量找到可能感染的病原体种类证据,以便根据病原学的特点阻断感染。护理人员手上一旦出现伤口,就不要再接触患者血液和体液。对于从事有可能被患者体液或血液溅入眼部及口腔黏膜内的操作者,应强调戴口罩及佩戴护目镜,在供应室的污染区还应佩带耳塞,穿防护衣、防护鞋等。在进行化学消毒时,应注意通风及戴手套,消毒器必须加盖,防止环境污染带来的危害。

**(三)做好预防感染的宣传教育**

护理人员在工作中双手极易被病原菌污染。有些护士往往只注意操作后洗手,而忽视了操作前同样需要洗手;有的护理人员本身就是病原携带者,或由于长期接触大量抗菌药物已经改变了鼻咽部的正常菌群,成为耐药细菌的储菌源。这些病原体可通过手或先污染环境和物品,继而导致患者感染。因此,护理人员必须养成良好的卫生习惯,尤其要强化洗手意识,对一切未经训练的新工作人员,应给予预防感染的基本操作技术培训,并结合各种形式(如板报、壁画、警示等)的宣传教育。

**(四)强化预防感染的具体措施**

患有传染性疾病的护理人员,为防止感染扩散,应在一定时期内调离直接治疗或护理患者的岗位,并在工作中做好避免交叉感染的各项措施。对从事高危操作的工作人员,如外科医师、监护病房护士及血液透析工作人员等均应进行抗乙肝的免疫接种。被抗原阳性血液污染的针头等锐利器械刺破皮肤或溅污眼部、口腔黏膜者,应立即注射高效免疫球蛋白,以防感染发生。同时,还应加强对结核病的防治,以及在传染病流行期或遭受某种传染物质污染后,及时为护理人员进行各种相应的免疫接种,如乙肝疫苗、流感疫苗等。

## 四、严格病房管理和做好健康教育

护理人员往往是各级医院健康教育的主要力量。为了取得患者主动配合治疗和协作,对于医院所实行的每一项制度、每一项护理操作的目的与要求,都应该做好必要的宣传教育。例如,管理好病房秩序、控制患者的陪护率、减少病房的人流量等各项措施,实际上都是为了控制病房内的洁净度,这对保护住院患者的医疗安全和减少感染机会都能收到良好的效果。在实践中,只要把问题说清楚,必然会得到患者的理解和配合。

护理人员向患者进行宣传教育的方式应该多种多样,如通过个别指导、集体讲解、电教、录像、展览、广播和画册等,向患者传播预防疾病及控制医院感染等知识。教会患者及其家属、探访者养成接触患者前洗手的习惯。对于需要隔离的患者,特别要讲清隔离的目的和意义,以及不随意串病房的好处。这样做不但能在一定程度上解除患者的心理负担,而且能促进他们主动自觉地配合医护人员遵守隔离、消毒等制度,使之安全而顺利地度过隔离期。

## 五、建立健全规章制度

医院感染管理工作的成功与否,在很大程度上取决于切合实际情况而又行之有效的规章制度。各种规章制度绝大多数是前人在长期实践中,经过反复验证的经验和教训的总结,是客观规律的反映,可作为各项工作的准则或检查评价的依据。

通常,与医院感染的预防和管理相关的规章制度主要有清洁卫生制度、消毒隔离制度、监测制度、无菌操作制度、探视陪住制度,以及供应室的物品消毒灭菌管理制度等。尤其是对发生感染可能因素较多的科室,如手术室、产房、婴儿室、换药室、治疗室、重症监护病房和新生儿病房等要害部门的各方面规章制度,更应认真制订和严格执行,在执行过程中不断修正、充实和完善。另外,还必须重视患者入院、住院和出院3阶段工作,实施相关的各项要求,以及做好疫源的随时消毒、终末消毒和预防性消毒。这样才能通过重点管理促进整体预防措施的贯彻执行,逐步达到预防工作和管理制度规范化,确保患者和医务人员的健康和安全。

## 六、消毒措施的贯彻与落实

消毒是预防感染传播的基本手段之一,能否防止或控制感染的扩散往往取决于消毒工作的质量。在任何一个医疗机构里,各种消毒管理规章制度的执行和各项具体消毒措施的落实,涉及诸多方面,但其中某些环节必须予以特别关注。

### (一)专人负责

每一护理单元应设医院感染监控护士,在护士长和医院感染管理专职人员的领导下,负责督促检查本病区的消毒隔离制度及无菌操作的执行情况。护士还必须完成规定的各项消毒灭菌效果的检测工作,并按要求做好记录。在本病区发生医院感染甚至暴发流行时,监控护士要及时上报护理部及医院感染管理机构,并协助感染管理部门做好感染情况调查和分析,有针对性地提出有效的控制方案及措施。

**（二）定期消毒**

不论有无感染发生，各类用具都应根据具体情况和实际需要设有固定的消毒灭菌时间，不能任意更改，一旦发现感染，还应增加消毒次数。除定期消毒的用具外，对某些物品还必须做好随时消毒、预防性消毒和终末消毒。例如，餐具应每餐消毒；便器一用一消毒；患者的床单每天清洁、消毒；被、褥、枕和床垫按规定进行终末消毒，等等。

**（三）按时检查**

根据不同对象，建立定期检查制度，按需要明确规定年、季、月、周、日的检查重点（全面检查或抽查）。划定感染管理机构、护理部、科护士长和病房护士长分级检查的范围、内容和要求，做到每项制度有布置必有检查。对于大多数项目的检查，如洗手的要求、口罩的带菌情况、空气的含菌量和物体表面的污染程度等，必须按国家卫生健康委员会颁布的《消毒管理办法》《医院消毒技术规范》中的各项规定贯彻执行。通过定期和不定期的检查和监测，得出科学的数据，说明现状或存在的感染潜在因素，找出消毒隔离等实施过程中的薄弱环节，采取针对性的改进措施，进一步完善各项规章制度。

**（四）定期监测**

为了确保消毒灭菌的有效性，对某些项目应定期做好监测。例如，对消毒液的有效成分与污染程度，含氯消毒剂中有效氯的性能及各种消毒液的细菌培养等，必须按时做出分析与鉴别。由于革兰阴性菌可能在化学消毒液中存活并繁殖，因此不能用消毒液来储存无菌器械。按常规监测消毒的效果，并根据所得结果提出需要调整消毒剂的种类、浓度及使用方法等建议。对于压力蒸汽灭菌器还必须定期进行生物化学检测。病区的治疗室、换药室、手术室、婴儿室、产房和重症监护病房等重点单位，除定期监测外，根据医院感染的流行情况，必要时应随时进行空气、物表、工作人员手等环节微生物监测，并按卫生健康委员会《医院感染管理规范（试行）》《医院消毒技术规范》中的要求对测得的结果进行分析、控制。

（张　伟）

# 第四章 神经内科护理

## 第一节 短暂性脑缺血发作

### 一、概念和特点

短暂性脑缺血发作（transient ischemic attack,TIA）是指因脑血管病变引起的短暂性、局限性脑功能缺失或视网膜功能障碍,临床症状一般持续10~20分钟,多在1小时内缓解,最长不超过24小时,不遗留神经功能缺损症状。凡临床症状持续超过1小时且神经影像学检查有明确病灶者不宜称为TIA。

我国TIA的人群患病率为每年180/10万,男：女约为3：1。TIA的发病率随年龄的增加而增加。

### 二、病理生理

发生缺血部位的脑组织常无病理改变。主动脉弓发出的大动脉、颈动脉可见动脉粥样硬化改变、狭窄或闭塞。颅内动脉亦可有动脉硬化改变,或可见动脉炎性浸润。还可有颈动脉或椎动脉过长或扭曲。

### 三、病因与诱因

#### (一)血流动力学改变

各种原因如动脉炎和动脉硬化等所致的颈内动脉系统或椎-基底动脉系统的动脉严重狭窄,在此基础上血压的急剧波动导致原来靠侧支循环维持的脑区发生一过性缺血。

#### (二)微栓子形成

微栓子主要来源于动脉粥样硬化的不稳定斑块或附壁血栓的破碎脱落、瓣膜性或非瓣膜性心源性栓子及胆固醇结晶等。

#### (三)其他因素

如锁骨下动脉盗血综合征,某些血液系统疾病,如真性红细胞增多症、血小板增多、各种原因所致的严重贫血和高凝状态等,也可参与TIA的发病。

## 四、临床表现

### (一)一般特点

TIA 好发于 50～70 岁中老年人,男性多于女性,患者多伴有高血压、动脉粥样硬化、糖尿病、高血脂和心脏病等脑血管疾病危险因素。突发局灶性脑或视网膜功能障碍,持续时间短暂,多在 1 小时内恢复,最长不超过 24 小时,恢复完全,不留后遗症状,可反复发作,且每次发作症状基本相似。

### (二)颈内动脉系统 TIA

大脑中动脉供血区的 TIA,病灶对侧肢体单瘫、偏瘫、面瘫和舌瘫,可伴有偏身感觉障碍和对侧同向偏盲,优势半球受累可有失语;大脑前动脉供血区的 TIA,病灶对侧下肢无力,可伴有人格和情感障碍;颈内动脉主干 TIA,病灶侧 Horner 征、单眼一过性黑蒙或失明、对侧偏瘫及感觉障碍。

### (三)椎-基底动脉系统 TIA

最常见的症状是眩晕、恶心、呕吐、平衡失调、眼球运动异常和复视。可能出现的症状是吞咽功能障碍、构音障碍、共济失调(小脑缺血)、交叉性瘫痪(脑干缺血)。

## 五、辅助检查

### (一)影像学

CT 或 MRI 检查大多正常,部分病例(发作时间>60 分钟者)于弥散加权 MRI 和正电子发射体层成像(PET)可见片状缺血灶。CT 血管成像(CTA)、磁共振血管造影(MRA)检查可见血管狭窄、动脉粥样硬化斑,数字减影血管造影(DSA)可明确颅内外动脉的狭窄程度。

### (二)彩色经颅多普勒(TCD)

TCD 可见颅内动脉狭窄、粥样硬化斑等,并可进行血流状况评估和微栓子监测。

### (三)其他

血常规、血流变、血脂、血糖和同型半胱氨酸等。

## 六、治疗

消除病因、减少及预防复发、保护脑功能。

### (一)病因治疗

高血压患者应控制高血压,使血压<18.7/12.0 kPa(140/90 mmHg),有效地治疗糖尿病、高脂血症、血液系统疾病、心律失常等。

### (二)预防性药物治疗

1.抗血小板聚集药物

常用的药物有阿司匹林、双嘧达莫、噻氯匹定、氯吡格雷和奥扎格雷等。

2.抗凝药物

临床伴有心房颤动、频发 TIA 且无出血倾向、严重高血压、肝肾疾病和消化性溃疡患者,可行抗凝治疗。常用药物有肝素、低分子肝素和华法林。

3.钙通道阻滞剂

防止血管痉挛,增加血流量,改善循环。常用的药物有尼莫地平和盐酸氟桂利嗪等。

4.中药

对老年 TIA 并有抗血小板聚集剂禁忌证或抵抗性者可选用活血化瘀的中药制剂治疗,常用的中药有川芎嗪、丹参、红花、三七等。

### (三)手术和介入治疗

对有颈动脉或椎-基底动脉严重狭窄(＞70％)的 TIA 患者,经药物治疗效果不佳或病情有恶化趋势者,可酌情选择动脉血管成形术(PTA)和颈动脉内膜切除术(CEA)。

## 七、护理评估

### (一)一般评估

1.生命体征

体温升高常见于继发感染、下丘脑或脑干受损引起的中枢性高热。合并有心脏疾病时常有脉搏的改变。患者多伴有高血压,在脑动脉粥样硬化或管腔狭窄的基础上,当测得患者血压偏低或波动较大时,脑部一过性缺血极易诱发 TIA。

2.患者主诉

(1)诱因:发病前有无剧烈运动或情绪激动。

(2)发作症状:发作时有无意识障碍、时间和地点的定向障碍、记忆丧失,有无眩晕、恶心、呕吐、平衡失调,有无吞咽、语言、视觉、运动功能障碍。

(3)发病形式:是否急性发病,持续时间及复发的时间,症状的部位、范围、性质、严重程度等。

(4)既往检查、治疗经过及效果,是否有遵医嘱治疗。目前情况,包括使用药物的名称、剂量、用法和有无不良反应。

3.相关记录

患者年龄、性别、体重、体位、饮食、睡眠、皮肤、出入量、NIHSS 评分、GCS 评分、Norton 评分、吞咽功能障碍评定等记录结果。

### (二)身体评估

1.头颈部

患者意识是否清楚,睁眼运动是否正常。两侧瞳孔是否等大、等圆、瞳孔对光反射是否灵敏;角膜反射是否正常。头颅大小、形状,注意有无头颅畸形。面部表情是否淡漠、颜色是否正常,有无畸形、面肌抽动、眼睑水肿、眼球突出、眼球震颤、巩膜黄染、结膜充血,额纹及鼻唇沟是否对称或变浅,鼓腮、示齿动作能否完成,伸舌是否居中,舌肌有无萎缩。有无吞咽困难、饮水呛咳,有无声音嘶哑或其他语言障碍。注意头颅有无局部肿块或压痛。咽反射是否存在或消失。有无头部活动受限、不自主活动及抬头无力;颈动脉搏动是否对称。脑膜刺激征是否阳性,颈椎、脊柱、肌肉有无压痛。颈动脉听诊是否闻及血管杂音。

2.胸部

脊柱有无畸形,心脏及肺部听诊是否异常。

3.腹部

腹壁反射、提睾反射是否存在,病理反射是否阳性。

4.四肢

四肢有无震颤、抽搐、肌阵挛等不自主运动或瘫痪,患者站立和行走时步态是否正常。肱二、三头肌反射,桡反射,膝腱反射,跟腱反射是否阳性。

### (三)心理-社会评估

1.疾病知识

患者对疾病的性质、过程、防治及预后知识的了解程度。

2.心理状况

了解疾病对其日常生活、学习和工作的影响,患者能否面对现实、适应角色转变,有无焦虑、恐惧、抑郁、孤僻、自卑等心理反应及其程度;性格特点如何,人际关系和环境的适应能力如何。

3.社会支持系统

了解家庭的组成、经济状况、文化教育背景;家属对患者的关心、支持以及对患者所患疾病的认识程度;了解患者的工作单位或医疗保险机构所能承担的帮助和支持情况;患者出院后的继续就医条件,居住地的社区保健资源或继续康复治疗的可能性。

### (四)辅助检查结果评估

部分病例(发作时间>60分钟者)于弥散加权MRI可见片状缺血灶。CTA、MRA及DSA检查可见血管狭窄、动脉粥样硬化斑。DSA检查可明确颅内外动脉的狭窄程度,TCD检查可发现颅内动脉狭窄,并可进行血流状况评估和微栓子监测。血常规和血生化等也是必要的,神经心理学检查可能发现轻微的脑功能损害。

### (五)常用药物治疗效果的评估

1.应用抗血小板聚集剂评估

(1)用药剂量、时间、方法的评估与记录。

(2)胃肠道反应评估:观察并询问患者有无恶心、呕吐、上腹部不适或疼痛。

(3)出血评估:抗血小板药物可致胃肠溃疡和出血。患者服药期间,应定期检测血常规和异常出血的情况,对肾功能明显障碍者应定期检查肾功能。

2.应用抗凝药物评估

(1)详细询问患者的过敏史和疾病史,有无严重肝肾功能不全、急性胃十二指肠溃疡、脑出血、严重凝血系统疾病等。

(2)凝血功能监测:用药过程中,抽血检查患者血小板计数,凝血功能,观察局部皮肤有无出血、全身各系统有无出血倾向及其他不良反应,观察患者牙龈及大小便有无出血。皮下注射抗凝药物,应观察注射部位皮肤有无瘀斑、硬结及其大小,询问患者有无疼痛。

3.应用钙通道阻滞剂评估

观察患者有无低血压表现,严密监测患者血压变化。注意观察患者有无一过性头晕、头痛、面色潮红、呕吐等。

4.应用中药评估

(1)注意用药制剂、剂量、用药方法、疗程的评估和记录。

(2)观察中药对患者的不良反应。

## 八、主要护理诊断(问题)

(1)跌倒的危险与突发眩晕、平衡失调和一过性失明有关。

(2)知识缺乏:缺乏疾病的防治知识。

(3)潜在并发症:脑卒中。

## 九、护理措施

### (一)休息与运动

指导患者卧床休息,枕头不宜太高(以 15°～20°为宜),以免影响头部供血。仰头或摇头幅度不要过大,注意观察有无频繁发作,记录每次发作的持续时间、间隔时间和伴随症状。避免重体力劳动,进行散步、慢跑等适当的体育锻炼,以改善心脏功能,增加脑部血流量,改善脑循环。

### (二)合理饮食

指导患者进低盐、低脂、低糖、充足蛋白质和丰富维生素的饮食,多吃蔬菜水果,戒烟酒,忌辛辣油炸食物和暴饮暴食,避免过分饥饿。

### (三)用药护理

指导患者正确服药,不可自行调整、更换或停用药物。注意观察药物不良反应,例如抗凝治疗时密切观察有无出血倾向,使用抗血小板聚集剂治疗时,可出现可逆性白细胞和血小板计数减少,应定期查血常规。

### (四)心理护理

详细告诉患者本病的病因、常见症状、预防、治疗知识及自我护理方法。帮助患者了解本病的危害性,帮助患者寻找和去除自身的危险因素,积极治疗相关疾病,改变不良生活方式,建立良好的生活习惯。

### (五)皮肤护理

观察患者肢体无力或麻木等症状有无减轻或加重,有无头痛、头晕等表现,给予肢体按摩、被动运动,长时间卧床时,给予功能卧位,加强翻身拍背,避免压疮的发生。

### (六)健康教育

1.疾病预防指导

向患者和家属说明肥胖、吸烟、酗酒及不合理饮食与疾病发生的关系。指导患者选择低盐、低脂、足量蛋白质和丰富维生素的饮食。多食入谷类和鱼类、新鲜蔬菜、水果、豆类、坚果等,限制钠盐摄入量每天不超过 6 g。少摄入糖类和甜食,忌辛辣、油炸食物和暴饮暴食;戒烟、限酒。告知患者心理因素与疾病的关系,使患者保持愉快心情,注意劳逸结合,培养自己的兴趣爱好,多参加有益于身心的社交活动。

2.疾病知识指导

告知患者和家属本病是脑卒中的一种先兆和警示,未经正确和及时治疗,约 1/3 患者数年内可发展为脑卒中。应评估患者和家属对疾病的认知程度。

3.就诊指标

出现肢体麻木、无力、眩晕、复视等症状及时就诊;定期门诊复查,积极治疗高血压、高血脂、糖尿病等疾病。

## 十、护理效果评估

(1)患者眩晕、恶心、呕吐、肢体单瘫、偏瘫和面瘫、单肢或偏身麻木等症状好转。

(2)患者一过性黑矇或失明症状消失,视力恢复。

（3）患者记忆力恢复，对时间、地点定向力均无任何障碍。

（4）患者症状无反复发作。

（5）患者对疾病知识、自身病情有一定了解，无焦虑、抑郁等心理情绪。

（路雪梅）

# 第二节 脑 出 血

## 一、概念和特点

脑出血（intracerebral hemorrhage，ICH）又称出血性脑卒中，是指非外伤性脑实质内出血，是发病率和病死率都很高的疾病。可分为继发性和原发性脑出血。继发性脑出血是由于某种原发性血管病变如血液病、结缔组织病、脑肿瘤、脑血管畸形等引发的脑出血。原发性脑出血是指在动脉硬化的基础上，脑动脉破裂出血。

## 二、病理生理

绝大多数高血压性脑出血发生在基底节区的壳核和内囊区，约占 ICH 的 70%。脑叶、脑干及小脑齿状核出血各占约 10%。壳核出血常侵入内囊，如出血量大也可破入侧脑室，使血液充满脑室系统和蛛网膜下腔；丘脑出血常破入第三脑室或侧脑室，向外也可损伤内囊；脑桥或小脑出血则可直接破入蛛网膜下腔或第四脑室。脑出血血肿较大时，可使脑组织和脑室变形移位，形成脑疝；幕上的半球出血，可出现小脑幕疝；小脑大量出血可发生枕大孔疝。

## 三、病因和诱因

最常见的病因为高血压合并细小动脉硬化，其他病因包括脑动脉粥样硬化，颅内动脉瘤和动静脉畸形、脑动脉炎、血液病（再生障碍性贫血、白血病、特发性血小板减少性紫癜、血友病等）、梗死后出血、脑淀粉样血管病、脑底异常血管网病、抗凝及溶栓治疗等。

## 四、临床表现

### （一）一般表现

脑出血好发年龄为 50～70 岁，男性稍多于女性，冬春季发病率较高，多有高血压病史。情绪激动或活动时突然发病，症状常于数分钟至数小时达到高峰。

### （二）不同部位出血的表现

1.壳核出血

壳核出血最常见，占脑出血的 50%～60%，为豆纹动脉破裂所致，可分为局限型（血肿局限于壳核内）和扩延型（血肿向内扩展波及内囊外侧）。患者常有病灶对侧偏瘫、偏身感觉缺失和同向性偏盲，还可出现眼球向病灶对侧同向凝视不能，优势半球受累可有失语。

2.丘脑出血

丘脑出血约占脑出血的 20%，为丘脑穿通动脉或丘脑膝状体动脉破裂所致，分为局限型（血肿局限于丘脑)和扩延型(出血侵及内囊内侧)。患者常有"三偏征",通常感觉障碍重于运动障碍,深浅感觉均受累,但深感觉障碍更明显。可有特征性眼征,如上视不能或凝视鼻尖、眼球偏斜或分离性斜视等。优势侧出血可出现丘脑性失语(言语缓慢不清、重复语言、发音困难等);也可出现丘脑性痴呆(记忆力减退、计算力下降、情感障碍和人格改变等)。

3.脑干出血

脑干出血占脑出血的10%,绝大多数为脑桥出血,为基底动脉的脑桥分支破裂所致。偶见中脑出血,延髓出血罕见。脑桥出血患者常表现为突发头痛、呕吐、眩晕、复视、交叉性瘫痪或偏瘫、四肢瘫等。大量出血(血肿>5 mL)者,患者立即昏迷、双侧瞳孔缩小如针尖样、呕吐咖啡色胃内容物、中枢性高热、呼吸衰竭和四肢瘫痪,多于48小时内死亡。出血量小可无意识障碍。中枢性高热由下丘脑散热中枢受损所致,表现为体温迅速升高,达39℃以上,解热镇痛剂无效,物理降温有效。

4.小脑出血

小脑出血占脑出血的10%,多由小脑上动脉破裂所致。小量出血主要表现为小脑症状,如眼球震颤、病变侧共济失调、站立和步态不稳等,无肢体瘫痪。出血量较大者,发病12~24小时颅内压迅速升高、昏迷、双侧瞳孔缩小如针尖样、呼吸节律不规则、枕骨大孔疝形成而死亡。

5.脑室出血

脑室出血占脑出血的3%~5%,分为原发性和继发性。原发性脑室出血为脉络丛血管或室管膜下动脉破裂所致,继发性脑室出血为脑实质内出血破入脑室。出血量较少时,仅表现为头痛、呕吐、脑膜刺激征阳性。出血量较大时,很快昏迷、双侧针尖样瞳孔、四肢肌张力增高。

6.脑叶出血

脑叶出血占脑出血的5%~10%,常由淀粉样脑血管疾病、脑动脉畸形、高血压、血液病等所致。出血以顶叶最为常见,其次为颞叶、枕叶及额叶。临床表现为头痛、呕吐等,肢体瘫痪较轻,昏迷少见。额叶出血可有前额痛、呕吐、对侧偏瘫和精神障碍,优势半球出血可出现运动性失语。顶叶出血偏瘫较轻,而偏侧感觉障碍显著,优势半球出血可出现混合型失语。颞叶出血表现为对侧中枢性面舌瘫及以上肢为主的瘫痪,优势半球出血可出现感觉性或混合性失语。枕叶出血表现为对侧同向性偏盲,可有一过性黑蒙和视物变形,多无肢体瘫痪。

## 五、辅助检查

### (一)头颅 CT
头颅 CT 是确诊脑出血的首选检查方法,可清晰、准确的显示出血的部位、出血量、血肿形态、脑水肿情况及是否破入脑室等。发病后立即出现边界清楚的高密度影像。

### (二)头颅 MRI
对检出脑干、小脑的出血灶和监测脑出血的演进过程优于CT。

### (三)脑脊液
脑出血患者需谨慎进行腰椎穿刺检查,以免诱发脑疝。

### (四)DSA
脑出血患者一般不需要进行 DSA 检查,除非疑有血管畸形、血管炎或 Moyamoya 病有需要外科手术或介入手术时才考虑进行。

### (五)其他检查

其他检查包括血常规、血液生化、凝血功能、心电图检查。

## 六、治疗

治疗原则为脱水降颅压、调整血压、防止继续出血、减轻血肿所致继发性损害、促进神经功能恢复、加强护理防治并发症。

### (一)一般治疗

卧床休息,密切观察生命体征,保持呼吸道通畅,吸氧,保持肢体功能位,鼻饲,预防感染,维持水电解质平衡等。

### (二)脱水降颅压

积极控制脑水肿、降低颅内压是脑出血急性期治疗的重要环节。可选用:20%甘露醇 125~250 mL,快速静脉滴注,1 次用时 6~8 小时;呋塞米 20~40 mg 静脉推注,2~4 次/天;甘油果糖 500 mL 静脉滴注,3~6 小时滴完,1~2 次/天。

### (三)调控血压

脑出血患者血压过高时,可增加再出血的风险,应及时控制血压,常用的药物有苯磺酸氨氯地平、硝普钠等。血压过低时,应进行升压治疗以维持足够的脑灌注,常用的药物有多巴胺、去甲肾上腺素等。

### (四)止血和凝血治疗

仅用于并发消化道出血或有凝血障碍时,对高血压性脑出血无效。常用的药物有 6-氨基己酸、对羧基苄酸、氨甲环酸等。应激性溃疡导致消化道出血时,可应用西咪替丁、奥美拉唑等药物。

### (五)外科治疗

有开颅血肿清除、脑室穿刺引流、经皮钻孔血肿穿刺抽吸等手术治疗。

### (六)亚低温治疗

脑出血的新型辅助治疗方法,越早应用越好。

### (七)康复治疗

早期将患肢置于功能位,病情稳定时,尽早行肢体、语言、心理康复治疗。

## 七、护理评估

### (一)一般评估

1.生命体征

脑出血患者可有发热,评估是否为中枢性高热;脉率可加快、减慢或有心律不齐;注意观察呼吸频率、深度和节律(潮式、间停、抽泣样呼吸等)的异常;血压过高易致再出血,诱发脑疝,血压过低常提示病情危重,也可能是失血性休克表现。

2.患者主诉

询问患者既往有无高血压、动脉粥样硬化、血液病和家族性脑卒中史;是否遵医嘱进行降压、抗凝等治疗和治疗效果及目前用药情况;了解患者的性格特点、生活习惯与饮食结构。了解患者是在活动还是安静状态下起病,起病前有无情绪激动、活动过度、疲劳、用力排便等诱因和头晕、头痛、肢体麻木等前驱症状;发病时间及病情进展速度。

3.相关记录

生命体征、体重、体位、饮食、皮肤、出入量、GCS 评分、NIHSS 评分等记录结果。

### (二)身体评估

1.头颈部

患者意识是否清楚,睁眼运动是否正常。两侧瞳孔是否等大等圆、瞳孔对光反射是否灵敏,角膜反射是否正常。是否存在剧烈头痛、喷射性呕吐、视盘水肿等颅内压增高的表现。有无面色苍白、口唇发绀、皮肤湿冷、烦躁不安,是否存在吞咽困难和饮水呛咳,有无声音嘶哑或其他语言障碍。注意头颅有无局部肿块或压痛,咽反射是否存在或消失。有无头部活动受限、不自主活动及抬头无力。颈动脉听诊是否闻及血管杂音。

2.胸部

脊柱有无畸形,心脏及肺部听诊是否异常。

3.腹部

上腹部有无疼痛、饱胀,肠鸣音是否正常。有无大、小便失禁,并观察大小便的颜色、量和性质。

4.四肢

四肢肌肉有无萎缩,皮肤是否干燥。脑膜刺激征是否阳性,颈椎、脊柱、肌肉有无压痛。肢体有无瘫痪及其类型、性质和程度。肱二、三头肌反射,桡反射、膝腱反射、跟腱反射是否阳性。

### (三)心理-社会评估

了解患者是否存在因突发肢体残疾或瘫痪卧床,生活需要依赖他人而产生的焦虑、恐惧、绝望等心理反应;患者及家属对疾病的病因和诱因、治疗护理经过、防治知识及预后的了解程度;家庭成员组成、家庭环境及经济状况和家属对患者的关心和支持程度等。

### (四)辅助检查结果评估

(1)头颅 CT:有无高密度影响及其出现时间。

(2)头颅 MRI 及 DSA:有无血管畸形、肿瘤及血管瘤等病变的相应表现。

(3)脑脊液:颜色和压力变化。

(4)血液检查:有无白细胞、血糖和血尿素氮增高及其程度等。

### (五)常用药物治疗效果的评估

1.应用脱水药的评估

(1)用药剂量、方法、时间、疗程的评估与记录。

(2)观察患者瞳孔的变化,询问患者头痛、恶心等症状的变化。

(3)准确记录 24 小时出入量,用药期间监测水、电解质、酸碱平衡,注意补充氯化钠和氯化钾,以免造成低钠、低氯、低钾血症。

(4)观察局部皮肤情况,药物不能外渗入皮下,以免引起皮下组织坏死。

2.应用血管活性药物的评估

(1)脑出血患者密切监测血压变化,血压≥26.7/14.7 kPa(200/110 mmHg)时,应采取降压治疗,使血压维持在 24.0/14.0 kPa(180/105 mmHg)左右。收缩压在 24.0~26.7 kPa(180~200 mmHg)或舒张压在 13.3~14.7 kPa(100~110 mmHg)时暂不应用降压药物。

(2)脑出血患者血压降低速度和幅度不宜过快、过大,以免造成脑低灌注;血压过低时,应进行升压治疗以维持脑足够的脑灌注。急性期血压骤降提示病情危重,脑出血恢复期应将血压维持在正常范围。

3.应用止血和凝血药物的评估

(1)高血压性脑出血应用止血药物无效。

(2)并发上消化道出血时和凝血功能有障碍时,应用止血和抗凝药物。

## 八、主要护理诊断(问题)

(1)有受伤的危险:与脑出血导致脑功能损害、意识障碍有关。

(2)自理缺陷:与脑出血所致偏瘫、共济失调或医源性限制(绝对卧床)有关。

(3)有失用综合征的危险:与脑出血所致意识障碍、运动障碍或长期卧床有关。

(4)潜在并发症:脑疝、上消化道出血。

## 九、护理措施

### (一)休息与运动

绝对卧床休息 2～4 周,抬高床头 15°～30°,减轻脑水肿。病室安静,减少探视,操作集中进行,减少刺激。躁动患者适当约束,必要时应用镇静剂,便秘患者应用缓泻剂。

### (二)饮食护理

给予高蛋白、高维生素、清淡、易消化、营养丰富的流质或半流质饮食,补充足够的水分和热量。昏迷或有吞咽功能障碍的患者发病第 2～3 天遵医嘱予鼻饲饮食。食物应无刺激性,温度适宜,少量多餐,并加强口腔护理,保持口腔清洁。

### (三)用药护理

脑出血患者抢救时,遵医嘱快速静脉滴注甘露醇或静脉注射呋塞米,甘露醇应在 15～30 分钟滴完,避免药物外渗。注意甘露醇会导致肾衰竭等不良反应,观察尿液的颜色、量和性质,定期复查电解质。上消化道出血患者用药,应观察药物疗效和不良反应,如奥美拉唑可致转氨酶升高、枸橼酸铋钾引起大便发黑等。

### (四)心理护理

详细告诉患者本病的原因、常见症状、预防、治疗知识及自我护理方法。帮助患者了解本病的危害性,帮助患者寻找和去除自身的危险因素,积极治疗相关疾病。安慰患者,消除其紧张情绪,创造安静舒适的环境,保证患者休息。

### (五)皮肤护理

加强皮肤护理和大小便护理,每天床上擦浴 1～2 次,每 2～3 小时应协助患者变换体位1 次,变换体位时,尽量减少头部摆动幅度,以免加重脑出血。注意保持床单整洁和干燥,应用气垫床或自动减压床,预防压疮。将患者瘫痪侧肢体置于功能位,指导和协助患者进行肢体的被动运动,预防关节僵硬和肢体挛缩畸形。

### (六)健康教育

1.疾病预防指导

指导高血压患者避免情绪激动,保持心态平和;建立健康的生活方式,保证充足的睡眠,适当的运动,避免体力或脑力过度劳累和突然用力;低盐、低脂、高蛋白、高维生素饮食;戒烟限酒,养成定时排便的习惯,保持大便通畅。

2.用药指导与病情监测

告知患者和家属疾病的基本病因、主要危险因素和防治原则,遵医嘱服用降压药等。教会患者测量血压、血糖,并会鉴别早期疾病表现,发现剧烈头痛、头晕、恶心、肢体麻木、乏力、语言障碍等症状时,应及时就医。

3.康复指导

教会患者和家属自我护理方法和康复训练技巧,并使其认识到坚持主动或被动康复训练的意义。

4.就诊指标

出现肢体麻木、无力、头痛、头晕、视物模糊等症状及时就诊,定期门诊复查,积极治疗高血压、高血脂、糖尿病等疾病。

## 十、护理效果评估

(1)患者意识障碍无加重或意识清楚。

(2)患者没有发生因意识障碍而并发的误吸、窒息、压疮和感染。

(3)患者未发生脑疝、上消化道出血或脑疝抢救成功、上消化道出血得到有效控制。

(4)患者能适应长期卧床的状态,生活需要得到满足。

**(路雪梅)**

# 第五章 心内科护理

## 第一节 心 绞 痛

### 一、分型

#### (一)稳定型心绞痛

1.概念和特点

稳定型心绞痛也称劳力性心绞痛,是在冠状动脉固定性严重狭窄基础上,由于心肌负荷的增加引起心肌急剧的、暂时的缺血缺氧的临床综合征。其特点为阵发性的前胸压榨性疼痛或憋闷感觉,主要位于胸骨后部,可放射至心前区和左上肢尺侧,常发生于劳力负荷增加时,持续数分钟,休息或用硝酸酯制剂后疼痛消失。疼痛发作的程度、频度、性质及诱发因素在数周至数月内无明显变化。

2.相关病理生理

患者在心绞痛发作之前,常有血压增高、心律增快、肺动脉压和肺毛细血管压增高的变化,反映心脏和肺的顺应性减低。发作时可有左心室收缩力和收缩速度降低、射血速度减慢、左心室收缩压下降、心搏量和心排血量降低、左心室舒张末期压和血容量增加等左心室收缩和舒张功能障碍的病理生理变化。左心室壁可呈收缩不协调或部分心室壁有收缩减弱的现象。

3.主要病因及诱因

本病的基本病因是冠脉粥样硬化。正常情况下,冠脉循环血流量具有很大的储备力量,其血流量可随身体的生理情况有显著的变化。休息时无症状,当劳累、激动、心力衰竭等使心脏负荷增加,心肌耗氧量增加时,对血液的需求增加,而冠脉的供血已不能相应增加,即可引起心绞痛。

4.临床表现

(1)症状:心绞痛以发作性胸痛为主要临床表现,典型疼痛的特点如下。①部位:主要在胸骨体中、上段之后,可波及心前区,界限不很清楚。常放射至左肩、左臂尺侧达无名指和小指,偶有至颈、咽或下颌部。②性质:胸痛常有压迫、憋闷或紧缩感,也可有烧灼感,偶尔伴有濒死感。③持续时间:疼痛出现后常逐步加重,持续3分钟,休息或含服硝酸甘油可迅速缓解,很少超过半小时。可数天或数周发作1次,亦可一天内发作数次。

（2）体征：心绞痛发作时，患者面色苍白、出冷汗、心率增快、血压升高、表情焦虑。心尖部听诊有时出现"奔马律"，可有暂时性心尖部收缩期杂音，是乳头肌缺血以致功能失调引起二尖瓣关闭不全所致。

（3）诱因：发作常由体力劳动、情绪激动、饱餐、寒冷、吸烟、心动过速、休克等。

5.辅助检查

（1）心电图表现如下。①静息时心电图：约有半数患者在正常范围，也可有陈旧性心肌梗死的改变或非特异性 ST 段和 T 波异常。有时出现心律失常。②心绞痛发作时心电图：绝大多数患者可出现暂时性心肌缺血引起的 ST 段压低（≥0.1 mV），有时出现 T 波倒置，在平时有 T 波持续倒置的患者，发作时可变为直立（假性正常化）。③心电图负荷试验：运动负荷试验及24 小时动态心电图，可显著提高缺血性心电图的检出率。

（2）X 线检查：心脏检查可无异常，若已伴发缺血性心肌病可见心影增大、肺充血等。

（3）放射性核素：利用放射性铊心肌显像所示灌注缺损，提示心肌供血不足或血供消失，对心肌缺血诊断较有价值。

（4）超声心动图：多数稳定性心绞痛患者静息时超声心动图检查无异常，有陈旧性心肌梗死者或严重心肌缺血者二维超声心动图可探测到坏死区或缺血区心室壁的运动异常，运动或药物负荷超声心动图检查可以评价心肌灌注和存活性。

（5）冠状动脉造影：选择性冠状动脉造影可使左、右冠状动脉及主要分支得到清楚的显影，具有确诊价值。

6.治疗原则

治疗原则是改善冠脉血供和降低心肌耗氧量以改善患者症状，提高生活质量，同时治疗冠脉粥样硬化，预防心肌梗死和死亡，以延长生存期。

（1）发作时的治疗。①休息：发作时立即休息，一般患者停止活动后症状即可消失。②药物治疗：宜选用作用快的硝酸酯制剂，这类药物除可扩张冠脉增加冠脉血流量外，还可扩张外周血管，减轻心脏负荷，从而缓解心绞痛。如硝酸甘油 0.3～0.6 mg 或硝酸异山梨酯 3～10 mg 舌下含化。

（2）缓解期的治疗：缓解期一般不需卧床休息，应避免各种已知的诱因。①药物治疗：以改善预后的药物和减轻症状、改善缺血的药物为主，如阿司匹林、氯吡格雷、β 受体阻滞剂、他汀类药物、血管紧张素转换酶抑制剂、硝酸酯制剂，其他如代谢性药物、中医中药。②非药物治疗：包括运动锻炼疗法、血管重建治疗、增强型体外反搏等。

**（二）不稳定型心绞痛**

1.概念和特点

目前已趋向将典型的稳定型劳力性心绞痛以外的缺血性胸痛统称为不稳定型心绞痛。不稳定型心绞痛根据临床表现可分为静息型心绞痛、初发型心绞痛、恶化型心绞痛三种类型。

2.相关病理生理

不稳定型心绞痛与稳定型心绞痛的差别主要在于冠脉内不稳定的粥样斑块继发的病理改变，使局部的心肌血流量明显下降，如斑块内出血、斑块纤维帽出现裂隙、表面有血小板聚集和/或刺激冠脉痉挛，导致缺血性心绞痛，虽然也可因劳力负荷诱发，但劳力负荷终止后胸痛并不能缓解。

3.主要病因及诱因

少部分不稳定型心绞痛患者心绞痛发作有明显的诱因。

（1）增加心肌氧耗：感染、甲状腺功能亢进或心律失常。

（2）冠脉血流减少：低血压。

（3）血液携氧能力下降：贫血和低氧血症。

4.临床表现

（1）症状：不稳定型心绞痛患者胸部不适的性质与典型的稳定型心绞痛相似，通常程度更重，持续时间更长，可达数十分钟，胸痛在休息时也可发生。

（2）体征：体检可发现一过性第三心音或第四心音，以及由于二尖瓣反流引起的一过性收缩期杂音，这些非特异性体征也可出现在稳定性心绞痛和心肌梗死患者，但详细的体格检查可发现潜在的加重心肌缺血的因素，并成为判断预后非常重要的依据。

5.辅助检查

（1）心电图：①大多数患者胸痛发作时有一过性 ST 段（抬高或压低）和 T 波（低平或倒置）改变，其中 ST 段的动态改变（≥0.1 mV 的抬高或压低）是严重冠脉疾病的表现，可能会发生急性心肌梗死或猝死。②连续心电监护：连续 24 小时心电监测发现，85％～90％的心肌缺血，可不伴有心绞痛症状。

（2）冠脉造影剂其他侵入性检查：在长期稳定型心绞痛基础上出现的不稳定型心绞痛患者，常有多支冠脉病变，而新发作静息心绞痛患者，可能只有单支冠脉病变。在所有的不稳定型心绞痛患者中，3 支血管病变占 40％，2 支血管病变占 20％，左冠脉主干病变约占 20％，单支血管病变约占 10％，没有明显血管狭窄者占 10％。

（3）心脏标志物检查：心脏肌钙蛋白（cTn）T 及 I 较传统的肌酸激酶和肌酸激酶同工酶更为敏感、更可靠。

（4）其他：胸部 X 线、心脏超声和放射性核素检查的结果，与稳定型心绞痛患者的结果相似，但阳性发现率会更高。

6.治疗原则

不稳定型心绞痛是严重、具有潜在危险的疾病，病情发展难以预料，应使患者处于监控之下，疼痛发作频繁或持续不缓解及高危组的患者应立即住院。其治疗包括抗缺血治疗、抗血栓治疗和根据危险度分层进行有创治疗。

（1）一般治疗：发作时立即卧床休息，床边 24 小时心电监护，严密观察血压、脉搏、呼吸、心率、心律变化，有呼吸困难、发绀者应给氧吸入，维持血氧饱和度达到 95％以上。如有必要，重测心肌坏死标志物。

（2）止痛：烦躁不安、疼痛剧烈者，可考虑应用镇静剂如吗啡 5～10 mg 皮下注射；硝酸甘油或硝酸异山梨酯持续静脉滴注或微量泵输注，以 10 μg/min 开始，每 3～5 分钟增加 10 μg/min，直至症状缓解或出现血压下降。

（3）抗凝（栓）：抗血小板和抗凝治疗是不稳定型心绞痛治疗至关重要的措施，应尽早应用阿司匹林、氯吡格雷和肝素或低分子肝素，以有效防止血栓形成，阻止病情进展为心肌梗死。

（4）其他：对于个别病情极严重患者，保守治疗效果不佳，心绞痛发作时 ST 段≥0.1 mV，持续时间＞20 分钟，或血肌钙蛋白升高者，在有条件的医院可行急诊冠脉造影，考虑经皮冠脉成形术。

## 二、护理评估

### (一)一般评估

(1)患者有无面色苍白、出冷汗、心率加快、血压升高。

(2)患者主诉有无心绞痛发作症状。

### (二)身体评估

(1)有无表情焦虑、皮肤湿冷、出冷汗。

(2)有无心率增快、血压升高。

(3)心尖区听诊是否闻及收缩期杂音,或听到第三心音或第四心音。

### (三)心理-社会评估

患者能否控制情绪,避免激动或愤怒,以减少心悸耗氧量;家属能否做到给予患者安慰及细心的照顾,并督促定期复查。

### (四)辅助检查结果的评估

(1)心电图有无 ST 段及 T 波异常改变。

(2)24 小时连续心电监测有无心肌缺血的改变。

(3)冠脉造影检查结果有无显示单支或多支病变。

(4)心脏标志物肌钙蛋白 T 的峰值是否超过正常对照值的百分位数。

### (五)常用药物治疗效果的评估

1.硝酸酯类药物

心绞痛发作时,能及时舌下含化,迅速缓解疼痛。

2.他汀类药物

长期服用可以维持低密度脂蛋白胆固醇的目标值<70 mg/dL,且不出现肝酶和肌酶升高等不良反应。

## 三、主要护理诊断(问题)

### (一)胸痛

胸痛与心肌缺血、缺氧有关。

### (二)活动无耐力

活动无耐力与心肌氧的供需失调有关。

### (三)知识缺乏

缺乏控制诱发因素及预防心绞痛发作的知识。

### (四)潜在并发症

心肌梗死。

## 四、护理措施

### (一)休息与活动

1.适量运动

运动应以有氧运动为主,运动的强度和时间因病情和个体差异而不同,必要时在监测下进行。

2.心绞痛发作时

心绞痛发作时立即停止活动,就地休息。不稳定型心绞痛患者,应卧床休息,并密切观察。

**(二)用药指导**

1.心绞痛发作时

心绞痛发作时立即舌下含化硝酸甘油,用药后注意观察患者胸痛变化情况,如3分钟后仍不缓解,隔5分钟后可重复使用。对于心绞痛发作频繁者,静脉滴注硝酸甘油时,患者及家属不要擅自调整滴速,以防低血压发生。部分患者用药后出现面部潮红、头部胀痛、头晕、心动过速、心悸等不适,应告知患者是药物的扩血管作用所致,不必有顾虑。

2.应用他汀类药物时

应用他汀类药物时应严密监测转氨酶及肌酸激酶等生化指标,及时发现药物可能引起的肝脏损害和肌病。采用强化降脂治疗时,应注意监测药物的安全性。

**(三)心理护理**

安慰患者,解除紧张不安情绪,改变急躁易怒性格,保持心理平衡。告知患者及家属过劳、情绪激动、饱餐、用力排便、寒冷刺激等都是心绞痛发作的诱因,应注意避免。

**(四)健康教育**

1.疾病知识指导

(1)合理膳食:宜摄入低热量、低脂、低胆固醇、低盐饮食,多食蔬菜、水果和粗纤维食物如芹菜、糙米等,避免暴饮暴食,应少食多餐。

(2)戒烟、限酒。

(3)适量运动:应以有氧运动为主,运动的强度和时间因病情和个体差异而不同,必要时在监测下进行。

(4)心理调适:保持心理平衡,可采取放松技术或与他人交流的方式缓解压力,避免心绞痛发作的诱因。

2.用药指导

指导患者出院后遵医嘱用药,不擅自增减药量,自我检测药物的不良反应。外出时随身携带硝酸甘油以备急用。硝酸甘油遇光易分解,应放在棕色瓶内存放于干燥处,以免潮解失效。药瓶开封后每6个月更换1次,以确保疗效。

3.病情检测指导

教会患者及家属心绞痛发作时的缓解方法,胸痛发作时应立即停止活动或舌下含服硝酸甘油。如连续含服3次仍不缓解,或心绞痛发作比以往频繁、程度加重、疼痛时间延长,应及时就医,警惕心肌梗死的发生。不典型心绞痛发作时,可能表现为牙痛、肩周炎、上腹痛等,为防治误诊,应尽快到医院做相关检查。

4.及时就诊的指标

(1)心绞痛发作时,舌下含化硝酸酯类药物无效或重复用药仍未缓解。

(2)心绞痛发作比以往频繁、程度加重、疼痛时间延长。

(刘永华)

# 第二节 心律失常

## 一、概述

### (一)概念和特点

心律失常是指心脏冲动频率、节律、起源部位、传导速度或激动次序的异常。按其发生原理可分为冲动形成异常和冲动传导异常两大类。按照心律失常发生时心率的快慢,可分为快速性与缓慢性心律失常两大类。

心律失常可发生于没有明确心脏病或其他原因的患者。心律失常的后果取决于其对血流动力学的影响,可从心律失常对心、脑、肾灌注的影响来判断。轻者患者可无症状,一般表现为心悸,但也可出现心绞痛、气短、晕厥等症状。心律失常持续时间不一,有时仅持续数秒、数分,有时可持续数天以上,如慢性心房颤动。

### (二)相关病理生理

正常生理状态下,促成心搏的冲动起源于窦房结,并以一定的顺序传导于心房与心室,使心脏在一定频率范围内发生有规律的搏动。如果心脏内冲动的形成异常和/或传导异常,使整个心脏或其一部分的活动变为过快、过慢或不规则,或者各部分活动的程序发生紊乱,即形成心律失常。心律失常有多种不同的发生机制,如折返、自律性改变、触发活动和平行收缩等。然而,由于条件限制,目前能直接对人在体内心脏研究的仅限于折返机制,临床检查尚不能判断大多数心律失常的电生理机制。产生心律失常的电生理机制主要包括冲动发生异常、冲动传导异常以及触发活动。

### (三)主要病因与诱因

1.器质性心脏病

心律失常可见于各种器质性心脏病,其中以冠心病、心肌病、心肌炎和风湿性心脏病为多见,尤其在发生心力衰竭或急性心肌梗死时。

2.非心源性疾病

几乎其他所有系统的疾病均可引发心律失常,常见的有内分泌失调、麻醉、低温、胸腔或心脏手术、中枢神经系统疾病及自主神经功能失调等。

3.酸碱失衡和电解质紊乱

各种酸碱代谢紊乱、钾代谢紊乱可使传导系统或心肌细胞的兴奋性、传导性异常而引起心律失常。

4.理化因素和中毒

电击可直接引起心律失常甚至死亡,中暑、低温也可导致心律失常。某些药物可引起心律失常,其机制各不相同,洋地黄、奎尼丁、氨茶碱等直接作用于心肌,洋地黄、夹竹桃、蟾蜍等通过兴奋迷走神经,拟肾上腺素药、三环类抗抑郁药等通过兴奋交感神经,可溶性钡盐、棉酚、排钾性利尿剂等引起低钾血症,窒息性毒物则引起缺氧诱发心律失常。

5.其他

发生在健康者的心律失常也不少见,部分病因不明。

**(四)临床表现**

心律失常的诊断大多数要靠心电图,但相当一部分患者可根据病史和体征作出初步诊断。详细询问发作时的心率快慢,节律是否规整,发作起止与持续时间,发作时是否伴有低血压、昏厥、心绞痛或心力衰竭等表现,及既往发作的诱因、频率和治疗经过,有助于心律失常的诊断,同时要对患者全身情况、既往治疗情况等进行全面的了解。

**(五)辅助检查**

**1.心电图检查**

心电图检查是诊断心律失常最重要的一项无创性检查技术。应记录 12 导联心电图,并记录清楚显示 P 波导联的心电图长条以备分析,通常选择 $V_1$ 导联或 II 导联。必要时采用动态心电图,连续记录患者 24 小时的心电图。

**2.运动试验**

患者在运动时出现心悸、可做运动试验协助诊断。运动试验诊断心律失常的敏感性不如动态心电图。

**3.食管心电图**

解剖上左心房后壁毗邻食管,因此,插入食管电极导管并置于心房水平时,能记录到清晰的心房电位,并能进行心房快速起搏或程序电刺激。

**4.心腔内电生理检查**

心腔内电生理检查是将几根多电极导管经静脉和/或动脉插入,放置在心腔内的不同部位,辅以 8~12 通道以上多导生理仪,同步记录各部位电活动,包括右心房、右心室、希氏束、冠状静脉窦(反映左心房、左心室电活动)。其适应证包括:①窦房结功能测定。②房室与室内传导阻滞。③心动过速。④不明原因晕厥。

**5.三维心脏电生理标测及导航系统**

三维心脏电生理标测及导航系统(三维标测系统)是近年来出现的新的标测技术,能够减少X 线曝光时间,提高消融成功率,加深对心律失常机制的理解。

**(六)治疗原则**

**1.窦性心律失常**

(1)若患者无心动过缓有关的症状,不必治疗,仅定期随诊观察。对于有症状的病窦综合征患者,应接受起搏器治疗。

(2)心动过缓-心动过速综合征患者发作心动过速,单独应用抗心律失常药物治疗可能加重心动过缓。应用起搏治疗后,患者仍有心动过速发作,可同时应用抗心律失常药物。

**2.房性心律失常**

(1)房性期前收缩:无须治疗。当有明显症状或因房性期前收缩触发室上行心动过速时,应给予治疗。治疗药物包括普罗帕酮、莫雷西嗪或 β 受体阻滞剂。

(2)房性心动过速:①积极寻找病因,针对病因治疗。②抗凝治疗。③控制心室率。④转复窦性心律。

(3)心房扑动治疗如下。①药物治疗:减慢心室率的药物包括 β 受体阻滞剂、钙通道阻滞剂或洋地黄制剂(地高辛、毛花苷 C)。②非药物治疗:直流电复律是终止心房扑动最有效的方法。其次食管调搏也是转复心房扑动的有效方法。射频消融可根治心房扑动。③抗凝治疗:持续性心房扑动的患者,发生血栓栓塞的风险明显增高,应给予抗凝治疗。④心房颤动:应积极寻找心房颤动的原发疾病和诱发因素,进行相应处理。

3.房室交界区性心律失常

(1)房室交界区性期前收缩:通常无须治疗。

(2)房室交界区性逸搏与心律失常:一般无须治疗,必要时可起搏治疗。

(3)非阵发性房室交界区性心动过速:主要针对病因治疗。洋地黄中毒引起者可停用洋地黄,可给予钾盐、利多卡因或β受体阻滞剂治疗。

(4)与房室交界区相关的折返性心动过速:急性发作期应根据患者的基础心脏状况,既往发作的情况以及对心动过速的耐受程度作出适当处理。

(5)预激综合征:对于无心动过速发作或偶有发作但症状轻微的预激综合征患者的治疗,目前仍存有争议。如心动过速发作频繁伴有明显症状,应给予治疗。治疗方法包括药物和导管消融。

房室交界区性心律失常的主要药物治疗如下。①腺苷与钙通道阻滞剂:为首选。起效迅速,不良反应为胸部压迫感、呼吸困难、面部潮红、窦性心动过缓、房室传导阻滞等。②洋地黄与β受体阻滞剂:静脉注射洋地黄可终止发作,对伴有心功能不全患者仍作首选。β受体阻滞剂也能有效终止心动过速,选用短效β受体阻滞剂如艾司洛尔较合适。③普罗帕酮 $1\sim2$ mg/kg 静脉注射。④其他:食管心房调搏术、直流电复率等。

预防复发:是否需要给予患者长期药物预防,取决于发作的频繁程度以及发作的严重性。药物的选择可依据临床经验或心内电生理试验结果。

4.室性心律失常

(1)室性期前收缩:首先应对患者室性期前收缩的类型、症状及其原有心脏病变做全面的了解;然后,根据不同的临床状况决定是否给予治疗,采取何种方法治疗以及确定治疗的终点。

(2)室性心动过速:一般遵循的原则是有器质性心脏病或有明确诱因应首先给以针对性治疗;无器质性心脏病患者发生非持续性短暂室速,如无症状或无血流动力学影响,处理的原则与室性期前收缩相同;持续性室性发作,无论有无器质性心脏病,应给予治疗。

(3)心室扑动与颤动:快速识别心搏骤停、高声呼救、进行心肺复苏,包括胸外按压、开放气道、人工呼吸、除颤、气管插管、吸氧、药物治疗等。

5.心脏传导阻滞

(1)房室传导阻滞:应针对不同病因进行治疗。一度与二度Ⅰ型房室阻止心室率不太慢者,无需特殊治疗。二度Ⅱ型与三度房室阻滞如心室率显著缓慢,伴有明显症状或血流动力学障碍,甚至阿-斯综合症发作者,应给予起搏治疗。

(2)室内传导阻滞:慢性单侧束支阻滞的患者如无症状,无须接受治疗。双分支与不完全性三分支阻滞有可能进展为完全性房室传导阻滞,但是否一定发生及何时发生均难以预料,不必常规预防性起搏器治疗。急性前壁心肌梗死发生双分支、三分支阻滞、或慢性双分支、三分支阻滞,伴有晕厥或阿斯综合征发作者,则应及早考虑心脏起搏器治疗。

## 二、护理评估

### (一)一般评估

心律失常患者的生命体征,发作间歇期无异常表现。发作期则出现心悸、气短、不敢活动,心电图显示心率过快、过慢、不规则或暂时消失而形成窦性停搏。

**（二）身体评估**

发作时体格检查应着重于判断心律失常的性质及心律失常对血流动力学状态的影响。听诊心音了解心室搏动率的快、慢和规则与否,结合颈静脉搏动所反映的心房活动情况,有助于作出心律失常的初步鉴别诊断。缓慢（<60 次/分）而规则的心率为窦性心动过缓,快速（>100 次/分）而规则的心率常为窦性心动过速。窦性心动过速较少超过 160 次/分,心房扑动伴 2：1 房室传导时心室率常固定在 150 次/分左右。不规则的心律中以期前收缩为最常见,快而不规则者以心房颤动或心房扑动、房速伴不规则房室传导阻滞为多。心律规则而第一心音强弱不等（大炮音）,尤其是伴颈静脉搏动间断不规则增强（大炮波）,提示房室分离,多见于完全性或室速。

**（三）心理-社会评估**

心律失常患者常有焦虑、恐惧等负性情绪,护理人员应做好以下几点:①帮助患者认识到自己的情绪反应,承认自己的感觉,指导患者使用放松术。②安慰患者,告诉患者较轻的心律失常通常不会威胁生命。有条件时安排单人房间,避免与其他焦虑患者接触。③经常巡视病房,了解患者的需要,帮助其解决问题,如主动给患者介绍环境,耐心解答有关疾病的问题等。

**（四）辅助检查结果的评估**

1.心电图检查

心律失常发作时的心电图记录是确诊心律失常的重要依据。应记录 12 导联心电图,包括较长的Ⅱ导联或 $V_1$ 导联记录。注意 P 和 QRS 波形态、P-QRS 关系、P-P、P-R 与 R-R 间期,判断基本心律是窦性还是异位。通过逐个分析提早或延迟心搏的性质和来源,最后判断心律失常的性质。

2.动态心电图

动态心电图对心律失常的检出率明显高于常规心电图,尤其是对易引起猝死的恶性心律失常的检出尤为有意义。对心律失常的诊断优于普通心电图。

3.运动试验

运动试验可增加心律失常的诊断率和敏感性,是对动态心电图很好的补充,但运动试验有一定的危险性,需严格掌握禁忌证。

4.食管心电图

食管心电图是食管心房调搏最佳起搏点判定的可靠依据,更能在心律失常的诊断与鉴别诊断方面起到特殊而独到的作用。食管心电图与心内电生理检查具有高度的一致性,为导管射频消融术根治阵发性室上性心动过速提供可靠的分型及定位诊断。亦有助于不典型的预激综合征患者确立诊断。

5.心腔内电生理检查

心腔内电生理检查为有创性电生理检查,除能确诊缓慢性和快速性心律失常的性质外,还能在心律失常发作间隙应用程序电刺激方法判断窦房结和房室传导系统功能,诱发室上性和室性快速性心律失常,确定心律失常起源部位,评价药物与非药物治疗效果,以及为手术、起搏或消融治疗提供必要的信息。

**（五）常用药物治疗效果的评估**

（1）治疗缓慢性心律失常一般选用增强心肌自律性和/或加速传导的药物,如拟交感神经药、迷走神经抑制药或碱化剂（摩尔乳酸钠或碳酸氢钠）。护理评估:①服药后心悸、乏力、头晕、胸闷等临床症状有无改善。②有无不良反应发生。

（2）治疗快速性心律失常选用减慢传导和延长不应期的药物,如迷走神经兴奋剂、拟交感神经药间接兴奋迷走神经或抗心律失常药物。①用药后的疗效,有无严重不良反应发生。②药物疗效不佳时,考虑电转复或射频消融术治疗,并做好术前准备。

(3)临床上抗心律失常药物繁多,药物的分类主要基于其对心肌的电生理学作用。治疗缓慢性心律失常的药物,主要提高心脏起搏和传导功能,如肾上腺素类药物(肾上腺素、异丙肾上腺素),拟交感神经药如阿托品、山莨菪碱,β受体兴奋剂如多巴胺类、沙丁胺醇等。

(4)及时就诊的指标:①心动过速发作频繁伴有明显症状如低血压、休克、心绞痛、心力衰竭或晕厥等。②出现洋地黄中毒症状。

## 三、主要护理诊断(问题)

### (一)活动无耐力

活动无耐力与心律失常导致心悸或心排血量减少有关。

### (二)焦虑

焦虑与心律失常反复发作,对治疗缺乏信心有关。

### (三)有受伤的危险

受伤与心律失常引起的头晕、晕厥有关。

### (四)潜在并发症

心力衰竭、脑栓塞、猝死。

## 四、护理措施

### (一)体位与休息

当心律失常发作导致胸闷、心悸、头晕等不适时采取高枕卧位、半卧位或其他舒适体位,尽量避免左侧卧位,以防左侧卧位时感觉到心脏搏动而加重不适。有头晕、晕厥发作或曾有跌倒病史者应卧床休息。保证患者充分的休息与睡眠,必要时遵医嘱给予镇静剂。

### (二)给氧

伴呼吸困难、发绀等缺氧表现时,给予2～4 L/min氧气吸入。

### (三)饮食

控制膳食总热量,以维持正常体重为度,40岁以上者尤应预防发胖。一般以体重指数20～24为正常体重。或以腰围为标准,一般以女性≥80 cm,男性≥85 cm为超标。超重或肥胖者应减少每天进食的总热量,以低脂、低胆固醇膳食,并限制酒及糖类食物的摄入。严禁暴饮暴食,以免诱发心绞痛或心肌梗死。合并高血压或心力衰竭者,应同时限制钠盐。避免摄入刺激性食物如咖啡、浓茶等,保持大便通畅。

### (四)病情观察

严密进行心电监测,出现异常心律变化,如3～5次/分的室性期前收缩或阵发性室性心动过速,窦性停搏、二度Ⅱ型或三度房室传导阻滞等,立即通知医师。应将急救药物备好,需争分夺秒地迅速给药。有无心悸、胸闷、胸痛、头晕、晕厥等。检测电解质变化,尤其是血钾。

### (五)用药指导

接受各种抗心律失常药物治疗的患者,应在心电监测下用药,以便掌握心律的变化情况和观察药物疗效。密切观察用药反应,严密观察穿刺局部情况,谨防药物外渗。皮下注射给予抗凝溶栓及抗血小板药时,注意更换注射部位,避免按摩,应持续按压2～3分钟。严格按医嘱给药,避免食用影响药物疗效的食物。用药前、中、后注意心率、心律、PR间期、QT间期等的变化,以判断疗效和有无不良反应。

**（六）除颤的护理**

持续性室性心动过速患者，应用药物效果不明显时，护士应密切配合医师将除颤器电源接好，检查仪器性能是否完好，备好电极板，以便及时顺利除颤。对于缓慢型心律失常患者，应用药物治疗后仍不能增加心率，且病情有所发展或反复发作阿斯综合征时，应随时做好安装人工心脏起搏器的准备。

**（七）心理护理**

向患者说明心律失常的治疗原则，介绍介入治疗如心导管射频消融术或心脏起搏器安置术的目的及方法，以消除患者的紧张心理，使患者主动配合治疗。

**（八）健康教育**

1.疾病知识指导

向患者及家属讲解心律失常的病因、诱因及防治知识。

2.生活指导

指导患者劳逸结合，生活规律，保证充足的休息与睡眠。无器质性心脏病者应积极参加体育锻炼。保持情绪稳定，避免精神紧张、激动。改变不良饮食习惯，戒烟、酒，避免浓茶、咖啡、可乐等刺激性食物。保持大便通畅，避免排便用力而加重心律失常。

3.用药指导

嘱患者严格按医嘱按时按量服药，说明所用药物的名称、剂量、用法、作用及不良反应，不可随意增减药物的剂量或种类。

4.制订活动计划

评估患者心律失常的类型及临床表现，与患者及家属共同制订活动计划。对无器质性心脏病的良性心律失常患者，鼓励其正常工作和生活，保持心情舒畅，避免过度劳累。窦性停搏、第二度Ⅱ型或第三度房室传导阻滞、持续性室速等严重心律失常患者或快速心室率引起血压下降者，应卧床休息，以减少心肌耗氧量。卧床期间加强生活护理。

5.自我监测指导

教会患者及家属测量脉搏的方法，心律失常发作时的应对措施及心肺复苏术，以便于自我检测病情和自救。对安置心脏起搏器的患者，讲解自我监测与家庭护理方法。

6.及时就诊的指标

（1）当出现头晕、气促、胸闷、胸痛等不适症状。

（2）复查心电图发现异常时。

（刘永华）

# 第三节　心力衰竭

## 一、概述

### （一）概念和特点

心力衰竭是由于心脏泵血功能减弱，不能搏出同静脉回流及身体组织代谢所需相称的血液供应。往往由各种疾病引起心肌收缩能力减弱,从而使心脏的血液输出量减少,不足以满足机体的需要,并由此产生一系列症状和体征。

心力衰竭的发病率正逐年上升,一方面是心血管事件后幸存者增多,一方面是由于老年人口的增加。

心力衰竭按其发展的速度可分为急性和慢性 2 种,以慢性居多。急性者以左心衰竭较常见,主要表现为急性肺水肿。

根据心力衰竭发生的部位可分为左心衰竭、右心衰竭和全心衰竭。左心衰竭的特征是肺循环淤血;右心衰竭以体循环淤血为主要表现。

**(二)相关病理生理**

心力衰竭时的病理生理改变十分复杂,当基础心脏病损及心功能时,机体首先发生多种代偿机制。这些机制可使心功能在一定的时间内维持在相对正常的水平,但这些代偿机制也均有负性的效应。各种不同机制相互作用衍生出更多反应,当心肌不能维持充分的心排血量来满足外周循环的需求时,将导致心力衰竭的发生。

**(三)心力衰竭的病因与诱因**

1.基本病因

(1)前负荷过重:心室舒张回流的血量过多,如主动脉瓣或二尖瓣关闭不全,室间隔缺损,动脉导管未闭等均可使左心室舒张期负荷过重,导致左心衰竭;先天性房间隔缺损可使右心室舒张期负荷过重,导致右心衰竭。贫血、甲状腺功能亢进等高心排血量疾病,由于回心血量增多,加重左、右心室的舒张期负荷,而导致全心衰竭。

(2)后负荷过重:如高血压、主动脉瓣狭窄或左心室流出道梗阻,使左心室收缩期负荷加重,可导致左心衰竭。肺动脉高压,右心室流出道梗阻,使右心室收缩期负荷加重,可导致右心衰竭。

(3)心肌收缩力的减弱:常见的如由于冠状动脉粥样硬化所引起的心肌缺血或坏死,各种原因的心肌炎(病毒性、免疫性、中毒性、细菌性),原因不明的心肌病,严重的贫血性心脏病及甲状腺功能亢进性心脏病等,心肌收缩力均可有明显减弱,导致心力衰竭。

(4)心室收缩不协调:冠心病心肌局部严重缺血招致心肌收缩无力或收缩不协调,如室壁瘤。

(5)心室顺应性减低:如心室肥厚、肥厚性心肌病,心室的顺应性明显减低时,可影响心室的舒张而影响心脏功能。

2.心力衰竭的诱因

(1)感染:病毒性上感和肺部感染是诱发心力衰竭的常见诱因,感染除可直接损害心肌外,发热使心率增快也加重心脏的负荷。

(2)过重的体力劳动或情绪激动。

(3)心律失常:尤其是快速性心律失常,如阵发性心动过速、心房颤动等,均可使心脏负荷增加,心排血量减低,而导致心力衰竭。

(4)妊娠分娩:妊娠期孕妇血容量增加,分娩时由于子宫收缩,回心血量明显增多,加上分娩时的用力,均加重心脏负荷。

(5)输液(或输血过快或过量):液体或钠的输入量过多,血容量突然增加,心脏负荷过重而诱发心力衰竭。

(6)严重贫血或大出血:使心肌缺血缺氧,心率增快,心脏负荷加重。

### (四)临床表现

**1.左心衰竭**

左心衰竭主要表现为肺循环淤血的症状。患者表现为疲倦乏力,呼吸困难是左心衰竭的最早和最常见的症状呼吸困难,初起为劳力性呼吸困难,阵发性呼吸困难是左心衰竭的典型表现,多于熟睡之中发作,严重者有窒息感,被迫坐起,咳嗽频繁,出现严重的呼吸困难。

**2.右心衰竭**

右心衰竭主要表现为体循环淤血的症状。上腹部胀满是右心衰竭较早的症状。表现为下肢呈凹陷性水肿,下肢水肿多于傍晚出现或加重,休息一夜后可减轻或消失,重症者可波及全身。患者也可有颈静脉曲张,食欲缺乏,恶心呕吐,尿少,夜尿,饮水与排尿分离现象等。

### (五)辅助检查

**1.实验室检查**

血常规、尿常规、生化、肝肾功能及甲状腺功能检查(以了解其病因及诱因及潜在的护理问题)。

**2.心电图检查**

心电图检查示心房和/或心室肥大、ST-T 改变、各种心律失常等异常表现。

**3.X 线检查**

左心衰竭可见心影增大,心脏搏动减弱,肺门阴影增大,肺淤血征等。右心衰竭可见心影增大,上腔静脉增宽,右心房、右心室增大,可伴有双侧或单侧胸腔积液。可显示出心影的大小及外形,根据心脏扩大的程度和动态变化可间接反映心脏的功能。也可以诊断有无肺淤血。

**4.超声心动图检查**

超声心动图检查可比 X 线检查提供更准确的各心腔大小的变化及心瓣膜结构及功能情况。还可以用于估计心脏的收缩和舒张功能。

### (六)主要治疗原则

心力衰竭治疗的原则:强心、利尿、扩血管。

**1.应用洋地黄类药物**

洋地黄类药物可增强心肌收缩力,改善心力衰竭症状。治疗常用的有地高辛口服,每天 0.25 mg;或应用毛花苷 C,每次 0.2～0.4 mg,稀释后缓慢静脉注射。

**2.应用利尿剂**

利尿剂可增加心力衰竭患者的尿钠排出,减轻体内液体潴留,降低静脉压,减轻前负荷,减轻水肿。

常用的有呋塞米 20～40 mg 静脉注射;或口服呋塞米 20 mg,每天 1～2 次;或口服氢氯噻嗪 25 mg,隔一天 1 次,螺内酯口服 20 mg,每天 3 次。

**3.血管扩张药应用**

血管扩张药可用来增加静脉血管容量,提高射血分数,减缓心室功能减退的进程,减小心脏体积。常用的药物有:硝普钠、硝基甘油或酚妥拉明静脉注射。

**4.其他对症治疗**

吸氧,适当应用抗生素控制感染。

## 二、护理评估

### (一)一般评估

**1.生命体征**

心力衰竭时患者体温可正常或偏高;心率加快或有心律不齐;呼吸频率常达每分钟30～40次;血压测定可发现患者有一过性的高血压,病情如不缓解,血压可持续下降直至休克。

**2.患者主诉**

有无疲倦、乏力、咳嗽与心慌气短等症状。

**3.相关记录**

体重、体位、饮食、皮肤、出入量等记录结果。

### (二)身体评估

**1.视诊**

面部颜色(贫血)、口唇有无发绀、颈静脉充盈情况[有无颈静脉曲张(右心衰竭的主要体征)]。

**2.触诊**

(1)测量腹围:观察有无腹水征象;观察平卧时背部有无水肿出现(心源性水肿的特点是水肿首先出现在身体下垂部位)。

(2)有无肝脏肿大(结合 B 超结果综合考虑)。

(3)下肢有无凹陷性水肿:从踝内侧开始检查,逐渐向上,根据每天下肢水肿的部位记录情况与患者尿量情况作动态的综合分析,判断水肿是否减轻,心力衰竭治疗是否有效。

**3.叩诊**

心界有无扩大(结合 X 线结果综合考虑)。

**4.听诊**

两肺满布湿啰音和哮鸣音;心尖部第一心音减弱,频率快,同时有舒张早期第三心音而构成奔马律,肺动脉瓣第二心音亢进(结合病例综合考虑)。

### (三)心理-社会评估

患者在疾病治疗过程中的心理反应与需求,家庭及社会支持情况,引导患者正确配合疾病的治疗与护理。

### (四)辅助检查阳性结果

**1.心电图**

心率(律)是否有改变;心电图 ST 段是否有洋地黄作用样改变;反应左、右心室肥厚的电压是否有改变。

**2.电解质**

心力衰竭可引起电解质紊乱,常发生于心力衰竭治疗过程中,尤其多见于多次或长期应用利尿剂后,其中低血钾和失盐性低钠综合征最为多见,所以需要结合出入量与生化检查结果综合做动态的分析。

### (五)心功能分级评估

根据患者的情况综合分析,做出心功能的分级。心功能的分级判断采用如下美国心脏病学会心功能分级标准。

(1)Ⅰ级:患者患有心脏病但活动量不受限制,平时一般活动不引起疲乏、心悸、呼吸困难或心绞痛。

(2)Ⅱ级:心脏病患者的体力活动受到轻度的限制,休息时无自觉症状,但平时一般活动下可出现疲乏、心悸、呼吸困难或心绞痛。

(3)Ⅲ级:心脏病患者体力活动明显限制,小于平时一般活动即引起上述的症状。

(4)Ⅳ级:心脏病患者不能从事任何体力活动。休息状态下也出现心力衰竭的症状,体力活动后加重。

**(六)心力衰竭治疗常用药效果的评估**

1.应用洋地黄类药评估要点

(1)用药剂量、用药方法(静脉注射、口服)的评估与记录。

(2)心率、心律的评估:有无心律失常(心率的快慢、强弱;节律是否规整)。

(3)有无洋地黄类药物中毒的表现。①患者主诉:有无食欲缺乏、恶心、呕吐、腹泻、腹痛。②有无心律的变化:心律突然转变,是诊断洋地黄中毒的重要依据。如心率突然显著减慢或加速,由规则转为有特殊规律的不规则,或由不规则转为规则,均应引起重视。洋地黄引起不同程度的窦房和房室传导阻滞,应用洋地黄过程中出现室上性心动过速伴房室传导阻滞是洋地黄中毒的特征性表现。③有无神经系统表现:有无头痛、失眠、忧郁、眩晕,甚至神志错乱。④有无视觉改变:患者有无出现黄视或绿视以及复视。

2.应用利尿剂评估要点

(1)准确记录患者出入量(尤其是每 24 小时尿量):大量利尿可引起血容量过度降低,心排血量下降,血尿素氮增高。患者皮肤弹性减低,出现直立性低血压和少尿。

(2)血生化检查的结果:长期使用噻嗪类利尿剂有可能导致水、电解质紊乱,产生低钠、低氯和低钾血症。

3.应用血管扩张药的评估要点

(1)患者自觉症状:有无面部潮红及头痛症状。

(2)有无低血压:应用血管扩张剂治疗过程中,患者常常出现一过性的低血压,同时伴有恶心、呕吐、出汗,心悸等症状,所以要严密观察患者血压的变化。

(3)有无心动过速:因药物扩张血管后引起反射性交感神经兴奋所致。

## 三、主要护理诊断(问题)

**(一)气体交换受阻**

气体交换受阻与左心衰竭致肺淤血有关。

**(二)体液过多**

体液过多与右心衰竭致体循环淤血、水钠潴留、低蛋白血症有关。

**(三)活动无耐力**

活动无耐力与心排血量减少有关。

**(四)潜在并发症**

洋地黄中毒、电解质紊乱、低血压。

## 四、主要护理措施

### (一)适当休息

休息是减轻心脏负担的重要方法,可使机体耗氧明显减少,使肾供血增加,有利于水肿的减退。除午睡外,下午宜增加数小时卧床休息。急性期和重症心力衰竭时应卧床休息,待心功能好转后应下床做轻微的活动,如果出现脉搏＞110 次/分,或比休息时加快 20 次/分,有心慌、气急、心绞痛发作或异搏感时,应停止活动并休息。

### (二)合理饮食

饮食在心功能不全的康复中非常重要,应给予低钠、低热量、清淡易消化,足量维生素的饮食,还应少食多餐,因饱餐可诱发或加重心力衰竭。

### (三)用药护理

应严格按医嘱用药,并注意观察常用药的毒副作用,发现问题及时处理,控制输液速度等。

### (四)心理护理

多关心体贴患者,使患者保持良好的情绪,因为过分紧张往往更易诱发急性心力衰竭。

### (五)皮肤护理

慢性心力衰竭患者常被迫采取右侧卧位,加之身体部位水肿,所以应加强右侧骨隆突处皮肤的护理,可为患者定时翻身、局部按摩、防止皮肤擦伤,预防褥疮。

### (六)健康教育

1.饮食指导

饮食宜低盐(通常饮食中含盐量≤2.5 g/d)、清淡、富营养的饮食,多吃含钾丰富的食物(橙子、香蕉、西红柿、菠菜等)。

2.用药原则

按时、正确服用相关药物,让患者了解常用药物不良反应及自我观察要点。

3.预防感染的措施

注意保暖,防止受凉,尤其是要避免呼吸道感染。

4.适当活动计划

制订个体化的活动计划,注意休息,避免过度劳累。

5.自我观察

教会患者出院后的某些重要指标的自我监测,如血压、心率、体重监测(同一时间称体重,穿同样的衣服)、尿量监测、下肢水肿的监测并正确记录。

6.就诊的指标

告诉患者如果出现下列任何一种情况,请速到医院就诊。

(1)劳累后、特别是平卧时感到呼吸困难。

(2)夜间睡眠中突然憋醒。

(3)频繁的咳嗽。

(4)面部、腹部、脚部肿胀。

(5)体重在短期内明显增加(2 天内增加 1.4 kg 或 1 周增加 1.4～2.3 kg)。

(6)有其他相关不舒服的症状。

(刘永华)

# 第六章 普外科护理

## 第一节 胃十二指肠损伤

### 一、概述

由于有肋弓保护且活动度较大,柔韧性较好,壁厚,钝挫伤时胃很少受累,只有胃膨胀时偶有发生胃损伤。上腹或下胸部的穿透伤则常导致胃损伤,多伴有肝、脾、横膈及胰等损伤。胃镜检查及吞入锐利异物或吞入酸、碱等腐蚀性毒物也可引起穿孔,但很少见。十二指肠损伤是由上中腹部受到间接暴力或锐器的直接刺伤而引起的,缺乏典型的腹膜炎症状和体征,术前诊断困难,漏诊率高,多伴有腹部脏器合并伤,病死率高,术后并发症多,肠瘘发生率高。

### 二、护理评估

#### (一)健康史

详细询问患者、现场目击者或陪同人员,以了解受伤的时间地点、环境,受伤的原因,外力的特点、大小和作用方向,坠跌高度;了解受伤前后饮食及排便情况,受伤时的体位,有无防御,伤后意识状态、症状、急救措施、运送方式,既往疾病及手术史。

#### (二)临床表现

(1)胃损伤若未波及胃壁全层,可无明显症状。若全层破裂,由于胃酸有很强的化学刺激性,可立即出现剧痛及腹膜刺激征。当破裂口接近贲门或食管时,可因空气进入纵隔而呈胸壁下气肿。较大的穿透性胃损伤时,可自腹壁流出食物残渣、胆汁和气体。

(2)十二指肠破裂后,因有胃液、胆汁及胰液进入腹腔,早期即可发生急性弥漫性腹膜炎,有剧烈的刀割样持续性腹痛伴恶心、呕吐,腹部检查可见有板状腹、腹膜刺激征症状。

#### (三)辅助检查

(1)疑有胃损伤者,应置胃管,若自胃内吸出血性液或血性物者可确诊。

(2)腹腔穿刺术和腹腔灌洗术:腹腔穿刺抽出不凝血液、胆汁,灌洗吸出 10 mL 以上肉眼可辨的血性液体,即为阳性结果。

(3)X线检查:腹部 X 线片可显示腹膜后组织积气、肾脏轮廓清晰、腰大肌阴影模糊不清等有助于腹膜后十二指肠损伤的诊断。

(4)CT 检查:可显示少量的腹膜后积气和渗至肠外的造影剂。

### (四)治疗原则

抗休克和及时、正确的手术处理是治疗的两大关键。

### (五)心理、社会因素

胃十二指肠外伤性损伤多数在意外情况下发生,患者出现突发外伤后易出现紧张、痛苦、悲哀、恐惧等心理变化,担心手术成功及疾病预后。

## 三、护理问题

### (一)疼痛

疼痛与胃肠破裂、腹腔内积液、腹膜刺激征有关。

### (二)组织灌注量不足

组织灌注量不足与大量失血、失液,严重创伤,有效循环血量减少有关。

### (三)焦虑、恐惧

焦虑、恐惧与经历意外及担心预后有关。

### (四)潜在并发症

出血、感染、肠瘘、低血容量性休克。

## 四、护理目标

(1)患者疼痛减轻。

(2)患者血容量得以维持,各器官血供正常、功能完整。

(3)患者焦虑或恐惧减轻或消失。

(4)护士密切观察病情变化,如发现异常,及时报告医师,并配合处理。

## 五、护理措施

### (一)一般护理

1.预防低血容量性休克

吸氧、保暖、建立静脉通道,遵医嘱输入温热生理盐水或乳酸盐林格液,抽血查全血细胞计数、血型和交叉配血。

2.密切观察病情变化

每 15~30 分钟应评估患者情况。评估内容包括意识状态、生命体征、肠鸣音、尿量、氧饱和度、有无呕吐、肌紧张和反跳痛等。观察胃管内引流物颜色、性质及量,若引流出血性液体,提示有胃、十二指肠破裂的可能。

3.术前准备

胃、十二指肠破裂大多需要手术处理,故患者入院后,在抢救休克的同时,尽快完成术前准备工作,如备皮、备血、插胃管及留置导尿管、做好抗生素皮试等,一旦需要,可立即实施手术。

### (二)心理护理

评估患者对损伤的情绪反应,鼓励他们说出自己内心的感受,帮助建立积极有效的应对措施。向患者介绍有关病情、损伤程度、手术方式及疾病预后,鼓励患者,告诉患者良好的心态、积极的配合有利于疾病早日康复。

### (三)术后护理

**1.体位**

患者意识清楚、病情平稳,给予半坐卧位,有利于引流及呼吸。

**2.禁食、胃肠减压**

观察胃管内引流液颜色、性质及量,若引流出血性液体,提示有胃、十二指肠再出血的可能。十二指肠创口缝合后,胃肠减压管置于十二指肠腔内,使胃液、肠液、胰液得到充分引流,一定要妥善固定,避免脱出。一旦脱出,要在医师的指导下重新置管。

**3.严密监测生命体征**

术后 15～30 分钟监测生命体征直至患者病情平稳。注意肾功能的改变,胃十二指肠损伤后,特别有出血性休克时,肾脏会受到一定的损害,尤其是严重腹部外伤伴有重度休克者,有发生急性肾功能障碍的危险,所以,术后应密切注意尿量,争取保持每小时尿量在 50 mL 以上。

**4.补液和营养支持**

根据医嘱,合理补充水、电解质和维生素,必要时输新鲜血、血浆,维持水、电解质、酸碱平衡。给予肠内、外营养支持,促进合成代谢,提高机体防御能力。继续应用有效抗生素,控制腹腔内感染。

**5.术后并发症的观察和护理**

(1)出血。如胃管内 24 小时内引流出新鲜血液＞300 mL,提示吻合口出血,要立即配合医师给予胃管内注入凝血酶粉、冰盐水洗胃等止血措施。

(2)肠瘘。患者术后持续低热或高热不退,腹腔引流管中引流出黄绿色或褐色渣样物,有恶臭或引流出大量气体,提示肠瘘发生,要配合医师进行腹腔双套管冲洗,并做好相应护理。

### (四)健康教育

(1)讲解术后饮食注意事项,当患者胃肠功能恢复,一般 3 天后开始恢复饮食,由流质逐步恢复至半流质、普食,进食高蛋白、高能量、易消化饮食,增强抵抗力,促进愈合。

(2)行全胃切除或胃大部分切除术的患者,因胃肠吸收功能下降,要及时补充微量元素和维生素等营养素,预防贫血、腹泻等并发症。

(3)避免工作过于劳累,注意劳逸结合。讲明饮酒、抽烟对胃、十二指肠疾病的危害性。

(4)避免长期大量服用非甾体抗感染药,如布洛芬等,以免引起胃肠道黏膜损伤。

(韩惠青)

# 第二节　小　肠　破　裂

## 一、概述

小肠是消化管中最长的一段肌性管道,也是消化与吸收营养物质的重要场所。人类小肠全长 3～9 m,平均 5～7 m,个体差异很大。其分为十二指肠、空肠和回肠三部分,十二指肠属上消化道,空肠及其以下肠段属下消化道。

　　各种外力的作用所致的小肠穿孔称为小肠破裂。小肠破裂在战时和平时均较常见,多见于交通事故、工矿事故、生活事故如坠落、挤压、刀伤和火器伤。小肠可因穿透性与闭合性损伤造成肠管破裂或肠系膜撕裂。小肠占满整个腹部,又无骨骼保护,因此易于受到损伤。由于小肠壁厚,血运丰富,故无论是穿孔修补或肠段切除吻合术,其成功率均较高,发生肠瘘的机会少。

## 二、护理评估

### (一)健康史

　　了解患者腹部损伤的时间、地点及致伤源、伤情、就诊前的急救措施、受伤至就诊之间的病情变化,如果患者神志不清,应询问目击人员。

### (二)临床表现

　　小肠破裂后在早期即产生明显的腹膜炎的体征,这是肠管破裂肠内容物溢出至腹腔所致。症状以腹痛为主,程度轻重不同,可伴有恶心及呕吐,腹部检查肠鸣音消失,腹膜刺激征明显。

　　小肠损伤初期一般均有轻重不等的休克症状,休克的深度除与损伤程度有关外,主要取决于内出血的多少,表现为面色苍白、烦躁不安、脉搏细速、血压下降、皮肤发冷等。若为多发性小肠损伤或肠系膜撕裂大出血,可迅速发生休克并进行性恶化。

### (三)辅助检查

1.实验室检查

　　白细胞计数升高说明腹腔炎症;血红蛋白含量取决于内出血的程度,内出血少时变化不大。

2.X线检查

　　X线透视或摄片,检查有无气腹与肠麻痹的征象,因为一般情况下小肠内气体很少,且损伤后伤口很快被封闭,不但膈下游离气体少见,且使一部分患者早期症状隐匿。因此,阳性气腹有诊断价值,但阴性结果也不能排除小肠破裂。

3.腹部 B 超检查

　　对小肠及肠系膜血肿、腹水均有重要的诊断价值。

4.CT 或磁共振检查

　　对小肠损伤有一定诊断价值,而且可对其他脏器进行检查,有时可能发现一些未曾预料的损伤,有助于减少漏诊。

5.腹腔穿刺

　　有混浊的液体或胆汁色的液体,说明肠破裂,穿刺液中白细胞、淀粉酶含量均升高。

### (四)治疗原则

　　小肠破裂一旦确诊,应立即进行手术治疗。手术方式以简单修补为主。肠管损伤严重时,则应做部分小肠切除吻合术。

### (五)心理、社会因素

　　小肠损伤大多在意外情况下突然发生,加之伤口、出血及内脏脱出的视觉刺激和对预后的担忧,患者多表现为紧张、焦虑、恐惧。应了解其患病后的心理反应,对本病的认知程度和心理承受能力,家属及亲友对其支持情况、经济承受能力等。

### 三、护理问题

**(一)有体液不足的危险**

有体液不足的危险与创伤致腹腔内出血、体液过量丢失、渗出及呕吐有关。

**(二)焦虑、恐惧**

焦虑、恐惧与意外创伤的刺激、疼痛、出血、内脏脱出的视觉刺激及担心疾病的预后等有关。

**(三)体温过高**

体温过高与腹腔内感染毒素吸收和伤口感染等因素有关。

**(四)疼痛**

疼痛与小肠破裂或手术有关。

**(五)潜在并发症**

腹腔感染、肠瘘、失血性休克。

**(六)营养失调**

营养失调低于机体需要量与消化道的吸收面积减少有关。

### 四、护理目标

(1)患者体液平衡得到维持,生命体征稳定。

(2)患者情绪稳定,焦虑或恐惧减轻,主动配合医护工作。

(3)患者体温维持正常。

(4)患者主诉疼痛有所缓解。

(5)护士密切观察病情变化,如发现异常,及时报告医师,并配合处理。

(6)患者体重不下降。

### 五、护理措施

**(一)一般护理**

1.伤口处理

对开放性腹部损伤者,妥善处理伤口,及时止血和包扎固定。若有肠管脱出,可用消毒或清洁器皿覆盖保护后再包扎,以免肠管受压、缺血而坏死。

2.病情观察

密切观察生命体征的变化,每15分钟测定脉搏、呼吸、血压一次。重视患者的主诉,若主诉心慌、脉快、出冷汗等,及时报告医师。不注射止痛药(诊断明确者除外),以免掩盖伤情。不随意搬动伤者,以免加重病情。

3.腹部检查

每30分钟检查一次腹部体征,注意腹膜刺激征的程度和范围变化。

4.禁食和灌肠

禁食和灌肠可避免肠内容物进一步溢出,造成腹腔感染或加重病情。

5.补充液体和营养

注意纠正水、电解质及酸碱平衡失调,保证输液通畅,对伴有休克或重症腹膜炎的患者可进行中心静脉补液,这不仅可以保证及时大量的液体输入,而且有利于中心静脉压的监测,根据患者具体情况,适量补给全血、血浆或人血清蛋白,尽可能补给足够的热量和蛋白质、氨基酸及维生素等。

**(二)心理护理**

关心患者,加强交流,讲解相关病情、治疗方式及预后,使患者了解自己的病情,消除患者的焦虑和恐惧,保持良好的心理状态,并与其一起制订合适的应对机制,鼓励患者,增加治疗的信心。

**(三)术后护理**

1.妥善安置患者

麻醉清醒后取半卧位,有利于腹腔炎症的局限,改善呼吸状态。了解手术的过程,查看手术的部位,对引流管、输液管、胃管及氧气管等进行妥善固定,做好护理记录。

2.监测病情

观察患者血压、脉搏、呼吸、体温的变化。注意腹部体征的变化。适当应用止痛药,减轻患者的不适。若切口疼痛明显,应检查切口,排除感染。

3.引流管的护理

腹腔引流管保持通畅,准确记录引流液的性状及量。腹腔引流液应为少量血性液,若为绿色或褐色渣样物,应警惕腹腔内感染或肠瘘的发生。

4.饮食

继续禁食、胃肠减压,待肠功能逐渐恢复、肛门排气后,方可拔除胃肠减压管。拔除胃管当天可进清流质饮食,第 2 天进流质饮食,第 3 天进半流质饮食,逐渐过渡到普食。

5.营养支持

维持水、电解质和酸碱平衡,增加营养。维生素主要是在小肠被吸收,小肠部分切除后,要及时补充维生素 C、维生素 D、维生素 K 和复合维生素 B 等维生素,以及微量元素钙、镁等,可经静脉、肌内注射或口服进行补充,预防贫血,促进伤口愈合。

**(四)健康教育**

(1)注意饮食卫生,避免暴饮暴食,进易消化食物,少食刺激性食物,避免腹部受凉和饭后剧烈活动,保持排便通畅。

(2)注意适当休息,加强锻炼,增加营养,特别是回肠切除的患者要长期定时补充维生素 $B_{12}$ 等营养素。

(3)定期门诊随访。若有腹痛、腹胀、停止排便及伤口红、肿、热、痛等不适,应及时就诊。

(4)加强社会宣传,增进劳动保护、安全生产、安全行车、遵守交通规则等知识,避免损伤等意外的发生。

(5)普及各种急救知识,在发生意外损伤时,能进行简单的自救或急救。

(6)无论腹部损伤的轻重,都应经专业医务人员检查,以免贻误诊治。

(韩惠青)

# 第三节 肠 套 叠

肠套叠是指肠的一段套入其相连的肠管腔内,并导致肠内容物通过障碍。以小儿最多见,其中以 2 岁以下者居多。肠套叠占肠梗阻的 15%～20%。

## 一、病因和发病机制

有原发性和继发性两类。原发性肠套叠绝大部分发生于婴幼儿,主要由于肠蠕动节律紊乱,而肠蠕动节律的失调可能由食物性质的改变所致。继发性肠套叠多见于成年人,肠腔内或肠壁部器质性病变使肠蠕动节律失调,近段肠管的强力蠕动将病变连同肠管同时送入远段肠管中。病因与发病机制目前还不完全清楚。关于肠套叠的促发因素,大多数认为肠套叠是肠蠕动的正常节律发生紊乱所致,这些因素包括肠炎、腹泻、高热、季节性、添加辅食、受凉、肥胖等,病毒感染和肠套叠的发生也有一定的关系。

根据套入肠与被套肠部位,肠套叠分为以下几种。①回盲型:回盲瓣是肠套叠头部,带领回肠末端进入升结肠,盲肠、阑尾也随着翻入结肠内,此型最常见,占总数的 50%~60%;②回结型:回肠从距回盲瓣几厘米处起,套入回肠最末端,穿过回盲瓣进入结肠,约占 30%;③回回结型:回肠先套入远端回肠内,然后整个再套入结肠内,约占 10%;④小肠型:小肠套入小肠,少见;⑤结肠型:结肠套入结肠,少见;⑥多发型:回结肠套叠和小肠套叠合并存在,肠套叠多为顺行性套叠,与肠蠕动方向一致。套入部随着肠蠕动不断继续前进,该段肠管及其肠系膜也一并套入鞘内,颈部束紧不能自动退出,由于鞘层肠管持续痉挛,致使套入部肠管发生循环障碍,初期静脉回流受阻,组织充血水肿,静脉曲张,黏膜回流障碍加重,使动脉受累,供血不足,导致肠壁坏死并出现全身中毒症状,严重者可并发肠穿孔和腹膜炎。

## 二、临床表现

肠套叠的四大典型症状是腹痛、呕吐、血便及腹部肿块。表现为突然发作剧烈的阵发性腹痛,患儿阵发哭闹不安,有安静如常的间歇期,伴有呕吐和果酱样血便。血便多于病后 6~12 小时出现,是本病特征之一;常为暗红色果酱样便,亦可为新鲜血便或血水,一般无臭味;腹部肿块是具有重要诊断意义的腹部体征,腹部触诊常可扪及腊肠形、表面光滑、稍可活动、具有压痛的肿块,常位于脐右上方,而右下腹扪诊有空虚感。随着病程的进展逐步出现腹胀等肠梗阻症状。钡剂胃肠道造影对诊断肠套叠有较高的准确率。慢性复发性肠套叠多见于成人,其发生原因常与肠息肉、肿瘤、憩室等病变有关。多呈不完全梗阻,故症状较轻,可表现为阵发性腹痛发作,而发生便血的不多见。由于套叠常可自行复位,所以发作过后检查可为阴性。

## 三、辅助检查

### (一)影像学检查

1.X 线检查肠梗阻征象

腹部 X 线检查有肠管充气和液平面等急性肠梗阻表现,空气或钡剂灌肠造影有助于回盲部套叠的诊断,可看到空气或钡剂至套入部肠管的远端顶端即受阻,呈"杯口"状影像,为其特点。

婴幼儿肠套叠有典型症状者一般诊断不困难,临床上有阵发腹痛、呕吐、便血及肿块四者存在即可确诊。对只有阵发性腹痛和呕吐的肠套叠早期,尚未出现血便,或晚期由于腹胀明显触不清肿块的病例,应做直肠指检,并进行空气或钡剂灌肠 X 线检查,可及时作出正确诊断。结肠注气或钡剂 X 线检查是一种简便安全而可靠的诊断方法,不但可以及时作出正确诊断,同时也是较好的治疗措施。

2.B超检查

显示肠套叠包块。

3.CT检查

可协助诊断。

### (二)实验室检查

1.血常规

肠套叠患者出现脱水、血液浓缩时可出现血红蛋白、血细胞比容及尿比重升高。多有白细胞计数和中性粒细胞比例的升高。

2.血生化检查

血清电解质、血尿氮素及肌酐检查出现异常或紊乱。

3.其他

呕吐物和粪便检查见大量红细胞或大便潜血试验阳性时提示肠管有血运障碍。

## 四、治疗要点

### (一)非手术疗法

凡是病程在48小时内的原发性肠套叠,患儿全身情况良好,无明显脱水,无明显腹胀者均可以灌肠疗法治疗。一般应用空气、氧气或钡剂灌肠,不仅是诊断方法,也是一种有效的治疗方法,一般空气压力先用8.0 kPa(60 mmHg),经肛管注入结肠内,在X线透视下明确诊断后,继续注气加压至10.7 kPa(80 mmHg)左右,直至套叠复位。为提高灌肠复位的疗效,有时可事先给阿托品或苯巴比妥钠、水合氯醛等镇静剂,使患儿安睡。已有脱水者应先输液改善一般情况后再行灌肠。

### (二)手术疗法

如果套叠不能复位,或病期已超过48小时,或灌肠复位后出现腹膜刺激征及全身情况恶化,都应行手术治疗。术前应纠正脱水或休克,术中若无坏死,可轻柔地挤压复位;如果肠壁损伤严重或已有肠坏死者,可行肠段切除吻合术;如果患儿全身情况严重,可将坏死肠管切除后两段外置造口,以后再行二期肠吻合术。成人肠套叠多有引起套叠的病理因素,一般主张手术。

## 五、护理评估

### (一)术前评估

1.健康史和相关因素

了解患者的一般情况,发病前有无体位及饮食不当、饱餐后剧烈活动等诱因;腹痛、腹胀、呕吐、果酱样血便等症状的初发时间、程度、是否进行加重;呕吐物、排泄物的量及性状。既往有无腹部手术史及外伤史、各种慢性肠道疾病史及个人卫生史等。

2.身体状况

(1)局部:评估腹部是否对称、胀满,是否见肠型,有无腹部压痛、程度,有无腹膜刺激征及程度和范围。

(2)全身:有无出现脱水或休克的征象;包括生命体征,呕吐、血便的开始时间、次数、颜色、性状、量,腹部情况;评估脱水程度和性质,有无低钾血症和代谢性酸中毒症状;检查肛周皮肤有无红肿、糜烂、破溃。

（3）辅助检查：了解影像学检查、实验室检查结果及意义。

3.心理-社会状况

评估患者的心理状况/婴儿的须评估家长的心理反应及认知程度、文化程度、饮食及护理知识等，是否了解围术期的相关知识。了解患者的家庭经济、社会支持情况等。

**（二）术后评估**

评估患者有无发生再次发作、肠穿孔及腹腔内感染等并发症。

# 六、护理诊断

**（一）体液不足**

体液不足与呕吐、血便及肠道功能紊乱有关。

**（二）疼痛**

疼痛与肠蠕动增强或肠壁缺血有关。

**（三）有皮肤完整性受损的危险**

有皮肤完整性受损的危险与大便刺激臀部皮肤有关。

**（四）潜在并发症**

腹腔感染、肠穿孔、肠粘连。

**（五）知识缺乏**

成人患者及婴儿家长缺乏饮食相关知识及相关的疾病护理知识。

# 七、护理措施

**（一）维持体液平衡**

（1）严格控制输液并准确记录出入量，根据患者的脱水情况及有关的实验室检查结果指标合理安排输液计划，补液期间严密观察病情变化、准确记录出入量。

（2）记录患儿皮肤弹性、前囟及眼眶有无凹陷、末梢循环及尿量等；观察生命体征变化，定期测量，必要时使用心电监护；准确记录24小时出入量，同时注意呕吐物、大便、尿液的性质、量及颜色；监测血清电解质。

**（二）有效缓解疼痛**

（1）禁食、胃肠减压：清除肠腔内积气、积液，有效缓解腹胀、腹痛。胃肠减压期间应注意保持有效负压吸引通畅，密切观察并记录引流液的性状、量及颜色，注意观察腹痛性质、程度、持续时间、发作规律及伴随症状和诱发因素。术前要严格胃肠道准备，按要求禁食、禁饮.

（2）应用解痉剂：在诊断明确后可以遵医嘱适当使用解痉剂，患儿术后取半坐卧位，尽量避免剧烈哭闹，必要时可使用镇静剂。

（3）待肠道功能恢复、肛门排便排气后方可进食，循序渐进，避免产气、腹胀食物，如牛奶、白糖水等。腹胀明显者可行肛管排气。

**（三）维持皮肤完整性（尿布皮炎的护理）**

选用吸水性强的、柔软布质或纸质尿布，避免使用不透气塑料布或橡皮布；尿布湿了及时更换，每次便后用温水清洗臀部并擦干，以保持皮肤清洁、干燥；局部皮肤发红处涂5%鞣酸软膏或40%氧化锌油并按摩片刻或使用3M皮肤保护膜，促进局部血液循环；若皮肤已经破溃，可用皮肤保护粉外涂，促进愈合；也可采用暴露法，臀下仅垫尿布，不加包扎，使臀部皮肤暴露于空气中或阳光下;局部皮肤溃疡也可用灯光照射,每次照射 20～30 分钟,每天 3 次,使局部皮肤蒸发干燥。照射时护士必须坚持守护患者,避免烫伤,照射后需要局部涂膏油。

**(四)并发症及护理**

(1)避免感染:注意观察患者的生命体征,有无腹膜炎,有高热者要及时处理,有切口的必须要按时换药,严格无菌技术操作。

(2)肠穿孔:观察术后患者腹痛、呕吐、血便及腹部包块症状是否改善,肛门恢复排便排气的时间等,如果患者出现高热不退,同时出现局部或弥漫性腹膜炎的表现,应警惕腹腔感染及肠穿孔的可能,应及时通知医师。

(3)肠粘连:肠套叠导致肠坏死,肠坏死切除术后患者若护理不当,仍可能发生肠粘连,应术后早期活动,以促进肠蠕动恢复,预防肠粘连。

## 八、护理评价

(1)患者腹痛、呕吐、血便及腹部肿块有无缓解,生命体征是否平稳,水、电解质是否平衡。

(2)患者腹痛症状是否减轻,舒适度是否改善。

(3)患者生命体征是否维持在正常范围。

(4)患者有无发生腹腔感染、肠穿孔、肠粘连等并发症,若发生,是否得到及时发现及处理。

(5)患者及其家属是否都能了解相关疾病知识并理解和积极配合治疗。

## 九、健康教育

(1)应避免腹泻,尤其是秋季腹泻,家长应高度警惕此病的发生。

(2)平时要注意科学喂养,不要过饥过饱、随意更换食品,添加辅食要循序渐进,不要操之过急。

(3)要注意天气变化,随时增减衣服,避免各种容易诱发肠蠕动紊乱的不良因素。

(4)如果一个健康的婴儿突然出现不明原因的阵发性哭闹、面色苍白、出冷汗、呕吐、大便带血,精神不振时,应想到是否有可能为肠套叠,要立即送医院治疗。

(5)临床上四大最主要症状为腹痛、呕吐、果酱样血便及腹部肿块。

(6)当肠道前后相套,造成部分阻塞时,婴儿就开始产生阵发性腹部绞痛,明显躁动不安、双腿屈曲、阵发性啼哭,并常合并呕吐,阵发性疼痛过后,婴儿显得倦怠、苍白及出冷汗。

(韩惠青)

# 第七章 胸外科护理

## 第一节 气道异物阻塞

### 一、概述

气道异物阻塞(FBAO)是导致窒息的紧急情况,如不及时解除,数分钟内即可死亡。FBAO造成心脏停搏并不常见,但有意识障碍或吞咽困难的老人和儿童发生人数相对较多。FBAO是可以预防从而避免发生的。

### 二、原因及预防

任何人突然的呼吸骤停都应考虑到 FBAO。成人通常在进食时易发生,肉类食物是造成FBAO 最常见的原因。FBAO 的诱因有:吞食大块难咽食物、饮酒、老年人戴义齿或吞咽困难、儿童口含小颗粒状食物及物品。注意以下事项有助于预防 FBAO,如①进食切碎的食物,细嚼慢咽,尤其是戴义齿者;②咀嚼和吞咽食物时,避免大笑或交谈;③避免酗酒;④阻止儿童口含食物行走、跑或玩耍;⑤将易误吸入的异物放在婴幼儿拿不到处;⑥不宜给小儿需要仔细咀嚼或质韧而滑的食物(如花生、坚果、玉米花及果冻等)。

### 三、临床表现

异物可造成呼吸道部分或完全阻塞,识别气道异物阻塞是及时抢救的关键。

#### (一)气道部分阻塞

患者有通气,能用力咳嗽,但咳嗽停止时,出现喘息声。这时救助者不宜妨碍患者自行排出异物,应鼓励患者用力咳嗽,并自主呼吸。但救助者应守护在患者身旁,并监视患者的情况,如不能解除,即求救紧急医疗服务(EMS)系统。

FBAO 患者可能一开始表现为通气不良,或一开始通气好,但逐渐恶化,表现乏力、无效咳嗽、吸气时高调噪音、呼吸困难加重、发绀。对待这类患者要同对待气道完全阻塞患者一样,须争分夺秒的救助。

#### (二)气道完全阻塞

患者已不能讲话,呼吸或咳嗽时,双手抓住颈部,无法通气。对此征象必须能够立即明确识别。救助者应马上询问患者是否被异物噎住,如果患者点头确认,必须立即救助,帮助解除异物。由于气体无法进入肺脏,如不能迅速解除气道阻塞,患者很快就会意识丧失,甚至死亡。如果患者已意识丧失、猝然倒地,则应立即实施心肺复苏。

## 四、治疗

### (一)解除气道异物阻塞

对气道完全阻塞的患者,必须争分夺秒地解除气道异物。通过压迫使气道内压力骤然升高,产生人为咳嗽,把异物从体内排除。具体可采用以下方法。

1.腹部冲击法(Heimlish 法)

此法可用于有意识的站立或坐位患者。急救者站在患者身后,双臂环抱患者腰部,一手握拳,握拳手的拇指侧抵住患者腹部,位于剑突下与脐上的腹中线部位,再用另一手握紧拳头,快速向内向上用拳头冲击腹部,反复冲击腹部直到把异物排出。如患者意识丧失,立即开始心肺复苏术(CPR)。采用此法后,应注意检查有无危及生命的并发症,如胃内容物反流造成误吸、腹部或胸腔脏器破裂。除必要时,不宜随便使用。

2.自行腹部冲击法

气道阻塞患者本人可一手握拳,用拇指抵住腹部,部位同上,再用另一只手握紧拳头,用力快速向内、向上使拳头冲击腹部。如果不成功,患者应快速将上腹部抵压在一硬质物体上,如椅背、桌缘、护栏,用力冲击腹部,直到把异物排出。

3.胸部冲击法

患者是妊娠末期或过度肥胖者时,救助者双臂无法环抱患者腰部,可用胸部冲击法代替Heimlish法。救助者站在患者身后,把上肢放在患者腋下,将胸部环抱住。一只手握拳,拇指侧放在胸骨中线,避开剑突和肋骨下缘,另一只手握住拳头,向后冲压,直至把异物排出。

### (二)对意识丧失者的解除方法

1.解除 FBAO 中意识丧失

救助者立即开始 CPR。在 CPR 期间,经反复通气后,患者仍无反应,急救人员应继续 CPR,严格按30∶2的按压/通气比例。

2.发现患者时已无反应

急救人员初始可能不知道患者发生了 FBAO,在反复通气数次后,若患者仍无反应,应考虑到 FBAO。可采用以下方法。

(1)在 CPR 过程中,如果有第二名急救人员在场,一名实施救助,另一名启动急救医疗服务体系(EMSS),患者保持平卧。

(2)用舌-上颌上提法开放气道,并试用手指清除口咽部异物。

(3)如果通气时患者胸廓无起伏,应重新摆正头部位置,注意开放气道,再尝试通气。

(4)异物清除前,如果通气后仍未见胸廓起伏,应考虑进一步抢救措施[如凯利钳(Kelly Forceps),马吉拉镊(Magilla Forceps),环甲膜穿刺/切开术]来开通气道。

(5)如异物取出,气道开通后仍无呼吸,需继续缓慢人工通气,再检查脉搏、呼吸、反应。如无脉搏,即行胸外按压。

## 五、急救护理

急性呼吸道异物短时间内可危及生命,护士必须有强烈的风险意识,争分夺秒地协助抢救治疗工作。

**(一)做好抢救准备**

备氧气、吸引器、电动负压吸引器、纤维支气管镜、直接喉镜、气管插管及气管切开包等急救物品。使用静脉留置针建立静脉通道。完善术前准备,与手术室联系,做好气管、支气管镜检查的准备。询问过敏史。一旦出现极度呼吸困难,立即协助医师抢救,给予氧气吸入。

**(二)病情观察**

密切观察患者的呼吸情况,判断异物所在部位及运动情况。异物进入喉部及声门下时,患者有剧烈呛咳、喉喘鸣、声嘶、面色发绀、吸气性呼吸困难等症状,可在数分钟内引起窒息。发现上述情况立即报告医师抢救。观察双肺呼吸动度是否相同、两侧呼吸音是否一致,吸气时胸骨上窝、锁骨上窝、肋间隙有无凹陷,有无喘鸣、口唇发绀,咳嗽及咳嗽的性质,有无颈静脉怒张及颈胸部皮下气肿。持续监护生命体征和血氧饱和度,记录各项目的基础数据。观察有无颅内压增高或颅内出血的征象,注意瞳孔大小、神经反射,有无惊厥、四肢震颤及肌张力增高或松弛等。

**(三)尽量保持患者安静**

安排在单人间,保持环境安静。使患者卧床,安定其情绪,避免其紧张,集中进行检查和治疗,尽量避免刺激。减少患儿哭闹,避免因大哭导致异物突然移位阻塞对侧支气管或卡在声门后引起窒息或增加耗氧量。禁饮食。

**(四)向患者及家属介绍手术过程及注意事项**

确定实施经气管镜取异物者,遵医嘱给予阿托品等术前用药。向患者及家属介绍手术的过程,术中、术后可能发生的并发症,配合治疗及护理的注意事项等。检查手术知情同意书是否签字。

**(五)术后护理**

(1)全麻术后麻醉尚未清醒前,设专人护理,取平卧位,头偏向一侧,防止误吸分泌物,及时吸净患者口腔及呼吸道分泌物,保持呼吸道通畅,持续吸氧。

(2)严密观察呼吸的节率、频率及形态,保持呼吸道通畅,血氧饱和度应保持在 95％～100％。观察有无口唇发绀、烦躁不安、鼻翼翕动,注意呼吸有无喉鸣或喘鸣音,监测心电和血氧饱和度。检查口腔中有无分泌物和血液,观察双侧胸部呼吸动度是否对称一致。触诊患者颈部、胸部有无皮下气肿,如有应及时通知医师处理,并标记气肿的范围,以便动态观察。检查患者牙齿有无松动或脱落,并详细记录。

(3)了解术中情况和处理结果,包括异物是否取出、异物的种类、有无异物残留,术中是否发生呼吸暂停、出血、心力衰竭、气胸等并发症,便于进行有预见性和针对性的护理。

(4)并发症的观察与护理。①喉头水肿:婴幼儿患者,施行支气管镜取出异物术后,可发生喉头水肿。如患儿出现声音嘶哑、烦躁不安、吸气性呼吸困难等症状,应考虑有喉头水肿。此时应密切观察呼吸,有无口唇、面色发绀等窒息的前驱症状。遵医嘱给予吸氧,应用足量抗生素及激素,定时雾化吸入。若患者症状经上述处理仍无缓解,并呈进行性加重,应及时告知医师,必要时行气管切开术解除梗阻。②气胸和纵隔气肿:术后患者出现咳嗽、胸闷、不同程度的呼吸困难时,应考虑可能并发气胸。立即听诊双肺呼吸音,密切观察呼吸情况、血氧饱和度等,及时通知医师。做好紧急胸腔穿刺放气和胸腔闭式引流的准备,并做好相应护理。③支气管炎、肺炎:注意呼吸道感染的早期征象。反复出现体温升高、咳嗽、气促、多痰等,在确定无异物残留的情况下应考虑并发支气管炎、肺炎等感染。应鼓励患者咳嗽,帮助其每小时翻身 1 次,定时拍背,促进呼吸道分泌物排出,必要时超声雾化吸入,湿化气道、稀释痰液,使其便于咳出。根据医嘱给予抗生素治疗。

**(六)健康指导**

呼吸道异物是最常见的儿童意外危害之一,但可以预防。应加强宣传教育,使人们认识到呼吸道异物的危险性,掌握预防知识。

(1)避免给幼儿吃花生、瓜子、豆类等带硬壳的食物,避免给孩子玩能够进入口、鼻孔的细小玩具。

(2)教育儿童进食应保持安静,避免其间逗笑、哭闹、嬉戏或受惊吓,以免深吸气时将食物误吸入气道。

(3)教育儿童不要口中含物玩耍。成人要纠正口中含物作业的不良习惯。

(4)加强对昏迷及全麻患者的护理,防止呕吐物被吸入下呼吸道,活动义齿应取下。

**(程丽鹏)**

# 第二节 食管异物

食管异物是临床常见急诊之一,常发生于幼童及缺牙老人。食管自上而下有 4 个生理狭窄,食管入口为第一狭窄,异物最常停留在食管入口。

## 一、食管异物的常见原因

(1)进食匆忙,食物未经仔细咀嚼而咽下,发生食管异物。

(2)进餐时注意力不集中,大口吞吃混有碎骨的汤饭。

(3)松动的牙齿或义齿脱落或使用义齿咀嚼功能差,口内感觉欠灵敏,易误吞。

(4)小儿磨牙发育不全,食物未充分咀嚼或将物件放在口中玩耍误咽等。

(5)食管本身的疾病如食管狭窄或食管癌,引起管腔变细。

## 二、食管异物的临床分级

(1)Ⅰ级:食管壁非穿透性损伤(食管损伤达黏膜、黏膜下层或食管肌层,未穿破食管壁全层),伴少量出血或食管损伤局部感染。

(2)Ⅱ级:食管壁穿透性损伤,伴局限性食管周围炎或纵隔炎,炎症局限且较轻。

(3)Ⅲ级:食管壁穿透性损伤并发严重的胸内感染(如纵隔脓肿、脓胸),累及邻近器官(如气管)或伴脓毒症。

(4)Ⅳ级:濒危出血型,食管穿孔损伤,感染累及主动脉,形成食管-主动脉瘘,发生致命性大出血。

## 三、食管异物的临床表现

### (一)吞咽困难

异物较小时虽有吞咽困难,但仍能进流质食;异物较大时,会并发感染,可完全不能进食,重者饮水也困难。小儿患者常有流涎症状。

**(二)疼痛**

异物较小或较圆钝时,常仅有梗阻感。尖锐、棱角异物刺入食管壁时,疼痛明显,吞咽时疼痛更甚,患者常能指出疼痛部位。

**(三)呼吸道症状**

异物较大,向前压迫气管后壁时,或异物位置较高,未完全进入食管内,且压迫喉部时,可有呼吸困难。

**(四)其他**

食管异物致食管穿破而引起感染的患者发生食管周围脓肿或脓胸,可有胸痛、吐脓。损伤血管表现为呕血、黑便、休克甚至死亡。

## 四、治疗原则

食管镜下取出异物;有食管穿孔者应禁经口进食、水,采用鼻饲及静脉给予营养;颈深部或纵隔脓肿形成者切开引流;给足量有效抗生素治疗;对症、支持治疗。

## 五、急救护理

**(一)护理目标**

(1)密切观察病情变化,使患者迅速接受治疗,提高救治成功率。

(2)协助患者迅速进入诊疗程序,完善围术期护理。

(3)预防各种并发症,提高救治成功率。

(4)保持呼吸道通畅,增加患者舒适感。

(5)帮助患者及家庭了解食管异物的有关知识。

**(二)护理措施**

1.密切观察病情变化

Ⅲ级、Ⅳ级食管异物患者病情危重、多变,胸腔、纵隔受累多见,而大血管损伤出血病死率最高。

(1)给予持续心电、血压监护,密切监视心率和心律的变化。必要时需监测中心静脉压和血氧饱和度,随时观察患者的意识、神志变化。

(2)观察患者疼痛的部位、性质和持续时间,胸段食管异物痛常在胸骨后或背;异物位于食管上段时,疼痛部位常在颈根部或胸骨上窝处,为诊断提供依据。

(3)观察有无呕血,估计出血量。观察大便次数、性质和量。注意肢体温度和湿度,睑结膜、皮肤与甲床色泽,如有异常及时通知医师。

(4)记录24小时出入量,病情危重者应记录每小时尿量。

(5)监测体温变化。食管穿孔后伴有局部严重感染,体温是观察、判断治疗效果的重要指标之一,每2小时测量1次。如体温过高应给予物理降温,防止高热惊厥,如出现体温不升,伴血压下降、脉搏细速、面色苍白应警惕有大出血的发生,要及时报告医师。

(6)随时监测电解质,患者有不明原因的腹胀和肌无力时,要警惕低血钾,结合检查结果及时补钾。

(7)注意全身基础疾病的护理。既往有糖尿病、肝硬化等全身基础疾病者,预后极差。合并糖尿病者,需监测血糖。合并高血压者,加强血压监测。

2.食管异物取出术的围术期护理

(1)患者入院后,详细询问病史,包括时间、吞入异物的种类、异物是否有尖、吞咽困难及疼痛部位、有无呛咳史等,以便与气管异物鉴别。及时进行胸片检查,确定异物存留部位,并通知患者禁食,备好手术器械,配合医师及早手术。

(2)注意患者有无疼痛加剧、发热及食管穿孔等并发症的症状。

(3)患者因异物卡入食管,急需手术治疗,常表现出精神紧张、恐惧,应耐心做好解释工作,说明手术的目的、过程,消除患者不良心理,并指导其进行术中配合,避免手术中患者挣扎,使异物不能取出或引起食管黏膜损伤等并发症。

(4)对异物嵌顿时间过长、合并感染、水与电解质紊乱者,首先应用有效的抗菌药物,静脉补液,给予鼻饲,补充足够的水分与营养,待炎症控制,纠正酸碱平衡紊乱后,及时进行食管镜检查加异物取出术。

(5)术前30分钟注射阿托品,减少唾液分泌,以利手术。将患者送入手术室,应将术前拍摄的胸片送入手术室,为手术医师提供异物存留部位的相关资料,避免盲目性手术。

(6)术后及时向术者了解手术过程是否顺利,异物是否取出,有无残留异物,并注意体温、脉搏、呼吸的变化,严密观察有无颈部皮下气肿、疼痛加剧、进食后呛咳、胸闷等症状。术后若出现颈部皮下气肿,局部疼痛明显或放射至肩背部,X线检查见纵隔气肿等,提示有食管穿孔可能。

(7)术后禁食6小时,如病情稳定,可恢复软质饮食。如有食管黏膜损伤或炎症者,勿过早进食,应禁食48小时以上,以防引起食管穿孔。对发生穿孔者,应给予鼻饲,同时注意观察钾、钠、氯及非蛋白氮的变化,防止发生或加重水与电解质紊乱,从而加重病情。

3.并发症的护理

(1)食管周围炎:食管周围脓肿是较常见的并发症,常表现为局部疼痛加重,吞咽困难和发热。应严密观察病情,注意局部疼痛是否加剧,颈部是否肿胀,有无吞咽困难及呼吸困难等,定时测量体温、脉搏、呼吸,体温超过39 ℃者,在给予药物降温的同时,进行物理降温,按时、按量应用抗菌药物,积极控制炎症,给予鼻饲,加强口腔护理。

(2)食管气管瘘的护理:卧床休息,严密观察病情变化,应用大量有效的抗生素、静脉补液、鼻饲饮食,控制病情发展,避免发生气胸。对发生气胸者,进行胸腔闭式引流术,并严格按胸腔闭式引流术常规护理。

(3)食管主动脉瘘的护理:食管主动脉瘘是食管异物最严重的致死性并发症,重点应在预防。一旦疑为此并发症,应严密观察出血先兆,从主动脉损伤到引起先兆性出血,潜伏期一般为5天至3周,此期间应注意观察患者有无胸骨后疼痛、不规则低热等症状,同时做好抢救的各种准备工作,根据患者情况,配合医师进行手术治疗。

4.保持呼吸道通畅

食管异物严重并发症多有气道压迫和肺部感染,通气功能往往受到影响,应加强气道管理。

(1)给予半卧位,减轻压迫症状和肺淤血,以利于呼吸。

(2)吸氧。对呼吸困难、低氧血症患者应给予鼻导管或面罩吸氧,并监测血氧饱和度,定时行血气分析。

(3)及时清除气道分泌物:协助患者变换体位,轻拍其背部,鼓励咳嗽,促进呼吸道分泌物排除。对痰液黏稠者,应给予雾化吸入以稀释痰液,利于咳出,必要时可予以吸痰。

（4）有呼吸困难者，应做好气管插管和气管切开的准备。气管切开后做好气管切开护理，及时有效地吸痰。

5.维持营养和水、电解质平衡

（1）密切观察病情，严格记录出入量，判断有无营养缺乏、失水等表现。

（2）做好胃管护理。对于食管穿孔患者，最好在食管镜下安置胃管，避免盲法反复下插，加重食管损伤。留置胃管者，要保持通畅、固定，防止脱出。管饲饮食要合理配搭，保证足够的热量和蛋白质，适当的微量元素和维生素，以促进伤口愈合。管饲的量应满足个体需要，一般每天1 500～3 000 mL，具体应结合输入液量、丢失液量和患者饮食量来确定。

（3）维持静脉通畅。外周静脉穿刺困难者，应给予中心静脉置管，保证液体按计划输入。低位食管穿孔要禁止胃管管饲，可给予静脉高营养或胃造瘘。

（4）若有其他严重的基础疾病，应注意相应的特殊饮食要求，如糖尿病要控制糖的摄入，心脏病和肾脏病需限制钠盐及水分，以免顾此失彼。

6.做好心理护理，适时开展健康教育

由于病情重，病程长，患者往往有不良情绪反应，应关心、爱护患者，多与其交谈，建立良好的护患关系。应介绍有关疾病的知识、治疗方法及效果，将检查结果及时告知患者，提高遵医率，消除患者不良情绪。

**（三）健康教育**

食管异物虽不及气管异物危险，但仍是事故性死亡的一个原因，在护理上应予重视。加强卫生宣教，可减少食管异物发生，食管异物发生后应尽早取出异物，可减少或避免食管异物所致的并发症。健康教育的具体内容如下。

（1）教育人们进食不宜太快，提倡细嚼慢咽，进食时勿高声喧哗、大笑。

（2）教育儿童不要把小玩具放在口中玩耍，小儿口内有食物时不宜哭闹、嬉笑及奔跑等。工作时不要将钉子之类的物品含在口中，以免误吞。

（3）照顾好年岁已高的老人，松动义齿应及时修复，戴义齿者尤应注意睡前将义齿取出，团块食物宜切成小块等。昏迷患者或做食管、气管镜检查者，应取下义齿。

（4）强酸、强碱等腐蚀性物品要标记清楚，严格管理，放在小孩拿不到的地方。

（5）误吞异物后要及时到医院就诊，不要强行自吞。切忌自己吞入饭团、韭菜等食物，以免加重损伤或将异物推入深部，增加取出难度。

（程丽鹏）

# 第三节　食管平滑肌瘤

## 一、概述

### （一）定义

食管平滑肌瘤是指由于食管贲门部的神经肌肉功能障碍所致的食管功能性疾病。

## (二)病因

食管平滑肌瘤的病因至今尚未明确。多发生于食管固有肌层,以纵行肌为主。

### (三)临床表现及并发症

#### 1.临床表现

吞咽困难是最常见症状,呈间歇性发作。可伴有上腹部不适、反酸、呕吐及食欲下降等。

#### 2.并发症

反流性食管炎、吸入性肺炎。

### (四)主要辅助检查

#### 1.食管钡餐 X 线造影

此项检查是本病的主要诊断方法。

#### 2.食管镜检查

食管镜检查可明确肿瘤的部位、大小、形状和数目。

### (五)诊断和鉴别诊断

#### 1.诊断

食管平滑肌瘤的诊断可依据病史、临床表现及辅助检查。

#### 2.鉴别诊断

纵隔肿瘤、食管癌。

### (六)治疗原则

一旦诊断明确,主张手术治疗。

## 二、常见护理诊断

### (一)营养失调

营养低于机体需要量与吞咽困难、手术后禁食有关。

### (二)焦虑、恐惧

焦虑、恐惧与对手术的危险及担心疾病预后有关。

## 三、护理措施

### (一)术前护理

#### 1.饮食护理

能进食者给予高蛋白、高热量、富含维生素的流质或半流质饮食。不能进食者静脉补充液体,纠正水、电解质紊乱。

#### 2.口腔护理

指导患者正确刷牙,餐后或呕吐后,立即给予温开水或漱口液漱口,保持口腔清洁。

#### 3.术前准备

(1)呼吸道准备:术前 2 周戒烟,训练患者深呼吸、有效咳痰的动作。

(2)胃肠道准备:术前 3 天给予流质饮食,在餐后饮温开水漱口,冲洗食管,以减轻食管黏膜的炎症和水肿,术前一天晚给予开塞露或辉力纳肛,术前 6～8 小时禁饮食。

(3)术前 2～3 天训练患者床上排尿、排便的适应能力。

(4)皮肤准备。术前清洁皮肤,常规备皮(备皮范围:上过肩,下过脐,前后过正中线,包括手术侧腋窝)。

(5)术前一天晚按医嘱给安眠药。

(6)手术日早晨穿病员服,戴手腕带,摘除眼镜、活动性义齿及饰物等。备好水封瓶、胸带、X线片、病历等。

**4.心理护理**

解说手术治疗的意义;解释术后禁食的目的,并严格遵照医嘱恢复饮食。

**(二)术后护理**

(1)按全麻术后护理常规,麻醉未清醒前去枕平卧位,头偏向一侧,以防误吸而窒息,意识恢复血压平稳后取半卧位。

(2)病情观察:术后加强对生命体征的监测,防止出现血容量不足或心功能不全。

(3)呼吸道护理:①观察呼吸频率、幅度、节律及双肺呼吸音变化;②氧气吸入5 L/min,必要时面罩吸氧;③鼓励患者深呼吸及有效咳嗽,必要时吸痰;④稀释痰液,用雾化稀释痰液、解痉平喘、抗感染;⑤疼痛显著影响咳嗽者可应用止痛剂。

(4)胸腔闭式引流管护理:按胸腔闭式引流护理常规护理。

(5)胃肠减压护理:①严密观察引流量、性状、气味并记录;②妥善固定胃管,防止脱出,持续减压;③经常挤压胃管,保持通畅,引流不畅时可用少量生理盐水低压冲洗;④术后3~4天待肛门排气、胃肠减压引流量减少后,拔出胃管。

(6)饮食护理。①食管黏膜破损者:按食管癌术后饮食护理。②食管黏膜未破损者:术后48小时左右拔除胃管,术后第3天胃肠功能恢复后进流食,少食多餐。术后第5天过渡到半流食。术后第7天可进普食,以易消化、少纤维的软食为宜,细嚼慢咽。避免吃过冷或刺激性食物。

# 四、健康教育

**(一)休息与运动**

术后尽早下床活动,活动量逐渐增加,劳逸结合。

**(二)饮食指导**

指导患者进高蛋白、高热量、富含维生素饮食,少食多餐。

**(三)用药指导**

按医嘱准确用药。

**(四)心理护理**

与患者交流,增强战胜疾病的信心。

**(五)康复指导**

告知患者保持口腔卫生,出院后继续进行术侧肩关节和手臂的锻炼,以恢复正常的活动功能。

**(六)复诊须知**

告知患者术后需要定期门诊随访。若出现发热、胸痛、咽下困难等表现应及时与医师联系。

（程丽鹏）

# 第四节 食 管 癌

## 一、概述

### (一)定义

食管癌是指由食管鳞状上皮或腺上皮的异常增生所形成的恶性病变。发病年龄多在 40 岁以上,男性多于女性,病因不明,有关资料表明与个人生活习惯有关。临床表现为进行性吞咽困难、胸骨后疼痛、胸闷不适,晚期出现恶病质。我国是世界上食管癌高发病之一。

### (二)病因

食管癌的病因至今尚未明确,可能是多种因素所致的疾病。

1.不良生活习惯

长期饮烈性酒、吸烟、饮食粗硬、过热或进食过快。

2.生物性因素

某些粮食中含有真菌,有较强的致癌作用。

3.化学因素

如长期食用含亚硝胺类化合物的食物。

4.口腔卫生不良

口腔不洁或有龋齿等。

5.食物中缺少某些元素

如缺乏钼、硒、氟、维生素 A、维生素 $B_2$ 等。

### (三)临床表现及并发症

1.临床表现

(1)早期表现:早期多无任何症状,偶有咽下食物哽噎感;胸骨后闷胀不适或疼痛。

(2)中晚期表现:进行性吞咽困难为典型症状,可有不同程度消瘦、贫血和低蛋白血症等恶病质。肿瘤侵及邻近器官可出现声音嘶哑,持续性胸背部痛,刺激性咳嗽及大呕血等。

2.并发症

呕血、便血、食管穿孔。

### (四)主要辅助检查

1.细胞学检查

食管拉网脱落细胞学检查是简便易行的普查方法。

2.食管吞钡 X 线检查

早期可见小的充盈缺损或龛影;中晚期显示病变部位管腔充盈缺损、管腔狭窄和梗阻。

3.食管镜检查

食管镜下可直视到早期食管黏膜病变,并可取活组织检查。

**(五)诊断和鉴别诊断**

1.诊断

食管癌的诊断可依据病史、临床表现及辅助检查。

2.鉴别诊断

贲门失弛缓症、食管良性狭窄、食管良性肿瘤。

**(六)治疗原则**

食管癌以手术治疗为主,配合放疗和化疗的综合治疗。

## 二、常见护理诊断

**(一)营养失调**

营养低于机体需要量与吞咽困难、手术后禁食有关。

**(二)焦虑、恐惧**

焦虑、恐惧与对手术的危险及担心疾病预后有关。

**(三)潜在并发症**

吻合口瘘。

## 三、护理措施

**(一)术前护理**

1.心理护理

(1)加强与患者及家属的沟通,减轻患者焦虑情绪。

(2)讲解各种治疗护理的意义方法,大致过程,配合和注意事项。

2.营养支持

(1)口服:能口服者给予进食高热量,高蛋白,含丰富维生素的流质或半流质饮食。

(2)肠内、外营养:仅能进食流质或长期不能进食且营养状况较差者,给予静脉高营养治疗或给予放置十二指肠营养管给予肠内营养支持治疗。

3.口腔护理

指导患者正确刷牙,餐后或呕吐后立即给予温开水或漱口液漱口,保持口腔清洁。

4.呼吸道准备

(1)指导并劝告患者术前应戒烟2周以上。以减少气管、支气管分泌物,预防术后肺部并发症。

(2)如患者合并肺内感染、慢性支气管炎,遵医嘱给予抗生素及雾化吸入控制感染。

(3)指导患者练习腹式呼吸、缩唇呼气、有效咳嗽训练,练习使用呼吸训练器,以增加肺活量,促进肺扩张,预防肺部并发症的发生;介绍胸腔引流设备,并告知患者术后放置胸腔引流管的目的及注意事项。

5.胃肠道准备

(1)术前1周遵医嘱给予患者分次口服抗生素溶液可起到局部消炎抗感染作用。

(2)术前3天改流质饮食,餐后饮温开水漱口,以冲洗食管,术前6～8小时禁饮食。

(3)结肠代食管手术患者,术前3～5天口服抗生素,如甲硝唑,庆大霉素等。术前2天进食无渣流质,术前晚行清洁灌肠或全肠道灌洗以后禁饮禁食。

(4)手术当天早晨常规留置胃管,通过梗阻部位时不能强行进入,以免穿破食管。可将胃管留在梗阻上方食管内,待手术中再放入胃内。

6.术前常规准备

(1)术前2～3天训练患者床上排尿排便的适应能力。

(2)术前清洁皮肤,常规备皮(备皮的范围:上过肩,下过脐,前后过正中线,包括手术侧腋窝)。

(3)术前一天晚给予开塞露或辉力纳肛,按医嘱给予安眠药。

(4)手术日早晨穿病员服,戴手腕带,摘除眼镜、活动性义齿及饰物等。备好水封瓶、胸带、X线片、病历等。

### (二)术后护理

1.全麻术后护理常规

麻醉未清醒前去枕平卧位,头偏向一侧,以防误吸而窒息,意识恢复血压平稳后取半卧位。

2.监测并记录生命体征

每30分钟1次,平稳后1～2小时1次。

3.呼吸道护理

(1)观察呼吸频率、幅度及节律及双肺呼吸音。

(2)氧气吸入,必要时面罩吸氧,维持血氧饱和度90%以上。

(3)保持呼吸道通畅,鼓励患者深呼吸及有效咳嗽,协助患者叩背咳痰,必要时吸痰。

(4)用雾化吸入稀释痰液、消炎解痉、抗感染。

(5)疼痛显著影响咳嗽者可应用止痛剂。

4.胸腔引流管的护理

遵循胸腔闭式引流护理常规的相关操作进行护理。

5.胃肠减压的护理

(1)严密观察引流量、性状、气味并记录。

(2)妥善固定胃管,每班交接插管深度,防止脱出。

(3)经常挤压胃管,保持通畅,必要时生理盐水冲洗胃管,防止胃管堵塞,确保减压有效性。

(4)胃管脱出后应严密观察病情,不应再盲目插入,以免戳穿吻合口,造成吻合口瘘。

(5)术后3～4天待患者胃肠功能恢复,肛门排气、胃肠减压引流量减少后,停止胃肠减压,拔出胃管。

6.饮食护理

(1)术后3～5天严格禁饮食,禁食期间持续胃肠减压,可经肠内、外途径补充营养。待肛门排气后可停止胃肠减压,停止胃肠减压24小时后,若无呼吸困难、胸痛、患侧呼吸音减弱及高热等吻合口瘘的症状时,则开始进食。

(2)留置十二指肠营养管的患者,可先滴入少量温盐水,次日开始滴入38～40 ℃的营养液,每次200～300 mL,如无不适可逐渐增加至2 000～2 500 mL/d。术后10天左右根据患者情况拔除十二指肠营养管,开始经口进流食,一般术后2周改半流食。

(3)未留置十二指肠营养管的患者,经禁食5～6天可给全清流质,每2小时给100 mL,每天6次。流质1周后改为半流食,半流食1周后可进普食。

(4)遵循少食多餐的原则,细嚼慢咽,防止进食过多、过热、生、冷、硬食物。食量不宜过多、速度不宜过快。食管癌术后可有胃液反流现象,饭后2小时勿平卧,睡眠时将枕头垫高。

7.并发症的观察与处理

(1)吻合口瘘：是食管癌术后最严重的并发症，多发生在术后 5～10 天。表现为高热、呼吸困难、胸痛、患侧胸膜腔积气积液，严重者可发生休克。处理应立即禁饮食、胃肠减压、胸腔闭式引流、抗感染治疗及营养支持治疗等。

(2)乳糜胸：多因伤及胸导管所致，多发生在术后 2～10 天，表现为胸闷、气短、心慌，胸腔闭式引流液为乳糜液。患者出现乳糜胸后给予高糖、高蛋白、低脂饮食，必要时完全采取胃肠道外营养，行胸腔闭式引流，促进肺膨胀。

(3)肺栓塞：早期下床活动，给以抗凝剂治疗，给予抗血栓弹力袜、气压治疗等预防血栓形成。

8.疼痛的护理

给予心理护理，分散患者的注意力；给予安置舒适体位；咳嗽时协助患者按压手术切口减轻疼痛，必要时遵医嘱应用止痛药物。

## 四、健康教育

### (一)饮食

(1)少量多餐，由稀到干，逐渐增加食量，并注意进食后的反应。

(2)避免进食刺激性食物与碳酸饮料，避免进食过快、过量及硬质食物；质硬的药片可研碎后服用，避免进食花生、豆类等，以免导致吻合口瘘。

(3)进食 2 小时内不应平卧，以免胃液反流；必要时抬高床头，服用制酸剂。

(4)术后 20 天左右，大口吞咽食糜团，以扩张吻合口，防止吻合口狭窄。

(5)注意口腔卫生，增进食欲。

### (二)活动与休息

术后早期下床活动，逐渐增加活动量，保证充分的睡眠，劳逸结合。

### (三)加强自我观察

若术后 3～4 周再次出现吞咽困难时，可能为吻合口狭窄，应及时就诊。

### (四)康复指导

告知患者保持口腔卫生，出院后继续进行手术侧肩关节和手臂的锻炼，以恢复正常的活动功能。

### (五)复诊须知

告知患者术后需要定期门诊随访。若出现发热、胸痛、咽下困难等表现应及时与医师联系。

（程丽鹏）

# 第五节　贲门失弛缓症

## 一、概述

### (一)定义

贲门失弛缓症是指由于食管贲门部的神经肌肉功能障碍所致的食管功能性疾病。

**(二)病因**

贲门失弛缓症的病因至今尚未明确,可能与患者情绪激动、不良饮食习惯、进食刺激性食物等多种因素有关。

**(三)临床表现及并发症**

1.临床表现

阵发性无痛性吞咽困难是本病最典型症状。可有胸骨后疼痛、食物反流和呕吐、体重减轻等。

2.并发症

反流性食管炎、吸入性肺炎。

**(四)主要辅助检查**

(1)食管钡餐 X 线造影:可见食管扩张、食管末端狭窄呈鸟嘴状。

(2)食管镜检查:食管镜检查可排除器质性狭窄或肿瘤。

(3)食管动力学检测。

**(五)诊断和鉴别诊断**

(1)诊断:贲门失弛缓症的诊断可依据病史、临床表现及辅助检查。

(2)鉴别诊断:①食管癌;②食管炎;③食管良性肿瘤。

**(六)治疗原则**

对症状较轻者可采取保守治疗,如缓解紧张情绪,服用抑制胃酸分泌药物等,对中、重度应行手术治疗。

## 二、常见护理诊断

**(一)营养失调**

营养低于机体需要量与吞咽困难、手术后禁食有关。

**(二)焦虑、恐惧**

焦虑、恐惧与对手术的危险及担心疾病预后有关。

**(三)潜在并发症**

胃液反流。

## 三、护理措施

**(一)术前护理**

1.饮食护理

能进食者给予高蛋白、高热量、富含维生素的流质或半流质饮食。不能进食者静脉补充液体,纠正水、电解质紊乱。

2.口腔护理

指导患者正确刷牙,餐后或呕吐后,立即给予温开水或漱口液漱口,保持口腔清洁。

3.术前准备

(1)呼吸道准备:术前 2 周戒烟,训练患者深呼吸、有效咳痰的动作。

(2)胃肠道准备:术前 3 天给流质饮食,在餐后饮温开水漱口,以冲洗食管,以减轻食管黏膜的炎症和水肿。术前一天晚给予开塞露或辉力纳肛,术前 6～8 小时禁饮食。

（3）术前 2～3 天训练患者床上排尿、排便的适应能力。

（4）皮肤准备。术前清洁皮肤，常规备皮（备皮范围：上过肩，下过脐，前后过正中线，包括手术侧腋窝）。

（5）术前一天晚按医嘱给安眠药。

（6）手术日早晨穿病员服，戴手腕带，摘除眼镜、活动性义齿及饰物等。备好水封瓶、胸带、X 线片、病历等。

4.心理护理

解说手术治疗的意义；解释术后禁食的目的，并严格遵照医嘱恢复饮食。

**（二）术后护理**

（1）按全麻术后护理常规，麻醉未清醒前去枕平卧位，头偏向一侧，以防误吸而窒息，意识恢复血压平稳后取半卧位。

（2）病情观察：术后加强对生命体征的监测，防止出现血容量不足或心功能不全。

（3）呼吸道护理：①观察呼吸频率、幅度、节律及双肺呼吸音变化。②氧气吸入 5 L/min，必要时面罩吸氧。③鼓励患者深呼吸及有效咳嗽，必要时吸痰。④稀释痰液，用雾化稀释痰液、解痉平喘、抗感染。⑤疼痛显著影响咳嗽者可应用止痛剂。

（4）胸腔闭式引流管护理：按胸腔闭式引流护理常规护理。

（5）胃肠减压护理：①严密观察引流量、性状、气味并记录；②妥善固定胃管，防止脱出，持续减压；③经常挤压胃管，保持通畅。引流不畅时，可用少量生理盐水低压冲洗；④术后 3～4 天待肛门排气、胃肠减压引流量减少后，拔出胃管。

（6）饮食护理。①食管黏膜破损者：按食管癌术后饮食护理；②食管黏膜未破损者：术后48 小时左右拔除胃管，术后第 3 天胃肠功能恢复后进流食，少食多餐。术后第 5 天过渡到半流食。术后第 7 天可进普食，以易消化、少纤维的软食为宜，细嚼慢咽。避免吃过冷或刺激性食物。

（7）并发症的观察与处理。①胃液反流：是手术后常见的并发症，表现为嗳气、反酸、胸骨后烧灼样痛、呕吐等。应准确执行医嘱给予制酸药和胃动力药。②肺不张、肺内感染：术后应保持呼吸道通畅、鼓励患者深呼吸和有效咳嗽、及时使用止痛剂、保持引流管通畅，以预防肺部并发症的发生。

## 四、健康教育

**（一）休息与运动**

术后尽早下床活动，活动量逐渐增加，劳逸结合。

**（二）饮食指导**

指导患者进高蛋白、高热量、富含维生素饮食，少食多餐。

**（三）用药指导**

按医嘱准确用药。

**（四）心理护理**

与患者交流，增强战胜疾病的信心。

**（五）康复指导**

告知患者保持口腔卫生，出院后继续进行手术侧肩关节和手臂的锻炼，以恢复正常的活动功能。

**（六）复诊须知**

告知患者术后需要定期门诊随访。若出现发热、胸痛、咽下困难等表现应及时与医师联系。

（程丽鹏）

# 第六节 心脏损伤

心脏损伤是暴力作为一种能量作用于机体，直接或间接转移到心脏所造成的心肌及其结构的损伤，甚至心脏破裂。心脏损伤又分为闭合性损伤和穿透性损伤。

## 一、闭合性心脏损伤

闭合性心脏损伤又称非穿透性心脏损伤或钝性心脏损伤。实际发病率远比临床统计的要高。许多外力作用都可以造成心脏损伤，包括：①暴力直接打击胸骨，传递到心脏。②车轮碾压过胸廓，心脏被挤压于胸骨椎之间。③腹部或下肢突然受到暴力打击，通过血管内液压作用传至心脏。④爆炸时高击的气浪冲击。

**（一）心包损伤**

心包损伤指暴力导致的心外膜和/或壁层破裂和出血。

1.分类

心包是一个闭合纤维浆膜，分为脏层、壁层。心包损伤分为胸膜-心包撕裂伤和膈-心包撕裂伤。

2.临床表现

单纯心包裂伤或伴少量血心包时，大多数无症状，但如果出现烦躁不安、气急、胸痛，特别是循环功能不佳、低血压和休克等症状时，应想到急性心脏压塞的临床征象。

3.诊断

（1）心电图（ECG）：低电压、ST 段和 T 波的缺血性改变。

（2）二维心动图（UCG）：心包腔有液平段，心排幅度减弱，心包腔内有纤维样物沉积。

4.治疗

心包穿刺术（图 7-1）、心包开窗探查术（图 7-2）、开胸探查术。

**（二）心肌损伤**

所有因钝性暴力所致的心脏创伤，如果无原发性心脏破裂或心内结构（包括间隔、瓣膜、腱束或乳头肌）损伤，统称心肌损伤。

1.原因

一般是由于心脏与胸骨直接撞击，心脏被压缩所造成的，最常见的原因是汽车突然减速时方向盘的撞击。

2.临床表现

主要症状取决于创伤造成心肌损伤的程度和范围。轻度损伤可无明显症状；中度损伤出现心悸、气短或一过性胸骨后疼痛；重度可出现类似心绞痛症状。

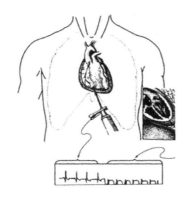

图 7-1　心包穿刺示意图

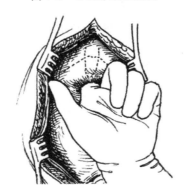

图 7-2　心包探查示意图

3.检查方法

轻度 ECG 无改变,异常 ECG 分两类:①心律失常和传导阻滞;②复极紊乱。X 线检查一般无明显变化。UCG 可直接观测心脏结构和功能变化,在诊断心肌挫伤以评估损伤程度的应用上最简便、快捷、实用。

4.治疗

主要采用非手术治疗。①一般心肌挫伤的处理:观察 24 小时,充分休息,检查 ECG 和激肌酸激酶同工酶(CPK-MD)。②有冠状动脉粥样硬化性心脏病(CDA)者:在 ICU 监测病情变化,可进行血清酶测定除外 CAD。③临床上有低心排血量或低血压者:常规给予正性肌力药,必须监测中心静脉压(CVP),适当纠正血容量,避免输液过量。

**(三)心脏破裂**

闭合性胸部损伤致心室或心房全层撕裂,心腔内血液进入心包腔,经心包裂口流进胸膜腔。患者可因急性心脏压塞或失血性休克而死亡。

1.原因

一般认为外力作用于心脏后,心腔易发生变形并吸收能量,当外力超过心脏耐受程度时,即出现原发性心脏破裂。

2.临床表现

血压下降、中心静脉压高、心动过速、颈静脉扩张、发绀、对外界无反应,伴胸部损伤,胸片显示心影增宽。

3.诊断

(1)ECG:观察 ST 段和 T 段的缺血性改变或有无心梗图形。

(2)X 线和 UCG:可提示有无心包积血和大量血胸的存在。

4.治疗

紧急开胸以解除急性心脏压塞和修补心脏损伤是抢救心脏破裂唯一有效的治疗措施。

## 二、穿透性心脏损伤

该损伤以战时多见,按致伤物质不同可分为火器伤和刃器伤两大类。

### (一)心脏穿透伤

1.临床表现

主要表现为失血性休克和急性心脏压塞。前者早期有口渴、呼吸浅、脉搏细、血压下降、烦躁不安和出冷汗,后者有呼吸急促、面唇发绀、血压下降、脉搏细速、颈静脉怒张并伴奇脉。

2.诊断

(1)ECG:血压下降,ST 段和 T 波改变。

(2)UCG:诊断价值较大。

(3)心包穿刺:对急性心脏压塞的诊断和治疗都有价值。

3.治疗

快速纠正血容量,并迅速进行心包穿刺或同时在急诊室紧急气管内插管进行开胸探查。

### (二)冠状动脉穿透伤

冠状动脉穿透伤是心脏损伤的一种特殊类型,即任何枪弹或锐器在损伤心脏的同时也刺伤冠状动脉,主要表现为心外膜下的冠状动脉分支损伤,造成损伤远侧冠状动脉供血不足。

1.临床表现

单纯冠脉损伤,可出现急性心脏压塞或内出血征象。冠状动脉瘘者心前区可闻及连续性心脏杂音。

2.诊断

较小分支损伤很难诊断;较大冠脉损伤,ECG 主要表现为创伤相应部位出现心肌缺血和心肌梗死图形。若心前区出现均匀连续性心脏杂音,则提示有外伤性冠状动脉瘘存在。

3.治疗

冠脉小分支损伤可以结扎;主干或主要分支损伤可予以缝线修复;如已断裂则应紧急行心脏复苏(CPR)术。

## 三、护理问题

### (一)疼痛

疼痛与心肌缺血有关。

### (二)有休克的危险

休克与大量出血有关。

## 四、护理措施

### (一)维持循环功能,配合手术治疗

(1)迅速建立静脉通路。

(2)在中心静脉压及肺动脉楔压监测下,快速补充血容量,积极抗休克治疗并做好紧急手术准备。

### (二)维持有效的呼吸

(1)选择合适的体位。半卧位吸氧,休克者取平卧位或中凹卧位。

(2)清除呼吸道分泌物,保持呼吸道通畅。

### (三)急救处理

(1)心脏压塞的急救,一旦发生,应迅速进行心包穿刺减压术。

(2)凡确诊为心脏破裂者,应做好急症手术准备,充分备血。

(3)出现心脏停搏时,立即进行心肺复苏术。

(4)备好急救设备及物品。

### (四)心理护理

严重心脏损伤者常出现极度窘迫感,应为其提供安静舒适的环境,采取积极果断的抢救措施,向患者解释治疗的过程和治疗计划,使患者情绪稳定。

(程丽鹏)

# 第七节　血胸与气胸

## 一、血胸

### (一)概述

胸部穿透性或非穿透性创伤,由于损伤了肋间或乳内血管、肺实质、心脏或大血管而形成血胸。成人胸腔内积血输出在 0.5 L 以下,称为少量血胸;积血 0.5～1 L 为中量血胸;胸积血 1 L 以上,称为大量血胸。内出血的速度和量取决于出血伤口的部位及大小。肺实质的出血常常能自行停止,但心脏或其他动脉出血需要外科修补。根据出血的量分为少量血胸、中量血胸、大量血胸(见图 7-3)。

### (二)护理评估

1.临床症状的评估与观察

患者多因失血过多处于休克状态,胸膜腔内积血压迫肺及纵隔,导致呼吸系统循环障碍,患者严重缺氧。血胸还可能继发感染引起中毒性休克,如合并气胸,则伤胸部叩诊鼓音,下胸部叩诊浊音,呼吸音下降或消失。

2.辅助检查

根据病史体征可做胸腔穿刺,如抽出血液即可确诊,行 X 线胸片检查可进一步证实。

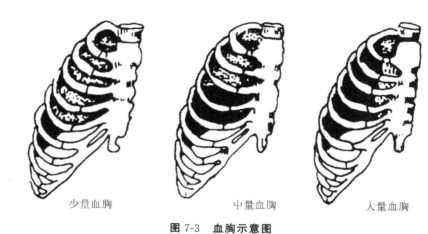

少量血胸　　　　　　　　中量血胸　　　　　　　　大量血胸

**图 7-3　血胸示意图**

**(三)护理问题**

1.低效型呼吸形态

低效型呼吸形态与胸壁完全受损及可能合并肺实质损伤有关。

2.气体交换障碍

气体交换障碍与肺实质损伤及有关。

3.恐惧

恐惧与呼吸窘迫有关。

4.有感染的危险

有感染的危险与污染伤口有关。

5.有休克的危险

休克与有效循环输出缺失及其他应激生理反应有关。

**(四)护理措施**

1.维持有效呼吸

(1)半卧位,卧床休息。膈肌下降利于肺复张,减轻疼痛及非必要的氧气需要量。如有休克应采取中凹卧位。

(2)吸氧:根据缺氧状态给予鼻导管及面罩吸氧,并及时发现患者有无胸闷、气短、烦躁、发绀等缺氧症状以及皮肤、黏膜的情况。

(3)协助患者翻身,鼓励深呼吸及咳痰。为及时排出痰液可给予雾化吸入及化痰药,必要时吸痰以排出呼吸道分泌物,预防肺不张及肺炎的发生。

2.维持正常心排血量

(1)迅速建立静脉通路,保证通畅。

(2)在监测中心静脉压的前提下,遵医嘱快速输液、输血、给予血管活性药物等综合抗休克治疗。

(3)严密观察有无胸腔内出血征象:脉搏增快,血压下降;补液后血压虽短暂上升,又迅速下降;胸腔闭式引流量＞200 mL/h,并持续 3 小时以上。必要时开胸止血。

3.病情观察

(1)严密监测生命体征,注意神志、瞳孔、呼吸的变化。

(2)抗休克：观察是否有休克的征象及症状，如皮肤苍白、湿冷、不安、血压过低、脉搏浅快等情形。若有立即通知医师并安置1条以上的静脉通路输血、补液，并严密监测病情变化。

(3)如出现心脏压塞(呼吸困难、心前区疼痛、面色苍白、心音遥远)应立即抢救。

4.胸腔引流管的护理

严密观察失血量，补足失血及预防感染。如有进行性失血、生命体征恶化应做开胸止血手术，清除血块以减少日后粘连。

5.心理护理

(1)提供安静舒适的环境。

(2)活动与休息：保证充足睡眠，劳逸结合，逐渐增加活动量。

(3)保持排便通畅，不宜下蹲过久。

## 二、气胸

### (一)概述

胸膜腔内积气称为气胸(见图7-4)。气胸是由于利器或肋骨断端刺破胸膜、肺、支气管或食管后，空气进入胸腔所造成。气胸分3种。

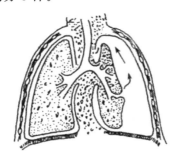

**图7-4 气胸示意图**

1.闭合性气胸

闭合性气胸即伤口伤道已闭，胸膜腔与大气不相通。

2.开放性气胸

开放性气胸即胸膜腔与大气相通。可造成纵隔扑动；吸气时，健侧胸膜腔负压升高，与伤侧压力差增大，纵隔向健侧移位；呼气时，两侧胸膜腔压力差减少，纵隔移向正常位置。这样纵隔随呼吸来回摆动的现象，称为纵隔扑动。

3.张力性气胸

张力性气胸即有受伤的组织起活瓣作用，空气只能入不能出，胸膜腔内压不断增高如抢救不及时，可因急性呼吸衰竭而死亡。

### (二)护理评估

1.临床症状评估与观察

(1)闭合性气胸：小的气胸多无症状。超过30%的气胸，可有胸闷及呼吸困难；气管及心脏向健侧偏移；伤侧叩诊呈鼓音，呼吸渐弱，严重者有皮下气肿及纵隔气肿。

(2)开放性气胸：患者有明显的呼吸困难及发绀，空气进入伤口发出"嘶嘶"的响声。

(3)张力性气胸：重度呼吸困难，发绀常有休克，颈部及纵隔皮下气肿明显。

2.辅助检查

根据上述指征,结合 X 线胸片即可确诊,必要时做患侧第 2 肋间穿刺,常能确诊。

(三)护理问题

1.低效性呼吸形态

低效性呼吸形态与胸壁完全受损及可能合并肺实质损伤有关。

2.疼痛

疼痛与胸部伤口及胸腔引流管刺激有关。

3.恐惧

恐惧与呼吸窘迫有关。

4.有感染的危险

有感染的危险与污染伤口有关。

(四)护理措施

1.维持或恢复正常的呼吸功能

(1)半卧位,卧床休息。膈肌下降利于肺复张、疼痛减轻及减少非必要的氧气需要量。

(2)吸氧:根据缺氧状态给予鼻导管及面罩吸氧,并及时发现患者有无胸闷、气短、烦躁、发绀等缺氧症状以及皮肤、黏膜的情况。

(3)协助患者翻身,鼓励其深呼吸及咳痰,及时排出痰液,可给予雾化吸入及化痰药,必要时吸痰,排出呼吸道分泌物,预防肺不张及肺炎的发生。

2.皮下气肿的护理

皮下气肿在胸腔闭式引流(图 7-5)第 3～7 天可自行吸收,也可用粗针头做局部皮下穿刺,挤压放气。纵隔气肿加重时,要在胸骨柄切迹上做一 2 cm 的横行小切口。

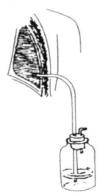

图 7-5　胸腔闭式引流

3.胸腔引流管的护理

(1)体位:半卧位,利于呼吸和引流。鼓励患者进行有效的咳嗽和深呼吸运动,利于积液排出,恢复胸膜腔负压,使肺复张。

(2)妥善固定:下床活动时,引流瓶位置应低于膝关节,运送患者时双钳夹管。引流管末端应在水平线下 2～3 cm,保持密封。

(3)保持引流通畅:闭式引流主要靠重力引流,水封瓶液面应低于引流管胸腔出口平面 60 cm,任何情况下不得高于胸腔,以免引流液逆流造成感染。高于胸腔时,引流管要夹闭。定时挤压引流管以免阻塞。水柱波动反应残腔的大小与胸腔内负压的大小。其正常时上下可波动 4~6 cm。如无波动,患者出现胸闷气促,气管向健侧移位等肺受压的症状,应疑为引流管被血块堵塞,应挤捏或用负压间断抽吸引流瓶短玻璃管,促使其通畅,并通知医师。

(4)观察记录:观察引流液的量、性状、颜色、水柱波动范围,并准确记录。若引流量多 ≥200 m/h,并持续 3 小时以上,颜色为鲜红色或红色,性质较黏稠、易凝血则疑为胸腔内有活动性出血,应立即报告医师,必要时开胸止血。每天更换水封瓶并记录引流量。

(5)保持管道的密闭和无菌:使用前注意引流装置是否密封,胸壁伤口、管口周围用油纱布包裹严密,更换引流瓶时双钳夹管,严格执行无菌操作。

(6)脱管处理:如引流管从胸腔滑脱,立即用手捏闭伤口处皮肤,消毒后油纱封闭伤口,协助医师做进一步处理。

(7)拔管护理:24 小时引流液<50 mL,脓液<10 mL,X 线胸片检查示肺膨胀良好、无漏气,患者无呼吸困难即可拔管。拔管后严密观察患者有无胸闷、憋气、呼吸困难、切口漏气、渗液、出血、皮下气肿等症状。

4.急救处理

(1)积气较多的闭合性气胸:经锁骨中线第 2 肋间行胸膜腔穿刺,或行胸膜腔闭式引流术,迅速抽尽积气,同时应用抗生素预防感染。

(2)开放性气胸:用无菌凡士林纱布加厚敷料封闭伤口,再用宽胶布或胸带包扎固定,使其转变成闭合性气胸,然后穿刺胸膜腔抽气减压,解除呼吸困难。

(3)张力性气胸:立即减压排气。在危急情况下可用一粗针头在伤侧第 2 肋间锁骨中线处刺入胸膜腔,尾部扎一橡胶手指套,将指套顶端剪一约 1 cm 开口起活瓣作用(见图 7-6)。

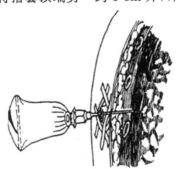

**图 7-6 气胸急救处理**

5.预防感染

(1)密切观察体温变化,每 4 小时测体温一次。

(2)有开放性气胸者,应配合医师及时清创缝合。更换伤口及引流瓶应严格无菌操作。

(3)遵医嘱合理应用化痰药及抗生素。

6.健康指导

(1)教会或指导患者腹式呼吸及有效排痰。

(2)加强体育锻炼,增加肺活量和机体抵抗力。

**(程丽鹏)**

# 第八节 肺 大 疱

## 一、概述

### (一)定义

肺大疱是指发生在肺实质内的直径超过 1 cm 的气肿性肺泡。一般继发于细小支气管的炎性病变,如肺炎、肺气肿和肺结核,临床最常见与肺气肿并存。

### (二)病因

肺大疱一般继发于细小支气管的炎性病变,如肺炎、肺气肿和肺结核,临床上最常与肺气肿并存。

### (三)临床表现及并发症

1.临床表现

小的肺大疱可无任何症状,巨大肺大疱可使患者感到胸闷、气短。当肺大疱破裂,产生自发性气胸,可引起呼吸困难、胸痛。

2.并发症

自发性气胸、自发性血气胸。

### (四)主要辅助检查

1.胸片 X 线检查

胸片 X 线检查是诊断肺大疱的主要方法。

2.CT 检查

能显示大疱的大小,有助于与气胸的鉴别诊断。

### (五)诊断和鉴别诊断

1.诊断

根据临床表现及辅助检查可诊断。

2.鉴别诊断

局限性气胸、肺结核空洞、膈疝。

### (六)治疗原则

(1)体积小的肺大疱多采用非手术治疗,如戒烟、抗感染治疗等。

(2)体积大的肺大疱,合并自发性气胸或感染等,应采取手术治疗。

## 二、常见护理诊断

### (一)气体交换受损

气体交换受损与疼痛、胸部损伤、胸廓活动受限或肺萎陷有关。

### (二)疼痛

疼痛与组织损伤有关。

**（三）潜在并发症**

肺部或胸腔感染。

## 三、护理措施

### （一）术前护理

**1.戒烟**

术前戒烟2周,减少气管分泌物,预防肺部并发症。

**2.营养**

提供高蛋白、高热量、高维生素饮食,鼓励患者摄取足够的水分。

**3.呼吸功能锻炼**

练习腹式呼吸与有效咳嗽。

**4.用药护理**

遵医嘱准确用药。

**5.心理护理**

与患者交流,减轻焦虑情绪和对手术的担心。

**6.术前准备**

（1）术前2～3天训练患者床上排尿、排便的适应能力。

（2）术前清洁皮肤,常规备皮（备皮范围:上过肩,下过脐,前后过正中线,包括手术侧腋窝）,做药物过敏试验。

（3）术前一日晚给予开塞露或辉力纳肛,按医嘱给安眠药,术前6～8小时禁饮食。

（4）手术日早晨穿病员服,戴手腕带,摘除眼镜、活动性义齿及饰物等。备好水封瓶、胸带、X线片、病历等。

### （二）术后护理

**1.全麻术后护理常规**

麻醉未清醒前去枕平卧位,头偏向一侧,以防误吸而窒息,意识恢复血压平稳后取半卧位。

**2.生命体征监测**

术后密切监测生命体征变化,特别是呼吸、血氧饱和度的变化,注意有无血容量不足和心功能不全的发生。

**3.呼吸道护理**

（1）鼓励并协助深呼吸及咳嗽,协助叩背咳痰。

（2）雾化吸入疗法。

（3）必要时用鼻导管或支气管镜吸痰。

**4.胸腔闭式引流的护理**

按胸腔闭式引流常规进行护理。

**5.上肢功能康复训练**

早期手臂和肩关节的运动训练可防止患侧肩关节僵硬及手臂挛缩。

**6.疼痛的护理**

给予心理护理,分散患者的注意力;给予安置舒适体位;咳嗽时协助患者按压手术切口减轻疼痛,必要时遵医嘱应用止痛药物。

### 四、健康教育

#### (一)休息与运动

适当活动,避免剧烈运动,防止并发症发生。

#### (二)饮食指导

加强营养,多食水果、蔬菜、忌食辛辣油腻,防止便秘。

#### (三)用药指导

遵医嘱准确用药。

#### (四)心理指导

了解患者思想状况,解除顾虑,增强战胜疾病信心。

#### (五)康复指导

戒烟,注意口腔卫生,继续进行手术侧肩关节和手臂的锻炼。

#### (六)复诊须知

告知患者术后定期门诊随访。若出现胸痛、呼吸困难等症状应及时与医师联系。

**(程丽鹏)**

# 第九节　胸主动脉瘤

胸主动脉瘤指的是从主动脉窦、升主动脉、主动脉弓、降主动脉至膈水平的主动脉瘤,是各种原因造成的主动脉局部或多处向外扩张或膨出而形成的包块,如不及时诊断、治疗,病死率极高。

由于先天性发育异常或后天性疾病,引起动脉壁正常结构的损害,主动脉在血流压力的作用下逐渐膨大扩张形成动脉瘤。胸主动脉瘤可发生在升主动脉、主动脉弓、降主动脉各部位。

胸主动脉瘤常见发病原因:①动脉粥样硬化;②主动脉囊性中层坏死,可为先天性病变;③创伤性动脉瘤;④细菌感染;⑤梅毒。

胸主动脉瘤在形态学上可分为囊性、梭形和夹层动脉瘤3种病理类型。

## 一、临床表现

胸主动脉瘤仅在压迫或侵犯邻近器官和组织后才出现临床症状。常见症状为胸痛,肋骨、胸骨、脊椎等受侵蚀以及脊神经受压迫的患者症状尤为明显。气管、支气管受压时可引起刺激性咳嗽和上呼吸道部分梗阻,致呼吸困难,喉返神经受压可出现声音嘶哑,交感神经受压可出现颈交感神经麻痹综合征(Horner综合征),左无名静脉受压可出现左上肢静脉压高于右上肢静脉压。升主动脉瘤体长大后可导致主动脉瓣关闭不全。

急性主动脉夹层动脉瘤多发生在高血压动脉硬化和主动脉壁中层囊性坏死的患者。症状为突发,剧烈的胸背部撕裂样疼痛,随着壁间血肿的扩大,继之出现相应的压迫症状,如昏迷、偏瘫、急性腹痛、无尿、肢体疼痛等。若动脉瘤破裂,则患者很快死亡。

## 二、评估要点

### (一)一般情况

观察生命体征有无异常,询问患者有无过敏史、家族史、高血压病史。

### (二)专科情况

(1)评估并严密观察疼痛性质和部位。

(2)评估、监测血压变化。

(3)评估外周动脉搏动情况。

(4)评估呼吸系统受损的情况。

(5)评估有无排便异常。

## 三、护理诊断

### (一)心排血量减少

心排血量减少与瘤体扩大、瘤体破裂有关。

### (二)疼痛

疼痛与疾病有关。

### (三)活动无耐力

活动无耐力与手术创伤、体质虚弱、伤口疼痛有关。

### (四)知识缺乏

缺乏术前准备及术后康复知识。

### (五)焦虑

焦虑与疾病突然发作、即将手术、恐惧死亡有关。

## 四、诊断

通过胸部 CT、MRI、超速螺旋 CT 及三维成像、胸主动脉造影、数字减影造影等影像学检查可明确胸主动脉瘤的诊断,可清楚了解主动脉瘤的部位、范围、大小、与周围器官的关系,不仅为胸主动脉瘤的治疗提供可靠的信息,并且可以与其他纵隔肿瘤或其他疾病进行鉴别诊断。对于主动脉夹层动脉瘤的诊断,关键在于医师对其有清晰的概念和高度的警惕性,对青壮年高血压患者突然出现胸背部撕裂样疼痛,以及出现上述症状者应考虑该病,并选择相应的检查以确定诊断。

## 五、治疗

### (一)手术治疗

手术切除动脉瘤是最有效的外科治疗方法。

**1.切线切除或补片修补**

对于较小的囊性动脉瘤患者,若主动脉壁病变比较局限,可游离主动脉瘤后,于其颈部放置钳夹,切除动脉瘤,根据情况直接缝合或用补片修补缝合切口。

**2.胸主动脉瘤切除与人工血管移植术**

对于梭形胸主动脉瘤或夹层动脉瘤患者,若病变较局限,可在体外循环下切除病变胸主动脉,用人工血管重建血流通道。

3.升主动脉瘤切除与血管重建术

对于升主动脉瘤或升主动脉瘤合并主动脉瓣关闭不全的患者,应在体外循环下进行升主动脉瘤切除人工血管重建术,或应用带人工瓣膜的复合人工血管替换升主动脉,并进行冠状动脉口移植[带主动脉瓣人工血管升主动脉替换术(Bentall手术)]。

4.主动脉弓部动脉瘤或多段胸主动脉瘤的手术方法

主要在体外循环合并深低温停循环状态下经颈动脉或锁骨下动脉进行脑灌注,做主动脉弓部切除(图7-7)和人工血管置换术(图7-8)。

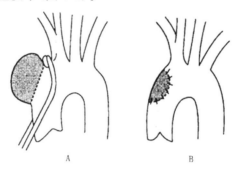

**图7-7 囊型主动脉瘤切除术**
A.放置钳夹,切除动脉瘤;B.主动脉壁补片修补

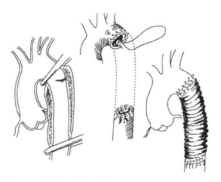

**图7-8 降主动脉瘤切除及人工血管置换术**

### (二)介入治疗

近年来,覆膜人工支架的问世,为胸主动脉瘤的治疗提供了新的治疗方法和手段。一大部分胸主动脉瘤均可通过置入覆膜人工支架而得到治疗,且手术成功率高,并发症相对手术明显减少。

## 六、护理措施

### (一)术前准备

(1)给予心电监护,密切观察生命体征改变,做好急诊手术准备。

(2)卧床制动,情绪稳定,保持环境安静。

(3)充分镇静、止痛,用降压药控制血压在适当的水平。

(4)吸烟者易并发阻塞性呼吸道疾病,术前宜戒烟,给予呼吸道准备。

**（二）术后护理**

（1）持续监测心电图变化，密切观察心率改变、心律失常、心肌缺血等，备好急救器材。

（2）控制血压稳定，防止术后吻合口瘘，血压的监测以有创动脉压监测为主，术后需分别监测上下肢双路血压，目的是及时发现可能出现的分支血管阻塞及组织灌注不良。

（3）术后保持中心静脉导管通畅，便于快速输液、肠外营养和测定中心静脉压。

（4）监测尿量，以了解循环状况、液体的补充、血管活性药物的反应、肾功能状况、肾灌注情况等。

（5）一般情况和中枢神经系统功能的观察。皮肤色泽与温度、外周动脉搏动情况是反应全身循环灌注的可靠指标。术后对瞳孔、四肢与躯干活动、精神状态、定向力等的观察是了解中枢神经系统功能的最基本指标。术中用深低温停循环的患者常苏醒延迟，这时应注意区分是麻醉状态还是昏迷状态。

（6）体温的监测。体温的监测能反应组织灌注状况，特别是比较肛温与末梢温度差别更有意义。当温差大于 5 ℃时，为末梢循环不良，间接的反应血容量、心功能状况。同时应注意低温体外循环后体温反跳升高，要进行必要的降温处理。

（7）观察单位时间内引流液的颜色、性质和量并准确记录。

（8）及时纠正酸中毒和电解质紊乱。术后早期，每 4 小时做 1 次动脉血气分析和血电解质测定。根据血电解质测定和尿量，及时补钾。

## 七、应急措施

胸主动脉瘤破裂可出现急性胸痛、休克、血胸、心包填塞症状，患者可能很快死亡。所以重点应在于及时的诊断和治疗，预防胸主动脉瘤破裂的发生。

## 八、健康教育

（1）注意休息，适量活动，循序渐进地增加活动量。若运动中出现心率明显加快，心前区不适，应立即停止活动，需药物处理，及时与医院联系。

（2）注意冷暖，预防感冒，及时发现和控制感染。

（3）出院后按医嘱服用药物，在服用地高辛时要防止中毒。

（4）合理膳食，多食高蛋白、高维生素、营养价值高的食物，如瘦肉、鸡蛋、鱼类等食物，以增加机体营养、提高机体抵抗力，但不要暴饮暴食。

（5）遵医嘱定时复查。

（程丽鹏）

# 第八章 妇科护理

## 第一节 功能失调性子宫出血

功能失调性子宫出血（dysfunctional uterine bleeding，DUB）简称功血，为妇科常见病。它是由于调节生殖系统的神经内分泌机制失常引起的异常子宫出血，而全身及内、外生殖器官无器质性病变存在。常表现为月经周期长短不一、经期延长、经量过多或不规则阴道出血。功血可分为排卵性功血和无排卵性功血两类，约85%患者属无排卵性功血。功血可发生于月经初潮至绝经期间的任何年龄，约50%患者发生于绝经前期，育龄期约占30%，青春期约占20%。

### 一、护理评估

#### （一）健康史

1.无排卵性功血

（1）青春期：与下丘脑-垂体-卵巢轴调节功能未健全有关，过度劳累、精神紧张、恐惧、忧伤、环境和气候改变等应激刺激，以及肥胖、营养不良等因素易导致下丘脑-垂体-卵巢轴调节功能紊乱，卵巢不能排卵。

（2）绝经过渡期：因卵巢功能衰退，卵巢对促性腺激素敏感性降低，卵泡在发育过程中因退行性变而不能排卵。

（3）生育期：可因内、外环境改变，如劳累、应激、流产、手术或疾病等引起短暂无排卵。亦可因肥胖、多囊卵巢综合征、高催乳素血症等因素长期存在，引起持续无排卵。

2.排卵性功血

黄体功能不足原因在于神经内分泌调节功能紊乱，导致卵泡期卵泡刺激素（FSH）缺乏，卵泡发育缓慢，雌激素分泌减少，正反馈作用不足，黄体生成素（LH）峰值不高，使黄体发育不全、功能不足。子宫内膜不规则脱落者，由于下丘脑-垂体-卵巢轴调节功能紊乱或黄体机制异常引起萎缩过程延长。

评估时注意了解患者的发病年龄、月经史、婚育史及发病诱因，有无性激素治疗不当及全身性出血性疾病史。

**(二)身体状况**

1.月经紊乱

(1)无排卵性功血:最常见的症状是子宫不规则性出血,特点是月经周期紊乱,经期长短不一,经量多少不定。可先有数周或数月停经,然后阴道流血,量较多,持续 2～3 周或更长时间,不易自止,无腹痛或其他不适。

(2)排卵性功血:黄体功能不足者月经周期缩短,月经频发(月经周期短于 21 天),不易受孕或怀孕早期易流产;子宫内膜不规则脱落者月经周期正常,但经期延长,长达 9～10 天,多发生于产后或流产后。

2.贫血

因出血多或时间长,患者出现头晕、乏力、面色苍白等贫血征象。

3.体格检查

体格检查包括全身检查和妇科检查,排除全身性疾病及生殖器官器质性病变。

**(三)心理-社会状况**

青春期患者常因害羞而影响及时诊治,生育期患者担心影响生育而焦虑,围绝经期患者因治疗效果不佳或怀疑为恶性肿瘤而焦虑、紧张、恐惧。

**(四)辅助检查**

1.诊断性刮宫

诊断性刮宫可了解子宫内膜反应、子宫内膜病变,达到止血的目的。不规则流血者可随时刮宫,用以止血。确定有无排卵或黄体功能,于月经前一天或者月经来潮 6 小时内做诊断性刮宫,无排卵性功血的子宫内膜呈增生期改变,黄体功能不足显示子宫内膜分泌不良。子宫内膜不规则脱落,于月经周期第 5～6 天进行诊断性刮宫,增生期与分泌期子宫内膜共存。

2.B 超检查

了解子宫内膜厚度及生殖器官有无器质性改变。

3.血常规及凝血功能检查

了解有无贫血、感染及凝血功能障碍。

4.宫腔镜检查

直接观察子宫内膜,选择病变区进行活组织检查。

5.卵巢功能检查

判断卵巢有无排卵或黄体功能。

**(五)处理要点**

1.无排卵性功血

青春期和生育期患者以止血、调整周期、促排卵为原则。围绝经期患者以止血、防止子宫内膜癌变为原则。

2.排卵性功血

黄体功能不足的治疗原则是促进卵泡发育、刺激黄体功能及黄体功能替代,分别应用氯米芬、人绒毛膜促性腺激素(HCG)和黄体酮;子宫内膜不规则脱落的治疗原则是促使黄体及时萎缩,子宫内膜及时完整脱落,常用药物有孕激素和 HCG。

## 二、护理问题

### (一)潜在并发症

贫血。

### (二)知识缺乏

缺乏性激素治疗的知识。

### (三)有感染的危险

与经期延长、机体抵抗力下降有关。

### (四)焦虑

与性激素使用及药物不良反应有关。

## 三、护理措施

### (一)一般护理

患者体质往往较差,应加强营养,改善全身情况,可补充铁剂、维生素 C 和蛋白质。成人体内大约每 100 mL 血中含 50 mg 铁,行经期妇女,每天从食物中吸收铁 0.7～2.0 mg,经量多者应额外补充铁。向患者推荐含铁较多的食物如猪肝、胡萝卜、葡萄干等。按照患者的饮食习惯,为患者制订适合于个人的饮食计划,保证患者获得足够的营养。

### (二)病情观察

观察并记录患者的生命体征、出量及入量,嘱患者保留出血期间使用的会阴垫及内裤,以便更准确地估计出血量,出血较多者,督促其卧床休息,避免过度疲劳和剧烈活动,贫血严重者,遵医嘱做好配血、输血、止血措施,执行治疗方案,维持患者正常血容量。

### (三)对症护理

1.无排卵性功血

(1)止血:对大量出血患者,要求在性激素治疗 8 小时内见效,24～48 小时出血基本停止,若 96 小时以上仍不止血者,应考虑有器质性病变存在。

性激素止血。①雌激素:应用大剂量雌激素可迅速提高血内雌激素浓度,促使子宫内膜生长,短期内修复创面而止血,主要用于青春期功血。目前多选用妊马雌酮 2.5 mg 或己烯雌酚1～2 mg。②孕激素:适用于体内已有一定水平雌激素的患者。常用药物如甲羟孕酮或炔诺酮,用药原则同雌激素。③雄激素:拮抗雌激素、增加子宫平滑肌及子宫血管张力而减少出血,主要用于围绝经期功血患者的辅助治疗,可随时停用。④联合用药:止血效果优于单一药物,可用三合激素或口服短效避孕药,血止后逐渐减量。

刮宫术:止血及排除子宫内膜癌变,适用于年龄大于 35 岁、药物治疗无效或存在子宫内膜癌高危因素的患者。

其他止血药:卡巴克洛和酚磺乙胺可减少微血管的通透性,氨基己酸、氨甲苯酸、氨甲环酸等可抑制纤维蛋白溶酶,有减少出血量的辅助作用,但不能赖以止血。

(2)调整月经周期:一般连续用药 3 个周期。在此过程中务必积极纠正贫血,加强营养,以改善体质。①雌、孕激素序贯疗法:人工周期,通过模拟自然月经周期中卵巢的内分泌变化,将雌、孕激素序贯应用,使子宫内膜发生相应变化,引起周期性脱落。适用于青春期功血或生育期功血者,可诱发卵巢自然排卵。雌激素自月经来潮第 5 天开始用药,妊马雌酮 1.25 mg 或己烯雌酚

1 mg,每晚 1 次,连服 20 天,于服雌激素最后 10 天加用甲羟孕酮每天 10 mg,两药同时用完,停药后 3~7 天出血。于出血第 5 天重复用药,一般连续使用 3 个周期。用药 3 个周期后,患者常能自发排卵。②雌、孕激素联合疗法:可周期性口服短效避孕药,适用于生育期功血、内源性雌激素水平较高者或绝经过渡期功血者。③后半周期疗法:于月经周期的后半周期开始(撤药性出血的第 16 天)服用甲羟孕酮,每天 10 mg,连服 10 天为 1 个周期,共 3 个周期为 1 个疗程。适用于青春期或绝经过渡期功血者。

(3)促排卵:适用于育龄期功血者。常用药物如氯米芬、人绒毛膜促性腺激素(HCG)等。于月经第 5 天开始每天口服氯米芬 50 mg,连续 5 天,以促进卵泡发育。B 超监测卵泡发育接近成熟时,可大剂量肌内注射 HCG 5 000 U 以诱发排卵。青春期不提倡使用。

(4)手术治疗:以刮宫术最常用,既能明确诊断,又能迅速止血。绝经过渡期出血患者激素治疗前宜常规刮宫,最好在子宫镜下行分段诊断性刮宫,以排除子宫内细微器质性病变。对青春期功血刮宫应持慎重态度。必要时行子宫次全切除或子宫切除术。

2.排卵性功血

(1)黄体功能不足药物治疗如下。①黄体功能替代疗法:自排卵后开始每天肌内注射黄体酮 10 mg,共 10~14 天,用以补充黄体分泌孕酮的不足。②黄体功能刺激疗法:通常应用 HCG 以促进及支持黄体功能。于基础体温上升后开始,隔天肌内注射 HCG 1 000~2 000 U,共 5 次,可使血浆孕酮明显上升,随之正常月经周期恢复。③促进卵泡发育:于月经第 5 天开始,每晚口服氯米芬 50 mg,共 5 天。

(2)子宫内膜不规则脱落药物治疗如下。①孕激素:自排卵后第 1~2 天或下次月经前 10~14 天开始,每天口服甲羟孕酮 10 mg,连续 10 天,有生育要求可肌内注射黄体酮。②HCG:用法同黄体功能不足。

3.性激素治疗的注意事项

(1)严格遵医嘱正确用药,不得随意停服或漏服,以免使用不当引起子宫出血。

(2)药物减量必须按规定在血止后开始,每 3 天减量 1 次,每次减量不超过原剂量的 1/3,直至维持量,持续用至血止后 20 天停药。

(3)雌激素口服可能引起恶心、呕吐等胃肠道反应,可饭后或睡前服用;对存在血液高凝倾向或血栓性疾病史者禁忌使用。

(4)雄激素用量过大可能出现男性化不良反应。

**(四)预防感染**

(1)测体温、脉搏。

(2)指导患者保持会阴部清洁,出血期间禁止盆浴及性生活。

(3)注意有无腹痛等生殖器官感染征象。

(4)按医嘱使用抗生素。

**(五)心理护理**

注意情绪调节,避免过度紧张与精神刺激。特别是青春期少女,父母们不仅要关注女孩的学习状况与膳食状况,还要重视女孩的情绪变化,与其多沟通,了解其内心世界的变化,帮助其释放不良情绪,以使其保持相对稳定的精神-心理状态,避免情绪上的大起大落。

**(六)健康指导**

(1)宜清淡饮食,多食富含维生素 C 的新鲜瓜果、蔬菜。注意休息,保持心情舒畅。

（2）强调严格掌握雌激素的适应证，并合理使用，对更年期及绝经后妇女更应慎用，应用时间不宜过长，量不宜大，并应严密观察反应。

（3）月经期避免剧烈运动，禁止盆浴及性生活，保持会阴部清洁。

（魏晶晶）

# 第二节 围绝经期综合征

绝经是每一个妇女生命过程中必然发生的生理过程。绝经提示卵巢功能衰退，生殖功能终止，绝经过渡期是指围绕绝经前、后的一段时期，包括从绝经前出现与绝经有关的内分泌、生理学和临床特征起，至最后一次月经后一年。

围绝经期综合征（menopausal syndrome，MPS）以往称为更年期综合征，是指妇女在绝经前、后由于卵巢功能衰退、雌激素水平波动或下降所致的以自主神经功能紊乱为主，伴有神经心理症状的一组症候群。多发生于 45～55 岁，约 2/3 的妇女出现不同程度的低雌激素血症引发的一系列症状。绝经分为自然绝经和人工绝经。自然绝经是指卵巢内卵泡生理性耗竭所致的绝经；人工绝经是指双侧卵巢经手术切除或受放射线损坏导致的绝经，后者更易发生围绝经期综合征。

## 一、护理评估

### （一）健康史

了解患者的发病年龄、职业、文化水平及性格特征，询问月经情况及生育史，有无卵巢切除或盆腔肿瘤放疗，有无心血管疾病及其他疾病病史。

### （二）身体状况

1.月经紊乱

半数以上妇女出现 2～8 年无排卵性月经，表现为月经频发、不规则子宫出血、月经稀发（月经周期超过 35 天）以至绝经，少数妇女可突然绝经。

2.雌激素下降相关征象

（1）血管舒缩症状：主要表现为潮热、出汗，是血管舒缩功能不稳定的表现，是围绝经期综合征最突出的特征性症状。潮热起自前胸，涌向头颈部，然后波及全身。在潮红的区域患者感到灼热，皮肤发红，紧接着大量出汗。持续数秒至数分钟不等。此种血管功能不稳定可历时 1 年，有时长达 5 年或更长。

（2）精神神经症状：常有焦虑、抑郁、激动、喜怒无常、脾气暴躁、记忆力下降、注意力不集中、失眠多梦等。

（3）泌尿生殖系统症状：出现阴道干燥、性交困难及老年性阴道炎，排尿困难、尿频、尿急、尿失禁及反复发作的尿路感染。

（4）心血管疾病：绝经后妇女冠状动脉粥样硬化性心脏病（简称冠心病）、高血压和脑出血的发病率及死亡率逐渐增加。

（5）骨质疏松症：绝经后妇女约有 25％患骨质疏松症、腰酸背痛、腿抽搐、肌肉关节疼痛等。

3.体格检查

全身检查注意血压、精神状态、皮肤、毛发、乳腺改变及心脏功能,妇科检查注意生殖器官有无萎缩、炎症及张力性尿失禁。

### (三)心理-社会状况

因家庭和社会环境的变化或绝经前曾有精神状态不稳定等,更易引起患者心情不畅、忧虑、多疑、孤独等。

### (四)辅助检查

根据患者的具体情况不同,可选择血常规、尿常规、心电图及血脂检查、B超、宫颈刮片及诊断性刮宫等。

### (五)处理要点

1.一般治疗

加强心理治疗及体育锻炼,补充钙剂,必要时选用镇静剂、谷维素。

2.激素替代疗法

补充雌激素是关键,可改善症状、提高生活质量。

## 二、护理问题

### (一)自我形象紊乱

自我形象紊乱与对疾病不正确认识及精神神经症状有关。

### (二)知识缺乏

缺乏性激素治疗相关知识。

## 三、护理措施

### (一)一般护理

改善饮食,摄入高蛋白质、高维生素、高钙饮食,必要时可补充钙剂,能延缓骨质疏松症的发生,达到抗衰老效果。

### (二)病情观察

(1)观察月经改变情况,注意经量、周期、经期有无异常。

(2)观察面部潮红时间和程度。

(3)观察血压波动、心悸、胸闷及情绪变化。

(4)观察骨质疏松症的影响,如关节酸痛、行动不便等。

(5)观察情绪变化,如情绪不稳定、易怒、易激动、多言多语、记忆力降低。

### (三)用药护理

指导应用性激素。

1.适应证

主要用于治疗雌激素缺乏所致的潮热多汗、精神症状、老年性阴道炎、尿路感染,预防存在高危因素的心血管疾病、骨质疏松症等。

2.药物选择及用法

在医师指导下使用,尽量选用天然性激素,剂量个体化,以最小有效量为佳。

3.禁忌证

原因不明的子宫出血、肝胆疾病、血栓性静脉炎及乳腺癌等。

4.注意事项

(1)雌激素剂量过大可引起乳腺胀痛、白带多、头痛、水肿、色素沉着、体重增加等,可酌情减量或改用雌三醇。

(2)用药期间可能发生异常子宫出血,多为突破性出血,但应排除子宫内膜癌。

(3)较长时间的口服用药可能影响肝功能,应定期复查肝功能。

(4)单一雌激素长期应用,可使子宫内膜癌危险性增加,雌、孕激素联合用药能够降低风险。坚持体育锻炼,多参加社会活动;定期健康体检,积极防治围绝经期妇女常见病。

**(四)心理护理**

使患者及其家属了解围绝经期是必然的生理过程,介绍减轻压力的方法,改变患者的认知、情绪和行为,使其正确评价自己。

**(五)健康指导**

(1)向围绝经期妇女及其家属介绍绝经是一个生理过程,绝经发生的原因及绝经前、后身体将发生的变化,帮助患者消除因绝经变化产生的恐惧心理,并对将发生的变化做好心理准备。

(2)介绍绝经前、后减轻症状的方法,适当的摄取钙质和维生素 D;坚持锻炼如散步、骑自行车等。合理安排工作,注意劳逸结合。

(3)定期普查,更年期妇女最好半年至一年进行 1 次体格检查,包括妇科检查和防癌检查,有选择地做内分泌检查。

(4)绝经前行双侧卵巢切除术者,宜适时补充雌激素。

**(魏晶晶)**

# 第三节　外阴炎及阴道炎

## 一、外阴炎

外阴炎是妇科常见病,是外阴部的皮肤与黏膜的炎症,可发生于任何年龄,以生育期及绝经后妇女多见。

**(一)护理评估**

1.健康史

(1)病因评估:外阴炎主要指外阴部的皮肤与黏膜的炎症,以大、小阴唇为多见。由于外阴与尿道、肛门、阴道邻近且暴露,同时,阴道分泌物、月经血、产后的恶露、尿液、粪便的刺激、糖尿病患者的糖尿的长期浸渍,均可引起外阴不同程度的炎症,此外,穿化纤内裤、紧身内裤、使用卫生巾使局部透气性差等,均可诱发外阴部的炎症。

(2)病史评估:评估有无外阴炎的因素存在,有无糖尿病、阴道炎病史。

2.身心状况

(1)症状:外阴瘙痒、疼痛、红、肿、灼热,性交及排尿时加重。

（2）体征：局部充血、肿胀、糜烂,常有抓痕,严重者形成溃疡或湿疹。慢性炎症者,外阴局部皮肤或黏膜增厚、粗糙、皲裂等。

（3）心理-社会状况：了解病程,了解患者对症状的反应,有无烦躁、不安等心理。

**（二）护理诊断及合作性问题**

（1）皮肤或黏膜完整性受损：与皮肤黏膜炎症有关。

（2）舒适改变：与外阴瘙痒、疼痛、分泌物增多有关。

（3）焦虑：与性交障碍、行动不便有关。

**（三）护理目标**

（1）患者皮肤与黏膜完整。

（2）患者病情缓解或好转,舒适感增加。

（3）患者情绪稳定,积极配合治疗与护理。

**（四）护理措施**

1.一般护理

炎症期间宜进食清淡且富含营养的食物,禁食辛辣、刺激性食物。

2.心理护理

患者常出现烦躁不安、焦虑紧张,应帮助患者树立信心,减轻心理负担,坚持治疗,讲究卫生。

3.病情监护

积极寻找病因,消除刺激原。

4.治疗护理

（1）治疗原则：去除病因,积极治疗原发病,如阴道炎、尿瘘、粪瘘、糖尿病等。

（2）治疗配合：保持外阴清洁干燥,局部使用约 40 ℃的 1∶5 000 高锰酸钾溶液坐浴,每天 2 次,每次15～30分钟,5～10 次为 1 个疗程。如有破溃,可涂抗生素软膏或紫草油,急性期可用物理治疗。

**（五）健康指导**

（1）卫生宣教,指导妇女穿棉质内裤,减少分泌物刺激,对公共场所如游泳池、公共浴室等谨慎出入,注意经期、孕期、产期及流产后的生殖道清洁,防止感染。

（2）定期妇科检查,积极参与普查与普治。

（3）指导用药方法及注意事项。

（4）加强性健康教育,纠正不良性行为。

**（六）护理评价**

（1）患者诉说外阴瘙痒症状减轻,舒适感增加。

（2）患者焦虑缓解或消失,掌握了卫生保健常识,能养成良好卫生习惯。

## 二、前庭大腺炎

细菌侵入前庭大腺腺管内致腺管充血、水肿称为前庭大腺炎。

**（一）护理评估**

1.健康史

（1）病因评估：前庭大腺腺管开口位于小阴唇与处女膜之间,在性交、流产、分娩或其他情况污染外阴部时,病原体易侵入引起炎症,因此,以育龄妇女多见,主要病原体为葡萄球菌、链球菌、大肠埃希菌、淋病奈瑟菌及沙眼衣原体等。急性炎症发作时,细菌先侵犯腺管,腺管口因炎症肿胀阻塞,渗出物不能排出,积存而形成脓肿,称为前庭大腺脓肿(又称巴氏腺脓肿),多发于一侧。如急性炎症消退,腺管口粘连阻塞,分泌物不能外流,脓液转清,则形成前庭大腺囊肿,多为单侧,大小不等,可持续数年不增大。患者往往无自觉症状。

(2)病史评估:了解患者有无反复的外阴感染史及卫生习惯。

2.身心状况

(1)症状:初起时局部肿胀、疼痛、烧灼感,行走不便,可伴有大小便困难等。有时可出现发热等全身症状。(表8-1)

表 8-1 前庭大腺炎临床类型及身体状况

| 临床类型 | 身体状况 |
| --- | --- |
| 急性期 | (1)大阴唇下 1/3 处疼痛、肿胀,严重时行走受限。检查局部可见皮肤红、肿、热、压痛。<br>(2)脓肿形成时,可触及波动感,脓肿直径可达5～6 cm,可自行破溃。如破口大,引流通畅,脓液流出后炎症消退;如破口小,引流欠佳,炎症持续不退或反复发作。<br>(3)可出现全身不适、发热等全身症状 |
| 慢性期 | 慢性期囊肿形成,患者感到外阴部有坠胀感或性交不适。检查时局部可触及囊性肿物,大小不一,有时可反复急性发作 |

(2)体征:外阴部皮肤红肿、压痛明显。当脓肿形成时,疼痛加剧,并可触及波动感,脓肿直径可达5～6 cm。

(3)心理-社会状况:了解病程,了解患者对症状的反应,有无烦躁、不安等心理,患者常有因害羞或怕痛而未及时诊治的心理障碍。

**(二)辅助检查**

取前庭大腺开口处分泌物做细菌培养,确定病原体。

**(三)护理诊断及合作性问题**

(1)皮肤完整性受损:与脓肿自行破溃或手术切开引流有关。

(2)疼痛:与局部炎症刺激有关。

**(四)护理目标**

(1)患者皮肤保持完整。

(2)疼痛缓解或好转。

**(五)护理措施**

1.一般护理

急性期患者应卧床休息,饮食易消化,富含营养。

2.心理护理

患者常常烦躁不安、焦虑紧张,应尊重患者,为患者保密,以解除其忧虑,使其积极治疗,帮助其建立治愈疾病的信心和生活的勇气。

3.病情监护

观察患者的生命体征,重点观察体温变化,观察伤口愈合情况。

4.治病护理

(1)治疗原则:急性期局部热敷或坐浴,抗生素消炎治疗;脓肿形成或囊肿较大时,切开引流或行囊肿造口术,保持腺体功能,防止复发。

(2)治疗配合:急性炎症发作时,取前庭大腺开口处分泌物做细菌培养,确定病原体。根据细菌培养结果和药物敏感试验选用抗生素口服或肌内注射。脓肿形成或囊肿较大时,切开引流或行囊肿造口术,并放置引流条。术后保持局部清洁,引流条每天更换一次,外阴用1:5 000氯己定棉球擦拭,每天擦洗外阴2次,也可用清热解毒中药热敷或坐浴,每天2次。

**(六)健康指导**

(1)向患者及家属讲解此病的病因及预防措施,指导患者注意外阴清洁卫生。

(2)告知患者及家属月经期、产褥期禁止性交;月经期应使用消毒卫生巾预防感染;术后注意事项及正确用药。告知患者相关卫生保健常识,养成良好卫生习惯。

**(七)护理评价**

(1)患者诉说外阴不适症状减轻,舒适感增加。

(2)患者接受医护人员指导,焦虑缓解或消失。

## 三、滴虫性阴道炎

滴虫性阴道炎是由阴道毛滴虫引起的最常见的阴道炎。阴道毛滴虫主要寄生于女性阴道,也可存在于尿道、尿道旁腺及膀胱。男性可存在于包皮皱襞、尿道及前列腺内。滴虫适宜生长在温度为25~40 ℃,pH为5.2~6.6的潮湿环境。月经前后,阴道内酸性减弱,接近中性,隐藏在腺体及阴道皱襞中的滴虫常得以繁殖,而发生滴虫性阴道炎。此病的传播途径有经性交的直接传播及经游泳池、浴盆、厕所、衣物、器械等途径的间接传播。

**(一)护理评估**

1.健康史

(1)病因评估:阴道毛滴虫呈梨形,体积为多核白细胞的2~3倍。滴虫顶端有4根鞭毛,体部有波动膜,后端尖并有轴柱凸出。活的滴虫透明无色,如水滴,鞭毛随波动膜的波动而活动(图8-1)。阴道毛滴虫极易传播,pH在4.5以下时便受到抑制甚至致死。pH上升至7.5时,其繁殖可完全被抑制。在妊娠期和月经来潮前后,阴道pH升高,可使阴道毛滴虫的感染率和发病率升高。

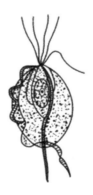

**图 8-1　滴虫模式**

(2)病史评估:评估发作与月经周期的关系,既往阴道炎病史,个人卫生情况;分析感染经过;了解治疗经过。

2.身心状况

(1)症状:主要症状为白带呈稀薄泡沫状,量多及伴有外阴、阴道口瘙痒。如有其他细菌混合感染,白带可呈黄绿色、血性、脓性且有臭味。局部可有灼热、疼痛、性交痛。合并尿路感染,可有尿频、尿痛、血尿。阴道毛滴虫能吞噬精子,阻碍乳酸生成,影响精子在阴道内存活,可致不孕。

(2)体征:妇科检查时可见阴道黏膜充血,严重时有散在的出血点。有时可见阴道后穹隆处有液性或脓性泡沫状分泌物。

(3)心理-社会状况:患者常因炎症反复发作而烦恼,出现无助感。

**(二)辅助检查**

(1)悬滴法:在玻片上加1滴温生理盐水,自阴道后穹隆处取少许分泌物混于生理盐水中,用低倍镜检查,如有滴虫,可见其活动。阳性率可达80%~90%。取分泌物检查前24~48小时,避免性交、阴道灌洗及阴道上药。

(2)培养法:适于症状典型而悬滴法未见滴虫者,可用培养基培养,其准确率可达98%。

**(三)护理诊断及合作性问题**

(1)知识缺乏:缺乏对疾病传染途径的认识及缺乏阴道炎治疗的知识。

(2)舒适改变:与外阴瘙痒、分泌物增多有关。

(3)组织完整性受损:与分泌物增多、外阴瘙痒、搔抓有关。

**(四)护理目标**

(1)患者能说出疾病传染的途径、阴道炎的治疗与日常防护知识。

(2)患者分泌物减少,舒适度提高。保持组织完整性,无破损。

**(五)护理措施**

1.一般护理

注意个人卫生,保持外阴部清洁、干燥,避免搔抓外阴导致皮肤破损。

2.心理护理

解除患者因疾病带来的烦恼,减轻其对确诊后的心理压力,增强治疗疾病的信心。告知患者夫妇滴虫性阴道炎的传播途径、临床表现、治疗方法和注意事项,减轻他们的焦虑心理,同时鼓励他们积极配合治疗。

3.病情观察

观察患者的外阴瘙痒症状、阴道分泌物的量及颜色等。

4.治疗护理

(1)治疗原则:杀灭阴道毛滴虫,保持阴道的自净作用,防止复发,夫妻双方要同时治疗,切断直接传染途径。

(2)治疗配合。①局部治疗:增强阴道酸性环境,用1%乳酸溶液、0.5%醋酸溶液或1:5 000高锰酸钾溶液冲洗阴道后,每晚睡前用甲硝唑200 mg,置于阴道后穹隆,每天1次,10天为1个疗程。②全身治疗:甲硝唑(灭滴灵)每次200~400 mg,每天3次口服,10天为1个疗程。③指导患者正确用药,按疗程坚持用药,注意冲洗液的浓度、温度。④观察用药后反应:甲硝唑口服后偶见胃肠道反应,如食欲缺乏、恶心、呕吐及白细胞减少、皮疹等,一旦发现,应报告医师并停药。妊娠期、哺乳期妇女应慎用,因为药能通过胎盘进入胎儿体内,并可由乳汁排泄。

**(六)健康指导**

(1)做好卫生宣教,积极开展普查普治,消灭传染源,严格禁止滴虫阴道炎或带虫者进入游泳池。医疗单位做好消毒隔离,防止交叉感染。治疗期间勤换内裤,内裤、坐浴及洗涤用物应煮沸消毒5～10分钟以消灭病原体,禁止性生活,避免交叉或重复感染的机会。哺乳期妇女在用药期间或用药后24小时内不宜哺乳。经期暂停坐浴、阴道冲洗及阴道用药。

(2)夫妻应双双检查,男方若查出毛滴虫,夫妻应同治,有助于提高疗效,治疗期间应禁止性生活。

(3)治愈标准:治疗后应在每次月经干净后复查1次,连续3次均为阴性,方为治愈。

**(七)护理评价**

(1)患者自诉外阴不适症状减轻,舒适感增加,悬滴法试验连续3个周期复查为阴性。

(2)患者正确复述预防及治疗此疾病的相关知识。

## 四、外阴阴道假丝酵母菌病

外阴阴道假丝酵母菌病(vulvovaginal candidiasis,VVC)也称外阴阴道念珠菌病,是一种常见的外阴、阴道炎,80%～90%的病原体为白假丝酵母菌,其发病率仅次于滴虫阴道炎。白假丝酵母菌是真菌,不耐热,加热至60 ℃,持续1小时,即可死亡;但对干燥、日光、紫外线及化学制剂的抵抗力较强。

**(一)护理评估**

1.健康史

(1)病因评估:念珠菌为条件致病菌,可存在口腔、肠道和阴道而不引起症状。当阴道内糖原增多、酸度增加、局部细胞免疫力下降时,念珠菌可繁殖并引起炎症,故外阴阴道假丝酵母菌病多见于孕妇、糖尿病患者及接受大量雌激素治疗者。此外,长期应用抗生素、服用类固醇皮质激素或免疫缺陷综合征等,可以改变阴道内微生物之间的相互制约关系,易发此症;紧身化纤内裤、肥胖可使会阴局部的温度及湿度增加,也易使念珠菌得以繁殖而引起感染。

(2)传播途径评估:①内源性感染为主要感染,假丝酵母菌除寄生阴道外,还可寄生于人的口腔、肠道,这些部位的假丝酵母菌可互相传染。②通过性交直接传染。③通过接触感染的衣物等间接传染。

(3)病史评估:了解有无糖尿病及长期使用抗生素、雌激素、类固醇皮质激素病史,了解个人卫生习惯及有无不洁性生活史。

2.身心状况

(1)症状:外阴、阴道奇痒,坐卧不安,痛苦异常,可伴有尿痛、尿频、性交痛。阴道分泌物为干酪样或豆渣样。

(2)体征:妇科检查见小阴唇内侧、阴道黏膜红肿并附着白色块状薄膜,容易剥离,下面为糜烂及溃疡。

(3)心理-社会状况:患者常因外阴瘙痒痛苦不堪,由于影响休息与睡眠,产生忧虑与烦躁,评估患者心理障碍及影响疾病治疗的原因。

3.辅助检查

(1)悬滴法:在玻片上加1滴温生理盐水,自阴道后穹隆处取少许分泌物混于生理盐水中,用低倍镜检查,若找到白假丝酵母菌的芽孢和假菌丝即可确诊。

(2)培养法:适于症状典型而悬滴法未见白假丝酵母菌者,可用培养基培养。

**(二)护理诊断及合作性问题**

1.焦虑

焦虑与易复发,影响休息与睡眠有关。

2.组织完整性受损

组织完整性受损与分泌物增多、外阴瘙痒、搔抓有关。

**(三)护理目标**

(1)患者情绪稳定,积极配合治疗与护理。

(2)患者病情改善,舒适度提高。

(3)保持组织完整性,组织无破损。

**(四)护理措施**

1.一般护理

注意个人卫生,保持外阴部清洁、干燥,避免搔抓外阴以免皮肤破损。

2.心理护理

向患者讲解外阴阴道假丝酵母菌病的病因、治疗方法和注意事项等,消除患者的顾虑和焦虑心理,使其积极配合治疗。

3.病情观察

观察患者的外阴瘙痒症状、阴道分泌物的量及颜色等。

4.治疗护理

(1)治疗原则:消除诱因,改变阴道酸碱度,根据患者情况选择局部或全身应用抗真菌药杀灭致病菌。

(2)用药护理。①局部治疗:用2%～4%碳酸氢钠溶液冲洗阴道或坐浴,再选用制霉菌素栓剂、克霉唑栓剂、咪康唑栓剂等置于阴道内,一般7～10天为1个疗程。②全身用药:若局部用药效果较差或病情顽固者,可选用伊曲康唑、氟康唑、酮康唑等口服。③用药注意:孕妇要积极治疗,否则阴道分娩时新生儿易感染发生鹅口疮。妊娠期坚持局部治疗,禁用口服唑类药物。勤换内裤,内裤、坐浴及洗涤用物应煮沸消毒5～10分钟以消灭病原体,避免交叉和重复感染的机会。④用药护理:嘱阴道灌洗或坐浴应注意药液浓度和治疗时间,灌洗药物要充分溶化,温度一般为40 ℃,切忌过烫,以免烫伤皮肤。

**(五)健康指导**

(1)做好卫生宣教,养成良好的卫生习惯,每天洗外阴、换内裤。切忌搔抓。

(2)约15%男性与女性患者接触后患有龟头炎,对有症状男性也应进行检查与治疗。

(3)鼓励患者坚持用药,不随意中断疗程。

(4)嘱积极治疗糖尿病等疾病,正确使用抗生素、雌激素,以免诱发外阴阴道假丝酵母菌病。

**(六)护理评价**

(1)患者分泌物减少,性状转为正常,舒适感增加。

(2)患者正确复述预防及治疗此疾病的相关知识,做到积极配合并坚持治疗。

# 五、萎缩性阴道炎

萎缩性阴道炎属非特异性阴道炎,常见于绝经后及卵巢切除后或盆腔放射治疗者。绝经后的萎缩性阴道炎又称老年性阴道炎。

## (一)护理评估

### 1.健康史

(1)病因评估：①妇女绝经后；②手术切除卵巢；③产后闭经；④药物假绝经治疗；⑤盆腔放射治疗后等。由于雌激素水平降低，阴道上皮萎缩变薄，上皮细胞内糖原减少，阴道内 pH 增高，阴道自净作用减弱，局部抵抗力降低，致病菌入侵后易繁殖引起炎症。

(2)病史评估：了解有无糖尿病及长期使用抗生素、雌激素、类固醇皮质激素病史；了解个人卫生习惯及有无不洁性生活史；了解有无进行盆腔放疗等。

### 2.身心状况

(1)症状：白带增多，多为黄水状，严重感染时可呈脓性，有臭味。黏膜有浅表溃疡时，分泌物可为血性，有的患者可有点滴出血，可伴有外阴瘙痒、灼热、尿频、尿痛、尿失禁等症状。

(2)体征：妇科检查可见阴道皱襞消失，上皮菲薄，黏膜出血，表面可有小出血点或片状出血点；严重时可形成浅表溃疡，阴道弹性消失、狭窄，慢性炎症、溃疡还可引起阴道粘连，导致阴道闭锁。

(3)心理-社会状况：老年人常因思想比较保守，不愿就医而出现无助感。其他患者常因知识缺乏而病急乱投医，因此，应注意评估影响患者不愿就医的因素及家庭支持系统。

### 3.辅助检查

取分泌物检查，悬滴法排除滴虫性阴道炎和外阴阴道假丝酵母菌病；有血性分泌物时，常需做宫颈刮片或分段诊刮排除宫颈癌和子宫内膜癌。

## (二)护理诊断及合作性问题

(1)舒适改变：与外阴瘙痒、疼痛、分泌物增多有关。

(2)知识缺乏：与缺乏绝经后妇女预防保健知识有关。

(3)有感染的危险：与局部分泌物增多、破溃有关。

## (三)护理目标

(1)患者分泌物减少，性状转为正常，舒适感增加。

(2)患者正确复述预防及治疗此疾病的相关知识，做到积极配合并坚持治疗。

(3)患者无感染发生或感染被及时发现和控制，体温、血常规正常。

## (四)护理措施

### 1.一般护理

嘱患者保持外阴清洁，勤换内裤。穿棉织内裤，减少刺激等。

### 2.心理护理

使患者了解老年性阴道炎的病因和治疗方法，减轻其焦虑；对卵巢切除、放疗者给予心理安慰与相关医学知识解释，增强其治疗疾病的信心；解释雌激素替代疗法可缓解症状，帮助其建立治愈疾病的信心。

### 3.病情观察

观察白带性状、量、气味，有无外阴瘙痒、灼热及膀胱刺激症状等。

### 4.治疗护理

(1)治疗原则：增强阴道黏膜的抵抗力，抑制细菌生长繁殖。

(2)治疗配合。①增加阴道酸度：用 0.5％醋酸或 1％乳酸溶液冲洗阴道，每天 1 次。阴道冲洗后，将甲硝唑 200 mg 或氧氟沙星 200 mg，放入阴道深部，每天 1 次，7～10 天为 1 个疗程。

②增加阴道抵抗力:针对病因给予雌激素制剂,可局部用药,也可全身用药。将已烯雌酚 0.125～0.25 mg,每晚放入阴道深部,7 天为 1 个疗程。③全身用药:可口服尼尔雌醇,首次 4 mg,以后每 2～4 周 1 次,每晚 2 mg,维持 2～3 个月。

**(五)健康指导**

(1)对围绝经期、老年妇女进行健康教育,使其掌握预防老年性阴道炎的措施及技巧。

(2)指导患者及其家属阴道灌洗、上药的方法和注意事项。用药前洗净双手及会阴,减少感染的机会。自己用药有困难者,指导其家属协助用药或由医务人员帮助使用。

(3)告知使用雌激素治疗可出现的症状,嘱乳癌或子宫内膜癌患者慎用雌激素制剂。

**(六)护理评价**

(1)患者分泌物减少,性状转为正常,舒适感增加。

(2)患者正确复述预防及治疗此疾病的相关知识,做到积极配合并坚持治疗。

**(魏晶晶)**

# 第四节　慢性宫颈炎

慢性宫颈炎是妇科常见病之一。正常情况下,宫颈具有多种防御功能,但宫颈易受性交、分娩及宫腔操作的损伤,引起感染,一旦发生感染,病原体很难被完全清除,久而导致慢性宫颈炎。近年来随着性传播疾病的增加,宫颈炎已经成为常见疾病。

## 一、护理评估

**(一)健康史**

**1.病因评估**

主要见于感染性流产、产褥期感染、宫颈损伤和阴道异物并发感染,多由急性宫颈炎未治疗或治疗不彻底导致。主要致病菌是葡萄球菌、链球菌、大肠埃希菌和厌氧菌,其次为性传播疾病的病原体,如沙眼衣原体、淋病奈瑟菌,单纯疱疹病毒与慢性宫颈炎的发生也有关系。

**2.病史评估**

了解婚育史、分娩史、流产及妇科手术后有无损伤;有无性传播疾病的发生;有无急性盆腔炎的感染史及治疗情况;有无不良卫生习惯。

**3.病理评估**

(1)**慢性子宫颈管黏膜炎**:由于子宫颈管黏膜皱襞较多,感染后容易形成持续性子宫颈黏膜炎,表现为子宫颈管黏液增多及脓性分泌物,反复发作。

(2)**子宫颈息肉**:是子宫颈管腺体和间质的局限性增生,并向子宫颈外口突出形成息肉,检查见子宫颈息肉通常为单个,也可为多个,红色,质地软而脆,呈舌形,可有蒂,蒂宽窄不一,根部可附在子宫颈外口,也可在子宫颈管内。子宫颈息肉极少恶变,但应与子宫的恶性肿瘤鉴别。

(3)**子宫颈肥大**:慢性炎症的长期刺激导致腺体及间质增生,形成肥大,但表面光滑,由于结缔组织增生而使硬度增加。

(4)**子宫颈糜烂样改变**:子宫颈柱状上皮异位和子宫颈鳞状上皮内病变。除慢性子宫颈炎外,子宫颈的生理性柱状上皮异位、子宫颈鳞状上皮内病变,甚至早期子宫颈癌也可表现为"子宫颈糜烂样改变"。生理性柱状上皮异位是阴道镜下描述子宫颈管内的柱状上皮生理性外移至子宫颈阴道部的术语,由于柱状上皮菲薄,其下间质透出而成肉眼所见的红色。曾将此种情况称为"宫颈糜烂",并认为是慢性子宫颈炎最常见的病理类型之一。目前已明确"宫颈糜烂"并不是病理学上的上皮溃疡、缺失所致的真性糜烂,也与慢性子宫颈炎症的定义即间质中出现慢性炎细胞浸润并不一致。因此,"宫颈糜烂"作为慢性子宫颈炎症的诊断术语已不再恰当。子宫颈糜烂样改变只是一个临床征象,可为生理性改变,也可为病理性改变。生理性柱状上皮异位多见于青春期、生育期妇女雌激素分泌旺盛者、口服避孕药或妊娠期,由于雌激素的作用,鳞柱交界部外移,子宫颈局部呈糜烂样改变外观。此外,子宫颈鳞状上皮病变及早期子宫颈癌也可使子宫颈呈糜烂样改变,因此对于子宫颈糜烂样改变者需进行子宫颈细胞学检查和/或 HPV 检测,必要时行阴道镜及活组织检查以除外子宫颈鳞状上皮样改变或子宫颈癌。

### (二)身心状况

1.症状

白带增多,多数呈乳白色黏液状,也可为淡黄色脓性。如有宫颈息肉时为血性白带或性交后出血。一旦炎症沿宫骶韧带扩散至盆腔时,患者可有腰骶部疼痛、下坠感,因黏稠脓性白带不利于精子穿透而致不孕。

2.体征

妇科检查可见宫颈有不同程度的糜烂、囊肿、肥大或息肉。

3.心理-社会状况

由于白带增多、腰骶部不适,加之病程长、有异味及外阴不适等,患者常常焦虑不安,接触性出血者担心癌变,思想压力大,因此,应详细评估患者心理-社会状态及家属态度。

### (三)辅助检查

宫颈刮片细胞学检查,排除宫颈癌,必要时宫颈活检,协助明确宫颈病变性质。

## 二、护理诊断及合作性问题

(1)焦虑及恐惧:与缺乏相关知识及担心癌变有关。

(2)舒适改变:与分泌物增多、下腹及腰骶部不适有关。

(3)组织完整性受损:与宫颈糜烂有关。

## 三、护理目标

(1)产妇的情绪稳定,能配合护理人员与家人采取有效应对措施。

(2)患者分泌物减少,性状转为正常,舒适感增加。

(3)患者病情得到及时控制,无组织完整性受损。

## 四、护理措施

### (一)一般护理

告知患者注意外阴清洁卫生,每天更换内裤,定期妇科检查。

### (二)心理护理

让患者了解慢性宫颈炎的发病原因、临床表现、治疗方法及注意事项,解除患者焦虑心理,鼓励患者积极配合治疗。

### (三)治疗护理

**1.治疗原则**

先筛查,排除子宫颈上皮内瘤变和子宫颈癌,再针对不同的病变及程度采取不同的治疗方法。以局部治疗为主,根据临床特点选用物理治疗、药物治疗、手术治疗。

**2.治疗配合**

(1)物理治疗:物理疗法是目前治疗慢性宫颈炎效果较好、疗程最短的方法,因而较为常用。用物理方法将宫颈糜烂面上皮破坏。使之坏死脱落后,由新生的鳞状上皮覆盖。常用的方法有宫颈激光、冷冻、红外线凝结疗法及微波疗法等。治疗时间是月经干净后3～7天。

(2)手术治疗:宫颈息肉可手术摘除,宫颈糜烂较深者且累及宫颈管者可做宫颈锥形切除。

(3)药物治疗:适宜于糜烂面小、炎症浸润较浅者,可局部涂硝酸银、铬酸、中药等,现已少用。目前临床多用康妇特栓剂,简便易行,疗效满意,每天放入阴道1枚,连续7～10天。

**3.病情监护**

物理治疗后分泌物增多,甚至有多量水样排液,术后1～2周脱痂时可有少量出血,创口愈合需4～8周。故应嘱患者保持外阴清洁,注意2个月内禁止性生活和盆浴。2次月经干净后复查,效果欠佳者可进行第二次治疗。物理治疗有引起术后出血、子宫颈狭窄、不孕、感染的可能,治疗后应定期复查,观察创面愈合情况直到痊愈,同时注意有无子宫颈管狭窄。

## 五、健康指导

向患者传授防病知识,积极治疗急性宫颈炎;告知患者定期做妇科检查,发现炎症排除宫颈癌后予以积极治疗;避免分娩或器械损伤宫颈;产后发现宫颈裂伤应及时缝合。此外,应注意个人卫生,加强营养,增强体质。

## 六、护理评价

(1)患者主要症状是否明显改善,甚至完全消失。

(2)患者焦虑情绪是否缓解,是否能正确复述预防及治疗此疾病的相关知识。

**(魏晶晶)**

# 第九章 儿科护理

## 第一节 小儿化脓性脑膜炎

小儿化脓性脑膜炎(简称化脑)是指由各种化脓性细菌引起的脑膜炎症,常继发于败血症或为败血症的一部分,约30%的新生儿败血症可并发脑膜炎。临床以急性发热、惊厥、意识障碍、颅内压增高和脑膜刺激征以及脑脊液脓性改变为特征。

80%以上的化脓性脑膜炎是由肺炎链球菌、流感嗜血杆菌、脑膜炎双球菌引起。2个月以下婴幼儿和新生儿、原发或继发性免疫缺陷病者,易发生肠道革兰阴性杆菌和金黄色葡萄球菌脑膜炎,前者以大肠埃希菌最多见,其次如变形杆菌、铜绿假单胞菌或产气杆菌等。出生2个月至儿童时期以流感嗜血杆菌、脑膜炎双球菌、肺炎链球菌致病为主。

随着抗生素的合理应用,小儿化脓性脑膜炎的病死率明显下降,病死率在5%～15%,约1/3幸存者会遗留各种神经系统后遗症,6个月以下幼婴患本病预后更为严重。部分患儿可遗留脑积水、耳聋、癫痫、智力低下和肢体瘫痪。

化脓性脑膜炎包括脑膜炎双球菌性脑膜炎、肺炎链球菌脑膜炎、流感嗜血杆菌脑膜炎、金黄色葡萄球菌脑膜炎、革兰阴性菌脑膜炎和新生儿脑膜炎。

### 一、病因和发病机制

#### (一)病因

化脑在0～2月龄内婴儿,其致病病原常反映母亲的带菌情况和婴儿的生活环境,常见病原有B族链球菌和革兰阴性肠杆菌等,偶尔也有流感嗜血杆菌b型(Hib)或不定型菌株。在2月龄至12岁的儿童组中,其致病菌常是肺炎链球菌、脑膜炎双球菌或Hib。在美国,没有应用Hib疫苗之前,约70%小于5岁儿童的化脑是由Hib引起。1986年在美国,化脑的平均发病年龄为15个月。另外,在一些有解剖结构缺陷或免疫功能缺陷的人群中,少见病原引起脑膜炎的病例增加,如铜绿假单胞菌、金黄色葡萄球菌、凝固酶阴性葡萄球菌、沙门菌属和李斯特菌等。

细菌性脑膜炎的重要危险因素:其一为年幼儿对感染的病原缺乏免疫力;其二为近期有致病细菌的携带。有密切接触史、居住拥挤、贫穷、小婴儿缺乏母乳喂养都是诱发因素。传播方式是经接触呼吸道分泌物和飞沫传播,脾功能不全如镰状细胞贫血、无脾的患者易患肺炎链球菌脑膜炎,有时也易患 Hib 脑膜炎。

1.肺炎链球菌

肺炎链球菌脑膜炎的发病率为 1/10 万～3/10 万,一生都可以感染此菌,2 岁以下婴幼儿和老年人中的发病率最高。其危险性同感染的肺炎链球菌血清型有关,血清型分布在不同国家和地区也不相同。

2.流感嗜血杆菌

流感嗜血杆菌是广泛寄居在正常人上呼吸道的微生物,在健康儿童中,30%～80%都带有 Hib,绝大多数是无荚膜不定型,无致病性的,仅少数为有荚膜菌株,而侵袭性疾病大多数为 Hib 菌株引起。其中流感嗜血杆菌 b 型(Hib)带菌的高峰年龄主要在 6 个月至 2 岁半,然后很快下降,4 岁后很少带菌。Hib 的传播方式主要由呼吸道经空气、飞沫或经手传染,主要感染 5 岁以下的儿童,引起多器官、组织的侵袭性感染,其中占第一位而且危害最大的是脑膜炎。在美国未用此菌苗前,5 岁以下儿童 Hib 脑膜炎发病率为60/10 万,病死率为 5%～10%,而中枢神经损伤所造成的后遗症发生率为 30%～50%。近年来人们发现,由于耐药菌株的出现,尽管使用了有效的抗生素,仍有 5% 的患者死亡,30% 的患者有中枢神经系统后遗症。

3.脑膜炎双球菌

脑膜炎球菌性脑膜炎至今仍是全球性疾病,世界各地都有发病。高发地区是非洲、亚洲和南美洲,这些地区平均发病率为 10/10 万,在流行年代可能增加到 500/10 万。在非洲脑脊髓膜炎的流行,A 群脑膜炎球菌仍是最常见的病原菌。此外,在巴西、马里、尼日利亚等地,C 群脑膜炎球菌引起过大爆发。在智利、古巴、挪威等地,B 群脑膜炎球菌也和一些爆发有联系,而且由这种血清群引起的病例最近几年在北美已明显增多了。据世界卫生组织报告近十年来各大洲发病率波动在 10/10 万～30/10 万,美洲的发病率波动在 2/10 万～5/10 万,欧洲、北美、大洋洲发病率较低,平均约 1/10 万,亚洲除我国外发病率也在1/10 万～2/10 万。

**(二)发病机制**

细菌抵达脑膜可通过多种途径,如外伤或手术直接接种、淋巴或血流播散等。通常脑膜炎是由菌血症发展而来。细菌多由上呼吸道侵入,先在鼻咽部隐匿、繁殖,继而进入血流,直接抵达营养中枢神经系统的血管,或在该处形成局部血栓,并释放出细菌栓子到血液循环中。由于小儿防御、免疫功能均较成人弱,病原菌容易通过血-脑屏障到达脑膜引起化脑。婴幼儿的皮肤、黏膜、肠胃道以及新生儿的脐部也常是感染侵入门户。鼻旁窦炎、中耳炎、乳突炎既可作为病灶窝藏细菌,也可因病变扩展直接波及脑膜。颅骨外伤、骨折的并发症,特别是那些涉及鼻旁窦的骨折,更可形成颅内与外界的直接通道,成为细菌侵入的门户。先天性免疫球蛋白缺陷,细胞免疫缺陷或联合免疫缺陷,均影响婴儿预防感染的能力,容易发生严重感染乃至脑膜炎。具有大量荚膜的细菌在血流中生存力加强,在缺乏免疫力的年幼儿中,血清低浓度的抗荚膜 IgM 与 IgG 抗体、血清备解素、血清补体成分(如 $C_{19}$、$C_3$ 和 $C_5$)也缺乏或减少,都影响对细菌有效的调理吞噬作用,使其容易发生脑膜炎。细菌通过血-脑屏障进入脑脊液循环,因为脑脊液中的补体、抗体浓度明显低于血循环,细菌可迅速繁殖,而化学趋化因子、肿瘤坏死因子、白细胞介素-1、前列腺素 E 和其他细胞因子或炎性介质的局部产生引起了局部炎症,细菌的细胞壁成分也可引起强烈的炎症反应。继而,炎症造成白细胞浸润、血管通透性增加、血管梗死,破坏了血-脑屏障。在脑脊液中已无菌生长时,细胞因子引起的炎症还在继续,这也就造成了慢性炎症后遗症。

## 二、临床表现

### (一)症状及体征

各种细菌所致化脑的临床表现大致相仿,可归纳为感染、颅压增高及脑膜刺激症状。其临床表现在很大程度上取决于患儿的年龄。年长儿与成人的临床表现相似。婴幼儿症状一般较隐匿或不典型。

化脑一般发病急,有高热、头痛、呕吐、食欲缺乏及精神萎靡等症状。起病时神志一般清醒,病情进展可发生嗜睡、谵妄、惊厥和昏迷。严重者在 24 小时内即出现惊厥、昏迷。体检可见意识障碍、昏迷、颈强直、克氏征与布氏征阳性。如未及时治疗,颈强直加重、头后仰、背肌僵硬甚至角弓反张。

婴幼儿期化脑起病急缓不一。由于前囟尚未闭合,骨缝可以裂开,而使颅内压增高及脑膜刺激症状出现较晚,临床表现不典型。常先以易激惹、烦躁不安、面色苍白、食欲减低开始,然后出现发热及呼吸系统或消化系统症状,如呕吐、腹泻、轻微咳嗽,继之嗜睡、头向后仰、感觉过敏、哭声尖锐、眼神发呆、双目凝视,有时用手打头、摇头。往往在发生惊厥后才引起家长注意和就诊。前囟饱满、布氏征阳性是重要体征,有时皮肤划痕试验阳性。

新生儿特别是未成熟儿的临床表现明显不同。起病隐匿,常缺乏典型症状和体征。由于宫内感染引起的,可表现为出生时即呈不可逆性休克或呼吸暂停,很快死亡。较常见的情况是出生时婴儿正常,数天后出现肌张力低下、少动、哭声微弱、吸吮力差、拒食、呕吐、黄疸、发绀、呼吸不规则等非特异性症状。发热或有或无,甚至体温不升。体格检查仅见前囟张力增高,而少有其他脑膜刺激征。前囟隆起亦出现较晚,极易误诊。唯有腰穿检查脑脊液才能确诊。有些患儿直到尸检时才发现其为化脑。

### (二)并发症和后遗症

**1.硬膜下积液**

婴儿肺炎球菌和流感杆菌脑膜炎时多见。经治疗病情好转而体温持续不退,或体温下降后再升高;前囟持续隆起或第二次隆起,颅透照试验光圈持续超过 2 cm 或进行性增大;症状好转,又重复出现惊厥等症状。此时应作硬膜下穿刺。如穿刺得黄色或带血微浊液体在 1 mL 以上,可以确诊。涂片可找到细菌。

**2.脑室管膜炎**

具备以下两项者,应疑并发脑室膜炎:①病情危重,频繁惊厥,呼吸衰竭。②经合理治疗 1 周,化脑症状持续加重。③脑超声或 CT 示脑室明显扩大。④中枢神经系统畸形或化脑复发。如脑室穿刺液白细胞数≥50 个/mm³,糖<30 mg/dL 或蛋白定量>40 mg/dL 即可确诊。脑脊液细菌培养或涂片结果与腰穿结果一致也可确诊。

**3.脑积水**

梗阻性脑积水。

**4.脑性低钠血症**

并发抗利尿激素分泌过多,又因呕吐、进食差等致使血钠降低或发生水中毒。主要表现为意识障碍加重,惊厥。血化验可证实低钠血症。

**5.其他**

继发癫痫,智力低下,视、听、运动功能障碍等。

### 三、实验室及辅助检查

#### (一)血象
白细胞总数及中性粒细胞明显增加。贫血常见于流感嗜血杆菌脑膜炎。

#### (二)血培养
早期、未用抗生素治疗者可得阳性结果,能帮助确定病原菌。

#### (三)咽培养
对分离出致病菌有参考价值。

#### (四)瘀点涂片
流脑患儿皮肤瘀点涂片查见细菌阳性率在 50% 以上。

#### (五)脑脊液常规、涂片、培养
脑脊液检查可见典型化脓性改变。其外观混浊或稀米汤样,压力增高(当脓液黏稠、流出困难时,无法测量压力)。显微镜下检查白细胞计数甚多,每立方毫米自数百至数万,每升可达数亿个,其中以多核白细胞为主。糖定量试验,含量常在 150 mg/L 以下。糖定量不但可协助鉴别细菌或病毒感染,还能反映治疗效果。蛋白定性试验多为强阳性,定量试验明显增高。将脑脊液离心沉淀,作涂片染色,常能查见病原菌,可作为早期选用抗生素治疗的依据。涂片检查用革兰染色,必要时加用美兰染色协助观察细菌形态。

#### (六)特异性细菌抗原测定
利用免疫学技术检查患儿脑脊液、血、尿中细菌抗原为快速确定病原菌的特异方法。特别是脑脊液抗原检测最重要。血、尿抗原阳性亦有参考价值。国外在十余年前即已广泛开展此项工作,由于缺乏优质抗血清,我国尚未普遍使用。常用的方法有以下几种。

1.对流免疫电泳(CIE)

此法系以已知抗体(特定的抗血清)检测脑脊液中的抗原如可溶性荚膜多糖,特异性高,1 小时内即能获得结果,常用作流脑快速诊断,也用以检查嗜血流感杆菌、肺炎链球菌等,阳性率可达 80%。北京儿童医院 128 例化脑抗原检测阳性率为 86.7%。

2.乳胶凝集试验(LA)

LA 是用已知抗体检测未知抗原(或用已知抗原检测抗体)。对脑膜炎双球菌与流感杆菌检测结果与用 CIE 方法所测结果相似。但对肺炎链球菌敏感性较差。此法较 CIE 敏感,但有假阳性可能。所用标本量较 CIE 多,试剂盒亦较昂贵。

3.免疫荧光试验

用荧光素标记已知抗体,再加入待检抗原(如脑脊液、血液标本),然后用荧光显微镜观察抗原抗体反应。此法特异性高、敏感性强,可快速作出诊断,但需一定设备。

4.酶联免疫吸附试验(ELISA)

用酶标记已知抗体(或抗原)测定相应抗原(或抗体)。

### 四、主要护理诊断

#### (一)体温过高
体温过高与细菌感染有关。

**（二）合作性问题**

颅内高压症。

**（三）营养失调**

低于机体需要量与摄入不足、机体消耗增多有关。

**（四）有受伤的危险**

有受伤的危险与抽搐或意识障碍有关。

**（五）恐惧、焦虑**

（家长的）恐惧、焦虑与疾病重、预后不良有关。

# 五、护理措施

**（一）高热的护理**

**1.休息**

保持病室安静、空气新鲜，绝对卧床休息。

**2.病情观察**

每 4 小时测体温 1 次，并观察热型及伴随症状。体温超过 38 ℃时，及时给予物理降温；如超过 39 ℃，按医嘱及时给予药物降温，以减少大脑氧的消耗，防止高热惊厥。记录降温效果。

**3.其他护理**

鼓励患儿多饮水，必要时静脉补液。出汗后及时更衣，注意保暖。

**（二）饮食护理**

保证足够热量摄入，按患儿热量需要制定饮食计划，给予高热量、清淡、易消化的流质或半流质饮食。少量多餐，防呕吐发生。注意食物的调配，增加患儿食欲。频繁呕吐不能进食者，应注意观察呕吐情况并静脉输液，维持水、电解质平衡。偶有吞咽障碍者，应及早鼻饲，以防窒息。监测患儿每天热量摄入量，及时给予适当调整。

**（三）体位**

给予舒适的卧位，颅内高压者抬高头部 15°～30°，保持中位线，避免扭曲颈部。有脑疝发生时，应选择平卧位。呕吐时须将头侧向一边，防止窒息。

**（四）加强基础护理**

做好口腔护理，呕吐后帮助患儿漱口，保持口腔清洁，及时清除呕吐物，减少不良刺激。做好皮肤护理，及时清除大小便，保持臀部干燥，必要时使用气垫等抗压力器材，预防压疮的发生。

**（五）安全护理**

注意患儿安全，躁动不安或惊厥时防坠床及舌咬伤。

**（六）生活护理**

协助患儿进行洗漱、进食、大小便及个人卫生等生活护理。

**（七）病情观察**

（1）监测生命体征，密切观察病情，注意精神状态、意识、瞳孔、前囟等变化。若患儿出现意识障碍、前囟紧张、躁动不安、频繁呕吐、四肢肌张力增高等，提示有脑水肿、颅内压升高的可能。若呼吸节律不规则、瞳孔忽大忽小或两侧不等大、对光反应迟钝、血压升高，应注意脑疝及呼吸衰竭的存在。

（2）并发症的观察：如患儿在治疗中发热不退或退而复升，前囟饱满、颅缝裂开、呕吐不止、频繁惊厥,应考虑有并发症存在。可做颅骨透照法、头颅超声波检查、头颅 CT 扫描检查等,以便早确诊,及时处理。

**(八)用药护理**

了解各种药物的使用要求及不良反应。如静脉用药的配伍禁忌;青霉素应现配现用,防止破坏,影响疗效;注意观察氯霉素的骨髓抑制作用,定期做血象检查;甘露醇须快速输注,避免药物渗出血管外,如有渗出须及时处理,可用 50%硫酸镁湿敷;除甘露醇外,其他液体静脉输注速度不宜太快,以免加重脑水肿;保护好静脉,有计划地选择静脉,保证输液通畅;记录 24 小时出入液量。

**(九)心理护理**

对患儿及家长给予安慰、关心和爱护,使其接受疾病的事实,鼓励战胜疾病的信心。根据患儿及家长的接受程度,介绍病情、治疗、护理的目的与方法,以取得患儿及家长的信任,使其主动配合。

**(十)健康教育**

(1)根据患儿和家长的接受程度介绍病情和治疗、护理方法,使其主动配合,并鼓励患儿和家长共同参与制定护理计划。关心家长,爱护患儿,鼓励其战胜疾病,以取得患儿和家长的信任。

(2)在治疗过程中提供相应的护理知识,如吞咽不良、使用鼻饲者,注意鼻饲后的正确卧位,鼻饲后避免立即翻身和剧烈运动;小婴儿要耐心喂养,给予喂养知识及饮食指导;向患儿及家长解释腰穿后须去枕平卧、禁食 2 小时的意义,以取得患儿和家长的合作;注意保暖,预防感冒;减少陪护,预防交叉感染,以期尽早康复。

(3)对有并发症患儿,向患儿和家长解释原因,在处理过程中需要患儿和家长配合的都应一一说明,以取得患儿和家长的配合。

**(十一)出院指导**

(1)饮食应根据患儿不同年龄给予饮食指导,给予高热量、富含维生素、易消化饮食,并注意饮食的调配,增进食欲。

(2)注意劳逸结合,根据天气变化及时增减衣服,预防感冒。搞好环境卫生,室内经常开窗通风,充分利用日光。注意个人卫生。小儿尽量少去拥挤的公共场所。流行性脑膜炎流行期间避免大型集会,减少人员流动,外出戴口罩,不去疫区。

(3)有后遗症者,应给予相应的功能训练和康复指导。肢体瘫痪者应每天做各关节的被动活动,鼓励患儿主动运动,加强锻炼。恢复期宜做按摩、理疗、体疗、运动功能锻炼等康复治疗。有失语者宜进行语言训练。有癫痫者应指导患儿按时有规律的服药,注意安全,避免过度劳累和情绪激动,定期复查。

(林文杰)

# 第二节　小儿病毒性心肌炎

## 一、概念

病毒性心肌炎是病毒侵犯心脏,以心肌炎性病变为主要表现的疾病,有的可伴有心包或心内膜炎症改变。本病临床表现轻重不一,预后大多良好,但少数患者可发生心力衰竭、心源性休克,甚至猝死。

## 二、临床表现

### (一)症状

(1)多有轻重不等的前驱症状,如发热、乏力、全身不适、咳嗽、咽痛、肌痛、腹泻、皮疹等表现。

(2)病前曾患流行性感冒、流行性腮腺炎、肝炎、水痘等病毒性感染。

(3)可有心悸、胸闷、心前区不适、气急、头晕、晕厥及抽搐史。

(4)排除中毒性心肌炎、先天性心脏病、风湿热、心包疾病、代谢性疾病、结缔组织病、原发性心肌病等疾病。

### (二)查体

(1)心脏大小正常或增大。

(2)心音低钝,可出现奔马律。

(3)心率增快,偶有心动过缓,常有心律不齐。

(4)心尖部可有轻度柔和的收缩期杂音,有心包炎时可有心包摩擦音。

(5)重症病例可出现充血性心力衰竭或心源性休克体征。

## 三、辅助检查

### (一)特殊检查

1.心电图

ST 段下移,T 波低平或倒置,低电压,窦房、房室或室内传导阻滞,期前收缩或其他异位心律,Q-T 间期延长,异常 Q 波等,也可有房室肥大表现。

2.酶学检查

血清 ALT、AST、CK-MB 和 LDH 活性增高,$LDH_1 > LDH_2$,$LDH_1 > 40\%$,心肌肌钙蛋白(cTnI 或 cTnT)阳性。

3.X 线检查

心影大小正常或增大,可有少量胸腔积液。

4.超声波检查

可有房室增大,左心室收缩功能和舒张功能减低或有心包积液。

5.病原学检查

以咽拭子、尿、粪、血液、心包液进行病毒分离,或在恢复期做血清补体结合试验、中和试验等,可有特异性病毒抗体明显升高。

### (二)诊断标准

1.临床诊断依据

(1)心功能不全、心源性休克或心脑综合征。

(2)心脏扩大(X 线、超声心动图检查具有表现之一)。

(3)心电图改变:以 R 波为主的两个或两个以上主要导联(Ⅰ、Ⅱ、aVF、$V_5$)的 ST-T 改变持续 4 天以上伴动态变化,窦房、房室传导阻滞,完全性右或左束支传导阻滞,成联律、多形、多源、成对或并行期前收缩,非房室结及房室折反引起的异位性心动过速,低电压(新生儿除外)及异常 Q 波。

(4)CK-MB升高或心肌肌钙蛋白(cTnI或cTnT)阳性。

2.病原学诊断依据

(1)确诊指标:自心内膜、心肌、心包(活检、病理)或心包穿刺液检查发现以下之一者可确诊。①分离到病毒;②用病毒核酸探针查到病毒核酸;③特异性病毒抗体阳性。

(2)参考依据:有以下之一者结合临床表现可考虑心肌炎由病毒引起。①自粪便、咽拭子或血液中分离到病毒,且恢复期血清同型抗体滴度较第一份血清升高或降低4倍以上。②病程早期血中特异性IgM抗体阳性。③用病毒核酸探针自患儿血中查到病毒核酸。

(3)确诊依据:①如具备临床诊断依据两项,可做心肌炎临床诊断。发病同时或发病前1~3周有病毒感染的证据,则支持病毒性心肌炎诊断。②同时具备病原学确诊依据之一者,可确诊为病毒性心肌炎。③具备病原学参考依据之一者,可临床诊断为病毒性心肌炎。④凡不具备确诊依据,应给予必要的治疗或随诊,根据病情变化,确诊或除外病毒性心肌炎。⑤应除外风湿性心肌炎、中毒性心肌炎、先天性心脏病、结缔组织病以及代谢性疾病的心肌损害、甲状腺功能亢进症、原发性心肌病、原发性心内膜弹力纤维增生症、先天性房室传导阻滞、心脏自主神经功能异常、β受体功能亢进及药物等引起的心电图改变。

## 四、治疗

### (一)休息

急性期应卧床休息,一般3~4周,有心脏扩大和心力衰竭时,一般应休息3~6个月,随后逐渐恢复至正常活动。

### (二)防治诱因

控制继发细菌感染。

### (三)改善心肌代谢、增进心肌营养

(1)维生素C:每次100~200 mg/kg,稀释成10%~12.5%溶液,静脉注射,每天1次,疗程1/2~1个月。

(2)辅酶$Q_{10}$:剂量10~30 mg/d,分次服用,疗程1~3个月。

(3)1,6-二磷酸果糖:剂量每次1~2.5 mL/kg,每天1次,静脉缓慢滴注,每10~15天为1个疗程。

### (四)肾上腺皮质激素

重症可用地塞米松静脉滴注,或泼尼松口服1~1.5 mg/(kg·d),分次口服,用3~4周,症状缓解后逐渐减量停药。

### (五)对症治疗

(1)控制心力衰竭:应用强心药、利尿药和血管扩张药。对洋地黄类药物较敏感,剂量宜小,一般总量减少1/3~1/2,首次剂量不超过总量1/3。

(2)纠正心律失常:根据心律失常种类选用不同的抗心律失常药物。

(3)抢救心源性休克:用地塞米松每次0.5~1.0 mg/kg静脉注射或静脉滴注,大剂量维生素C每次2~5 g,静脉注射,每2~6小时1次,病情好转后改为每天1~2次,多巴胺和/或多巴酚丁胺静脉滴注,5~15 μg/(kg·min),根据血压调节滴注速度,可并用硝普钠静脉滴注,0.5~5 μg/(kg·min)。

### 五、护理措施

#### (一)病情观察

密切观察并记录心率、脉搏的强弱和节律,注意血压、体温、呼吸及精神状态的变化,如突然发现面色苍白、恶心、呕吐、烦躁不安、气急、脉搏异常,应立即通知医师,进行抢救。

#### (二)饮食护理

给予高热量、高维生素、低脂肪饮食,适当增加水果,少量多餐,切忌饱餐。心功能不全时应适当限制食盐和水分的摄入。

#### (三)用药护理

静脉给药速度宜慢,有条件者可用输液泵。应用洋地黄类药物治疗心力衰竭时应注意由于心肌炎导致对洋地黄制剂较敏感,容易中毒,在用药期间应密切观察心率、心律。若心率过缓或其他不良反应出现时,应立即报告医师妥善处理。

#### (四)活动与休息

急性期患儿绝对卧床休息,至热退后3~4周基本恢复正常时逐渐增加活动量。恢复期继续限制活动量,一般总休息时间不少于3~6个月。重症患儿心脏扩大者、有心力衰竭者,应延长卧床时间,待心衰控制、心脏情况好转后再逐渐开始活动。

#### (五)健康教育

适量的体育锻炼,注意劳逸结合,积极预防病毒性感冒,加强营养,增强抵抗力。嘱咐患儿及家长出院后定期到门诊复查。

(林文杰)

# 第三节 小儿感染性心内膜炎

### 一、概念

感染性心内膜炎指心脏的瓣膜、心内膜或血管内膜的炎症,多发生在有先天或后天心脏病的患儿,但亦可发生在心脏正常者。

### 二、临床表现

#### (一)症状

持续发热、寒战、疲乏、出汗、头痛、肌痛、关节疼痛等。小儿常有明显食欲缺乏。如为金黄色葡萄球菌感染,起病多急剧,病势凶险。

#### (二)查体

(1)苍白,精神不振。

(2)原有心脏杂音改变或出现新的杂音,可有心脏扩大。

(3)广泛的栓塞表现,如皮肤淤点,眼底出血点,及肺、肾、脑、脾等实质脏器梗死。

(4)有脾大及压痛,杵状指(趾)。

### 三、辅助检查

#### (一)血液学检查

进行性贫血和白细胞增高且以中性粒细胞为主,亦可有血小板减少,红细胞沉降率增快,血清球 $\alpha_2$ 蛋白增高,C 反应蛋白阳性,部分病例类风湿因子阳性,$C_3$ 减低。常有血尿、蛋白尿及管型尿。

#### (二)血培养

血培养对诊断治疗至关重要。$80\%\sim85\%$ 可阳性。早期 $1\sim2$ 天多次血培养的阳性率较分散,在数天内做培养为高。在血培养标本留置完成前勿用抗生素。如患儿最近已用过抗生素,则需停药至少 $48\sim72$ 小时,万不得已时应避开血药浓度高峰时期采血。

#### (三)超声心动图

应用二维超声可准确探测赘生物的部位、数量、形态、大小,心瓣膜损伤情况,心脏大小和心功能状况,有助于判断药物疗效和预后。

### 四、治疗

#### (一)支持疗法

卧床休息。保持水、电解质平衡及足够的热量供应。必要时给予输血、血浆或静脉注射免疫球蛋白等。

#### (二)抗生素治疗

根据血培养选用敏感、有效的抗生素,血培养阴性时选用广谱抗生素。坚持足量及较长期疗程,疗程 $4\sim6$ 周,需体温正常、急相期蛋白试验正常,血培养连续两次培养阴性后方可逐渐停用。

#### (三)手术疗法

先天性心脏病缺损修补以及切除赘生物、脓肿或更换病变的瓣膜等,手术适应证有以下几点。

(1)瓣膜破坏所致的进行性或不能控制的心力衰竭。

(2)顽固感染经 $1\sim2$ 个月治疗未控制者。

(3)脱落的赘生物栓塞动脉必须取出时。

(4)人工瓣膜感染或扩展至瓣膜外感染时。

(5)心内赘生物经抗生素治疗后不消失,且发生体循环或肺循环栓塞者。

### 五、预后

预后取决于下列因素。

(1)治疗越早,治愈率越高。

(2)致病菌的毒性及破坏性。

(3)免疫功能低下或经治疗后免疫复合物滴度不下降者预后差。

(4)抗生素治疗未能控制病情者预后差。

### 六、护理措施

#### (一)休息

高热患儿应卧床休息,心脏超声可见巨大赘生物的患儿,应绝对卧床休息,防止赘生物脱落。

**（二）饮食护理**

发热患儿，给予清淡、高蛋白、高热量、高维生素、易消化的半流质或软食，以补充机体消耗。鼓励患儿多饮水（有心衰征象者除外）。贫血者，遵医嘱服用铁剂。

**（三）用药护理**

遵医嘱应用抗生素治疗，观察药物疗效及不良反应，并及时告知医师。告知患儿抗生素治疗是本病的关键，需坚持大剂量、长疗程的治疗。严格时间用药，以确保维持有效地血药浓度。应用静脉留置针，以保护静脉血管，减轻患儿痛苦。

**（四）发热护理**

（1）观察体温及皮肤黏膜变化，发热时每 4 小时测体温 1 次，注意患儿有无皮肤淤点、指甲下线状出血、Osler 结节和 Janeway 损害等及消退情况。

（2）正确采集血标本：未经治疗亚急性患儿，第一天采血每 1 小时 1 次，共 3 次，次日未见细菌重复采血 3 次后开始治疗。已用抗生素者，停药 7 天后采血。急性患儿入院后立即采血每 1 小时 1 次，共 3 次。每次采血 10～20 mL，同时做需氧和厌氧培养。

（3）环境温湿度适宜，高热者给予物理降温，及时更换衣物，促进舒适。

**（五）潜在并发症：栓塞**

（1）重点观察瞳孔、神志、肢体活动及皮肤温度。

（2）突然胸痛、气急、发绀、咯血，考虑肺栓塞。

（3）出现腰痛、血尿考虑肾栓塞。

（4）神志和精神改变、失语、吞咽困难、肢体功能障碍、瞳孔大小不对称，甚至抽搐和昏迷，考虑脑血管栓塞。

（5）肢体突然剧烈疼痛、皮肤温度下降，动脉搏动减弱，考虑外周动脉栓塞。

**（六）健康指导**

（1）告知患儿本病的病因、发病机制，坚持足量、长疗程应用抗生素。

（2）在进行口腔手术、内镜检查、导尿等操作前告知医师心内膜炎史，以预防性应用抗生素。

（3）注意防寒保暖，避免感冒，加强营养，增强机体抵抗力，合理休息。保持口腔和皮肤清洁，少去公共场所。勿挤压痤疮、疖、痈等感染灶，减少病原体入侵机会。教会患儿自测体温，观察栓塞表现，定期门诊随访。

（林文杰）

# 第四节　小儿急性上呼吸道感染

## 一、概念

急性上呼吸道感染简称上感，俗称"感冒"，是小儿时期最常见的疾病。主要侵犯鼻、咽和鼻咽部，常诊断为"急性鼻咽炎、急性咽炎、急性扁桃体炎"等，也可统称为上呼吸道感染。冬春季多发，各种病毒和细菌均可引起，以病毒为多见，约占 90% 以上，主要有鼻病毒、流感病毒、副流感病毒、呼吸道合胞病毒、腺病毒及冠状病毒、柯萨奇病毒、埃可病毒等。其次为细菌感染,如链球菌、流感嗜血杆菌等,肺炎支原体亦可引起。

## 二、临床表现

### (一)一般类型的上感

(1)年长儿症状较轻,常于受凉后 1～3 天出现鼻塞、喷嚏、流涕、干咳、咽痛、发热等;婴幼儿局部症状不显著而全身症状重,可骤然起病,高热、咳嗽、食欲差、烦躁,甚至高热惊厥。

(2)有些患儿可伴有呕吐、腹泻、阵发性脐周疼痛。

(3)查体:咽部充血,扁桃体肿大,颌下淋巴结肿大、触痛等,肺部呼吸音正常;部分患儿可有不同形态的皮疹。

(4)可伴有中耳炎、鼻窦炎、咽后壁脓肿、颈淋巴结炎、喉炎、气管炎、支气管肺炎等。年长儿若患链球菌性上感可引起急性肾炎、风湿热等。

(5)血常规:病毒性感染时白细胞总数正常或偏低,分类以淋巴细胞增多为主。如为细菌感染或合并细菌感染,白细胞总数大多升高,分类以中性粒细胞增多为主。

(6)C 反应蛋白:取微量血样送检,可辅助鉴别感染源。细菌性感染早期可升高,单纯病毒性感染时正常。

### (二)特殊类型的上感

1.疱疹性咽峡炎

疱疹性咽峡炎是柯萨奇 A 组病毒所致,好发于夏秋季。表现为急起高热、咽痛,流涎、厌食、呕吐等;咽部充血,咽腭弓、悬雍垂、软腭等处有 2～4 mm 大小的疱疹,周围有红晕,疱疹破溃后形成小溃疡,病程 1 周左右。

2.咽-结合膜热

咽-结合膜热由腺病毒 3、7 型所致,常发生于春夏季,可在儿童集体机构中流行。以发热、咽炎、结膜炎为特征;咽部充血,一侧或两侧滤泡性眼结膜炎;颈部、耳后淋巴结肿大,有时伴胃肠道症状。病程 1～2 周。

## 三、鉴别诊断

### (一)流行性感冒

流行性感冒是流感病毒、副流感病毒所致,有明显的流行病史。全身症状重,如发热、头痛、咽痛、肌肉酸痛等。上呼吸道卡他症状可不明显。

### (二)急性传染病早期

上感常为各种传染病的前驱症状,如麻疹、流行性脑脊髓膜炎、百日咳、猩红热、脊髓灰质炎等,应结合流行病史、临床表现及实验室资料等综合分析,并观察病情演变加以鉴别。

### (三)急性阑尾炎

上感伴腹痛者应与本病鉴别。本病腹痛常先于发热,腹痛部位以右下腹为主,呈持续性,有腹肌紧张和固定压痛点;白细胞及中性粒细胞增高。

## 四、治疗

### (一)一般治疗

休息、多饮水;保持室内通风,适宜的温湿度(室内温度 20 ℃,相对湿度 60%);注意呼吸道隔离;预防并发症。

### (二)对症治疗

**1.发热**

低热可给物理降温;体温≥38.5 ℃可口服对乙酰氨基酚或布洛芬(如百服宁糖浆、泰诺林滴剂或美林糖浆、滴剂);如发生高热惊厥可给予镇静、止惊等处理;如既往有复杂性惊厥史,体温≥38 ℃即可给予药物退热治疗。常用退热药:泰诺林混悬滴剂口服。

**2.鼻塞**

严重者可给予小儿呋麻液滴鼻。

**3.其他**

复方锌布颗粒剂,具有良好、迅速的解热、镇痛、消炎、抗过敏及缓解全身症状的作用。用法:小于3岁半包或酌减;3~5岁半包/次;6~14岁 1 包/次;>14岁 1~2 包/次,每天 3 次。儿童每天最大量不超过 3 包。

### (三)病因治疗

常用抗病毒药物

**1.利巴韦林**

广谱抗病毒作用,疗程 5~7 天。剂量为 10~15 mg/(kg·d),分 3~4 次口服。

**2.中药**

可选用小儿感冒冲剂、小儿热速清口服液、柴胡饮冲剂、双黄连口服液等。

如病情严重、有继发细菌感染或有并发症者可选用抗生素,常用者有青霉素类、头孢一代、头孢二代抗生素,疗程 3~5 天。如证实为链球菌感染、化脓性扁桃体炎,或既往有风湿热、肾炎史者,青霉素疗程应为 10~14 天。病毒性结膜炎可用 0.1%阿昔洛韦滴眼。

## 五、护理措施

### (一)一般护理

保持口腔清洁,避免口唇干燥,及时清除鼻腔及咽喉部分泌物和干痂,并用凡士林、液状石蜡等涂抹鼻翼部的黏膜及鼻下皮肤,以减轻分泌物的刺激。适当休息,减少活动。

### (二)病情观察与护理

(1)体温、脉搏、呼吸及精神状态的观察。

(2)有无恶心、呕吐、烦躁等某些传染病的先兆症状。

(3)有可能发生高热惊厥的患儿,备好急救物品和药品,加强巡视,及时发现、及时处理、及时记录,并密切监测体温变化,采取有效措施维持正常体温。

### (三)去除和避免诱发因素护理

积极治疗原发病,避免二重感染。

### (四)饮食护理

给予富含营养、易消化的饮食,保证水分的供给。根据患儿的年龄,采取适宜的喂养方式,避免饮食用力或呛咳,加重病情。

### (五)用药护理

应用解热药后注意补充水分,并观察降温效果。高热惊厥者应用镇静药应观察镇静的效果及药物的不良反应。抗感染药物,注意观察有无变态反应,并及时处理。

### (六)心理护理

强化沟通效果,解除患儿及其家长的焦虑情绪。

(林文杰)

# 第五节 小儿急性支气管炎

## 一、概念

急性支气管炎是由病毒、细菌或混合感染引起的气管、支气管黏膜发生炎症。常继发于上呼吸道感染后,或为急性传染病的一种临床表现。婴幼儿多见。常见的诱发因素有免疫功能失调、营养不良、佝偻病、特异性体质、鼻炎、鼻窦炎等。

## 二、临床表现

### (一)症状

大多先有上呼吸道感染症状,咳嗽为主要症状,开始为干咳,以后有痰。发热可有可无、体温可高可低。婴幼儿常有呕吐、腹泻等症状;年长儿常述头痛、胸痛。

### (二)查体

双肺呼吸音粗,可有不固定的、散在的干湿啰音;一般无气促、发绀。

### (三)胸片

显示正常,或肺纹理增粗,肺门阴影增深。

### (四)特殊类型的支气管炎-哮喘性支气管炎

特殊类型的支气管炎-哮喘性支气管炎是指婴幼儿时期有哮喘表现的支气管炎。除上述临床表现外,其特点如下。

(1)多见于3岁以下,有湿疹或其他过敏史者。

(2)有类似哮喘的症状,如呼气性呼吸困难,肺部叩诊呈鼓音,听诊两肺布满哮鸣音及少量粗湿啰音。

(3)有反复发作倾向。一般随年龄增长而发作逐渐减少,多数痊愈,少数于数年后发展为支气管哮喘。

## 三、治疗

### (一)一般治疗

同上呼吸道感染,经常变换体位,多饮水,使呼吸道分泌物易于咳出。

**（二）控制感染**

由于病原体多为病毒，一般不采用抗生素；对婴幼儿有发热、脓痰、白细胞增多者、病毒性感染病程≥7天者或考虑有细菌感染时可适当选用抗生素（如青霉素类、头孢类）。青霉素类首选，如青霉素过敏可选大环内酯类等广谱抗生素。疗程7～10天。病原为肺炎支原体、衣原体者平均疗程常需2周以上。

**（三）对症治疗**

（1）化痰止咳：痰稠者可选用棕色合剂（每岁1 mL）、乙酰半胱氨酸、氨溴索等；刺激干咳为主者，可用愈美甲麻敏糖浆、右美沙芬；如干咳严重、影响休息者可短期选用复方可待因（可愈糖浆）。

（2）止喘：对喘憋严重者可口服特布他林每次0.1 mg/kg或雾化吸入硫酸沙丁胺醇溶液或复方异丙托溴铵溶液，剂量见表9-1。

（3）喘息严重时可加用泼尼松，1 mg/(kg·d)，或静脉滴注氢化可的松，共1～3天。

表9-1 雾化吸入药物用量表

| 年龄 | 5%吸入用硫酸沙丁胺醇溶液（mL） | 0.025%吸入用异丙托溴铵溶液（mL） | NS(mL) | 总量(mL) | 吸入用复方异丙托溴铵溶液（每支2.5 mL） |
|---|---|---|---|---|---|
| 1～4岁 | 0.25 | 0.5 | 1.25 | 2 | 每次1.25 mL＋NS 2 mL稀释 |
| 4～7岁 | 0.5 | 0.75 | 1.75 | 3 | |
| ≥8岁 | 0.75 | 1.0 | 1.25 | 3 | |

## 四、护理措施

**（一）一般护理**

卧床休息，减少活动，卧床时需经常变换体位，以便于排除呼吸道分泌物。保持口腔清洁；保持呼吸道通畅，指导并鼓励患儿有效咳嗽、咳痰，加强体位引流，必要时吸痰。

**（二）病情观察与护理**

观察生命体征的变化，尤其注意体温及呼吸，体温升高者按发热护理常规护理，有呼吸困难、喘憋、发绀者，遵医嘱及时给予适宜的吸氧方式吸氧，并协助医师积极处理。

**（三）去除和避免诱发因素护理**

积极治疗原发病，避免二重感染。

**（四）饮食护理**

给予富含营养、易消化的饮食，保证水分的供给。根据患儿的年龄，采取适宜的营养供给方式，应少食多餐，以免因咳嗽引起呕吐，严重者导致误吸。

**（五）用药护理**

应用解热药后注意补充水分，口服止咳糖浆后不能立即饮水，镇咳药不应常规应用，支气管扩张药应用时观察患儿心率变化，抗感染药物应用时观察有无变态反应等，经常巡视观察用药效果及不良反应，以便及时处理。

**（六）心理护理**

根据各年龄段患儿及其家长心理特点，采取个性化的沟通技巧，解除患儿及其家长的焦虑情绪。

（林文杰）

# 第六节 小儿支气管哮喘

## 一、概念

支气管哮喘是由肥大细胞、嗜酸性粒细胞和 T 淋巴细胞等多种炎性细胞参与的气道慢性炎症。这种炎症使易感者对各种激发因子具有气道高反应性,并可引起气道缩窄,表现为反复发作性的喘息、呼吸困难、胸闷和咳嗽等症状,常在夜间和/或清晨发作、加剧。常出现广泛多变的可逆性气流受限,多数患儿可自行缓解或经治疗缓解。

## 二、诊断

### (一)婴幼儿哮喘诊断标准

(1)年龄＜3 岁,喘息发作≥3 次。

(2)发作时双肺闻及呼气相哮鸣音,呼气相延长。

(3)具有特应性体质,如过敏性湿疹、过敏性鼻炎等。

(4)父母有哮喘病等过敏史。

(5)除外其他引起喘息的疾病。

凡具有以上第(1)、(2)、(5)条即可诊断哮喘。如喘息发作 2 次并具有第(2)、(5)条诊断为可疑哮喘或喘息性支气管炎。如同时具有第(3)和/或第(4)条时,可考虑给予哮喘治疗性诊断。

### (二)儿童哮喘诊断标准

(1)年龄≥3 岁,喘息呈反复发作者(或可追寻与某种变应原或刺激因素有关)。

(2)发作时双肺闻及呼气相为主的哮鸣音,呼气相延长。

(3)支气管扩张剂有明显疗效。

(4)除外其他引起喘息、胸闷和咳嗽的疾病。

对各年龄组疑似哮喘同时肺部有哮鸣音者,可做以下支气管舒张试验。①用 $\beta_2$ 受体激动剂的气雾剂或溶液雾化吸入。②0.1％肾上腺素 0.01 mL/kg 皮下注射,每次最大不超过 0.3 mL。在做以上任何一项试验后 15 分钟,如果喘息明显缓解及肺部哮鸣音明显减少,或一秒钟用力呼气容积($FEV_1$)上升率≥15％,支气管舒张试验阳性,可做哮喘诊断。

### (三)变异性哮喘诊断标准(儿童年龄不分大小)

(1)咳嗽持续或反复发作＞1 个月,常在夜间和/或清晨发作、运动后加重,痰少,临床无感染征象,或经较长期抗生素治疗无效。

(2)气管舒张剂治疗可使咳嗽缓解(基本诊断条件)。

(3)有个人过敏史或家族过敏史,变应原试验阳性可做辅助诊断。

(4)气道呈高反应性特征,支气管激发试验阳性可做辅助诊断。

(5)除外其他原因引起的慢性咳嗽。

### 三、哮喘分期与病情评价

#### (一)哮喘分期

根据临床表现支气管哮喘可分为发作期(急性发作期和非急性发作期)及缓解期。缓解期是指经过治疗或未经过治疗症状、体征消失,儿童肺功能恢复到 $FEV_1$ 或 $PEF \geqslant 80\%$ 预计值,并维持 4 周以上。

#### (二)病情评价

1.非急性发作期

许多患儿即使没有急性发作,但在相当长的时间内总是不同频度和/或不同程度的出现症状(喘息、咳嗽、胸闷),因此需要依据就诊前临床表现、肺功能对其病情评价(表 9-2)。

表 9-2 非急性发作期哮喘病情的评价

| 病情 | 四级(重度持续) | 三级(中度持续) | 二级(轻度持续) | 一级(间歇发作) |
|---|---|---|---|---|
| 症状(日间) | 连续有症状,<br>体力活动受限 | 每天有症状影<br>响体力活动 | 症状≥1 次/周,<br>但<1 次/天 | 症状<1 次/周短<br>期发作(数小时～数天) |
| 症状(夜间) | 频繁 | 发作>1 次/周 | 发作>2 次/周 | 发作≤2 次/月,<br>发作间期无症状 |
| PEF | ≤60%预计值 | ≤60%～80%预计值 | ≥80%预计值 | 肺功能正常≥80% |
| $FEV_1$/PEF 变异率 | >30% | >30% | >20%～30% | <20% |

诊断注意:①患儿出现某级严重度中的任何一种征象,就足够将患儿归入该级内。②患儿属于任何一级严重度,甚至间歇发作的哮喘,都可以发生严重的哮喘发作。

2.急性发作期

哮喘急性发作时严重程度的评价(表 9-3)。

表 9-3 哮喘急性发作时严重度的评价

| 临床特点 | 轻度 | 中度 | 重度 | 急性呼吸暂停 |
|---|---|---|---|---|
| 呼吸急促 | 走路时可以平卧 | 说话时喜坐位 | 休息时前弓位 | |
| 谈话 | 能成句 | 能短语 | 单字 | |
| 意识 | 可能出现激惹 | 经常出现激惹 | 经常出现激惹 | 嗜睡或意识模糊 |
| 呼吸频率 | 增快 | 增快 | 常>30 次/分 | 反常呼吸 |

### 四、治疗

#### (一)治疗

坚持长期、持续、规范、个体化的治疗原则。

1.发作期

快速缓解症状、抗炎、平喘。

2.缓解期

长期控制症状、抗炎、降低气道高反应性、避免触发因素、自我保健。

### (二)哮喘的治疗方案

**1.缓解期的处理**

(1)坚持每天定时测量 PEF、记录哮喘日记。

(2)注意有无发作先兆,一旦出现及时用药以减轻发作症状。

(3)病情缓解后继续吸入维持量激素,至少 6 个月至 2 年或更长时间。

(4)根据患儿具体情况,包括诱因和以往发作规律,与患儿家长共同研究,提出采取一切必要的切实可行的预防措施,包括避免接触变应原、避免哮喘发作,保持长期稳定。

**2.哮喘药物简介**

(1)药物分类。①控制药物:吸入型糖皮质激素、全身型糖皮质激素、色甘酸钠、甲基黄嘌呤、吸入型长效 $\beta_2$ 激动剂、口服长效 $\beta_2$ 激动剂、抗白三烯类药物。②缓解药物:吸入型短效 $\beta_2$ 激动剂、全身型糖皮质激素、抗胆碱能药物、口服短效 $\beta_2$ 激动剂。

(2)药物的临床应用。

糖皮质激素:最有效的抗炎药物。

肥大细胞稳定剂:色甘酸钠是一种非激素类抗炎制剂,主要用于预防运动、冷空气等引起的急性气道收缩及季节性发作。色甘酸钠气雾剂每次 5～10 mg,每天 3～4 次。连续吸入 4～6 周才能决定其最大的药效。

白三烯受体拮抗剂:是新一代非激素类抗炎药物,对速发、迟发相炎症反应均有抑制作用。但不适用于哮喘发作期的解痉治疗。目前上市的有两种为口服用药,一种是扎鲁司特每片 20 mg,每天 1 次,用于 12 岁以上儿童。另一种是孟鲁司特,每片 5 mg,主要用于儿童,6～14 岁儿童每次 5 mg,每天 1 次,睡前服用。

$\beta_2$ 受体激动剂:按需应用,如需要每天增加应用的次数、剂量才能控制病情,提示哮喘加重,需合用激素或增加激素的剂量;每天吸入用药 3～4 次以上者,改用长效制剂。常用药物剂量如下。①静脉注射:A.沙丁胺醇,学龄儿童每次 4～5 $\mu g/kg$,静脉注射(学龄前儿童剂量减半);B.盐酸沙丁胺醇 2 mg 入 10%GS 250 mL 静脉滴注,速度为 1 mL/min(速率保持 8 $\mu g/min$),起效时间为 20～30 分钟。病情好转速度减慢,维持时间 4～6 小时。静脉注射可能引起严重的低钾,应及时补充,最好做心电监护。注意滴速,防止心律失常和心肌缺血的发生。除重症哮喘,一般不主张静脉用药。②口服。A.短效 $\beta_2$ 激动剂:硫酸特布他林片,每片 2.5 mg,每天 3 次,每次 0.1 mg/kg。B.长效 $\beta_2$ 激动剂:美普清,每片 25 $\mu g$,每次 1 $\mu g/kg$,每 12 小时 1 次(不良反应:心悸、震颤、低血钾);盐酸班布特罗,2～6 岁儿童每次 5 mg 或 5 mL,6 岁以上可增至 10 mL 或 10 mg,睡前服。主要用于夜喘为主、非急性期的患儿,或短效应用无效时改用。③吸入。A.沙丁胺醇(气雾剂、雾化溶液):5%沙丁胺醇雾化溶液 0.01～0.03 mL/kg 用生理盐水稀释至 2 mL,5～10 分钟起效,维持 4～6 小时,常与异丙托溴铵气雾剂合用;B.硫酸沙丁胺醇吸入气雾剂:每喷 200 $\mu g$,儿童 1 喷/次,每天 3～4 次;C.特布他林:特布他林气雾剂,儿童 1 喷/次,3～4 次/天;D.沙美特罗替卡松气雾剂:每吸含 50 $\mu g$ 沙美特罗和 100 $\mu g$ 丙酸氟替卡松,适用于 4 岁及 4 岁以上的儿童,适用于中、重度持续性哮喘。

茶碱:由于有效剂量与中毒剂量相近,儿科患者少用。①口服用药:A.氨茶碱片,每次 4～5 mg/kg,6～8 小时 1 次;B.控释型茶碱:血药浓度稳定、作用持久,尤其适用于控制夜间发作。慎与口服 $\beta_2$ 激动剂联合,易诱发心律失常。应用剂量为每次 8～12 mg/kg,12 小时 1 次;C.优喘平:血药浓度为 5～15 mg/L,应用剂量为每次 0.2～0.4 mg,每天 1 次,用于 12 岁以上儿童。

②静脉用药:用于急性发作、24 小时内未用过茶碱者。对于 2 岁以下或 6 小时内用过茶碱者,静脉剂量减半。血药浓度 5～15 $\mu g/mL$。首剂:3～5 mg/kg＋5％GS 30 mL 静脉滴注(20～30 分钟内),维持:0.6～0.9 mg/(kg·h)(重症病例需维持)。如不维持用药可每 6 小时重复原剂量。病情好转,每隔 6 小时静脉注射 1 次 4～5 mg/kg。用药 3 天后、给药后 2 小时测血药浓度。症状完全控制后,可用茶碱缓释片。

抗胆碱药:作用弱于 $\beta_2$ 激动剂,起效较慢,不良反应少。适用于夜间哮喘及痰多的患儿吸入用药。①溴化异丙托品雾化吸入液:成人每次 2.0 mL,3～4 次/天;6～14 岁每次 1.0 mL;6 岁以下每次 0.4～1.0 mL。异丙托溴铵气雾剂:每喷 0.02 mg,成人 2～3 喷/次,2 小时后可重复。②吸入用复方异丙托溴铵溶液(气雾剂、雾化溶液):为异丙托溴铵和硫酸沙丁胺醇的混合制剂。应用方便。

其他药物。①抗 $H_1$ 受体药物:近年发现这类药物不仅能抗组胺,还有抗气道炎症作用。急性期可选用、缓解期有协同激素作用。氯雷他定:体重≤30 kg,5 mg,每天 1 次;＞30 kg,10 mg,每天 1 次。西替利嗪:6～12 岁 10 mg/d,每天 1 次或每天两次;2～5 岁 5 mg/d,每天 1 次或每天两次。②抗原特异免疫疗法:变态反应科检查变应原,进行特异性脱敏治疗。③免疫调节剂:因反复呼吸道感染诱发喘息发作者可酌情加用免疫调节剂。如核酪口服液、中医中药治疗。

## 五、护理措施

### (一)一般护理

病室温度、相对湿度适宜,病室布置力求简单,避免有害气体及强光刺激,护理操作集中进行。加强口腔护理。保持呼吸道通畅,缓解呼吸困难,保持排便通畅。急性期卧床休息,取半坐卧位,恢复期可下床活动。

### (二)病情观察与护理

急性期发作期严密监测生命体征,记 24 小时出入量。根据病情监测血气分析,随时调整给氧浓度,保持 $PaO_2$ 在 9.3～12.0 kPa(70～90 mmHg)。观察有无哮喘持续状态,气胸、肺不张、水电解质失衡、呼吸衰竭等并发症发生,一旦发生,应立即通知医师,并做好抢救配合。

### (三)去除和避免诱发因素护理

积极治疗原发病,防治并发症,避免感染。

### (四)饮食护理

发作时不宜多说话,勿勉强进食,缓解后可给高热量、高维生素、清淡易消化流食或半流食,保证水分的供给,必要时给静脉营养。

### (五)用药护理

静脉用药时,根据患儿年龄、病情和药物性质调整合适的输液速度,必要时使用输液泵控制速度。如茶碱类注射不可过快,用量不可过大(静脉注射不得＜10 分钟)。观察药物的作用与不良反应。按患儿出现症状的轻重,遵医嘱应用支气管扩张药和激素类呼吸道局部雾化吸入。教会患儿正确使用手持定量雾化(MDI)吸入的操作方法,也可应用储雾罐。激素吸入后,指导患儿正确漱口、洗脸。

### (六)心理护理

急性发作时,守护并安抚患儿,尽量满足患儿合理的需求,减轻患儿焦虑、恐惧,以免加重呼吸困难。允许患儿及其家长表达感情,向患儿家长解释哮喘的诱因、治疗过程及预后,指导他们正确的态度对待患儿,采取措施缓解患儿的恐惧心理。

(林文杰)

# 第七节　小儿反流性食管炎

## 一、概念

反流性食管炎是因食管下端抗反流屏障作用异常导致病理性酸性胃液反流,使食管的鳞状上皮受胃酸和胃蛋白酶的消化作用而引起的炎症。生理情况下,食管下端括约肌(LES)张力、食管廓清能力、腹腔内食管长度等是阻止胃食管反流最重要的屏障,当其发育不全,或因各种原因如剧烈呕吐、插胃管等破坏了此功能时,均可导致反流性食管炎发生。

## 二、临床表现

(1)呕吐:新生儿和婴幼儿以呕吐为主要表现。多数发生在进食后,有时在夜间或空腹时,严重者呈喷射状。呕吐物为乳汁或奶块,少数为黄色液体或咖啡色液体。平卧或头低仰卧易诱发。

(2)年长儿可有胸骨下烧灼痛、胸闷饱胀感,在炎症发作期吞咽困难、反酸,餐后或卧床睡觉时,有酸性液体反流至口咽部。

(3)反复的呼吸道感染,在新生儿及婴幼儿易合并吸入性肺炎,年长儿可有支气管哮喘发作。

(4)生长发育迟缓、出血、贫血、消瘦。当食管炎严重、黏膜糜烂,长期少量失血导致缺铁性贫血,并影响生长发育。

## 三、辅助检查

### (一)实验室检查

1.食管 pH 动态测定

将 pH 电极置于食管下括约肌上方 1～5 cm 处,测定食管的 pH,当 pH<4 时提示有反流。病理性反流标准为:睡眠时间有反流,总反流时间>4%监测时间,平均反流持续时间>5 分钟,平均消除时间>15 分钟。

2.食管腔压力测定

正常人静止时 LES 压力>2.0 kPa(15 mmHg),LES 压力/胃内压>1.0。当 LES 压力<1.3 kPa(10 mmHg),或 LES 压力/胃内压<0.8,提示反流。

### (二)影像学检查

1.食管钡剂造影

食入钡剂后,贲门持续或间歇性开放,正常腹压下见钡剂反流入食管,在新生儿可见钡剂反流至食管上段,食管黏膜增粗、紊乱或食管壁有毛刷状、锯齿状改变。

2.放射性核素扫描

口服或胃管滴入放射性标记液$^{99m}$Tc-DAPA 果汁饮料,仰卧位时,用 γ 闪烁照相机探测胃及食管下部,并用腹部加压连续照相,观察胃内放射性向食管反流情况,食管内有放射性者即可诊断胃食管反流。

**（三）内镜检查**

食管炎在内镜下表现为充血、水肿、糜烂和溃疡。内镜诊断标准如下。轻度：红色条纹和红斑，累及食管下 1/3。中度：糜烂＜1/2 食管圆周，仅累及食管中、下段。重度：Ⅰ级糜烂累及＞1/2食管圆周，或已累及上段，或形成溃疡＜1/3 食管圆周，在食管任何部分；Ⅱ级溃疡累及＞1/3食管圆周，任何部位。

## 四、治疗

治疗原则：改善食管下括约肌功能，减少胃食管反流，降低反流液的酸度，增加食管清除能力和保护食管黏膜。

**（一）非手术治疗**

1.体位疗法

新生儿和小婴儿的最好体位为前倾俯卧位，上身抬高 30°。儿童在清醒状态下最佳体位为直立位和坐位，睡眠时保持右侧卧位，将床抬高 20～30 cm，以促进胃排空，减少反流频率。

2.饮食疗法

以稠厚饮食为主，少量多餐，婴儿增加喂奶次数，缩短喂奶间隔时间。年长儿亦少量多餐，以高蛋白低脂肪饮食为主，睡前 2 小时不进食，避免食用酸性饮料、高脂食物、巧克力和辛辣食物。

3.药物疗法

（1）促胃动力药：吗丁啉每次 0.3 mg/kg，每天 3～4 次；甲氧氯普胺每次 0.1 mg/kg，西沙比利每次0.2 mg/kg，每天 3 次，饭前 15 分钟口服。

（2）抗酸和抑酸剂：西咪替丁每天 25～35 mg/kg，分 2 次口服；雷尼替丁每天 6～8 mg/kg；奥美拉唑每天 0.6～0.8 mg/kg。

（3）胃黏膜保护剂：蒙脱石散每次 1～3 g，以 10～20 mL 温开水调服，饭后口服，服药后半卧位 15～30 分钟。以及铝碳酸镁每次 0.3～0.5 g，咀嚼服入，口服硫糖铝等。

**（二）手术治疗**

手术指征包括以下几点。

（1）内科治疗 6～8 周无效，有严重并发症（消化道出血、营养不良、生长发育迟缓）。

（2）严重食管炎伴溃疡、狭窄或发现食管裂孔疝者。

（3）有严重的呼吸道并发症，如呼吸道梗阻、反复发作吸入性肺炎或窒息、伴支气管肺发育不良者。

（4）合并严重神经系统疾病。

抗反流手术方式有 Boerema 胃前壁固定术、Hill 胃后壁固定术、BelsyⅣ型手术及 Nissen 胃底折叠术等。

## 五、护理措施

**（一）一般护理**

忌酒戒烟：由于烟草中含尼古丁，可降低食管下段括约肌压力，使其处于松弛状态，加重反流；酒的主要成分为乙醇，不仅能刺激胃酸分泌，还能使食管下段括约肌松弛，是引起胃食管反流的原因之一。尽量减少增加腹内压的活动，如过度弯腰、穿紧身衣裤、扎紧腰带等。就寝时床头整体宜抬高 10～15 cm，对减轻夜间反流是个行之有效的办法。保持心情舒畅，增加适宜的体育锻炼。肥胖者应该减轻体重。因为过度肥胖者腹腔压力增高,可促进胃液反流,特别是平卧位更严重,应积极减轻体重以改善反流症状。

### (二)饮食护理

注意少量多餐,吃低脂饮食,可减少进食后反流症状的频率。相反,高脂肪饮食可促进小肠黏膜释放缩胆囊素,易导致胃肠内容物反流。晚餐不宜吃得过饱,避免餐后立刻平卧。

### (三)用药护理

应在医师指导下用药,避免乱服药物产生不良反应。

(林文杰)

# 第八节　小儿消化性溃疡

## 一、概念

本病是指胃和十二指肠的慢性溃疡,也可发生在与酸性胃液相接触的其他胃肠道部分。溃疡的形成是机体的防御因素和致溃疡因素之间失去平衡的结果。其中胃液的消化作用是溃疡形成的基本条件,胃黏膜屏障损害和幽门螺杆菌感染也是发病的重要因素。

## 二、临床表现

### (一)新生儿期

以突发的上消化道出血及穿孔为主要特征,大多在生后 24～48 小时发生,起病急骤,呕血、便血、腹胀、休克易被误诊,常伴有颅内出血、严重窒息、败血症。常在手术或尸解时才被确诊,病死率较高,胃溃疡多于十二指肠溃疡,且多为应激性溃疡。

### (二)婴儿期

以应激性溃疡为主,主要表现突发性呕血、黑便、紊乱性腹膜炎,而原发性溃疡表现食欲差、呕吐、食后哭吵、腹胀、脐周不规则疼痛、生长发育迟缓,胃溃疡与十二指肠溃疡发病率接近。

### (三)学龄前期

表现呕吐,腹痛不典型,多位于脐周或全腹,与饮食无明显关系,黑便与呕血仍是胃十二指肠溃疡的主要症状。

### (四)学龄期

临床症状逐渐与成人接近,腹痛多表现饥饿痛,进食后缓解,有时有半夜痛醒史。呕吐亦常出现,嗳气、反酸少见。少数患儿平时无慢性胃炎病史,表现突发性呕血、黑便,甚至昏厥,或表现慢性贫血。此期患儿中,十二指肠球部溃疡较胃溃疡多,且男孩多于女孩。

## 三、辅助检查

### (一)实验室检查

胃酸测定,十二指肠球部溃疡患儿基础胃酸与最大胃酸分泌量多增加,而胃溃疡则大多正常或偏低。

### (二)内镜检查

内镜检查是诊断消化性溃疡的重要方法。根据部位分型:①胃溃疡;②十二指肠球部溃疡;③复合性溃疡(胃溃疡和十二指肠球部溃疡并存)。内镜下见黏膜缺损呈圆形、椭圆形、线形、不规则形,底部平坦,边缘整齐,为白苔或灰白苔覆盖;或为一片充血黏膜上散在小白苔,形如霜斑,称"霜斑样溃疡"。

内镜下将溃疡病分为 3 期。①活动期(A 期,厚苔膜期):溃疡基底有厚白苔,周边黏膜充血、水肿。②愈合期(H 期,薄苔膜期):溃疡基底苔膜变薄,周边黏膜充血、水肿消失,有黏膜集中。③瘢痕期(S 期,无苔期):溃疡苔膜完全消失,形成红色瘢痕或白色瘢痕。

### (三)X 线检查

溃疡的 X 线直接征象为龛影,但十二指肠球部溃疡龛影不易显示,常表现球部变形、激惹和压痛,但球部炎症及溃疡愈合时也可有此征象。

## 四、鉴别诊断

(1)腹痛:应与肠痉挛、蛔虫症、腹内脏器感染、结石等疾病鉴别。

(2)呕血:新生儿和小婴儿呕血可见于新生儿自然出血症、食管裂孔疝等;年长儿需与肝硬化致食管静脉曲张破裂及全身出血性疾病鉴别。

(3)便血:应与肠套叠、梅克尔憩室、息肉、腹型过敏性紫癜及血液病所致出血鉴别。

## 五、治疗

治疗原则:降低胃酸,根除幽门螺杆菌感染以及增强胃黏膜保护。

### (一)一般治疗

饮食以易消化少刺激为宜,避免过度紧张、劳累,忌食酸辣、咖啡及对胃黏膜有损害的药物。

### (二)药物治疗

1.抑制胃酸分泌

$H_2$ 受体拮抗剂,如西咪替丁每天 25～35 mg/kg,分 2 次口服,或法莫替丁每天 0.7～1 mg/kg,分 2 次口服,雷尼替丁每天 5～7 mg/kg,分 2 次口服。上述药物效果不佳,可选用质子泵抑制剂奥美拉唑每天0.6～0.8 mg/kg,晨服,疗程 6 周,改为半量,维持 6 周。

2.胃黏膜保护剂

蒙脱石散 1.5～3 g,每天 2～3 次;或硫糖铝 10～25 mg/(kg·d),每天 4 次;或枸橼酸铋钾 6～8 mg/(kg·d),分 3 次口服。

3.抗幽门螺杆菌治疗

枸橼酸铋钾 6～8 mg/(kg·d);羟氨苄西林 50 mg/(kg·d);克拉霉素 15～30 mg/(kg·d);甲硝唑 25～30 mg/(kg·d)等。

目前采用的方案主要有二联或三联疗法。①含铋剂方案:铋剂＋羟氨苄西林(克拉霉素),铋剂＋羟氨苄西林(克拉霉素)＋甲硝唑(替硝唑)。②不含铋剂方案:质子泵抑制剂＋羟氨苄西林(克拉霉素),$H_2$受体阻滞剂＋羟氨苄西林(克拉霉素)＋甲硝唑(替硝唑)。

### (三)手术治疗

小儿消化性溃疡病一般不主张手术治疗,除非有以下情况:①溃疡合并穿孔。②难以控制的出血,失血量大,48 小时内失血量超过血容量的 30%。③有幽门完全梗阻,经胃肠减压等保守治疗 72 小时仍无改善。④慢性难治性疼痛。

## 六、护理措施

### (一)疼痛护理

注意观察及详细了解患儿疼痛的规律和特点,并按其特点指导缓解疼痛的方法。向患儿及家属解释疼痛的原因和机制,指导和帮助患儿减少或去除加重和诱发疼痛的因素。对有烟酒嗜好者,劝其戒除。对溃疡活动期患儿,症状较重或有上消化道出血等并发症时,嘱其卧床休息,可使疼痛等症状缓解。

### (二)饮食护理

患儿饮食应定时定量、少食多餐、细嚼慢咽,避免餐间零食和睡前进食。食物选择应营养丰富、搭配合理、清淡、易于消化,以避免食物对溃疡病灶的刺激。

### (三)用药护理

遵医嘱给患儿进行药物治疗,并注意观察药效及不良反应。抗酸药应在饭后 1 小时和睡前服用。服用片剂时应嚼服,乳剂用药前应充分摇匀,不宜与酸性食物及饮料同服。$H_2$ 受体拮抗剂应在餐中或餐后即刻服用,也可把 1 天的剂量在睡前服用。奥美拉唑可引起头晕,用药初期,应嘱患儿用药期间避免做必须高度集中注意力的工作。

### (四)心理护理

正确评估患儿及家属的心理反应,积极进行健康宣教,减轻不良心理反应。保持乐观情绪,心情愉快,防止精神紧张,忧愁、情绪波动,过度劳累等。

(林文杰)

# 第九节　小儿贫血

## 一、概述

贫血是指单位体积的外周血中红细胞、血红蛋白和血细胞比容低于正常或其中一项明显低于正常。贫血本身不是一种疾病,而是多种疾病的伴随症状。世界卫生组织指出:6 个月～6 岁儿童 Hb<110 g/L;6～14 岁儿童 Hb<120 g/L 为诊断儿童贫血的标准。我国小儿血液病学会暂定 6 个月以下婴儿贫血标准:新生儿 Hb<145 g/L;1～4 个 Hb<90 g/L;4～6 个月 Hb<100 g/L 者为贫血。贫血是儿童时期特别是婴幼儿时期的常见病,不但影响小儿生长发育,而且是一些感染性疾病的诱因。

临床上多根据红细胞和血红蛋白的数量分为轻、中、重、极重度贫血,见表 9-4。

表 9-4　贫血的分类

| | 轻度 | 中度 | 重度 | 极重度 |
|---|---|---|---|---|
| Hb(g/L) | 120～90 | 90～60 | 60～30 | <30 |
| RBC($\times 10^{12}$/L) | 1～3 | 3～2 | 2～1 | <1 |

根据病因分为：造血原料缺乏性贫血、红细胞生成不良性贫血、溶血性贫血和失血性贫血。

形态上根据红细胞平均容积（MCV）、红细胞平均血红蛋白量（MCH）、红细胞平均血红蛋白浓度（MCHC）的测定结果分类（表9-5）。

表 9-5　贫血的形态分类

| 贫血类型 | MCV(fl) | MCH(pg) | MCHC(%) | 疾病 |
| --- | --- | --- | --- | --- |
| 大细胞性 | >94 | >32 | 32～38 | 巨幼红细胞贫血 |
| 正常细胞 | 80～94 | 28～32 | 32～38 | 急性失血 |
| 单纯小细胞性 | <80 | <28 | 32～38 | 遗传性球形红细胞增多症 |
| 小细胞低色素性 | <80 | <28 | <28 | 缺铁性贫血 |

## 二、护理评估

### （一）临床症状评估与观察

（1）询问患儿的病史及喂养史，起病的急和缓；发病年龄；喂养史，是否有偏食、挑食，是否未及时添加辅食；既往史，有无消化系统疾病如消化道溃疡和畸形、慢性、肾病、反复鼻出血、钩虫病等疾病。

（2）评估患儿有无贫血表现。①一般表现：皮肤黏膜苍白，以口唇、结膜、甲床最明显。年长儿可诉全身无力、头晕、耳鸣、眼前发黑等。病程长者可出现易疲乏、毛发枯黄、营养低下及体格发育迟缓等。②造血器官反应：尤其是婴幼儿常出现骨髓外造血，导致肝、脾、淋巴结增大，且年龄越小、病程越长、贫血越严重增大越明显，末梢血出现有核红细胞、幼稚粒细胞。③呼吸循环系统：心悸、血压增高、呼吸加快。重度失代偿时，可出现心脏扩大和充血性心力衰竭。④消化系统：胃肠道蠕动和消化酶的分泌功能均受影响，可出现腹胀、便秘、食欲减退、恶心等。⑤神经系统：表现为精神不振、注意力不集中，头痛、眩晕或耳鸣等。

（3）评估不同贫血的表现特点。①缺铁性贫血：发生隐匿。皮肤、黏膜苍白。易疲乏，活动后气短。消化系统可出现食欲缺乏、恶心、腹泻、口腔炎、舌乳头萎缩等，少数有异嗜癖；神经系统可出现萎靡不振或易激惹、注意力不易集中、记忆力减退、学习成绩下降等，循环系统可出现心率增快，重者出现心脏扩大及心前区收缩期杂音，甚至发生心力衰竭；其他如细胞免疫功能降低；因上皮组织异常而出现指甲扁平、反甲等。②巨幼细胞性贫血：神经精神症状主要是表情呆滞、对周围反应迟钝，嗜睡、少哭不笑，智力、动作发育落后甚至出现倒退现象；维生素 $B_1$ 缺乏可出现乏力、手足对称性麻木、感觉障碍、下肢步态不稳、行走困难，年幼儿表现为精神异常、无欲状。③溶血性贫血：a.急性溶血，起病急骤，常伴发热、寒战、恶心、腹痛及腰背痛、苍白、黄疸、血红蛋白尿或胆红素尿。重者可发生心力衰竭、急性肾衰竭甚至休克。b.慢性溶血，贫血多为轻至中度，有时重度，但一般情况下能耐受。多伴轻度黄疸，肝脾轻一中度肿大，血管外溶血多以脾大为主，血管内溶血肝脾肿大不明显，部分免疫性溶血肝大明显。c.慢性溶血因感染等诱因而呈急性发作时，为溶血"危象"。细小病毒 B19 感染而表现贫血加重、网织红细胞减少、骨髓红系增生受抑制的现象是"再生障碍危象"。贫血突然加重伴黄疸、网织红细胞增高为"溶血危象"。红细胞葡萄糖-6-磷酸脱氢酶（G-6-PD）缺乏症常在服药、吃蚕豆、感染及接触樟脑丸等诱因作用下发生溶血，除贫血表现外，有黄疸、血红蛋白尿，严重者可出现少尿、无尿、酸中毒和急性肾衰竭。④遗传性球形红细胞增多症以不同程度贫血、晚发性黄疸、脾肿大、球形红细胞增多及红细胞渗透脆性增加为特征。地中海贫血多表现为慢性进行性溶血性贫血,严重者出现地中海贫血特殊面容,即头颅变大、额部隆起、颧骨增高、鼻梁塌陷、两眼距增宽。

**(二)辅助检查评估**

(1)血象:根据红细胞和血红蛋白可判断贫血程度,根据红细胞大小、形态及染色情况判断疾病,如红细胞较小、染色浅、中央淡染区扩大,多提示缺铁性贫血;红细胞大、中央淡染区不明显多提示巨幼细胞性贫血;红细胞大小不等、染色浅并有异形、靶形,多提示地中海贫血等。

(2)骨髓象:除再生障碍性贫血表现为增生低下外,其他贫血表现为增生活跃。缺铁性贫血为早幼红及中幼红细胞比例增高,染色质颗粒致密,血红蛋白形成差。粒系和巨核细胞系正常。巨幼细胞性贫血骨髓增生活跃,红系明显增多,有巨幼变,核浆发育不平衡。

(3)血生化检查:缺铁性贫血患儿血清铁降低<50 $\mu g/d$,总铁结合力增高>360 $\mu g/d$,转铁蛋白饱和度降低<15%,铁蛋白减低<15 g/L。巨幼细胞性贫血患儿血清叶酸水平减低<2.5 ng/mL,维生素 $B_2$<100 pg/mL。

(4)特殊检查:红细胞脆性试验示脆性增高考虑遗传性球形红细胞增多症,减低则见于地中海贫血;红细胞酶活力测定对溶血性贫血有诊断意义等。

## 三、护理问题

(1)营养失调低于机体需要量:与铁摄入不足、吸收障碍、需求增加、丢失过多有关。

(2)活动无耐力:与缺铁性贫血引起全身组织缺血、缺氧有关。

(3)有感染的危险:与机体免疫功能下降有关。

(4)潜在并发症:心力衰竭。

## 四、护理目标

(1)患儿食欲增加,偏食得到纠正,体重增加,血清铁恢复正常。

(2)患儿活动量增加,活动时无明显心悸、气促、无力等不适感觉。

(3)患儿(或家长)能说出预防感染的重要性,减少或避免感染的发生。

(4)患儿住院期间不发生心力衰竭或发生时能及时发现、处理。

(5)患儿住院期间不发生药物不良反应或发生时能及时发现、处理。

## 五、护理措施

**(一)合理安排患儿饮食**

(1)改变不良的喂养方式,提倡合理的母乳喂养,及时添加含铁或维生素 $B_{12}$ 及叶酸丰富的辅食,如动物肝脏、瘦肉、血、蛋黄、黄豆、海产品、黑木耳、绿叶蔬菜等,改善饮食结构。

(2)培养良好的饮食习惯,纠正偏食,采取措施为患儿提供色香味形俱全的膳食,增加患儿食欲。

(3)G-6-PD患儿应注意避免食用蚕豆及其制品,忌服有氧化作用药物。

**(二)用药的护理**

1.缺铁性贫血者补充铁剂的护理

(1)口服铁剂会刺激胃肠道,引起恶心等胃部不适,应从小剂量开始,逐渐增加至全量,在两餐之间服用,避免空腹服用以减少对胃的刺激;忌与影响铁吸收的食品如茶、咖啡、牛乳、谷类、钙片、植酸盐等同时服用,也应避免同时服用抗酸药物及 $H_2$ 受体拮抗剂。与稀盐酸和/或维生素 C、果糖等同服,可促进铁吸收;为避免牙齿及舌质被染黑,服用铁剂时可用吸管将药液吸至舌根部咽下,服药后漱口;告知患儿及家长服用铁剂期间,患儿的粪便会变成黑色,是由于铁与肠内的硫化氢作用生成黑色的硫化铁所致,是正常现象,不必顾虑。

(2)如果需要肌内注射铁剂,应深部肌内注射,抽药和给药必须使用不同的针头,以防铁剂渗入皮下组织,造成注射部位的疼痛及皮肤着色或局部炎症。首次注射右旋糖酐铁后应观察1 小时,警惕发生过敏现象。

(3)应用铁剂的疗效判断:用药 3~4 天后,网织红细胞开始上升,7~10 天达高峰,1 周后血红蛋白逐渐上升,常于治疗 3~4 周达到正常。此时不能停药,应在血红蛋白恢复正常后再继续用药 6~8 周以增加铁储存。

2.巨幼细胞贫血者补充维生素 $B_{12}$ 和叶酸的护理

(1)应用维生素 $B_2$ 和叶酸时应同时口服维生素 C,恢复期加服铁剂。单纯维生素 $B_2$ 缺乏时,不宜加用叶酸,以免加重神经、精神症状。

(2)药物疗效观察:用维生素 $B_2$ 治疗 2~4 天后患儿精神好转,网织红细胞增加,6~7 天时可达高峰,2 周左右降至正常,随后红细胞、血红蛋白上升,一般 1~2 个月恢复正常。神经系统的症状恢复较慢。口服叶酸后 1~2 天食欲好转,网织红细胞增加,4~7 天达高峰,随后红细胞、血红蛋白增加,一般 2~6 周恢复正常。

**(三)合理安排患儿的休息和活动**

轻、中度贫血患儿,让其规律生活,安排患儿进行适合自身状态、力所能及的活动限制危险性、活动量大的活动,防止出现意外;严重贫血者应卧床休息减少氧耗,减轻心脏负担,定时测量心率,观察有无心悸、呼吸困难等表现,必要时吸氧。

**(四)预防感染**

居室应阳光充足、空气新鲜、温、湿度要适宜,根据气温变化及时增减衣服,尽量不到人群集中的公共场所;鼓励患儿多饮水,保持口腔清洁,必要时每天进行 2 次口腔护理,预防舌炎、口腔炎。注意保持皮肤的清洁,勤换内衣裤。观察皮肤、黏膜、呼吸系统等有无感染迹象,及时给予治疗护理。

**(五)防止心力衰竭**

密切观察患儿的生命体征,注意心率、呼吸、面色、尿量等变化,若出现心悸、气促、肝脏增大等心力衰竭的症状和体征,应及时通知医师,并按心力衰竭患儿进行护理如卧床休息、取半卧位、酌情吸氧等。重症贫血患儿输血、输液时要根据病情严格控制输液速度,以防心力衰竭。

**(六)对于急性溶血性贫血的患儿**

要建立并保持静脉通道的通畅。全日液体应使用输液泵均匀、准确泵入。严格记录 24 小时出入量,密切观察患儿尿量及尿色变化,并详细记录

**(七)健康教育**

加强预防宣教,强调孕妇及哺乳期妇女预防,婴儿应提倡母乳喂养,并及时添加辅食,早产儿从 2 个月开始补充铁剂,足月儿从 4 个月开始补充。宣教科学喂养的方法,及时添加辅食,改善饮食习惯。注意饮食的搭配,用铁锅炒菜,选用富含铁的动物性饮食与富含维生素 C 的蔬菜搭配以利铁的吸收。黄绿色蔬菜、蛋黄、肉类、动物内脏及紫菜中都含有大量的铁,可以根据孩子的消化能力及饮食习惯进行烹饪。

做好宣教,掌握口服铁剂、补充叶酸、维生素 $B_{12}$ 的方法及注意事项。

解除思想压力,对患儿要多给予关怀、疏导、理解和鼓励,对有异食癖的患儿,应正确对待,不可过多责备。

及时治疗各种慢性失血性疾病。避免服用可诱发疾病的各种食品和药品。

(林文杰)

# 第十节　小儿白血病

## 一、概况

白血病是造血系统的恶性疾病,主要是造血器官内白血病细胞恶性增生和非造血器官内的白血病细胞浸润。白血病是儿童时期最常见的恶性肿瘤,日本及欧美学者统计 18 岁以下小儿白血病发病率男性为(9～47)/100 万,女性(7～43)/100 万,其中儿童急性淋巴细胞白血病(ALL)占 75%～80%。

白血病临床上常以发热、出血、贫血,肝、脾、淋巴结肿大为特点。在分类方面,根据细胞的来源分为淋巴细胞白血病(占 75%左右)和非淋巴细胞白血病(占 25%左右)。在儿童中,迄今没有慢性淋巴细胞白血病,慢性粒细胞白血病约占 5%。在分型方面,目前采用 MICM 即形态学、免疫学、细胞遗传学和分子学分型。白血病的分类和分型是指导临床选用治疗方案和提示预后的基础。

急性白血病的病因尚不明确,但通过研究认为白血病是一组异质性疾病,是遗传与环境相互作用的结果。目前认为白血病的发生与病毒、电离辐射、化学药物及遗传因素有关。

随着科学技术的发展,目前儿童急性淋巴细胞白血病患儿的 5 年无病生存率在发达国家已达 82%。白血病的治疗主要是杀灭体内癌细胞,降低其浸润症状,在使用化疗药物的同时,加强支持治疗,减少并发症的发生。目前治疗儿童急性淋巴细胞白血病的主要方法是化学药物治疗。根据正确的诊断、分型选择治疗方案,采用多药强烈诱导化疗方案,包括诱导缓解,巩固治疗,庇护所预防,早期强化治疗及维持治疗。提倡早期、足量、联合、注意预防髓外白血病及个体化的治疗原则。疗程为 2.5～3 年。

## 二、护理评估

### (一)临床症状评估与观察

1.评估白血病细胞浸润影响正常造血细胞生成的表现

(1)发热:是本病常见症状。急性白血病的首发症状也多为发热,一般为低热,继发感染可致高热。感染发生的部位通常为口腔、呼吸道、泌尿道、肛周及皮肤,以上呼吸道感染多见。

(2)出血:约有半数患儿有出血表现。可发生在身体任何部位的皮肤与黏膜,以皮肤、黏膜出血、瘀斑多见,严重者可出现内脏大出血,甚至发生颅内出血。

(3)贫血:绝大多数患儿有不同程度的贫血。早期即可出现进行性苍白,皮肤、黏膜较明显,随着贫血的加重可出现活动后气促、无力、心慌。

2.评估白血病细胞浸润骨髓以外器官出现的体征

（1）肝、脾、淋巴结肿大：肝脾大是本病较常见的体征，约占50％。淋巴结肿大可高达90％，以急性淋巴细胞白血病为多见。

（2）骨、关节疼痛：约有25％的患儿以骨、关节痛为起病症状。胸骨压痛是对本病有诊断意义的体征。疼痛的部位多发生在四肢骨及关节，呈游走性，局部无红、肿、热现象。

（3）皮肤可见斑丘疹、结节、肿块、皮炎等。还可见齿龈肿胀出血、口腔溃疡和咽痛表现。

（4）眼部：髓性白血病细胞在骨膜（尤其是眼眶骨膜）下或软组织内浸润，患儿可以出现绿色瘤，可引起眼球突出、复视、失明。

（5）中枢神经系统由于浸润及出血等可出现脑内压增高及脑神经损害，如头痛、恶心、呕吐、嗜睡甚至昏迷。

（6）睾丸：睾丸受浸润时表现为无痛性肿大，大多为一侧性。

（7）外周神经也可受累。心包膜、心肌、心内膜、支气管及肺均可被白血病细胞浸润。

**（二）辅助检查评估**

（1）血常规红细胞和血小板减少，白细胞可以增高、也可以减低，有时外周血可以见到幼稚血细胞。

（2）骨髓穿刺或活检骨髓涂片显示相应类型的幼稚细胞明显增生，但有少数患儿骨髓增生低下。骨髓穿刺液进一步行免疫学、细胞遗传学和分子学检查。

（3）细胞化学染色用组织化学染色检测细胞内糖原、过氧化酶、脂酶等协助区分不同类型的白血病。

## 三、护理问题

### （一）活动无耐力
与发热、长期化疗、贫血有关。

### （二）口腔黏膜改变
与化疗药物的不良反应有关。

### （三）有感染的危险
与粒细胞减少、化疗引起机体抵抗力下降有关。

### （四）潜在并发症出血
与化疗药物不良反应、白血病细胞浸润有关。

### （五）营养不足
与化疗后胃肠道反应、应用甲氨蝶呤后口腔黏膜改变有关。

### （六）恐惧
与白血病治疗的有创操作、感受死亡威胁有关。

## 四、护理目标

（1）患儿活动量增加，活动时无明显心悸、气促、无力等不适感觉。

（2）患儿口腔黏膜恢复正常，表现为溃疡愈合、疼痛消失、正常进食。

（3）患儿（或家长）能说出预防感染的重要性，减少或避免感染的发生。

（4）患儿住院期间不发生出血或发生出血时能及时发现、处理。

(5)患儿食欲增加,进食量能满足机体需要,体重无明显减轻。

## 五、护理措施

### (一)预防感染

感染是导致白血病患儿死亡的重要原因之一。白血病患儿免疫功能减低,应用化疗药物的主要不良反应是对骨髓的抑制,导致中性粒细胞减少或缺乏,使免疫功能下降。粒细胞减少或缺乏、免疫功能下降是发生感染的危险因素。最常见的是呼吸道感染。

### (二)基础护理

1.休息

急性白血病患儿在疾病早期有乏力、贫血、血小板低时需卧床休息,病情好转后逐渐增加活动量。对长期卧床者,应注意加强皮肤护理,定时更换体位、预防压疮发生。

2.口腔护理

保持口腔清洁卫生,晨起、睡前用软毛刷刷牙或用棉球轻轻擦洗口腔,避免出血及损伤。进食后嘱患儿用生理盐水漱口。口腔黏膜炎发生后,遵医嘱每天给予口腔护理2到3次,根据口腔pH及具体情况选用碳酸氢钠、过氧化氢、甲硝唑(灭滴灵)等交替漱口。遵医嘱选用有针对性药物如制霉菌素鱼肝油、金霉素鱼肝油、金因肽、扶剂复等涂口,涂药前应先轻轻除去坏死组织,反复冲洗再将药膏涂抹患处。当口腔出现假膜时,应用过氧化氯溶液漱口,不可强行撕拉,以免发生出血和感染。如有黏膜真菌感染可用氟康唑或伊曲康唑涂擦患处。口腔溃疡疼痛时可用2%利多卡因喷雾,或加入漱口水中含漱止痛。护士应密切观察患儿口腔情况,注意有无口腔黏膜颜色改变、充血、破溃等情况,详细记录口腔黏膜破损程度、范围及治疗护理后的反应。

3.外阴、肛周护理

注意个人卫生,勤换内衣裤,每天清洁皮肤有利于汗液排泄,减少发生毛囊炎和皮肤疖肿。女性患儿要注意经期卫生。协助患儿多饮水,每天晨起饮温开水,可预防便秘,避免直肠黏膜的损伤。每次便后用柔软的便纸,用清水清洁肛周皮肤,以免损伤皮肤。对患儿进行健康宣教,避免搔抓皮肤。

护士每天评估患儿肛周皮肤的颜色及状况。在应用可引起黏膜损伤的化疗药期间,给予患儿硼酸粉坐浴,预防感染。如肛周皮肤发生破溃,应遵医嘱给予肛周护理,清洁肛周皮肤后,给予远红外线灯照射20分钟后用制霉菌素鱼肝油、金霉素鱼肝油、金因肽等涂肛周皮肤,也可选用雷夫诺尔湿敷。如果形成肛周脓肿,应请外科医师行切开引流,术后要注意观察伤口情况。

### (三)出血的预防与护理

出血是白血病患儿常见的症状,是引起死亡的主要原因之一。除疾病本身的因素外,大剂量化疗后骨髓抑制引起血小板减少、凝血因子异常、感染,也常导致出血。因此做好出血的预防和护理尤为重要。

1.健康宣教

让患儿不要剧烈运动,减少磕碰,避免外伤。病室内不留水果刀等可引起患儿损伤的利器。经常修剪指甲,不要挖耳、鼻,禁剔牙。每天用液状石蜡棉签湿润鼻腔2~3次,防止鼻腔黏膜干燥出血。避免应用阿司匹林或含阿司匹林的药品,非激素类药物,抗凝药。

2.观察生命体征变化及皮肤黏膜情况

对有出血倾向的患者要注意观察有无新鲜出血点、鼻腔、牙龈出血等,对女性患儿应注意有无月经过多和非月经性阴道出血。观察尿、粪、呕吐物的颜色有无异常,注意有无突然剧烈头痛、呕吐伴视物模糊等颅内压升高的表现。如发现异常应详细记录,及时处理。

3.出血的处理

血小板低于 $20\times10^9/L$ 时,尽量避免肌内注射,不可避免时应在注射后用无菌棉球压迫针眼 3~5 分钟。静脉注射、骨穿后压迫注射部位 10 到 15 分钟。鼻腔少量出血时可用头部冷敷、肾上腺素棉球填塞压迫止血,出血较多时可用凡士林纱条填塞,填塞物留置时间不应超过 72 小时,填塞后要注意观察止血效果。牙龈出血可用冷盐水含漱,或用无菌纱布、吸收性明胶海绵压迫出血。消化道出血易引起失血性休克,应密切监测血压、心率、呼吸,迅速建立双静脉通路,保证液体输入的液量及速度。对于颅内出血患者还要注意观察神志、瞳孔变化。要保持安静、绝对卧床、避免搬动,准备好各种抢救物品、药品,积极配合医师进行抢救。

**(四)用药期间的护理**

化疗是儿童急性淋巴细胞白血病最主要的治疗手段,大剂量联合化疗可以提高白血病患儿的缓解率、延长生存期。然而大剂量化疗药物也给患儿带来了一定的不良反应,预防、减轻化疗不良反应是我们努力的方向。

(1)熟悉化疗药物的毒副作用及注意事项,密切观察药物的毒性反应。长春新碱可引起周围神经炎,药物渗漏会引起局部疼痛、红肿及组织坏死。护士要注意观察患儿有无四肢感觉障碍、手足麻木感,给药时要确保针头在血管内,边推药边抽回血,防止药物外渗;环磷酰胺可引起脱发、出血性膀胱炎,应用期间应注意给予水化碱化,并嘱患儿多饮水,详细记录出入量,促使代谢产物尽快排出体外,减少对脏器的毒性,大剂量环磷酰胺在治疗前和治疗中遵医嘱给予美司那解救;应用蒽环类药物时用药速度宜慢,护士要注意观察药物的心脏毒性,包括急性心肌损伤和慢性心功能损害,在用药期间要监测心率(律),并定期复查心电图;急性胰腺炎是门冬酰胺酶最严重的不良反应之一,它还可以引起变态反应,因此在使用之前必须做过敏试验,若皮试阳性,应在密切监测下给予脱敏治疗,如仍有变态反应,应立即停药;甲氨蝶呤可引起口腔、肛周黏膜溃疡,应加强口腔、肛周皮肤的护理,水化、碱化,以减轻药物对黏膜的毒性刺激,遵医嘱按时按量给予四氢叶酸钙拮抗,以减少毒副反应,准时抽取甲氨蝶呤血浓度,甲氨蝶呤静脉滴注时需注意用黑纸包裹,使用避光输液器,以免药物分解。

(2)掌握化疗方案、给药途径,给药时间。治疗白血病的化疗药物以静脉途径给药多见,并有严格的给药时间、维持时间、解救时间,应准确计算液量,使用输液泵控制滴速,合理安排输液顺序,每班次详细记录输入液体的量、时间及剩余液体量,并要注意观察输液泵运转情况,防止输液管道扭曲、打折,如输液泵报警,要及时查找原因,立即处理。做好床头交接班,保证药物准确、按时按量输入。泼尼松、地塞米松等激素类药物多为口服给药,部分患儿因为害怕出现库欣综合征等不良反应会将药物暗地丢弃,这样会严重影响治疗效果,因此护士在发药时一定要看到患儿把药服下后方可离去。

(3)为防止胃肠道反应可在化疗前 30 分钟使用止吐药,在化疗过程中密切观察患儿胃肠道反应情况。患儿不能进食或存在电解质紊乱时,予以静脉高营养并纠正电解质紊乱。

(4)静脉的护理化疗。药物可刺激和破坏小静脉,应制订静脉使用计划,合理选择静脉。由远端开始,左右静脉交替使用,一般情况下选择粗、直的大血管进行穿刺,成功后应检查回血良好,穿刺部位无疼痛,才能进行化疗药物的输注。输注化疗药物过程中勤巡视患儿,一旦发现注射位肿胀、疼痛等外渗情况时,应立即停止输液,拔除针头。推注药物时应证实静脉穿刺成功,先推注 10～20 mL 生理盐水,顺利后方可用化疗药,推注化疗药物后,再推注 20 mL 生理盐水。

静脉炎的发生率与药物浓度成正比,要尽可能稀释药物的浓度。一旦发生化疗药物外渗,立即通知值班医师及护士长,遵医嘱进行相应处理。立即用硫酸镁或利多卡因局部封闭;外渗部位还可用硫酸镁进行局部湿敷,纱布浸硫酸镁以不滴水为宜,湿敷面积应超过外渗面积的3 cm,如在手部可给患儿戴上一次性塑料手套保持湿度,湿敷时间应在 24 小时以上;在早期也可以穿刺部位为起点沿血管走向用冰袋冷敷。若为长春新碱外渗时,暂不拔除针头,先抽出余药后,用地塞米松做局部封闭处理,并可外擦京万红,严密观察局部皮肤变化,必要时做理疗。

**(五)饮食护理**

1.提倡合理平衡的膳食

注意膳食结构的合理搭配,给予患儿高蛋白、高维生素、多纤维索适合患儿口味的饮食。如禽蛋、奶类、鱼虾、瘦肉、动物内脏、豆腐、豆浆、骨头汤等。多吃蔬菜和水果,忌食过辣、过热及生冷刺激性食物。注意饮食卫生,食具应消毒。新鲜水果应洗净、去皮后再食用。不要食用隔夜或变质食品。

避免食用坚硬、油炸食品,如麻花、锅巴等,肉、鱼、虾制品应尽量去骨、刺、皮,以防硬物刺伤口腔黏膜,导致口腔溃疡造成继发感染。

2.化疗期间的饮食

在化疗过程中,消化系统往往会出现恶心、呕吐、腹泻等症状,可采取少食多餐的进食方法,给予清淡易消化的饮食。血细胞下降时可选用红枣、花生、动物血、甲鱼、鸡蛋、河蟹、黄鳝、黑鱼、牛肉等。补脾益气、健脾开胃的食物有马铃薯、鸡肉、大豆、葱、番茄、大麦、卷心菜等。恶心、呕吐时可选用芦根、扁豆等食物。含维生素 C 丰富的食物有油菜、西红柿、小白菜、荠菜、山楂、柑橘、鲜枣、猕猴桃、沙棘及柠檬等。

在应用门冬酰胺酶化疗期间,应给予低脂饮食。但应当注意的是低脂饮食并非无脂、低蛋白饮食,一些家长怕患儿发生胰腺炎,只让患儿吃无油的青菜、面条、馒头,造成患儿水肿、营养不良。而门冬酰胺酶本身可通过减少门冬酰胺和谷氨酰的产量抑制蛋白质的合成,产生低蛋白血定,应注意蛋白质的摄入。患儿服用低脂饮食期间会感到饥饿,要防止暴饮暴食。

鼓励患儿多饮水,特别是在诱导缓解期间及应用大剂量甲氨蝶呤、环磷酰胺期间,保证患儿有足够的入量,促进尿酸排出,预防因大量白细胞破坏引起的高尿酸血症,也有利于药物毒素的排泄。同时有软化大便的作用,以防便秘诱发肛裂,增加局部感染的机会。

消化道出血的患儿应禁食,出血停止后,可给予温凉的流食或半流食,避免使用刺激性、有渣食物。

**(六)心理护理**

尽可能帮助新入院的白血病患儿及其家长适应医院的环境,用微笑、亲切问候语或拥抱,拉近与患儿之间的距离,热情帮助、关心患儿让其感到温暖。

调查显示小年龄患儿对白血病的认知能力较差,心理负担及压力相对成人低,他们对疾病的恐惧更多是由于各种有创穿刺的疼痛,化疗药物所致的胃肠道反应、与家长同学的分离等因素引起的,在病房开展各种活动丰富孩子们的生活,让患儿忘记或转移对疼痛、不适的注意力。

向年长患儿介绍有关白血病的知识,宣传儿童白血病的预后已有很大改善,让患儿认识生命的意义,建立起战胜疾病的信心。请已康复的白血病儿童到医院看望患儿,以身说法增强他们战胜疾病的信心;建立白血病患儿与大学生志愿者的通信交流,结交朋友。

家长的心态影响孩子,也直接关系着治疗效果。定期召开家长座谈会,让家长之间交流配合护理、治疗的经验。

定期召开联欢会,让新老患儿家长交流体会,让治疗者看到已治愈者的健康状况、从而增加治愈的信心。

### (七)健康教育

休疗期间保持居室内空气新鲜,避免在居室内饲养宠物,减少家庭聚会。

患儿血白细胞计数低于正常时,避免到人多的室内公共场合,外出时须戴口罩。注意保暖,以免感冒或感染其他疾病。经常进行口腔、皮肤黏膜的检查,预防各种意外伤害。

注意均衡饮食,可摄入高蛋白、高维生素易消化的食物。调整心态,保持轻松、愉快的心情。保证充足的睡眠。

适当进行身体锻炼,循序渐进地增加活动量,以恢复体力,增强抵抗力,尽早回归学校。

指导患儿及家长根据医嘱按时服药,说明坚持服药的意义。遵医嘱定期到医院复查血常规、生化及骨髓常规检查。如果有不适要及时到医院就诊。

(林文杰)

# 第十一节　小儿营养不良

营养不良是指缺乏热量和/或蛋白质引起的一种营养缺乏症。多见于<3岁婴幼儿。主要表现为体重下降,生长发育迟缓,消瘦及全身各系统的功能紊乱,常伴有多种营养素缺乏,易并发肺炎、腹泻等疾病。

## 一、临床特点

### (一)体重不增

体重不增为最初表现,继之体重下降,皮下脂肪逐渐减少或消失,首先为腹部,其次为躯干、臀部、四肢,最后为面颊部;随病情发展营养不良程度由轻变重。

1.轻度

体重下降比正常小儿减轻15%～25%,腹部皮下脂肪厚度为0.8～0.4 cm,身高不受影响,皮肤干燥,精神状态正常。

2.中度

体重比正常小儿减轻25%～40%,腹部皮下脂肪厚度为<0.4 cm,身高较正常减低,皮肤干燥、苍白,烦躁不安,肌张力明显减低,肌肉松弛。

3.重度

体重比正常小儿减轻40%以上,皮下脂肪消失,呈老人面容,皮包骨样,身高明显低于正常,皮肤苍白、干燥无弹性,肌肉萎缩,肌张力低下,精神萎靡,烦躁与抑制交替,对外界反应差。常有低体温,脉细缓,血压低,心电图呈低电压、T波可低平。患儿食欲低下,便秘或腹泻,血浆蛋白降低而水肿。常并发营养性贫血,多种维生素和微量元素缺乏,低血糖及各种感染性疾病。

### (二)分型

目前国内又根据患儿体重及身高减少情况将营养不良分为 3 种类型。

(1)体重低下型:患儿的年龄和体重低于同年龄、同性别正常小儿的参照人群均值减 2 个标准差,此指标提示患儿过去和/或现在有营养不良,但不能区分急、慢性。

(2)生长迟缓型:患儿的年龄和身高低于同年龄、同性别的参照人群均值减 2 个标准差,此指标提示患儿过去或长期慢性营养不良。

(3)消瘦型:患儿的身高和体重低于同年龄、同性别小儿的参照人群均值减 2 个标准差,此指标提示患儿近期患营养不良。

### (三)辅助检查

血清总蛋白下降,尤其是清蛋白浓度下降最明显,血糖、血胆固醇水平降低,多种维生素、微量元素缺乏。

## 二、护理评估

### (一)健康史

询问患儿的喂养史,有无喂养不当、摄入不足;有无急慢性疾病史,如慢性腹泻、先天性畸形(唇裂、腭裂、幽门狭窄)、各种传染病及消耗性疾病。

### (二)症状、体征

评估体重、身长、皮下脂肪厚度及消瘦部位、精神状况、智力发育、有无肌张力下降及水肿。

### (三)社会、心理

评估家庭经济状况,父母及保育者是否具备科学育儿知识。

### (四)辅助检查

了解血清总蛋白、血清蛋白、血常规、血糖、微量元素、心电图等检查结果。

## 三、护理问题

### (一)营养失调

营养低于机体需要量与热能、蛋白质摄入不足和/或丢失、消耗过多有关。

### (二)体温低下

与热能摄入不足、皮下脂肪减少致产热少、散热快有关。

### (三)有感染的危险

与免疫功能下降有关。

### (四)有低血糖发生的可能

与热量摄入不足及脂肪转化供能不够有关。

### (五)有皮肤完整性受损的危险

与免疫力低下,各种维生素缺乏有关。

## 四、护理措施

### (一)调整饮食,纠正营养失调

(1)轻度营养不良者在基本维持原饮食的基础上,添加含蛋白质和高热量食物。供给热量由每天418～502 kJ/kg,逐渐递增。当供能达每天 585 kJ/kg 时,体重可获满意增长。体重接近正常后恢复小儿正常需要量。

（2）中、重度营养不良者供给能量从每天 167～250 kJ/kg 开始，逐渐增加至每天 502～628 kJ/kg。待体重与身长比例接近正常后，恢复至正常小儿生理需要量。

（3）适量补充维生素及矿物质，尤其是维生素 A、钾、镁，可给予新鲜蔬菜和水果。

（4）不能进食者可采用鼻饲法或静脉全营养。

**（二）维持正常体温**

保持环境温度在 22～24 ℃，勿使患儿过多暴露，可用保暖毯、热水袋、电保温箱保暖，操作时注意安全。监测体温每 6 小时 1 次。

**（三）预防感染**

（1）中、重度营养不良患儿要做好保护性隔离。

（2）保持床单位清洁，内衣质地柔软、吸水。口腔黏膜保持清洁。

（3）每次大便后，用温水清洗臀部并擦干，涂鞣酸软膏保护。

（4）定时翻身，翻身动作轻柔，避免拖、拉、拽等动作，防止皮肤损伤，骨突处多加按摩。

（5）一切侵入性操作应严格无菌。

**（四）健康教育**

（1）向患儿家长解释导致营养不良的原因。

（2）介绍科学育儿知识，鼓励母乳喂养，指导混合喂养、人工喂养的方法，纠正患儿的不良饮食习惯。

（3）合理安排生活作息制度，坚持户外活动，保证充足睡眠，按时预防接种，预防感染。

（4）先天性畸形患儿应及时手术治疗，告知正确的护理方法。

（5）定期监测体重，做好生长发育监测。

## 五、出院指导

（1）鼓励母乳喂养。

（2）人工或混合喂养者，开始可给予稀释牛乳，少量多餐，若吸收良好逐渐增加牛奶量及浓度。

（3）添加辅食应遵循从少到多，从软到硬，从稀到稠，从细到粗，从一种到多种，逐步过渡，循序渐进的原则。同时根据患儿的食欲情况、月龄大小给予适合的饮食，尽可能给予高能量、高蛋白饮食，如豆浆、蛋类、肝、肉末、鱼泥等。

（4）幼儿期及儿童期营养不良患儿应创造舒适的进食环境，鼓励患儿进食。

（5）每次调整饮食时，要注意患儿食欲及大便消化情况。

（6）定期测体重，了解饮食调整效果。

（7）做好个人卫生，及时添加衣服，防止受凉。小婴儿及重度营养不良者，少去公共场所，防止交叉感染。

（林文杰）

# 第十章 急诊科护理

## 第一节 急性酒精中毒

急性酒精中毒是由于服用过量的酒精或酒类饮料引起的中枢神经系统兴奋及抑制状态。绝大多数酒精在胃、十二指肠和空肠的第一段吸收,十二指肠和空肠为最主要的吸收部位。酒精进入空胃,通常30～90分钟能完全被吸收入血。酒精吸收入血后迅速分布于全身各组织和体液,并通过血-脑屏障进入大脑。进入体内的酒精90%以上都是经肝氧化脱氢分解,最终变成二氧化碳和水。肝代谢主要是依靠肝内的酒精代谢酶,不同个体酶的水平及活性不同。

### 一、中毒机制

酒精的主要毒理作用是抑制中枢神经系统。首先从大脑皮质开始,选择性抑制网状结构上行激动系统,使较低功能失去控制,而呈现一时性兴奋状态,在短时间内自我控制能力减退;然后,皮质下中枢、脊髓和小脑功能受到抑制,出现共济失调等运动障碍,分辨力、记忆力、洞察力、注意力减退甚至消失,视觉、语言、判断力失常;最后抑制延髓血管运动中枢和呼吸中枢,呼吸中枢麻痹是重度酒精中毒者死亡的主要原因。

### 二、护理评估

#### (一)病史
有大量饮酒或摄入含酒精的饮料史。

#### (二)临床表现
与酒精的浓度、饮酒量、饮酒速度和是否空腹有关。急性中毒的主要症状和体征是中枢神经系统抑制、循环系统和呼吸系统功能紊乱。临床大致可分为以下3期。

1.兴奋期

血酒精含量在200～990 mg/L,患者出现眩晕和欣快,易感情用事,说话滔滔不绝,言辞动作常粗鲁无理、喜怒无常,不承认自己饮酒过量,自制力很差,有时则寂静入睡。

2.共济失调期

血酒精含量达1 000～2 999 mg/L。患者动作笨拙、步态不稳、言语含糊不清、语无伦次,似精神错落。

### 3.昏迷期

血酒精含量达 3 000 mg/L 以上。患者由兴奋转为抑制,常昏睡不醒、呼吸慢并带鼾声、体温偏低、面色苍白、皮肤发绀、口唇微紫、脉搏细速,常呈休克状态,瞳孔正常或散大,严重者昏迷、抽搐和大小便失禁,最后发生呼吸麻痹致死。

### (三)辅助检查

(1)酒精检测:呼气中酒精浓度与血清酒精浓度相当。

(2)动脉血气分析:可有轻度代谢性酸中毒。

(3)血清电解质检测:可见低钾血症、低镁血症、低钙血症。

(4)血清葡萄糖检测:可有低血糖症。

(5)心电图检查:可见心律失常和心肌损害。

## 三、病情诊断

根据患者大量饮酒或摄入含酒精的饮料史,临床表现为急性中毒的中枢神经抑制症状、呼气中有酒味,参考实验室检查,可作出急性酒精中毒的诊断。

## 四、急救护理

### (一)紧急救护

#### 1.清除毒物

轻度醉酒一般不需作驱毒处理。饮酒量过大者,如神志尚清可予以催吐,但应严防误吸;如神志已模糊者应考虑洗胃。对来诊时已处于严重状态者,应早期进行血液透析治疗。

#### 2.解除中枢抑制作用

解除中枢抑制作用可用内啡肽拮抗药纳洛酮 0.4～0.8 mg,静脉注射,可每半小时左右重复注射,多数患者数次应用后可清醒。同时可用 10%高渗葡萄糖液 500 mL 加胰岛素 8～16 U 静脉滴注,加维生素 C、B 族维生素,促进酒精氧化。

### (二)一般护理

#### 1.卧床休息

采取侧卧位,以防呕吐致窒息和吸入性肺炎,同时要注意保暖。

#### 2.加强病情观察

如患者出现昏迷、呼吸慢而不规则、脉搏细弱、皮肤湿冷、大小便失禁、抽搐等异常情况,要及时进行处理。

#### 3.加强饮食指导

鼓励多饮水,绿豆汤、西瓜汁等都有较好的解酒作用,也可给予浓茶醒酒。

#### 4.加强药物应用的护理

注意观察用药效果,如吗啡、氯丙嗪等中枢抑制剂,同时做好液体出入量记录。

#### 5.对症治疗

保持呼吸道通畅、给氧;呼吸中枢抑制时,及时插管,机械辅助呼吸,慎用呼吸兴奋剂;及时解痉镇静,发生抽搐可用地西泮 5～10 mg 肌内注射或静脉注射,忌用巴比妥类;防止脑水肿、水电解质紊乱和酸碱平衡失调;纠正低血糖;注意防治呼吸道感染和吸入性肺炎。

6.健康指导

(1)生活指导。加强酒精中毒引起不良后果的宣传,倡导适量饮酒,严禁嗜酒的生活习惯。

(2)健康指导。加强宣传和教育,尤其是注意防止意外伤害及意外事故的发生:①意外伤害,如醉酒后可因落水、高坠、吸入呕吐物窒息而死;若冬季昏睡倒在室外,则易被冻伤甚则冻死,应予预防并避免。②意外事故,如酒后驾车肇事、打架斗殴、伤人毁物、工伤事故及其他暴力犯罪等,而且必须承担相关法律责任,应予以预防并及时制止。

(马莎莎)

# 第二节　急性一氧化碳中毒

## 一、概述

### (一)定义

急性一氧化碳中毒是指人体短时间内吸入过量一氧化碳所造成的脑及全身其他组织缺氧性疾病,严重者可引起死亡。

### (二)病因

1.职业性中毒

职业性中毒如矿山采掘放炮、煤矿瓦斯爆炸、火灾现场、钢铁冶炼、化肥生产、制造甲醇、丙酮等都可产生大量的一氧化碳,若通风防护不当,吸入可致中毒。

2.生活性中毒

日常生活中,煤炉产生的气体中一氧化碳含量达 6％～30％。室内门窗紧闭,火炉无烟囱或烟囱堵塞、漏气都可引起一氧化碳中毒。

### (三)发病机制

一氧化碳被人体吸入进入血液后,85％与血红蛋白结合形成稳定的碳氧血红蛋白。由于碳氧血红蛋白的亲和力比氧合血红蛋白的氧和力大 240 倍,而碳氧血红蛋白解离却比正常血红蛋白慢 3 600 倍,因此,血液中一氧化碳与氧竞争血红蛋白时,大部分血红蛋白成为碳氧血红蛋白。碳氧血红蛋白携氧能力差,引起组织缺氧,而碳氧血红蛋白解离曲线左移,血氧不易释放更加重组织缺氧。此外,一氧化碳还可与还原型细胞色素氧化酶的二价铁结合,抑制该酶活性,影响组织细胞呼吸与氧化过程,阻碍对氧利用。脑和心脏(对缺氧最敏感的器官)最易遭受损害,脑内小血管迅速麻痹扩张,脑内 ATP 无氧情况下耗尽,钠泵运转不灵,钠离子蓄积于细胞内而诱发脑细胞内水肿。

### (四)临床表现

患者一般有明确的一氧化碳吸入史,中毒的程度与吸入时间的长短、吸入的浓度、机体对一氧化碳的敏感性、耐受性密切相关。一氧化碳急性中毒的临床表现根据碳合血红蛋白形成的程度可分为 3 级。

1.轻度中毒

血液中碳合血红蛋白占 10％～20％,患者有头痛、眩晕、心悸、恶心、呕吐、四肢无力,可有短暂的晕厥,还可诱发心绞痛发生,及时吸入新鲜空气后症状会迅速消失。

2.中度中毒

血液中碳合血红蛋白占 30％～40％,除上述症状外,患者还可昏睡或浅昏迷,瞳孔对光反应迟钝,皮肤和黏膜出现典型樱桃红色,及时抢救。呼吸新鲜空气或氧气后可较快清醒,各种症状数小时内消失,一般不留后遗症。

3.重度中毒

血液中碳合血红蛋白达到 50％以上,患者呈深昏迷,各种反射消失,瞳孔散大,血压下降,呼吸不规则,皮肤黏膜苍白或发绀,中毒性肝炎、休克、急性肾功能不全,最终呼吸空气,患者可数小时甚至数天不能清醒,死亡率高。

4.迟发性脑病(神经精神后发症)

急性一氧化碳中毒患者在清醒后,经过 2～60 天的"假愈期",可出现下列临床表现:①精神意识障碍,出现幻视、幻听、忧郁、烦躁等精神异常,少数可发展为痴呆。②锥体外系神经障碍,出现震颤麻痹综合征,部分患者逐渐发生表情缺乏,肌张力增加,肢体震颤及运动迟缓。③锥体系神经损害及大脑局灶性功能障碍,可发生肢体瘫痪、大小便失禁,失语,失明等。

**(五)治疗要点**

1.现场急救

(1)迅速脱离中毒现场:迅速将患者转移到空气新鲜的地方,卧床休息,保暖;保持呼吸道通畅。

(2)转运:清醒的患者。保持无障碍呼吸,有条件者应持续吸氧;昏迷中的患者,除持续吸氧外,应注意呼吸道护理,避免呼吸道异物阻塞。

2.院内救护

纠正缺氧:迅速纠正缺氧状态。吸入高浓度氧气可加速一氧化碳和血红蛋白解离,增加一氧化碳的排出。目前高压氧舱治疗效果最好。呼吸停止时,应及早进行人工呼吸,或用呼吸机维持呼吸。危重患者可考虑血浆置换。

3.进一步治疗

首先建立静脉通道,遵医嘱用药,防止并发症的发生。

(1)20％甘露醇:严重中毒后,脑水肿可在 24～48 小时发展到高峰。脱水疗法很重要。目前最常用的是 20％甘露醇静脉快速滴注,也可注射呋塞米脱水。

(2)能量合剂:常用药物有三磷酸腺苷、辅酶 A、细胞色素 C 和大量维生素 C 等,促进脑细胞功能恢复。

(3)血管扩张剂:常用的有 1％普鲁卡因 500 mL 静脉滴注,用芎嗪注射液 80 mg 溶于 250 mL 液体内静脉滴注等,防治迟发性脑病。

4.做好急诊监护

(1)应密切观察患者的生命体征,包括体温、脉搏、呼吸、血压、面色、神志、瞳孔的变化,尤其是中、重度中毒以呼吸困难、呼吸肌麻痹为主者,所以需要密切观察患者呼吸的频率、深浅度的变化;严密观察患者有无呕吐现象,观察患者的血压、神志意识及瞳孔的变化,监测水、电解质平衡,纠正酸中毒,并预防吸入性肺炎或肺部继发感染。

（2）防治并发症和后发症,加强昏迷期间的护理。保持呼吸道通畅,必要时行气管切开。定时翻身以防发生压疮和肺炎。注意营养,必要时鼻饲。高热者可采用物理降温方法,如头部用冰帽,体表用冰袋,使体温保持在 32 ℃左右。如降温过程中出现寒战或体温下降困难时,可用冬眠药物;严重中毒患者清醒后应继续高压氧治疗,绝对卧床休息,密切监护 2～3 周,直至脑电图恢复正常为主,预防迟发性脑病。

## 二、护理评估与观察要点

### (一)护理评估

（1）病史评估:一氧化碳接触史。

（2）身体评估:生命体征、意识状态、瞳孔大小、头痛程度。

（3）实验室及其他检查:脑电图可见弥漫性低波幅慢波,与缺氧性脑病进展相平行。

（4）高压氧治疗的效果。

（5）有无焦虑等心理改变。

### (二)观察要点

#### 1.现存问题观察

一氧化碳中毒的后果是严重的低氧血症,从而引起组织缺氧,吸入氧气可加速血红蛋白和一氧化碳解离,增加一氧化碳的排出。严密观察患者意识、瞳孔变化,生命体征,重点是呼吸和体温,缺氧情况。尿量改变,准确记录出入量。氧浓度过高肺表面活性物质相对减少,易出现肺不张。应严格执行给氧浓度和给氧时间,根据病情随时调整用氧流量,清醒者可间歇给氧。一氧化碳中毒 6 小时内给予高压氧治疗,可减少迟发性病的发生,并能促进昏迷患者觉醒。

#### 2.并发症的观察

（1）吸入性肺炎及肺水肿:常于中毒 2～4 天发生肺水肿、肺炎。清除呼吸道分泌物及呕吐物,严密观察体温、心率、血压等变化。应用抗生素控制感染,合并肺水肿时,控制液体滴速,给予强心利尿剂,准确记录出入液量。

（2）脑水肿:中毒严重者,脑水肿一般在 24～48 小时发展到高峰。应密切观察患者有无呕吐现象,呕吐时是否为喷射状。并及时认真听取患者的主诉,一旦发现患者瞳孔不等大,呼吸不规则,抽搐等提示脑疝形成,应给予及时抢救处理。输液过程中密切观察体液的速度和量,观察是否有药液外渗,避免输液量过快、过多,防止发生急性脑水肿。应用脱水剂后观察膀胱充盈情况,对于昏迷不能自行排尿者,给予留置导尿管,并要准确记录出入量,注意尿量及颜色的变化。

（3）心律失常:保证持续氧气吸入,纠正缺氧状态,应用抗心律失常药及营养心肌药物,严密监测心率(律)、血压变化,迅速处理危急情况。

（4）急性肾衰竭:严密观察尿量及液体出入量,纠正休克及缺氧,必要时给予利尿剂,血液透析时做好相应护理。

## 三、急诊救治流程

急性一氧化碳中毒急诊救治流程详见图 10-1。

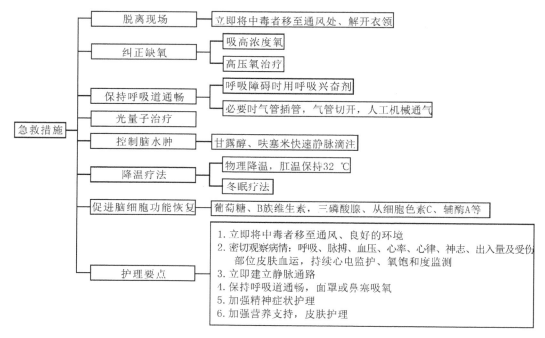

图 10-1　急性一氧化碳中毒急诊救治流程

（马莎莎）

# 第三节　急性脑血管病

脑血管病是由各种血管源性病因引起的脑部疾病的总称,可分为急性和慢性两种类型。急性脑血管病是一组突然起病的脑血液循环障碍性疾病,表现为局灶性神经功能缺失,甚至伴发意识障碍,称为脑血管意外或卒中,主要病理过程为脑缺血和脑出血两类。慢性脑血管病是指脑部因慢性的血供不足,导致脑代谢障碍和功能衰退,其症状隐袭,进展缓慢,如脑动脉粥样硬化、血管性痴呆等。

## 一、概述

### （一）血液供应

脑的血液由颈动脉和椎-基底动脉系统供应。

1.颈动脉系统

通过颈内动脉、大脑前动脉和大脑中动脉供应大脑半球前 3/5 部分的血液。

2.椎-基底动脉系统

通过两侧椎动脉、基底动脉、小脑上动脉、小脑前下动脉及小脑后下动脉和大脑后动脉供应大脑半球后 2/5 部分(枕叶和颞叶底部)及丘脑后半部、脑干和小脑的血液。

## （二）分类

### 1.缺血性脑血管病

缺血性脑血管病多由于脑动脉硬化等原因,使脑动脉管腔狭窄,血流减少或完全阻塞,脑部血液循环障碍,脑组织受损而发生的一系列症状。这类患者临床较多见,占全部脑血管患者的70%~80%。

### 2.出血性脑血管病

出血性脑血管病多由于长期高血压、先天性脑血管畸形等因素所致。由于血管破裂,血液溢出,压迫脑组织,血液循环受阻,常表现颅内压增高、神志不清等症状。这类患者占脑血管病的20%~30%。

## （三）危险因素

### 1.高血压

（1）高血压是最重要的危险因素。

（2）尤其是脑出血,只有当血压短期内急骤升高,造成血管破裂而导致出血性脑卒中。

（3）正常血压下的脑出血比较少见。

（4）血压长期持续高于正常,发生脑卒中的危险性高;血压越高,脑卒中的危险性越大。

### 2.吸烟

吸烟者脑卒中的发病率比不吸烟者高2~3倍;停止吸烟,危险随之消失。

### 3.糖尿病

糖尿病患者的脑卒中发生率明显高于正常人群。

### 4.高脂血症

高脂血症也可引发脑血管疾病。

### 5.嗜酒和滥用药物

嗜酒可引起高血压、心肌损害。有些药的滥用也会引起脑卒中,尤其是可卡因和其他毒品。可卡因能引起血压升高诱发脑出血。

### 6.肥胖

控制体重不仅有利于预防脑卒中,而且对高血压、糖尿病、高血脂都会带来有益的影响。

### 7.久坐不动的生活习惯

久坐不动,活动量少,容易肥胖,容易患高血压,也容易引起体内动脉血栓形成。

### 8.血液黏稠

由于血液黏稠容易形成血栓,堵塞脑血管,发生脑卒中。

### 9.心房颤动

慢性心房颤动容易在心脏内形成血栓,栓子脱落后随血流到达脑血管内导致脑栓塞。

# 二、临床特征

## （一）短暂性脑缺血发作

（1）突然发病,几分钟至几小时的局灶性神经功能缺失,多在24小时以内完全恢复,而且在CT等影像学上无表现,但可有反复的发作。

（2）颈动脉系统的缺血发作以对侧肢体发作性轻度瘫痪最为常见。

（3）椎-基底动脉系统的缺血发作有时仅表现为眩晕、眼球震颤、共济失调。

(4)未经治疗的短暂性脑缺血发作者约 1/3 以后可发展为脑梗死,1/3 继续反复发作,还有 1/3 可自行缓解。

**(二)脑血栓形成**

(1)脑血栓形成是脑血管疾病中较常见的一种。供应脑部的动脉血管壁发生病理改变,使血管腔变狭窄,最终完全闭塞,导致某一血管供应范围的脑梗死。脑梗死分为白色梗死和红色梗死。

(2)脑血栓形成的发病年龄较高,常有血管壁病变基础,如高脂血症、动脉粥样硬化、糖尿病等,可能有短暂性脑缺血发作史,多在安静、血压下降时发病,起病较缓。

(3)脑血栓形成的临床表现与血液供应障碍的部位有关:①颈内动脉,大脑前、中、后动脉,椎-基底动脉等血栓形成可出现相应动脉支配区的神经功能障碍。②脑动脉深支管腔阻塞,造成大脑深部或脑干的小软化灶,称为腔隙性梗死。

(4)其较常见且有特点的临床表现有:①纯运动性脑卒中、构音障碍、手笨拙综合征、纯感觉性脑卒中、共济失调性轻度偏瘫。②也有一部分患者不出现临床表现,仅在影像学检查时被发现。

**(三)脑栓塞**

(1)脑栓塞是指来自身体各部位的栓子经颈动脉或椎动脉进入颅内,阻塞脑部血管引起的脑功能障碍。

(2)栓子来源以心源性最常见,栓塞多见于颈内动脉系统,特别是大脑中动脉。

(3)由于栓子突然堵塞动脉,故起病急骤,且可多发。

(4)体检多见肢体偏瘫,常伴有风湿性心脏病和/或心房颤动等体征。

(5)红色梗死较为常见,诊治时应予警惕。

**(四)脑出血**

(1)脑出血指的是出血部位原发于脑实质,以高血压动脉硬化出血最为常见。

(2)80%位于大脑半球,主要在基底节附近;其次为各脑叶的皮质下白质;余者见于脑干、小脑、脑室,多在动态下发病。

(3)根据破裂血管的出血部位不同,临床表现各异。起病时血压明显增高,常见头痛、呕吐,伴脑局部病变的表现。①基底节区出血:常见对侧肢偏瘫、偏身感觉障碍及偏盲的"三偏征"。②脑叶出血:颅内高压和脑膜刺激征,对侧肢体有不同程度的瘫痪和感觉障碍,发病即昏迷。③脑桥中央区出血:深昏迷、针尖样瞳孔、四肢瘫痪、高热。④小脑出血:眩晕明显,频繁呕吐,枕部疼痛,以及共济失调、眼球震颤,严重者可出现脑干症状,颈项强直、昏迷。⑤脑室出血:可有一过性昏迷和脑膜刺激征,出血量多者昏迷、呕吐、去脑强直或四肢松弛性瘫痪。

**(五)蛛网膜下腔出血**

(1)蛛网膜下腔出血常指原发性蛛网膜下腔出血,即脑部非外伤性动脉破裂,血液流入蛛网膜下腔。

(2)常见的病因是先天性动脉瘤和脑血管畸形。前者多位于颅底动脉环的分支处,常累及脑神经,以动眼神经功能障碍较多。脑血管畸形常位于大脑前动脉和大脑中动脉供血区脑的表面,部分患者在过去史中可有癫痫发作史。

(3)临床表现以突发剧烈头痛、呕吐、脑膜刺激征为主,少数有抽搐发作、精神症状及脑神经受累,以动眼神经麻痹多见。年迈者的临床表现常不典型,多表现为精神症状或意识障碍。

（4）延迟性血管痉挛影响蛛网膜下腔出血死亡率的因素除再次复发出血外,由于蛛网膜下腔中血细胞直接刺激血管或血细胞破坏后产生多种血管收缩物质所致的延迟性血管痉挛也是因素之一。其临床表现的特征为:一般在蛛网膜下腔出血后的 2 周内出现渐进性意识障碍和局灶性神经功能障碍,如肢体瘫痪等,而头颅 CT 检查无再出血征象。如早期识别,积极处理,预后可有改善。

## 三、治疗原则

急性脑血管病处理的基本原则是在抢救患者生命的同时,力求及早明确病变类型和可能的病因。

**（一）急救措施**

（1）无法区别是出血性或缺血性时,则应该首先做如下处理:①保持安静,患者平卧。②保持呼吸道通畅,给氧。③严密观察意识(意识的变化可提示病情进展)、眼球位置(供病变定位参考)、瞳孔(判断脑神经受累及有否脑疝)、血压、心率、心律、呼吸、体温(可反映颅内压和病情程度)。④调控血压,最好能维持在患者的平时水平或 20.0/12.0 kPa(150/90 mmHg)左右,不宜降得过低。⑤加强护理,定时翻身、吸痰,保持大小便通畅,用脱水剂者应注意膀胱情况。⑥保持营养和水电解质平衡,如有头痛、呕吐等颅内高压症状时,应予降颅内压处理。

（2）一旦缺血性或出血性脑血管病诊断明确后,应分类处理。

**（二）短暂性脑缺血发作**

（1）其治疗主要是防治高血压和动脉硬化,如有心脏病、糖尿病、高脂血症等应积极治疗,也可采用脑血栓形成的治疗方法,外科手术尚需根据患者的具体情况重考虑。

（2）短暂性脑缺血发作是一个多病因的疾病,应排除脑血管病以外的病因,如脑肿瘤等。

（3）治疗原则是防止血栓进展及减少脑梗死范围。

**（三）脑血栓形成**

（1）有高血压者应用降压药,降压不宜过速过低,以免影响脑血流量。有意识障碍、颅内压增高、脑水肿者用脱水剂。

（2）扩充血容量用于无明显脑水肿及心脏严重功能不全者。

（3）溶栓药物溶栓治疗是脑血栓形成的理想治疗方法,用于起病后极早期及缓慢进展型卒中。溶栓治疗过程中,应注意出血并发症。

（4）抗凝治疗过去主张用于进展性非出血性梗死,但抗凝治疗可能发生出血并发症,要求有较完善的实验室条件,随时监测,不断调节剂量。

（5）可适当应用脑代谢活化剂,促进脑功能恢复。

（6）手术治疗对急性小脑梗死导致脑肿胀及脑内积水者,可作脑室引流术或去除坏死组织,以挽救生命。

**（四）脑栓塞**

（1）除治疗脑部病变外,要同时治疗脑栓塞的原发疾病。

（2）脑部病变的治疗基本上与脑血栓形成相同。

（3）脑栓塞常为红色梗死,溶栓治疗应予慎重。

**（五）脑出血**

（1）保持安静,防止继续出血。

（2）积极防治脑水肿，降低颅内压。

（3）调控血压，改善血液循环。

（4）加强护理，防治并发症。

（5）手术治疗：如基底节附近出血，经内科治疗症状继续恶化、小脑出血血肿体积＞15 mL或脑叶血肿＞45 mL，但体质较好者，条件许可时采取手术清除血肿。对通过颅骨钻孔清除血肿，其适应证和禁忌证尚未形成完全一致的认识。

（6）注意事项：①应用高渗性利尿剂等脱水时要注意水、电解质平衡和肾功能。②若无颅内压增高，血压应调控在发病前原有的水平或 20.0/12.0 kPa（150/90 mmHg）。③止血剂和凝血剂的应用尚有争议，但如伴有消化道出血或凝血障碍时应予使用。④用调控胃酸药以避免应激性溃疡。⑤有感染、尿潴留、烦躁或抽搐等应对症处理。

**（六）蛛网膜下腔出血**

治疗原则是制止出血，防治继发性脑血管痉挛，去除出血的原因和防止复发。

## 四、脑水肿与甘露醇

### （一）脑水肿的发生

急性脑血管疾病时的脑水肿主要与脑能量代谢和微循环障碍有关，近年强调自由基的毒性作用和细胞内钙超载是导致脑水肿的分子生物学机制。这些因素之间有密切的内在联系，它们对脑组织的损害及最终结果产生共同影响。

1.急性脑梗死

（1）脑损害的主要原因是缺血缺氧。在急性脑梗死早期，先出现细胞性脑水肿；若缺血缺氧迅速改善，细胞性脑水肿可减轻或消失；若缺血缺氧时间超过数小时至数天，导致血管内皮细胞和血-脑屏障损害，又可发生血管源性脑水肿。

（2）脑水肿进一步妨碍脑血流，使局部脑缺血缺氧进一步恶化。局部脑血流量减少，又促使梗死灶扩大及脑水肿加重，甚至引起颅内压增高。

（3）颅内压增高是使临床症状进一步恶化的主要原因。

2.脑出血

（1）颅内压增高的机制中血肿的占位效应是首要因素。颅腔内组织有一定的调节作用，可使约 50 mL 体积的血肿得到缓冲，使颅内压得到代偿。临床及实验发现，在血肿清除后，颅内压可获一过性降低，之后又有继发性升高。

（2）延迟性血肿清除时可见血肿周围脑组织已有明显水肿。这提示除血肿本身因素外，血肿周围脑水肿对颅内压增高可能起关键作用。实验还证实离血肿越近，脑水肿越重，且远离血肿的对侧半球脑含水量亦增加。

（3）临床及实验研究均发现脑出血后产生广泛性脑血流量降低，故目前认为缺血性因素参与了脑出血后脑水肿的形成。

（4）血管源性脑水肿产生于脑出血后的 12 小时内，而细胞性脑水肿在出血后 24 小时达高峰，并持续 2～3 天。

（5）由于血肿溶解而逸出的大分子物质进入细胞外间隙，引起局部渗透压梯度改变，大量水分进入组织间隙，而产生高渗性水肿。

**(二)甘露醇的作用机制**

(1)甘露醇是通过渗透性脱水作用减少脑组织含水量。用药后使血浆渗透压升高,能把细胞间隙中的水分迅速移入血管内,使组织脱水。

(2)由于形成了血-脑脊液的渗透压差,水分从脑组织及脑脊液中移向血循环,由肾脏排出,使细胞内外液量减少,从而达到减轻脑水肿、降低颅内压目的。

(3)甘露醇也可能具有减少脑脊液分泌和增加其再吸收,最终使脑脊液容量减少而降低颅内压。

(4)甘露醇还是一种较强的自由基清除剂,能较快清除自由基连锁反应中毒性强、作用广泛的中介基团羟自由基,减轻迟发性脑损伤,故近年已将甘露醇作为神经保护剂用于临床。

(5)甘露醇还具有降低血黏度,改善微循环,提高红细胞变形性,而促进组织水平的氧转运,有益于改善脑梗死和脑出血周围的脑水肿。

**(三)甘露醇的临床应用**

(1)甘露醇仍为急性脑血管疾病发病早期的主要脱水药物。虽然对急性脑血管疾病是否应用甘露醇仍有不同意见,焦点在于甘露醇是否脱去正常脑组织水分,而对脑损伤部位水肿组织无明显作用。但在临床实践中缺少确切的因用甘露醇引起脑部病情恶化的实例。

(2)急性脑血管疾病发病后不论轻重,都存在不同程度的脑水肿,原则上应使用抗脑水肿药物。

(3)由于甘露醇疗效发生快,作用持续时间长,每 8 g 甘露醇可带出水分 100 mL,脱水降颅内压作用可靠确实。

(4)对已有颅内压升高,甚至出现脑疝者,甘露醇应列为首选。

(5)脑血管疾病伴心功能不全者用甘露醇应慎重,以免因输入过快或血容量增加而诱发心力衰竭。脑血管疾病伴血容量不足时,宜在补充血容量后酌情使用甘露醇。脑血管疾病伴低蛋白血症时,宜先用 25%清蛋白或浓缩血浆调整血浆蛋白浓度后,再酌情使用甘露醇。

(6)甘露醇应用后先发生短暂性高血容量而使血压升高。故对同时伴高血压者,在用甘露醇前,可先用呋塞米将血容量调整后,再用甘露醇,以避免不良反应产生。

(7)当患者血浆渗透压＞330 mOsm/L 时,应停止使用。因此时无论给予任何剂量甘露醇,也不可能起到脱水作用。

**(四)使用方法**

1.使用时间

一般 7～10 天为宜。

2.使用剂量

根据病灶体积、脑水肿程度和颅内压情况而定。病灶直径在 3 cm 以上者,每天应给予一定量甘露醇。病灶大、脑水肿严重或伴颅高压者,予每次 1～2 g/kg,每 4～6 小时可重复使用;对出现脑疝者,剂量可更大些。尤其对于脑出血并发脑疝者,可为后续的手术治疗赢得时间。

3.用药速度

一般主张 250 mL 液量宜在 20 分钟内滴入。用药后 20 分钟,颅内压开始下降,2～3 小时达高峰,其作用持续 6 小时左右,颅内压可降低 46%～55%。有报道快速注入小剂量每次 0.25～0.5 g/kg甘露醇,可能获得与采用大剂量类似的效果。

**（五）注意事项**

1.预防内环境紊乱

甘露醇在降颅内压的同时也带走了水分和电解质,若不注意易导致水、电解质紊乱和酸碱平衡,更加重脑损害。故在用药期间,应定期观察有关项目,及时发现和调整。切勿将由于严重内环境紊乱导致脑功能恶化,误认为脱水不足而继续使用甘露醇,造成严重医源性后果。

2.预防肾功能损害

甘露醇肾病表现为用药期间出现血尿、少尿、无尿、蛋白尿、血尿素氮升高等。部分患者发病后不是死于脑血管疾病,而是死于肾衰竭,其中部分与甘露醇有关。故对原有肾功能损害者应慎用。主要非必要时用量切勿过大,使用时间勿过长。用药期间密切监测有关指标。发现问题及时减量或停用。一旦出现急性肾衰竭,应首选血液透析,部分患者经一次透析即可恢复。

3.注意反跳现象

一般认为甘露醇不能或很少进入脑细胞内,因此无反跳现象。但在不同患者,因其血管通透性改变程度不同而有差异。对通透性极度增高者,甘露醇可能会渗入脑组织而发生反跳现象。为防止反跳现象,在 2 次甘露醇用药期间,静脉注射 1 次高渗葡萄糖或地塞米松,以维持其降颅内压作用。

4.警惕变态反应

甘露醇变态反应少见,偶有致哮喘、皮疹甚至致死。

5.其他不良反应

（1）当给药速度过快时,部分患者出现头痛、眩晕、心律失常、畏寒、视物模糊和急性肺水肿等不良反应。剂量过大,偶可发生惊厥。

（2）可影响某些检查结果,可使血胆红素、肌酐增加,尿酸、磷酸盐增加,分析检验结果时需充分认识。

（3）心功能不全及脱水致少尿的患者慎用,有活动性颅内出血者禁用（开颅手术时除外）,因能透过胎盘屏障,引起胎儿组织水肿,故孕妇禁用。

**（六）护理措施**

1.静脉炎

近来静脉留置针和中心静脉穿刺的应用,大大减轻了血管穿刺性损伤,同时所选血管较粗,血流速度较快,降低了静脉炎的发生率。一旦出现注射静脉疼痛、发红等静脉炎症状,及时采取酒精湿敷、50％硫酸镁热敷、甘露醇加温输入等方法,可控制静脉炎症状,必要时更换部位,进行静脉穿刺。

2.渗漏

输注甘露醇时,一旦发生渗漏,需及时处理,可采取50％硫酸镁局部湿敷、0.01％酚妥拉明溶液浸湿纱布湿敷、烫伤膏外敷等措施,可改善微循环,消除水肿,防止组织坏死。如外渗伴有局部淤血,可局部封闭注射,可降低局部血管的脆性,从而减轻或阻止液体的外渗及疼痛反应,缓解血管痉挛,改善缺血缺氧状态,有利于渗出物的吸收,减轻局部损伤。如处理不及时,超过 24 小时多不能恢复,对已发生局部缺血处严禁使用热敷,因热敷可使局部组织温度升高,代谢加快,氧耗增加,加重组织坏死。

## 五、护理措施

### (一)体位

**1.急救体位**

(1)急性期应严格卧床,尽量少搬动患者,特别是出血性脑血管病急性期的重症患者,原则上应就地抢救。

(2)患者头部可放一轻枕,抬高 15°～30°,以促进静脉回流,减轻脑水肿,降低颅内压。

(3)对于缺血性脑血管病,为防止脑血流量减少,患者可取平卧位。

(4)头偏向一侧,可防止误吸,以保持呼吸道通畅。

**2.康复体位**

脑血管病的治疗实际上是分两个重要阶段进行的,一是急性期的治疗,二是恢复期的治疗与康复锻炼。两个治疗阶段有着密切的因果关系,但是具有同等的重要性。从急性期的治疗开始,不论患者意识清楚与否,护理人员都应注意肢体的正确姿势的摆放。防止出现畸形或肢体挛缩,使脑血管病患者康复后能恢复正常的姿势。

(1)仰卧位:头部枕于枕头上,躯干平展,在患侧臀部至大腿下外侧垫放一个长枕,防止患侧髋关节外旋。患侧肩胛下方放一枕头,使肩上抬,并使肘部伸直、腕关节背伸、手指伸开手中不握东西。患侧下肢伸展,可在膝下放一枕头,形成膝关节屈曲,足底不接触物品,可用床架支撑被褥。

(2)健侧卧位:健侧肢体处于下方的侧卧位。头枕于枕头上,躯干正面与床面保持直角。患侧上肢用枕头垫起,肩关节屈曲约 100°,上肢尽可能伸直,手指伸展开。患侧下肢用枕头垫起,保持屈髋、屈膝位,足部亦垫在枕头上,不能悬于枕头边缘。健侧肢体在床上取舒适的姿势,可轻度伸髋屈膝。健侧卧位有利于患侧的血液循环,可减轻患侧肢体的痉挛,预防患肢水肿。

(3)患侧卧位:患侧肢体处于下方,这样有助于刺激、牵拉患侧,减轻痉挛。患侧头稍前屈,躯干后倾,用枕头稳固支撑后背,患侧肩前伸、肘伸直、前臂旋后、手腕背伸、手心向上、手指伸展开。患侧下肢髋关节伸展、微屈膝。注意一定要保持患侧肩处于前伸位。

(4)上述三种卧床姿势,可经常交替变换。还可采取以下措施,保持正确体位:①腋下放置一枕头,防上肢内收挛缩。②患侧下肢足部放一稍软物体,以防足下垂。③大腿外侧置沙袋,以防外旋。④进行关节被动运动,每天至少 2 次。

### (二)急救护理

**1.镇静**

(1)许多患者有情绪激动的表现,这会对患者、看护者和家庭带来痛苦,并可能导致自伤。躁动的常见原因为发热、容量不足,去除病因后再考虑使用镇静剂及抗精神病药。

(2)推荐小心使用弱到强的地西泮药,迅速起效的苯二氮䓬类最好,但剂量不宜过大,以免影响意识程度的观察。必要时加用其他药如止痛药和神经地西泮药对症处理严重的头痛。剂量和服药时间应根据临床需要。

(3)慎用鸦片类药物及其他呼吸抑制剂。尤其是当伴有颅内压增高时,更应注意,以免导致呼吸骤停。

(4)卒中后癫痫的治疗,首选抗惊厥药为苯二氮䓬类,静脉给予地西泮(5 mg,>2 分钟,最大量10 mg),可反复应用,随后应改用长效抗惊厥药。

**2.血压**

(1)缺血或出血性卒中发生后血压升高,一般不需要紧急治疗。在发病 3 天内一般不用抗高血压药,除非有其他疾病:①心肌梗死;②出现梗死后出血;③合并高血压脑病;④合并主动脉夹层;⑤合并肾衰竭;⑥合并心脏衰竭。

(2)缺血性卒中需立即降压治疗的适应证是收缩压＞29.3 kPa(220 mmHg)、舒张压＞16.0 kPa(120 mmHg)或平均动脉压(MAP)＞17.3 kPa(130 mmHg)。需溶栓治疗者,应将血压严格控制在收缩压＜24.7 kPa(185 mmHg),或舒张压＜14.7 kPa(110 mmHg)。

(3)对出血性卒中,一般建议比脑梗死患者更积极控制血压。有高血压病史的患者,血压水平应控制平均动脉压在 17.3 kPa(130 mmHg)以下。刚进行手术后的患者应避免平均动脉压＞14.7 kPa(110 mmHg)。如果收缩压 24.0 kPa(180 mmHg),舒张压 14.0 kPa(105 mmHg),暂不降压。如果收缩压低于 12.0 kPa(90 mmHg),应给予升压药。

(4)平均动脉压＝舒张压＋1/3 收缩压与舒张压之差,或平均动脉压＝(收缩压＋2 倍舒张压)/3。

**3.高颅内压**

(1)头位抬高 20°～30°。

(2)保持患者良好体位,以避免颈静脉压迫。

(3)对于大多数患者,给予生理盐水或乳酸 Ringer's 溶液静脉注射维持正常的容量,速度 50 mL/h。除非患者有低血压,否则避免快速点滴,因为有增加脑水肿的危险。避免给予含糖溶液(怀疑低血糖者除外),此类溶液低渗,有增加脑水肿的危险。

(4)维持正常体温。

(5)渗透压治疗,如果有指征,用甘油果糖,甘露醇或地西泮。

(6)保持正常通气[$PCO_2$ 4.7～5.3 kPa(35～40 mmHg)或略低水平]。

(7)对于轻-中度脑血管病者,如无缺氧情况,不常规给氧;如 $SO_2$＜90％,给氧 2～4 L/min,禁忌高浓度吸氧。

(8)如果无病理性呼吸,血气分析提示中度缺氧,则给予氧吸入即可。如果有病理性呼吸、严重低氧血症或高碳酸血症、有较高误吸危险的昏迷患者,建议早期气管插管。

**(三)心理护理**

卒中患者因病程长,发病迅速,致残率高以至于引起患者忧郁、紧张、焦虑、烦躁、甚至轻生,这些不良的情绪刺激不但使患者在思想上产生消极对抗,使卒中患者失去锻炼的信心,而且对人体各系统产生影响,如使呼吸频率加快,神经功能失调,内分泌功能紊乱等。

护士应积极主动的给予患者心理疏导,安慰患者,消除不良情绪刺激。实践证明,不良的情绪可引起大脑皮层兴奋,促使去甲肾上腺、肾上腺素及儿茶酚胺分泌增加,以至于全身小动脉出现收缩,心跳加快,血压升高,易导致再卒中。而处于兴奋状态和良好情绪时,神经抑制解除,这时神经肌肉调节达到最佳状态,有利于肢体功能恢复。

**(四)健康教育**

**1.脑血管病后肢体运动恢复**

脑血管病的运动恢复,Brunnstrom 将它分为 6 个过程。

(1)第一期:松弛性瘫痪,无活动。

(2)第二期:在共同形式下的活动,出现痉挛。

(3)第三期:主动运动的出现仅见于肢体共同运动形式时,痉挛增强。

(4)第四期:在共同形式活动外,出现随意运动,痉挛减轻。

(5)第五期:能出现对个别或单独活动的控制。

(6)第六期:恢复至接近正常活动控制。

大多数患者可按以上分期恢复,但部分患者可因不同原因,使康复在某一时期不再延续好转。一般来说第一期持续时间7～10天,不超过2周;第二期、第三期时间从第二周到一个月末。

**2.卒中的危险和饮酒**

近来关于饮酒和卒中危险的临床观察性试验显示,两者之间是一种J形曲线关系,适当程度的饮酒引起缺血性卒中降低30%,而大量饮酒至少增加了60%的危险性。

结果显示每天饮用少于2份酒精饮料或者24 g以下酒精,能降低缺血性卒中的危险,而饮用5份酒精饮料或60 g以上的酒精,将显著增加任何类型卒中的危险包括出血性和缺血性卒中。

还发现饮酒和缺血性卒中危险性之间存在J形曲线关系,而和出血性卒中之间存在线性关系。和不饮酒者相比,每天饮酒超过60 g者出血性卒中危险性增加超过2倍,而且较低量饮酒者也没有发现保护作用。

因此,由于大多数卒中类型是缺血性卒中,适当饮酒导致的卒中总数的减少很大程度上是由于降低缺血性卒中引起的。

(马莎莎)

# 第四节 急性肺水肿

急性肺水肿是由不同原因引起肺组织血管外液体异常增多,液体由间质进入肺泡,甚至呼吸道出现泡沫状分泌物。表现为急性呼吸困难、发绀,呼吸做功增加,两肺布满湿啰音,甚至从气道涌出大量泡沫样痰液。人类可发生下列两类性质完全不同的肺水肿:心源性肺水肿(亦称流体静力学或血流动力学肺水肿)和非心源性肺水肿(亦称通透性增高肺水肿、急性肺损伤或急性呼吸窘迫综合征)。

## 一、发病机制

### (一)肺毛细血管静水压

肺毛细血管静水压(Pmv)是使液体从毛细血管流向间质的驱动力,正常情况下,Pmv约1.1 kPa(8 mmHg),有时易与肺毛细血管楔压(PCWP)相混淆。PCWP反映肺毛细血管床的压力,可估计左心房压(LAP),正常情况下较Pmv高0.1～0.3(1～2 mmHg)。肺水肿时PCWP和Pmv并非呈直接相关,两者的关系取决于总肺血管阻力(肺静脉阻力)。

### (二)肺间质静水压

肺毛细血管周围间质的静水压即肺间质静水压(Ppmv),与Pmv相对抗,两者差别越大,则毛细血管内液体流出越多。肺间质静水压为负值,正常值为－2.3～1.1 kPa(－17～－8 mmHg),可能与肺组织的机械活动、弹性回缩以及大量淋巴液回流对肺间质的吸引有关。

理论上 Ppmv 的下降亦可使静水压梯度升高,当肺不张进行性再扩张时,出现复张性肺水肿可能与 Ppmv 骤降有关。

### (三)肺毛细血管胶体渗透压

肺毛细血管胶体渗透压(πmv)由血浆蛋白形成,正常值为 $3.3\sim3.7$ kPa($25\sim28$ mmHg),但随个体的营养状态和输液量不同而有所差异。πmv 是对抗 Pmv 的主要力量,单纯的 πmv 下降能使毛细血管内液体外流增加。但在临床上并不意味着血液稀释后的患者会出现肺水肿,经血液稀释后血浆蛋白浓度下降,但过滤至肺组织间隙的蛋白也不断地被淋巴系统所转移,Pmv 的下降可与 πmv 的降低相平行,故 πmv 与 Pmv 间梯度即使发挥净渗透压的效应,也可保持相对的稳定。

πmv 和 PCWP 间的梯度与血管外肺水压呈非线性关系。当 Pmv$<2.0$ kPa($15$ mmHg)、毛细血管通透性正常时,πmv-PCWP$\leqslant1.2$ kPa($9$ mmHg)可作为出现肺水肿的界限,也可作为治疗肺水肿疗效观察的动态指标。

### (四)肺间质胶体渗透压

肺间质胶体渗透压(πpmv)取决于间质中渗透性、活动的蛋白质浓度,它受反应系数(δf)和毛细血管内液体流出率(Qf)的影响,是调节毛细血管内液体流出的重要因素。πpmv 正常值为 $1.6\sim1.9$ kPa($12\sim14$ mmHg),难以直接测定。临床上可通过测定支气管液的胶体渗透压鉴别肺水肿的类型,如支气管液与血浆蛋白的胶体渗透压比值$<60\%$,则为血流动力学改变所致的肺水肿,如比值$>75\%$,则为毛细血管渗透增加所致的肺水肿,称为肺毛细血管渗漏综合征。

### (五)毛细血管通透性

资料表明,越过内皮细胞屏障时,通透性肺水肿透过的蛋白多于压力性水肿,仅越过上皮细胞屏障时,两者没有明显差别。毛细血管通透性增加,使 δ 从正常的 $0.8$ 降至 $0.3\sim0.5$,表明血管内蛋白,尤其是清蛋白大量外渗,使 πmv 与 πpmv 梯度下降。

## 二、病理与病理生理

### (一)心源性急性肺水肿

正常情况下,两侧心腔的排血量相对恒定,当心肌严重受损和左心负荷过重而引起心排血量降低和肺淤血时,过多的液体从肺泡毛细血管进入肺间质甚至肺泡内,则产生急性肺水肿,实际上是左心衰竭最严重的表现,多见于急性左心衰竭和二尖瓣狭窄患者。

有以下并发症的患者术中易发生左心衰竭:①左心室心肌病变,如冠心病、心肌炎等;②左心室压力负荷过度,如高血压、主动脉狭窄等;③左心室容量负荷过重,如主动脉瓣关闭不全、左向右分流的先天性心脏病等。

当左心室舒张末压$>1.6$ kPa($12$ mmHg),毛细血管平均压$>4.7$ kPa($35$ mmHg),肺静脉平均压$>4.0$ kPa($30$ mmHg)时,肺毛细血管静水压超过血管内胶体渗透压及肺间质静水压,可导致急性肺水肿,若同时有肺淋巴管回流受阻,更易发生急性肺水肿。其病理生理表现为肺顺应性减退、气道阻力和呼吸作用增强、缺氧、呼吸性酸中毒,间质静水压增高压迫肺毛细血管、升高肺动脉压,从而增加右心负荷,导致右心功能不全。

### (二)神经源性肺水肿

中枢神经系统损伤后,颅内压急剧升高,脑血流量减少,造成下丘脑功能紊乱,解除了对视前核水平和下丘脑尾部"水肿中枢"的抑制,引起交感神经系统兴奋,释放大量儿茶酚胺,使周围血管强烈收缩,血流阻力加大,大量血液由阻力较高的体循环转至阻力较低的肺循环,引起肺静脉高压,肺毛细血管压随之升高,跨肺毛细血管 Starling 力不平衡,液体由血管渗入至肺间质和肺泡内,最终形成急性肺水肿。延髓是发生神经源性肺水肿的关键神经中枢,交感神经的激发是产生肺高压及肺水肿的基本因素,而肺高压是神经源性肺水肿发生的重要机制。通过给予交感神经阻断剂和肾上腺素 α 受体阻滞剂均可降低或避免神经源性肺水肿的发生。

### (三)液体负荷过重

围术期输血补液过快或输液过量,使右心负荷增加。当输入胶体液达血浆容量的 25% 时,心排血量可增多至 300%。若患者伴有急性心力衰竭,虽通过交感神经兴奋维持心排血量,但神经性静脉舒张作用减弱,对肺血管压力和容量的骤增已经起不到有效的调节作用,导致肺组织间隙水肿。

大量输注晶体液,使血管内胶体渗透压下降,增加液体从血管的滤出,聚集到肺组织间隙中,易致心、肾功能不全、静脉压增高或淋巴循环障碍患者发生肺水肿。

### (四)复张性肺水肿

复张性肺水肿是各种原因所致肺萎陷后,在肺复张时或复张后 24 小时内发生的急性肺水肿。一般认为与多种因素有关,如负压抽吸迅速排出大量胸膜积液、大量气胸所致的突然肺复张,均可造成单侧性肺水肿。

临床上多见于气胸或胸腔积液 3 个月后出现进行性快速肺复张,1 小时后可表现为肺水肿的临床症状,50% 的肺水肿发生在 50 岁以上老年人。水肿液的形成遵循 Starling 公式。复张性肺水肿发生时,肺动脉压和 PCWP 正常,水肿液蛋白浓度与血浆蛋白浓度的比值 $>0.7$,说明存在肺毛细血管通透性增加。肺萎陷越久,复张速度越快,胸膜腔负压越大,越易发生肺水肿。

肺复张性肺水肿的病理生理机制可能为:①肺泡长期萎缩,使 Ⅱ 型肺细胞代谢障碍,肺泡表面活性物质减少,肺泡表面张力增加,使肺毛细血管内液体向肺泡内滤出。②肺组织长期缺氧,使肺毛细血管内皮和肺泡上皮的完整性受损,通透性增加。③使用负压吸引设备,突然增加胸内负压,使复张肺的毛细血管压力与血流量增加,作用于已受损的毛细血管,使管壁内外的压力差增大;机械性力量使肺毛细血管内皮间隙孔变形,间隙增大,促使血管内液和血浆蛋白流入肺组织间隙。④在声门紧闭的情况下用力吸气,负压峰值可超 $-6.67$ kPa($-50$ cmH$_2$O),如负的胸膜腔内压传至肺间质,增加肺毛细血管和肺间质静水压之差,则增加肺循环液体的渗出。⑤肺的快速复张引起胸膜腔内压急剧改变,肺血流增加而压力升高,并产生高的直线血流速度,加大了血管内和间质的压差。当其超过一定阈值时,液体进入间质和肺泡形成肺水肿。

### (五)高原性肺水肿

高原性肺水肿是一种由低地急速进入海拔 3 000 m 以上地区的常见病,主要表现为发绀、心率增快、心排血量增多或减少、体循环阻力增加和心肌受损。其发病因素是多方面的,如缺氧性肺血管收缩、肺动脉高压、高原性脑水肿、全身和肺组织生化改变。肺代偿功能异常和心功能减退是造成重度低氧血症的直接原因。高原性肺水肿为高蛋白渗出性肺水肿,炎性介质是毛细血管通透性增加的主要原因。

### (六)通透性肺水肿

通透性肺水肿指肺水和血浆蛋白均通过肺毛细血管内间隙进入肺间质,肺淋巴液回流量增加,且淋巴液内蛋白含量亦明显增加,表明肺毛细血管内皮细胞功能失常。

### 1.感染性肺水肿

感染性肺水肿指继发于全身感染和/或肺部感染的肺水肿,如革兰阴性杆菌感染所致的败血症和肺炎球菌性肺炎均可引起肺水肿,主要是通过增加肺毛细血管壁通透性所致。肺水肿亦可继发于病毒感染。流感病毒、水痘-带状疱疹病毒所致的病毒性肺炎均可引起肺水肿。

### 2.毒素吸入性肺水肿

毒素吸入性肺水肿指吸入有害性气体或毒物所致的肺水肿。有害性气体包括二氧化氮、氯、光气、氨、氟化物、二氧化硫等,毒物以有机磷农药最为常见。其病理生理为:①有害性气体引起变态反应或直接损害,使肺毛细血管通透性增加,减少肺泡表面活性物质,并通过神经体液因素引起肺静脉收缩和淋巴管痉挛,使肺组织水分增加。②有机磷通过皮肤、呼吸道和消化道进入人体,与胆碱酯酶结合,抑制该酶的作用,使乙酰胆碱在体内积聚,导致支气管痉挛、分泌物增加、呼吸肌麻痹和呼吸中枢抑制,导致缺氧和肺毛细血管通透性增加。

### 3.淹溺性肺水肿

淹溺性肺水肿指淡水和海水淹溺所致的肺水肿。淡水为低渗性,被大量吸入后,很快通过肺泡-毛细血管膜进入血循环,导致肺组织的组织学损伤和全身血容量增加,肺泡-毛细血管膜损伤较重或左心代偿功能障碍时,诱发急性肺水肿。高渗性海水进入肺泡后,使得血管内大量水分进入肺泡引起肺水肿。肺水肿引起缺氧可加重肺泡上皮、毛细血管内皮细胞损害,增加毛细血管通透性,进一步加重肺水肿。

### 4.尿毒症性肺水肿

肾衰竭患者常伴肺水肿和纤维蛋白性胸膜炎。主要发病因素有:①高血压所致左心衰竭;②少尿患者循环血容量增多;③血浆蛋白减少,血管内胶体渗透压降低,肺毛细血管静水压与胶体渗透压差距增大,促进肺水肿形成。

### 5.氧中毒性肺水肿

氧中毒性肺水肿指长时间吸入高浓度($>60\%$)氧引起肺组织损害所致的肺水肿。一般在常压下吸入纯氧 12～24 小时,高压下 3～4 小时即可发生氧中毒。氧中毒的损害以肺组织为主,表现为上皮细胞损害、肺泡表面活性物质减少、肺泡透明膜形成,引起肺泡和间质水肿,以及肺不张。其毒性作用是由于氧分子还原成水时所产生的中间产物自由基(如超氧阴离子、过氧化氢、羟自由基和单线态氧等)所致。正常时氧自由基为组织内抗氧化系统(如超氧化物歧化酶、过氧化氢酶、谷胱甘肽氧化酶)所清除。吸入高浓度氧,氧自由基形成加速,当其量超过组织抗氧化系统清除能力时,即可造成肺组织损伤,形成肺损伤。

### (七)与麻醉相关的肺水肿

### 1.麻醉药过量

麻醉药过量引起肺水肿,可见于吗啡、美沙酮、急性巴比妥酸盐和海洛因中毒。发病机制可能与下列因素有关:①抑制呼吸中枢,引起严重缺氧,使肺毛细血管通透性增加,同时伴有肺动脉高压,产生急性肺水肿。②缺氧刺激下丘脑引起周围血管收缩,血液重新分布而致肺血容量增加。③海洛因所致肺水肿可能与神经源性发病机制有关。④个别患者的易感性或变态反应。

### 2.呼吸道梗阻

围术期喉痉挛常见于麻醉诱导期插管强烈刺激,亦见于术中神经牵拉反应,以及甲状腺手术因神经阻滞不全对气道的刺激。气道通畅时,胸腔内压对肺组织间隙压力的影响不大,但急性上呼吸道梗死时,用力吸气造成胸膜腔负压增加,几乎全部传导至血管周围间隙,促进血管内液进入肺组织间隙。上呼吸道梗阻时,患者处于挣扎状态,缺氧和交感神经活性极度亢进,可导致肺小动脉痉挛性收缩、肺小静脉收缩、肺毛细血管通透性增加。酸中毒又可增加对心脏做功的抑制,除非呼吸道梗阻解除,否则将形成恶性循环,加速肺水肿的发展。

3.误吸

围术期呕吐或胃内容物反流可引起吸入性肺炎和支气管痉挛,肺表面活性物质灭活和肺毛细血管内皮细胞受损,从而使液体渗出至肺组织间隙内,发生肺水肿。患者表现为发绀、心动过速、支气管痉挛和呼吸困难。肺组织损害的程度与胃内容物的 pH 直接相关,pH>2.5 的胃液所致的损害要比 pH<2.5 者轻微得多。

4.肺过度膨胀

一侧肺不张使单肺通气,全部潮气量进入一侧肺内,导致肺过度充气膨胀,随之出现肺水肿,其机制可能与肺容量增加有关。

## 三、临床表现

发病早期均先有肺间质性水肿,肺泡毛细血管间隔内的胶原纤维肿胀,刺激附近的肺毛细血管旁"J"感受器,反射性引起呼吸频率增快,促进肺淋巴液回流,同时表现为过度通气。

水肿液在肺泡周围积聚后,沿着肺动脉、静脉和小气道鞘延伸,在支气管堆积到一定程度,引起支气管狭窄,可出现呼气性啰音。患者常主诉胸闷、咳嗽,有呼吸困难、颈静脉曲张,听诊可闻及哮鸣音和少量湿啰音。若不及时发现和治疗,则继发为肺泡性肺水肿。

肺泡性肺水肿时,水肿液进入末梢细支气管和肺泡,当水肿液溢满肺泡后,出现典型的粉红色泡沫痰,液体充满肺泡后不能参与气体交换,通气/血流比值下降,引起低氧血症。插管患者可表现呼吸道阻力增大和发绀,经气管导管喷出或涌出大量的粉红色泡沫痰。

## 四、诊断

肺水肿发病早期多为间质性肺水肿,若未及时发现和治疗,可继发为肺泡性肺水肿,加重心肺功能紊乱,故应重视早期诊断和治疗。

肺水肿的诊断主要根据症状、体征和 X 线表现,一般并不困难。临床上同时测定 PCWP 和 πmv,πmv-PCWP 正常值为$(1.2\pm0.2)$ kPa$[(9.7\pm1.7)$ mmHg$]$,当 πmv-PCWP$\leqslant$0.5 kPa(4 mmHg)时,提示肺内肺水增多,有助于早期诊断。复张性肺水肿常伴有复张性低血压。

## 五、鉴别诊断

心源性肺水肿在肺间质和肺泡腔的渗出以红细胞为主。左心衰竭导致肺淤血。非心源性肺水肿在肺间质和肺泡腔的渗出以血浆内的一些蛋白、体液为主。肺泡-毛细血管膜的通透性增加,为漏出性肺水肿。

### (一)心源性肺水肿

1.主要表现

常突然发作、高度气急、呼吸浅速、端坐呼吸、咳嗽、咳白色或粉红色泡沫痰、面色灰白、口唇及肢端发绀、大汗、烦躁不安、心悸、乏力等。

2.体征

体征包括双肺广泛水泡音和/或哮鸣音、心率增快、心尖区奔马律及收缩期杂音、心界向左扩大,可有心律失常和交替脉,不同心脏病尚有相应体征和症状。

急性心源性肺水肿是一种严重的重症,必须分秒必争进行抢救,以免危及患者生命。具体急救措施包括:①非特异性治疗;②查出肺水肿的诱因并加以治疗;③识别及治疗肺水肿的基础心脏病变。

**(二)非心源性肺水肿**

1.主要表现

进行性加重的呼吸困难、端坐呼吸、大汗、发绀、咳粉红色泡沫痰。

2.体征

双肺可闻及广泛湿啰音,可先出现在双肺中下部,然后波及全肺。

3.X线

早期可出现 Kerley 线,提示间质性肺水肿,进一步发展可出现肺泡肺水肿的表现。

肺毛细血管楔压(PCWP)用于鉴别心源性及非心源性肺水肿。前者 PCWP＞1.6 kPa(12 mmHg),后者PCWP≤1.6 kPa(12 mmHg)。

# 六、治疗

治疗原则为病因治疗,是缓解和根本消除肺水肿的基本措施;维持气道通畅,充分供氧和机械通气治疗,纠正低氧血症;降低肺血管静水压,提高血浆胶体渗透压,改善肺毛细血管通透性;保持患者镇静,预防和控制感染。

**(一)充分供氧和机械通气治疗**

1.维持气道通畅

水肿液进入肺泡和细支气管后汇集至气管,使呼吸道阻塞,增加气道压,从气管喷出大量粉红色泡沫痰,即便用吸引器抽吸,水肿液仍大量涌出。采用去泡沫剂能提高水肿液清除效果。

2.充分供氧

轻度缺氧患者可用鼻导管给氧,每分钟 6～8 L;重度低氧血症患者,行气管内插管,进行机械通气,同时保证呼吸道通畅。约85%的急性肺水肿患者须行短时间气管内插管。

3.间歇性正压通气

间歇性正压通气通过增加肺泡压和肺组织间隙压力,阻止肺毛细血管内液滤出;降低右心房充盈压,减少肺内血容量,缓解呼吸肌疲劳,降低组织氧耗量。常用的参数是:潮气量 8～10 mL/kg,呼吸频率12～14 次/分,吸气峰值压力应＜4.0 kPa(30 mmHg)。

4.持续正压通气或呼气末正压通气

应用间歇性正压通气,$FiO_2$＞0.6 仍不能提高 $PaO_2$,可用持续正压通气或呼气末正压通气(PEEP)。通过开放气道,扩张肺泡,增加功能残气量,改善肺顺应性以及通气/血流比值。合适的 PEEP 通常先从0.67 kPa(5 cmH$_2$O)开始,逐步增加到1.33～2.00 kPa(10～15 cmH$_2$O),其前提是对患者心排血量无明显影响。

**(二)降低肺毛细血管静水压**

1.增强心肌收缩力

急性肺水肿合并低血压时,病情更为险恶。应用适当的正性变力药物使左心室能在较低的充盈压下维持或增加心排血量,包括速效强心苷、拟肾上腺素药和能量合剂等。

强心苷药物表现为剂量相关性的心肌收缩力增强,同时可以降低房颤时的心率、延长舒张期充盈时间,使肺毛细血管平均压下降。强心药对高血压性心脏病、冠心病引起的左心衰竭所造成的急性肺水肿疗效明显。氨茶碱除增加心肌收缩力、降低后负荷外,还可舒张支气管平滑肌。

**2.降低心脏前后负荷**

当中心静脉压为 2.00 kPa(15 cmH$_2$O),PCWP 增高达 2.0 kPa(15 mmHg)以上时,应限制输液,同时静脉注射利尿剂,如呋塞米、依他尼酸等。若不见效,可加倍剂量重复给药,尤其对心源性或输液过多引起的急性肺水肿,可迅速有效地从肾脏将液体排出体外,使肺毛细血管静水压下降,减少气道水肿液。使用利尿剂时应注意补充氯化钾,并避免血容量过低。

吗啡解除焦虑、松弛呼吸道平滑肌,有利于改善通气,同时具有降低外周静脉张力、扩张小动脉的作用,减少回心血量,降低肺毛细血管静水压。一般静脉注射吗啡 5 mg,起效迅速,对高血压、二尖瓣狭窄等引起的肺水肿效果良好,应早期使用。在没有呼吸支持的患者,应严密监测呼吸功能,防止吗啡抑制呼吸。休克患者禁用吗啡。

东莨菪碱、山莨菪碱及阿托品对中毒性急性肺水肿疗效满意,该类药物具有较强的解除阻力血管及容量血管痉挛的作用,可降低心脏前后负荷,增加肺组织灌注量及冠状动脉血流,增加动脉血氧分压,同时还具有解除支气管痉挛、抑制支气管分泌过多液体、兴奋呼吸中枢及抑制大脑皮质活动的作用。

患者体位对回心血量有明显影响,取坐位或头高位有助于减少静脉回心血量、减轻肺淤血、降低呼吸做功和增加肺活量,但低血压和休克患者应取平卧位。

α受体阻滞剂可使全身及内脏血管扩张、回心血量减少,改善肺水肿。可用酚妥拉明 10 mg 加入 5% 葡萄糖溶液 100~200 mL 静脉滴注。硝普钠通过降低心脏后负荷改善肺水肿,但对二尖瓣狭窄引起者要慎用。

**(三)镇静及防治感染**

**1.镇静药物**

咪达唑仑、丙泊酚具有较强的镇静作用,可减少患者的惊恐和焦虑,减轻呼吸急促,将急促而无效的呼吸调整为均匀有效的呼吸,减少呼吸做功。有利于通气治疗患者的呼吸与呼吸机同步,以改善通气。

**2.预防和控制感染**

感染性肺水肿继发于全身感染和/或肺部感染所致的肺水肿,革兰阴性杆菌所致的败血症是引起肺水肿的主要原因。各种原因引起的肺水肿均应预防肺部感染,除加强护理外,应常规给予抗生素以预防肺部感染。常用的抗生素有氨基苷类抗生素、头孢菌素和氯霉素。

给予抗生素的同时,应用肾上腺皮质激素,可以预防毛细血管通透性增加,减轻炎症反应,促使水肿消退,并能刺激细胞代谢,促进肺泡表面活性物质产生,增强心肌收缩,降低外周血管阻力。

临床常用的药物有氢化可的松、地塞米松和泼尼松龙,通常在发病 24~48 小时用大剂量皮质激素。氢化可的松首次静脉注射 200~300 mg,24 小时用量可达 1 g 以上;地塞米松首次用量可静脉注射 30~40 mg,随后每 6 小时静脉注射 10~20 mg,甲泼尼龙的剂量为 30 mg/kg 静脉注射,用药不宜超过72小时。

**(四)防治复张性肺水肿**

防止跨肺泡压的急剧增大是预防肺复张性肺水肿的关键。行胸腔穿刺或引流复张时,应逐步减少胸内液气量,复张过程应在数小时以上,负压吸引不应超过 1.33 kPa(10 cmH$_2$O),每次抽液量不应超过 1 000 mL。

若患者出现持续性咳嗽,应立即停止抽吸或钳闭引流管,术中膨胀肺时,应注意潮气量和压力适中,主张采用双腔插管以免健侧肺过度扩张,肺复张后持续做一段时间的 PEEP,以保证复张过程中跨肺泡压差不致过大,防止复张后肺毛细血管渗漏的增加。

肺复张性肺水肿治疗的目的是维持患者足够的氧合和血流动力学的稳定。无症状者无须特殊处理,低氧血症较轻者予以吸氧,较重者则需气管内插管,应用 PEEP 及强心利尿剂和激素。向胸内注入 50～100 mL 气体、做肺动脉栓塞术均是可取的方法。在肺复张期间要避免输液过多、过快。

## 七、病情观察与评估

(1)监测生命体征,观察患者有无呼吸增快(频率可达 30～40 次/分)、心率增快、脉搏细速、血压升高或持续下降。

(2)观察有无皮肤发绀、湿冷、毛孔收缩、尿量减少等微循环灌注不足表现。

(3)观察患者有无咯粉红色泡沫痰等肺水肿特征性表现。

(4)心肺听诊有无干啰音或湿啰音。

## 八、护理措施

### (一)体位

协助患者取坐位,双腿下垂。

### (二)氧疗

遵医嘱予以吸氧 6～8 L/min,可于湿化瓶中加入 50% 乙醇湿化,乙醇可使肺泡内泡沫表面张力降低而破裂、消散。若患者不能耐受,可降低乙醇浓度或间歇使用。病情严重者采用无创或有创机械通气。

### (三)用药护理

1.镇静剂

常用吗啡皮下或静脉注射,注意观察患者有无呼吸抑制、心动过缓、血压下降。呼吸衰竭、昏迷、严重休克者禁用。

2.利尿剂

常用呋塞米静脉推注,观察患者有无腹胀、恶心、呕吐、心律失常;有无嗜睡、意识淡漠、肌痛性痉挛;有无烦躁或谵妄、呼吸浅慢、手足抽搐等低钾、低钠血症及低氯性碱中毒等电解质紊乱表现。准确记录 24 小时尿量,监测血钾变化和心律。

3.血管扩张剂

常用硝普钠和硝酸甘油静脉滴注或微量泵泵入。硝普钠现配现用,避光输注,控制速度,严密监测血压变化,根据血压调整剂量。

4.洋地黄制剂

常用毛花苷 C 0.2～0.4 mg 稀释后缓慢静脉推注,观察心率和节律变化,心率或脉搏 <60 次/分钟时停止用药。当出现食欲减退、恶心、心悸、头痛、黄绿视、视物模糊,心律从规则变为不规则,或从不规则变为规则时可能是中毒反应,应立即停药并告知医师。

### 九、健康指导

(1)告知患者避免劳累、情绪激动等诱因。

(2)告知患者限制钠盐及液体摄入。

(3)告知患者疾病相关知识,如出现频繁咳嗽、气喘、咳粉红色泡沫痰时,立即取端坐位并及时就诊。

(马莎莎)

# 第五节　急性呼吸窘迫综合征

急性呼吸窘迫综合征(acute respiratory distress syndrome,ARDS)是指严重感染、创伤、休克等非心源性疾病过程中,肺毛细血管内皮细胞和肺泡上皮细胞损伤造成弥漫性肺间质及肺泡水肿,导致的急性低氧性呼吸功能不全或衰竭,属于急性肺损伤(acute lung injury,ALI)的严重阶段。以肺容积减少、肺顺应性降低、严重的通气/血流比例失调为病理生理特征。临床上表现为进行性低氧血症和呼吸窘迫,肺部影像学表现为非均一性的渗出性病变。本病起病急、进展快、死亡率高。

ALI 和 ARDS 是同一疾病过程中的两个不同阶段,ALI 代表早期和病情相对较轻的阶段,而 ARDS 代表后期病情较为严重的阶段。发生 ARDS 时患者必然经历过 ALI,但并非所有的 ALI 都要发展为 ARDS。引起 ALI 和 ARDS 的原因和危险因素很多,根据肺部直接和间接损伤对危险因素进行分类,可分为肺内因素和肺外因素。肺内因素是指致病因素对肺的直接损伤,包括:①化学性因素,如吸入毒气、烟尘、胃内容物及氧中毒等。②物理性因素,如肺挫伤、放射性损伤等。③生物性因素,如重症肺炎。肺外因素是指致病因素通过神经体液因素间接引起肺损伤,包括严重休克、感染中毒症、严重非胸部创伤、大面积烧伤、大量输血、急性胰腺炎、药物或麻醉品中毒等。ALI 和 ARDS 的发生机制非常复杂,目前尚不完全清楚。多数学者认为,ALI 和 ARDS 是由多种炎性细胞、细胞因子和炎性介质共同参与引起的广泛肺毛细血管急性炎症性损伤过程。

### 一、临床特点

ARDS 的临床表现可以有很大差别,取决于潜在疾病和受累器官的数目和类型。

**(一)症状体征**

(1)发病迅速:ARDS 多发病迅速,通常在发病因素(如严重创伤、休克、败血症、误吸)攻击后 12~48 小时发病,偶尔有长达 5 天者。

(2)呼吸窘迫:是 ARDS 最常见的症状,主要表现为气急和呼吸频率增快,呼吸频率大多在 25~50/分。其严重程度与基础呼吸频率和肺损伤的严重程度有关。

(3)咳嗽、咳痰、烦躁和神志变化:ARDS 可有不同程度的咳嗽、咳痰,可咳出典型的血水样痰,可出现烦躁、神志恍惚。

(4)发绀:是未经治疗 ARDS 的常见体征。

(5)ARDS患者也常出现呼吸类型的改变,主要为呼吸浅快或潮气量的变化。病变越严重,这一改变越明显,甚至伴有吸气时鼻翼翕动及三凹征。在早期自主呼吸能力强时,常表现为深快呼吸,当呼吸肌疲劳后,则表现为浅快呼吸。

(6)早期可无异常体征,或仅有少许湿啰音;后期多有水泡音,亦可出现管状呼吸音。

**(二)影像学表现**

1.胸部X线片

早期病变以间质性为主,胸部X线片常无明显异常或仅见血管纹理增多,边缘模糊,双肺散在分布的小斑片状阴影。随着病情进展,上述的斑片状阴影进一步扩展,融合成大片状,或两肺均匀一致增加的毛玻璃样改变,伴有支气管充气征,心脏边缘不清或消失,称为"白肺"。

2.胸部CT

与胸部X线片相比,胸部CT尤其是高分辨CT(HRCT)可更为清晰地显示出肺部病变分布、范围和形态,为早期诊断提供帮助。由于肺毛细血管膜通透性一致性增高,引起血管内液体渗出,两肺斑片状阴影呈现重力依赖性现象,还可出现变换体位后的重力依赖性变化。在CT上表现为病变分布不均匀:①非重力依赖区(仰卧时主要在前胸部)正常或接近正常;②前部和中间区域呈毛玻璃样阴影;③重力依赖区呈现实变影。这些提示肺实质的实变出现在受重力影响最明显的区域。无肺泡毛细血管膜损伤时,两肺斑片状阴影均匀分布,既不出现重力依赖现象,也无变换体位后的重力依赖性变化。这一特点有助于与感染性疾病鉴别。

**(三)实验室检查**

1.动脉血气分析

$PaO_2<8.0$ kPa(60 mmHg),有进行性下降趋势,在早期$PaCO_2$多不升高,甚至可因过度通气而低于正常;早期多为单纯呼吸性碱中毒;随病情进展可合并代谢性酸中毒,晚期可出现呼吸性酸中毒。氧合指数较动脉氧分压更能反映吸氧时呼吸功能的障碍,而且与肺内分流量有良好的相关性,计算简便。氧合指数参照范围为53.3～66.7 kPa(400～500 mmHg),在ALI时≤40.0 kPa(300 mmHg),ARDS时≤26.7 kPa(200 mmHg)。

2.血流动力学监测

通过漂浮导管,可同时测定并计算肺动脉压、肺动脉楔压等,不仅对诊断、鉴别诊断有价值,而且对机械通气治疗亦为重要的监测指标。肺动脉楔压一般<1.6 kPa(12 mmHg),若>2.4 kPa(18 mmHg),则支持左心衰竭的诊断。

3.肺功能检查

ARDS发生后呼吸力学发生明显改变,包括肺顺应性降低和气道阻力增高,肺无效腔/潮气量是不断增加的,肺无效腔/潮气量增加是早期ARDS的一种特征。

## 二、诊断及鉴别诊断

(1)有ALI和/或ARDS的高危因素。

(2)急性起病、呼吸频数和/或呼吸窘迫。

(3)低氧血症:ALI时氧合指数≤40.0 kPa(300 mmHg);ARDS时氧合指数≤26.7 kPa(200 mmHg)。

(4)胸部X线检查显示两肺浸润阴影。

(5)肺动脉楔压≤2.4 kPa(18 mmHg)或临床上能除外心源性肺水肿。

符合以上 5 项条件者,可以诊断 ALI 或 ARDS。必须指出,ARDS 的诊断标准并不具有特异性,诊断时必须排除大片肺不张、自发性气胸、重症肺炎、急性肺栓塞和心源性肺水肿(表 10-1)。

表 10-1　ARDS 与心源性肺水肿的鉴别

| 类别 | ARDS | 心源性肺水肿 |
|---|---|---|
| 特点 | 高渗透性 | 高静水压 |
| 病史 | 创伤、感染等 | 心脏疾病 |
| 双肺浸润阴影 | + | + |
| 重力依赖性分布现象 | + | + |
| 发热 | + | 可能 |
| 白细胞计数增多 | + | 可能 |
| 胸腔积液 | − | + |
| 吸纯氧后分流 | 较高 | 可较高 |
| 肺动脉楔压 | 正常 | 高 |
| 肺泡液体蛋白 | 高 | 低 |

## 三、急诊处理

ARDS 是呼吸系统的一个急症,必须在严密监护下进行合理治疗。治疗目标是:改善肺的氧合功能,纠正缺氧,维护脏器功能和防治并发症。治疗措施如下。

### (一)氧疗

应采取一切有效措施尽快提高 $PaO_2$,纠正缺氧。可给高浓度吸氧,使 $PaO_2 \geqslant 8.0$ kPa(60 mmHg)或 $SaO_2 \geqslant 90\%$。轻症患者可使用面罩给氧,但多数患者需采用机械通气。

### (二)去除病因

病因治疗在 ARDS 的防治中占有重要地位,主要是针对涉及的基础疾病。感染是 ALI 和 ARDS 常见原因也是首位高危因素,而 ALI 和 ARDS 又易并发感染。如果 ARDS 的基础疾病是脓毒症,除了清除感染灶外,还应选择敏感抗生素,同时收集痰液或血液标本分离培养病原菌和进行药敏试验,指导下一步抗生素的选择。一旦建立人工气道并进行机械通气,即应给予广谱抗生素,以预防呼吸道感染。

### (三)机械通气

机械通气是最重要的支持手段。如果没有机械通气,许多 ARDS 患者会因呼吸衰竭在数小时至数天内死亡。机械通气的指征目前尚无统一标准,多数学者认为一旦诊断为 ARDS,就应进行机械通气。在 ALI 阶段可试用无创正压通气,使用无创机械通气治疗时应严密监测患者的生命体征及治疗反应。神志不清、休克、气道自洁能力障碍的 ALI 和 ARDS 患者不宜应用无创机械通气。如无创机械通气治疗无效或病情继续加重,应尽快建立人工气道,行有创机械通气。

为了防止肺泡萎陷,保持肺泡开放,改善氧合功能,避免机械通气所致的肺损伤,目前常采用肺保护性通气策略,主要措施包括以下两方面。

1.呼气末正压

适当加用呼气末正压可使呼气末肺泡内压增大,肺泡保持开放状态,从而达到防止肺泡萎陷,减轻肺泡水肿,改善氧合功能和提高肺顺应性的目的。应用呼气末正压应首先保证有效循环血容量足够,以免因胸内正压增加而降低心排血量,而减少实际的组织氧运输;呼气末正压先从低水平 $0.29\sim0.49$ kPa($3\sim5$ cmH$_2$O)开始,逐渐增加,直到 PaO$_2$>8.0 kPa(60 mmHg)、SaO$_2$>90%时的呼气末正压水平,一般呼气末正压水平为 $0.49\sim1.76$ kPa($5\sim18$ cmH$_2$O)。

2.小潮气量通气和允许性高碳酸血症

ARDS 患者采用小潮气量($6\sim8$ mL/kg)通气,使吸气平台压控制在 $2.94\sim3.43$ kPa($30\sim35$ cmH$_2$O)以下,可有效防止因肺泡过度充气而引起的肺损伤。为保证小潮气量通气的进行,可允许一定程度的 CO$_2$ 潴留[PaCO$_2$ 一般不宜高于 $10.7\sim13.3$ kPa(80$\sim$100 mmHg)]和呼吸性酸中毒(pH $7.25\sim7.30$)。

### (四)控制液体入量

在维持血压稳定的前提下,适当限制液体入量,配合利尿剂,使出入量保持轻度负平衡(每天 500 mL 左右),使肺脏处于相对"干燥"状态,有利于肺水肿的消除。液体管理的目标是在最低 $0.7\sim1.1$ kPa($5\sim8$ mmHg)的肺动脉楔压下维持足够的心排血量及氧运输量。在早期可给予高渗晶体液,一般不推荐使用胶体液。存在低蛋白血症的 ARDS 患者,可补充清蛋白等胶体溶液和应用利尿剂,有助于实现液体负平衡,并改善氧合。若限液后血压偏低,可使用多巴胺和多巴酚丁胺等血管活性药物。

### (五)加强营养支持

营养支持的目的在于不但纠正现有的患者的营养不良,还应预防患者营养不良的恶化。营养支持可经胃肠道或胃肠外途径实施。如有可能应尽早经胃肠补充部分营养,不但可以减少补液量,而且可获得经胃肠营养的有益效果。

### (六)加强护理、防治并发症

有条件时应在重症监护室中动态监测患者的呼吸、心律、血压、尿量及动脉血气分析等,及时纠正酸碱失衡和电解质紊乱。注意预防呼吸机相关性肺炎的发生,尽量缩短病程和机械通气时间,加强物理治疗,包括体位、翻身、拍背、排痰和气道湿化等。积极防治应激性溃疡和多器官功能障碍综合征。

### (七)其他治疗

糖皮质激素、肺泡表面活性物质替代治疗、吸入一氧化氮在 ALI 和 ARDS 的治疗中可能有一定价值,但疗效尚不肯定。不推荐常规应用糖皮质激素预防和治疗 ARDS。糖皮质激素既不能预防 ARDS 的发生,对早期 ARDS 也没有治疗作用。ARDS 发病>14 天应用糖皮质激素会明显增加病死率。感染性休克并发 ARDS 的患者,如合并肾上腺皮质功能不全,可考虑应用替代剂量的糖皮质激素。肺表面活性物质,有助于改善氧合,但是还不能将其作为 ARDS 的常规治疗手段。

## 四、急救护理

在救治 ARDS 过程中,精心护理是抢救成功的重要环节。护士应做到及早发现病情,迅速协助医师采取有力的抢救措施。密切观察患者生命体征,做好各项记录,准确完成各种治疗,备齐抢救器械和药品,防止机械通气和气管切开的并发症。

### (一)护理目标

(1)及早发现 ARDS 的迹象,及早有效地协助抢救。维持生命体征稳定,挽救患者生命。

（2）做好人工气道的管理，维持患者最佳气体交换，改善低氧血症，减少机械通气并发症。

（3）采取俯卧位通气护理，缓解肺部压迫，改善心脏的灌注。

（4）积极预防感染等各种并发症，提高救治成功率。

（5）加强基础护理，增加患者舒适感。

（6）减轻患者心理不适，使其合作、平静。

**（二）护理措施**

（1）及早发现病情变化：ARDS 通常在疾病或严重损伤的最初 24 小时后发生。首先出现呼吸困难，通常呼吸浅快。吸气时可存在肋间隙和胸骨上窝凹陷。皮肤可出现发绀和斑纹，吸氧不能使之改善。

护士发现上述情况要高度警惕，及时报告医师，进行动脉血气和胸部 X 线等相关检查。一旦诊断考虑 ARDS，立即积极治疗。若没有机械通气的相应措施，应尽早转至有条件的医院。患者转运过程中应有专职医师和护士陪同，并准备必要的抢救设备，氧气必不可少。若有指征行机械通气治疗，可以先行气管插管后转运。

（2）迅速连接监测仪，密切监护心率、心律、血压等生命体征，尤其是呼吸的频率、节律、深度及血氧饱和度等。观察患者意识、发绀情况、末梢温度等。注意有无呕血、黑便等消化道出血的表现。

（3）氧疗和机械通气的护理治疗：ARDS 最紧迫问题在于纠正顽固性低氧，改善呼吸困难，为治疗基础疾病赢得时间。需要对患者实施氧疗甚至机械通气。

严密监测患者呼吸情况及缺氧症状。若单纯面罩吸氧不能维持满意的血氧饱和度，应予辅助通气。首先可尝试采用经面罩持续气道正压吸氧等无创通气，但大多需要机械通气吸入氧气。遵医嘱给予高浓度氧气吸入或使用呼气末正压呼吸（positive end expiratory pressure，PEEP）并根据动脉血气分析值的变化调节氧浓度。

使用 PEEP 时应严密观察，防止患者出现气压伤。PEEP 是在呼气终末时给予气道以一恒定正压使之不能回复到大气压的水平。可以增加肺泡内压和功能残气量改善氧合，防止呼气使肺泡萎陷，增加气体分布和交换，减少肺内分流，从而提高 $PaO_2$。由于 PEEP 使胸腔内压升高，静脉回流受阻，致心搏减少，血压下降，严重时可引起循环衰竭，另外正压过高，肺泡过度膨胀、破裂有导致气胸的危险。所以在监护过程中，注意 PEEP 观察有无心率增快、突然胸痛、呼吸困难加重等相关症状，发现异常立即调节 PEEP 压力并报告医师处理。帮助患者采取有利于呼吸的体位，如端坐位或高枕卧位。

人工气道的管理有以下几方面。

妥善固定气管插管，观察气道是否通畅，定时对比听诊双肺呼吸音。经口插管者要固定好牙垫，防止阻塞气道。每班检查并记录导管刻度，观察有无脱出或误入一侧主支气管。套管固定松紧适宜，以能放入一指为准。

气囊充气适量。充气过少易产生漏气，充气过多可压迫气管黏膜导致气管食管瘘，可以采用最小漏气技术，用来减少并发症发生。方法：用 10 mL 注射器将气体缓慢注入，直至在喉及气管部位听不到漏气声，向外抽出气体每次 0.25～0.5 mL，至吸气压力到达峰值时出现少量漏气为止，再注入 0.25～0.5 mL 气体，此时气囊容积为最小封闭容积，气囊压力为最小封闭压力，记录注气量。观察呼吸机上气道峰压是否下降及患者能否发音说话，长期机械通气患者要观察气囊有无破损、漏气现象。

保持气道通畅。严格无菌操作,按需适时吸痰。过多反复抽吸会刺激黏膜,使分泌物增加。先吸气道再吸口、鼻腔,吸痰前给予充分气道湿化、翻身叩背、吸纯氧 3 分钟,吸痰管最大外径不超过气管导管内径的 1/2,迅速插吸痰管至气管插管,感到阻力后撤回吸痰管 1~2 cm,打开负压边后退边旋转吸痰管,吸痰时间不应超过 15 秒。吸痰后密切观察痰液的颜色、性状、量及患者心率、心律、血压和血氧饱和度的变化,一旦出现心律失常和呼吸窘迫,立即停止吸痰,给予吸氧。

用加温湿化器对吸入气体进行湿化,根据病情需要加入盐酸氨溴索、异丙托溴铵等,每天 3 次雾化吸入。湿化满意标准为痰液稀薄、无泡沫、不附壁能顺利吸出。

呼吸机使用过程中注意电源插头要牢固,不要与其他仪器共用一个插座;机器外部要保持清洁,上端不可放置液体;开机使用期间定时倒掉管道及集水瓶内的积水,集水瓶安装要牢固;定时检查管道是否漏气、有无打折、压缩机工作是否正常。

(4)维持有效循环,维持出入液量轻度负平衡。循环支持治疗的目的是恢复和提供充分的全身灌注,保证组织的灌流和氧供,促进受损组织的恢复。在能保持酸碱平衡和肾功能前提下达到最低水平的血管内容量。①护士应迅速帮助完成该治疗目标。选择大血管,建立 2 个以上的静脉通道,正确补液,改善循环血容量不足。②严格记录出入量、每小时尿量。出入量管理的目标是在保证血容量、血压稳定前提下,24 小时出量大于入量 500~1 000 mL,利于肺内水肿液的消退。充分补充血容量后,护士遵医嘱给予利尿剂,消除肺水肿。观察患者对治疗的反应。

(5)俯卧位通气护理:由仰卧位改变为俯卧位,可使 75% ARDS 患者的氧合改善。可能与血流重新分布,改善背侧肺泡的通气,使部分萎陷肺泡再膨胀达到"开放肺"的效果有关。随着通气/血流比例的改善进而改善了氧合。但存在血流动力学不稳定、颅内压增高、脊柱外伤、急性出血、骨科手术、近期腹部手术、妊娠等为禁忌实施俯卧位。①患者发病 24 小时后取俯卧位,翻身前给予纯氧吸入 3 分钟。预留足够的管路长度,注意防止气管插管过度牵拉致脱出。②为减少特殊体位给患者带来的不适,用软枕垫高头部 15°~30°角,嘱患者双手放在枕上,并在髋、膝、踝部放软枕,每 1~2 小时更换 1 次软枕的位置,每 4 小时更换 1 次体位,同时考虑患者的耐受程度。③注意血压变化,因俯卧位时支撑物放置不当,可使腹压增加,下腔静脉回流受阻而引起低血压,必要时在翻身前提高吸氧浓度。④注意安全、防坠床。

(6)预防感染的护理:①注意严格无菌操作,每天更换气管插管切口敷料,保持局部清洁干燥,预防或消除继发感染。②加强口腔及皮肤护理,以防护理不当而加重呼吸道感染及发生压疮。③密切观察体温变化,注意呼吸道分泌物的情况。

(7)心理护理,减轻恐惧,增加心理舒适度:①评估患者的焦虑程度,指导患者学会自我调整心理状态,调控不良情绪。主动向患者介绍环境,解释治疗原则,解释机械通气、监测及呼吸机的报警系统,尽量消除患者的紧张感。②耐心向患者解释病情,对患者提出的问题要给予明确、有效和积极的信息,消除心理紧张和顾虑。③护理患者时保持冷静和耐心,表现出自信和镇静。④如果患者由于呼吸困难或人工通气不能讲话,可提供纸笔或以手势与患者交流。⑤加强巡视,了解患者的需要,帮助患者解决问题。⑥帮助并指导患者及家属应用松弛疗法、按摩等。

(8)营养护理:ARDS 患者处于高代谢状态,应及时补充热量和高蛋白、高脂肪营养物质。能量的摄取既应满足代谢的需要,又应避免糖类的摄取过多,蛋白摄取量一般为每天 1.2~1.5 g/kg。

尽早采用肠内营养,协助患者取半卧位,充盈气囊,证实胃管在胃内后,用加温器和输液泵匀速泵入营养液。若有肠鸣音消失或胃潴留,暂停鼻饲,给予胃肠减压。一般留置 5 天后拔除,更换到对侧鼻孔,以减少鼻窦炎的发生。

**（三）健康指导**

在疾病的不同阶段，根据患者的文化程度做好有关知识的宣传和教育，让患者了解病情的变化过程。

（1）提供舒适安静的环境以利于患者休息，指导患者正确卧位休息，讲解由仰卧位改变为俯卧位的意义，尽可能减少特殊体位给患者带来的不适。

（2）向患者解释咳嗽、咳痰的重要性，指导患者掌握有效咳痰的方法，鼓励并协助患者咳嗽、排痰。

（3）指导患者自己观察病情变化，如有不适及时通知医护人员。

（4）嘱患者严格按医嘱用药，按时服药，不要随意增减药物剂量及种类。服药过程中，需密切观察患者用药后反应，以指导用药剂量。

（5）出院指导　指导患者出院后仍以休息为主，活动量要循序渐进，注意劳逸结合。此外，患者病后生活方式的改变需要家人的积极配合和支持，应指导患者家属给患者创造一个良好的身心休养环境。出院后1个月内来院复查1～2次，出现情况随时来院复查。

**（马莎莎）**

# 第十一章 重症护理

## 第一节 重症患者营养支持的护理

重症患者营养支持护理的重点是确保肠内或肠外营养的顺利供给,评估与预防与喂养管相关的合并症,阻塞、吸入及肠胃道并发症。

### 一、肠外营养的护理

重症患者的营养支持如是采用静脉高营养液(TPN)及脂肪乳剂时,需要密切的观察患者的耐受程度及可能出现的合并症。静脉高营养液通常在入院后48小时内给予,以促使患者能应付机体受伤后的代谢应激,及减轻骨骼及平滑肌蛋白的分解代谢。由于患者使用中心静脉或周围静脉导管给予高渗性营养液,更要密切观察管道的通畅性、感染、外渗等情况。针对患者需要使用周围静脉输注营养液时,为避免高渗透压,可将葡萄糖、氨基酸及脂肪混合输注,以降低渗透压,提供浓缩的能量。对于那些无法使用中心静脉输注营养液的患者,可采用此方法进行短期的营养液提供。在输完脂肪乳剂或全营养混合液后4～6小时应检测患者的甘油三酯以掌握代谢情况。使用输液泵输注营养液时要确保仪器及输液速度的正确性,每班核对输液量及已输入量。给液速度要缓慢地增加或逐渐地减量后停止营养液的支持,通常每天的输液速度为50～100 mL/h,而后依照患者的病情及需要每天以25～50 mL/h的速度逐渐增加。

### 二、肠内营养管位置的检查方法

肠内营养的供给需要依赖胃管或小肠管,它们的放置位置极为关键,需要确定且避免患者因喂养管移位而引发的相关并发症。肠内营养管置入后需立即检查是否到达理想的位置,每次肠内营养开始时需再检查肠内营养管的位置,对于持续肠内营养的患者建议每班检查一次。另外临床上经验显示有气管插管和气管切开的患者并不能阻止肠内营养管误入或移位至呼吸道,因此这样的患者也需定期检查肠内营养管的位置。

腹部X线平片法是最准确确定胃管位置的方法,建议肠内营养开始前及肠内营养期间怀疑肠内营养管位置有问题时应用。

床边简易判断肠内营养管位置的方法主要包括腹部听诊法、观察回抽的胃液或小肠液法、胃液或小肠液法的 pH 测试法。通过向营养管内注入空气的同时在腹部听诊是常用的传统方法，但也可能出现假阳性结果。

为确保胃管插放位置的正确性，临床研究显示定期测试胃液或小肠液的 pH 是一个可信的简易方法。胃液的 pH 范围是 0～4，小肠液的 pH 范围是 6～8.5，使用制酸剂患者的胃 pH 可介于 0～6。

在测试胃液的 pH 时应同时观察回抽的胃液或小肠液的颜色，胃液应该是混浊的草绿色或褐色液体，而小肠液应该是清亮、金黄色、黏稠液体；当肠内营养管在胸膜腔内时，可抽出淡黄色液体，易被误认为是小肠液。当肠内营养管在气管内时，有误吸的患者可能会抽出类似胃液样的液体。

### 三、相关并发症的预防与护理

肠内营养并发症是肠内营养补充时常见的问题。并发症主要包括胃潴留、便秘、腹泻、腹胀、呕吐、反流、肺炎；由于这些并发症的发生，约有 15.2% 的患者因此停止了肠内营养。

Boulton-Jones 调查了 150 位接受小肠内营养支持的患者，这些病种包括烧伤、急性胰腺炎病、脓毒血症、大手术后胃瘫、骨髓移植、呕吐严重的化疗，这些疾病可导致胃运动性降低，不适合以鼻胃管进行肠内营养。调查结果显示以小肠管喂食出现较低的肠内营养并发症，主要并发症包括有小肠管移位到胃内或阻塞、高残胃量、腹泻、腹胀、胃肠出血、肺炎。目前，肠内营养的并发症中最严重的是肺炎，而高残胃量可导致腹胀、呕吐、反流，以致引起肠内营养相关性肺炎和/或肠内营养液的停用。为了避免误吸的发生，针对连续性喂食的患者，需要每 4～6 小时测量管道内胃液的 pH（胃液 pH<3.5）。间断性肠内营养能保持较低的胃 pH，从而被认为能减低胃内微生物的繁殖。

#### (一)预防喂养时的吸入性肺炎

重症患者较容易出现吸入性肺炎，引起此合并症的高危因素有：患者的意识不清、常平卧、使用鼻胃管、胃管位置异常、气管切开或气管内插管、呕吐、使用间断或一次性灌食、患有神经性疾病、腹部或胸部创伤、糖尿病、口腔卫生不良、年纪大及护理人力不足等。研究显示，超过 45% 的普通患者在睡眠期间可能发生吸入，70% 的意识障碍患者可能出现吸入，40% 的接受肠内营养的患者可能发生吸入，而高达 50%～75% 的呼吸机使用患者可能发生程度不等的管饲吸入，由此可见在重症监护室执行预防管饲吸入的重要性。

抬高床头 30°～45°角可减少胃液反流，降低肠内营养相关肺炎的发生。如疾病情况不允许，可协助患者右侧卧位以利胃的排空。如患者有气管插管，在喂食时气管内导管的气囊需要充气，避免食物反流时误吸。灌食后每 2 小时应评估耐受情况，如患者出现腹痛、嗳气、腹胀、肠鸣音降低、便秘、无排气、腹部压痛、恶心呕吐、同时伴有鼻胃管内胃潴留量大于 200 mL 或自胃造瘘管中引流出的胃潴留量大于 100 mL 时，则需要考虑是否不耐受灌食，需要进一步的检查腹部 X 片，评估是否有增大的胃泡或肿胀的小肠。

肠内营养供给时需要注意患者的口腔卫生，经常进行口腔护理能减低 60% 的肠内营养相关肺炎的发生。应该用一般的无菌溶液和无菌用物做口腔护理，而不需要使用含抗生素的口腔护理液，因为长期应用抗生素可引起细菌耐药性或引起真菌二重感染。应用肠内营养输液泵进行持续肠内营养可以降低营养相关肺炎的发生。

### (二)与肠内营养导管相关的皮肤护理

与喂养导管接触的皮肤需要每天评估,需要固定好导管避免移动时摩擦皮肤或伤害鼻腔或口腔黏膜。胃造瘘口皮肤更要避免胃液的侵蚀,如有胃液渗出,需要评估胃造瘘管充气囊是否正常,如皮肤出现红、肿、热、痛、异味或脓性分泌物,表明造瘘口皮肤感染,可依医嘱使用抗生素软膏及加强皮肤护理。由胶布引起的皮肤过敏很常见。胶布松脱而使管子被意外拔出常发生于意识清楚却不配合的患者中。

### (三)腹泻

针对患者的腹泻需要与所服用的药物不良反应加以区别,抗生素、洋地黄、轻泻剂、含镁的制剂及奎宁制剂容易出现腹泻,而高张性营养液含有高钾及其他电解质容易引起倾倒综合征和高渗性腹泻。

### (四)防止营养液污染相关措施

营养液污染可引起胃肠道症状,如腹泻、呕吐、腹胀,严重污染甚至可引起肺炎、败血症。肠内营养液的污染可来自患者自己胃肠道微生物的上行繁殖,或者回抽胃或小肠液时将喂养管末端的微生物带至喂养管近端繁殖,以致进一步上行污染营养液。外源性污染可因使用未消毒的用具、输注系统的设计不合理、工作人员的不当操作等因素而导致污染。关于营养液的理想输注保留时间目前的共识认为在非无菌环境下自行配置的营养液只能保留 4 小时,而医院自行配置的营养液只能保留 6 小时。依据目前的医院管理条例,医院不应该自行配置营养液,而应用商业原包装的肠内营养液,这种营养液可以保留 24 小时。多数的重症监护室均每 24 小时更换营养管及营养袋以避免营养袋因暴露在室温中,产生营养液的变化及可能的污染。

当营养输注暂停,或通过营养管给药后,或回抽胃或小肠液后,都应该及时用温水冲注营养管。营养管在任何时候都不应该高于营养袋,同时在进行营养支持管饲时需要确保导管不被污染。对于免疫有缺陷的患者应该用无菌水冲注营养管,避免管道可能的阻塞及细菌的滋生。

### (五)预防肠内营养喂养管阻塞

针对使用肠内营养的患者,喂食管需要定期冲洗,在连续性喂养期间每 3~4 小时需冲洗一次,可以20~30 mL的温水进行冲洗。而间断性喂养管道更需要在喂饲前、后进行冲洗,其中使用的冲洗的液体量需要考虑患者是否有限制液体情况。胰酶可用来防治管道的阻塞;其他的粉粒药物要尽量避免由胃管给药,液体药物是较好的选择,避免阻塞胃管。

### (六)检测喂养后胃潴留量

近年来的研究显示胃潴留量不是肠道进食耐受度的指标,也不能以胃潴留量来判断患者的临床病情进展。至于评估胃潴留量的时间间隔则因患者疾病情况而有所不同,间隔时间可从2~24 小时不等,肠内营养的第一天一般需要每 3~4 小时评估一次残余量,以后每 8~24 小时再评估一次。

护理人员经常通过检查胃潴留量、听肠鸣音和观察腹胀情况来评估患者胃肠功能,期望降低肠内营养相关肺炎的发生。目前对胃潴留量的认定从文献描述可知,胃潴留量由 100~500 mL 都曾被称为胃潴留量过多。高潴留量时应警惕患者可能存在其他潜在问题,所以要密切监测患者的疾病变化;只有患者有明显的反流、呕吐,甚至误吸,或者胃潴留量超过 500 mL 时才建议应立即停止肠内营养。当胃潴留量在 200~500 mL 时,建议减慢肠内营养的速度,同时给予促进胃排空的药。临床随机研究已证实应用促进胃排空的药物可缓解胃潴留量。

甲氧氯普胺(胃复安)是一种选择性的多巴胺拮抗剂,具有止吐作用,并能促进胃排空和加强胃肠道平滑肌运动。西沙必利是一种全胃肠促动力药,作用机制主要是使肠肌神经丛生理性分泌乙酰胆碱的能力加强,能促进消化蠕动的协调,因此能防止积食和反流的现象。红霉素是一种大环内酯类抗生素,除了抗生素作用外,红霉素能加强十二指肠肠嗜铬细胞分泌一种蛋白质,这种蛋白质可促进胃肠运动。

### (七)体位与胃潴留

由于重症患者常平躺在床,或抬高头 30°角卧床休息,此时的胃部可因体位关系,导致胃坐位于脊椎上。解剖上,胃可分为基底部与幽门部,由于胃的基底部不具有收缩功能,因此胃内容物必需充满胃基底部后才逐渐流过脊柱高处往幽门部位输送。如果患者的胃管是靠近胃的基底部,并在此处测量胃残余量,则所抽出的较多胃内容物是因为体位之故所导致胃内容物在此处聚集,不能代表患者有肠胃动力减慢情况。另外针对胃潴留量的测量在方法上有待进一步标准化,而胃潴留量与发生吸入性肺炎的风险、胃排空情况及喂食承受度间的相关性也尚待研究进一步的探讨。临床上对胃潴留量的判断更需要依赖临床经验,个别化评估与处理;除非是高危患者,对于胃潴留量小于 400 mL 的患者进行禁食的意义尚有待研讨。

## 四、重症患者营养支持常见的护理诊断及护理措施

重症患者使用肠内或肠外营养补充时,常见的护理诊断及护理措施包括以下。

### (一)营养失调

低于机体需要量与无法摄取、消化、吸收营养有关。

此时护理的重点在密切评估患者的营养需求,观察电解质、血氨、尿素、肌酐及血糖变化。每天测量患者体重,密切观察输入与排出的平衡,确保患者得到医嘱所开的营养量。期望在营养液的补充下,患者的营养生化指标,如血清蛋白达 35 g/L,转铁蛋白 1.8~2.6 g/L,达到氮平衡,伤口出现肉芽组织且没有感染现象,体重每天增加 120~250 g。

### (二)有误吸的危险

有误吸的危险与肠胃道出血、延迟胃排空时间及所使用胃管有关。

具体的护理措施包括以 X 线检测胃管位置,观察有无发热及评估呼吸系统,评估肠鸣音。喂食时及喂食后 1 小时抬高床头 30°角;如果胃潴留量大于每小时喂食量的 50%,则需要暂停喂食 1 小时,而后再测量胃潴留量。

### (三)腹泻

腹泻与一次性灌食、乳糖不耐受、灌输浓度、渗透压过高、药物、低纤维喂食内容物相关。

针对患者的腹泻,期望能在 24~48 小时,改善腹泻现象。护理评估需要关注肠鸣音、腹胀、腹泻频率与粪便性状、腹部绞痛次数、皮肤完整性及是否出现脱水现象。如患者接受一次性灌食,考虑改为间断性或持续性喂食。如有乳糖不耐受情况,可改为没有乳糖的营养品。检测喂食时的可能污染环节,室温下营养液每 8 小时更换,所有开封后的营养品在冷藏 24 小时后要丢弃,所有的喂食管道每 24 小时更换。考虑患者的喂食营养品的渗透压,如果营养液是高渗的需考虑稀释后应用。评估可能引起患者腹泻的药物,如抗生素、制酸剂、抗心律不齐的药物、$H_2$ 受体阻止剂、氯化钾等药物。

### (四)有体液不足的危险

有体液不足的危险与身体的调控机制失常有关。

发生液体供给不足时,可能出现高血糖或高血糖、高渗性非酮体综合征(hyperglyce mic hyperosmolar nonketotic syndrome,HHNS)。针对此现象,期望患者能有足够的液体补充,显示为血糖<300 mg/dL,输入与排出平衡,尿液比重 1.010～1.025,电解质平衡。患者的体重需要每天测量。密切记录输入与排出量,尿量如每千克体重少于 1 mL/h 时需要通知医师。密切观察血液渗透压指标及电解质平衡,避免过度的补充液体形成过度负荷。每 6 小时需要采集手指血糖,必要时需要依医嘱给予胰岛素以维持血糖<11.1 mmol/L(200 mL/dL)。依医嘱提供患者每千克体重 30～50 mL 的水分以稀释肠内营养的渗透压。

### (五)有感染的危险

有感染的危险与过多侵入性措施及营养不良有关。

期望患者体温正常,淋巴细胞 25%～40%,白细胞<11×10$^9$/L(11 000/mm$^3$),没有寒战、发热及胰岛素抵抗或败血症现象,静脉注射处没有红肿。具体的护理措施包括密切观察血象,了解白细胞动态变化;检测血糖;每 8 小时观察静脉灌注处是否异常或红肿。更换中心静脉导管敷料时严格遵守无菌操作。避免经营养支持的中心静脉导管抽血、测量中心静脉压或给药,尽量保持静脉营养管道的封闭性。依照单位标准定时更换中心静脉营养管道。需要时可针对中心静脉营养管道的两端采样进行细菌培养,实施感染质量监控,如有疑似感染时需要进行血培养。

## 五、营养支持的评价

营养支持需要系统地评价成效,评价指标包括体重变化、生化指标、身体症状等,均可了解营养支持的效果。在重症监护室每天需要评估营养支持的效果,以避免患者处于营养过多或过少的情况。患者的体重与输入量及排出量的平衡密切相关,代表患者的液体与营养补充状态。血清中电解质水平能提示营养液内需要补充的量,而尿素及肌酐的含量显示了肾脏对营养支持的承受能力。血糖代表对碳水化合物的耐受,而甘油三酯代表组织对脂肪的代谢利用,血清蛋白代表蛋白质的支持程度。掌握这些数值的变化代表重症护理人员了解患者的营养状况,也更能够在病情观察中为患者的需要提出适当的建议。同时,针对肠内营养喂养的方案也需要设置标准,定期针对营养品及喂养管道进行感染控制常规检验,形成肠内营养补充的常规护理标准,如此方可在医疗护理梯队中达成一致的操作标准,为重症患者提供具体的安全而合理的营养支持。

(马莎莎)

# 第二节　重症脑膜炎、脑炎

## 一、脑膜炎患者的重症护理

脑膜炎就是脑膜发炎,可由细菌或病毒感染所致。病毒性脑膜炎的症状非常轻微,然而细菌性脑膜炎的症状就可能会危及生命。病毒性脑膜炎多流行于冬季,通常都以散发病例出现,而且多发生在 5 岁以上的儿童。由于脑膜炎的症状有时难与上呼吸道感染区分,容易延误诊断和治疗,而其中细菌性脑膜炎常引发合并症甚至危及生命。

### (一)病因

根据年龄的不同,病原体也不同,一般分为细菌性和非细菌性两大类。新生儿细菌性脑膜炎以 B 族溶血性链球菌、肺炎链球菌、大肠埃希菌和金黄色葡萄球菌为主;婴幼儿以流感嗜血杆菌、肺炎链球菌以及脑膜炎球菌多见;儿童以脑膜炎球菌、金黄色葡萄球菌和肺炎链球菌为主。成人脑膜炎以肺炎链球菌为主。老年人的病原分布中肺炎球菌占 54%、脑膜炎球菌 16%、革兰阴性杆菌 8%、李斯特菌 7%、金黄色葡萄球菌 6%、链球菌 4%、流感杆菌 2%以及不明细菌 2%。非细菌性脑膜炎中以病毒性脑膜炎为最多,其中又以肠病毒脑膜炎最常见,每年夏季常有肠病毒脑膜炎的病例流行,严重时可并发脑炎,有生命危险。

**(二)发病机制**

病原菌可通过下列途径到达中枢神经系统。

1.经血流感染

经呼吸道如上呼吸道炎、支气管炎、肺炎等;经损伤的皮肤、黏膜或脐部创口等。细菌可从上述局部炎症处进入血流并通过血-脑屏障入侵脑膜,此为最常见的入侵途径。

2.邻近组织感染灶

如中耳炎、乳突炎、鼻窦炎等。病原菌可自病灶直接侵入脑膜,或脑脓肿溃破至脑膜。

3.先天畸形

如脑脊膜膨出、枕部或腰部皮肤窦道与蛛网膜下腔相通等先天畸形,使皮肤的细菌易侵入脑膜。

4.颅脑损伤及手术

可将细菌带入脑膜。

**(三)机体免疫状态**

病原体进入机体后是否侵入中枢神经系统,取决于机体的免疫状态及细菌的毒力两方面因素。在机体防御功能正常、细菌毒力弱的情况下,存在于一些部位的细菌仅处于寄居或带菌状态而并不致病;当人体免疫力明显下降或细菌毒力强时,细菌可自不同途径入侵脑膜而致病。

小儿免疫力较弱,尤其是新生儿及婴幼儿,所以该年龄段患病率较高。另外长期使用免疫抑制剂和肾上腺皮质激素,导致免疫功能低下,使一些平时不致病的低毒力致病菌,也可成为脑膜炎的主要病原。

**(四)病理生理改变**

病变主要发生在中枢神经系统。细菌入侵脑膜后引起软脑膜及蛛网膜化脓性炎症,蛛网膜下腔充满大量炎性渗出物,使整个脑组织表面及底部都覆盖一层脓性液体。肺炎链球菌感染时,稠厚的脓性纤维素性渗出物主要覆盖于大脑表面,尤其以顶部为甚,并可迅速形成粘连和包裹性积脓,甚至发生硬膜下积液或积脓。由于脑膜血管通透性增加,清蛋白易透过而形成积液。脑膜炎过程中硬脑膜及脑血管浅表静脉尤其是桥静脉的炎症栓塞和血管壁损伤的影响,可导致渗出、出血,使局部渗透压增高,因此周围水分进入硬膜下腔,形成硬膜下积液。脑膜表面的血管极度充血,常见血管炎病变,包括血管或血窦的血栓形成、血管壁坏死、破裂和出血。由于未能及早诊断和治疗,脓性炎症渗出物逆流而上,亦可由败血症引起。感染累及脑室内膜形成脑室膜炎;大脑表面和脑室附近的脑实质常有炎性改变,表现为充血、水肿,脑细胞变性坏死炎性细胞浸润等,形成脑膜脑炎。炎症累及脑神经,或因颅内压增高使脑神经受压、坏死,则可引起相应的脑神经损害,表现如失明、耳聋、面瘫等。如脓液黏稠或治疗不彻底则可发生粘连,阻塞脑室孔,或大脑表面蛛网膜颗粒因炎症后发生粘连并萎缩,导致脑脊液循环受阻及吸收障碍而形成脑积水。

## (五)临床表现

由于脑膜炎的症状有时难与上呼吸道感染作区分,容易延误诊断和治疗,而其中细菌性脑膜炎常造成合并症甚至危及生命。

### 1.新生儿和婴幼儿临床表现

这些患者脑膜炎症状大多不明显,临床表现差异也很大。婴儿早期阶段的症状包括嗜睡、发热、呕吐、拒绝饮食、啼哭增加,睡不安稳。较大的患儿还可能出现严重头痛、讨厌强光和巨大声音、肌肉僵硬,特别是颈部。各年龄层的病例中,一般是出现初始症状后就会发生进行性嗜睡,偶尔也可能会出现昏迷或惊厥等症状。有些患有脑膜炎患儿也可能会出现特殊的皮疹(呈粉红或紫红色、扁平、指压不褪色)。

### 2.老年人脑膜炎临床表现

症状不典型,尤其是原有糖尿病或心、肺疾病者。起病隐匿,如嗜睡、意识模糊、记忆力减退、定向困难、思维和判断迟缓。可无发热、头痛、呕吐和脑膜刺激症状,因此常误认为衰老性精神异常、脑动脉硬化性脑组织缺氧或脑出血等。

## (六)并发症和后遗症

### 1.硬膜下积液

硬膜下积液为常见并发症之一,多见于肺炎链球菌和流感杆菌脑膜炎,其发生率在婴幼儿约50%,主要为1岁以内前囟未闭的婴儿。硬膜下积液的特点为:经有效抗生素治疗4～6天后,脑脊液已好转,但发热持续不退,或退后又复升;同时出现颅内压增高症状,如频繁呕吐、惊厥、易激惹、持续昏睡、前囟膨隆、头围增大、颈项强直以及局灶性体征、肢体抽搐或瘫痪。

### 2.脑室管膜炎

脑室管膜炎是新生儿和婴幼儿较常见的并发症,表现为频繁呕吐、发热持续不退、反复抽搐、呼吸衰竭;或脑脊液检查已好转而发热不退、颅内压增高。

### 3.脑性低血钠症

脑膜炎时可因下视丘受累,抗利尿激素异常分泌,又因呕吐、进食少而致低钠血症和水中毒,出现尿少、轻度浮肿、频繁呕吐、反复惊厥和昏迷。

### 4.脑神经受损

由于脑实质损害及粘连可使脑神经受累,出现失明、耳聋、面瘫等。

### 5.后遗症

有智力落后、肢体瘫痪、癫痫、耳聋、失明、脑积水等。

## (七)治疗和护理

经过治疗后,脑膜炎通常可以完全复原。但少数患儿可能会出现一些脑部伤害,因而导致耳聋、癫痫或学习障碍。有时即使脑膜炎患儿得到及时治疗,但也可能会死亡,不过这种情况非常罕见。

### 1.治疗

病毒性脑膜炎治疗主要以降脑压和支持疗法为主,只有少数病毒有相应的抗病毒药物。细菌性脑膜炎需使用抗生素治疗、对症治疗和支持疗法;治疗原则是尽早选择有效抗生素,选择易于通过血-脑屏障而对机体毒性较低的抗菌药物;抗生素药物的剂量要高于一般常用量,宜静脉分次给药,以保证脑脊液中达到有效杀菌浓度;疗程要足,停药指征为临床症状消失,体温正常后3～5天,脑脊液常规、生化和培养均正常;尽量避免鞘内给药。

2.症状护理

(1)高热的护理:用物理降温,或使用退热剂降温;惊厥者可给予安定每次 0.2~0.3 mg/kg,缓慢静脉注射。

(2)颅内压增高的护理:应密切观察、积极采用降颅内压治疗。

(3)支持疗法及护理保证患者有足够的热量和液体量摄入,对意识障碍和呕吐的患者应暂时禁食,按医嘱准确给予静脉补液,并精确记录 24 小时出入液量,仔细检查有无异常的抗利尿激素分泌。

(4)维持体液平衡:有液体潴留的患者,必需限制液体量,每天每公斤体重 30~40 mL。当血钠达140 mmol/L时,液体量可逐渐增加到每天 60~70 mL/kg。对年幼、体弱或营养不良者,可补充血浆或少量鲜血。

3.并发症的观察和护理

严密观察患者的生命体征、意识状态、瞳孔、血压、评估患者头痛、呕吐的性质,观察有无脑膜刺激征(颈项强直、克氏、布氏征阳性)。并发有脑室炎时行侧脑室控制性引流,应做好脑室引流管的护理,及时评估固定情况,保持引流通畅,观察引流物的色、质、量。

## 二、脑炎患者的重症护理

脑炎是脑细胞发炎,脑炎通常由病毒感染引起,有少数病例的脑炎是由诸如流行性腮腺炎或传染性单核细胞增多症、单纯性疱疹病毒等传染性疾病所引起,有少数一些脑感染并非由病毒所引起。

### (一)病因

当病毒进入人体后,首先进入血液,引起病毒血症,随后可侵入全身器官或中枢神经系统;亦可由病毒直接侵犯中枢神经系统。发生病毒脑炎时,常引起神经细胞的炎症、水肿、坏死等改变,出现一系列临床表现。当炎症波及脑膜时,则称为病毒性脑膜脑炎。

### (二)发病机制和病理生理

当人体被带病毒的蚊虫叮咬后,病毒即进入血液循环中。发病与否,一方面取决于病毒的毒力与数量,另一方面取决于机体的反应性及防御机能。当病毒经血液循环可突破血-脑屏障侵入中枢神经系统,并在神经细胞内复制增殖,导致中枢神经系统广泛病变。

不同的神经细胞对病毒感受不同。同时脑组织在高度炎症时引起的缺氧、缺血、营养障碍等,造成中枢病变部位不平衡,如脑膜病变较轻,脑实质病变较重,间脑、中脑病变重,脊髓病变轻。

脑炎病变广泛存在于大脑及脊髓,但主要位于脑部,且一般以间脑、中脑等处病变为主。肉眼观察可见软脑膜大小血管高度扩张与充血、水肿。显微镜下可见血管病变脑内血管扩张、充血,小血管内皮细胞肿胀、坏死、脱落。血管周围环状出血,血管周围有淋巴细胞和单核细胞浸润,可形成"血管套"。神经细胞变性、肿胀与坏死,胞核溶解,坏死细胞周围常有小胶质细胞围绕并有中性粒细胞浸润,形成噬神经细胞现象。脑实质肿胀;软化灶形成后可发生钙化或形成空洞。

### (三)临床表现

脑炎病症的严重程度差别很大,轻度脑炎的症状跟任何病毒感染相同:头痛、发热、体力衰弱、没有食欲。较严重的脑炎症状是脑的功能受到明显的影响,造成心烦气躁、不安及嗜睡,最严重的症状是臀部或腿部肌肉无力,双重视觉(复视),语言及听觉困难,有些病例的嗜睡现象,会转变为昏迷不醒。

由于病毒的种类不同,脑炎的表现也就多种多样。病毒性脑炎可通过临床表现、脑脊液化验、脑电图及 CT 来诊断。少数有条件的医院可做特异性抗体或病毒分离,以期进一步明确病原。

不同病毒感染脑炎的临床特点如下。

(1)流行性乙型脑炎(简称乙脑)是由带病毒的蚊子传播而发生,最易引起高热、抽风、昏迷;发病急骤,进展迅速,致残率及病死率均较高。

(2)单纯疱疹病毒引起的脑炎病情亦十分严重。脑部不但有炎症、水肿,而且出血、坏死等亦较多发生。

(3)腮腺炎脑炎是流行性腮腺炎的一个合并症。患儿除腮腺肿痛外,逐渐产生头痛、呕吐等症状,提示脑部可能受到损害。有的患者在腮腺炎好转后才出现脑炎症状。极少数患者始终无腮腺炎之症状,一开始即出现脑炎的表现。

**(四)并发症**

脑及其周围组织因炎症或粘连可引起第 Ⅱ、Ⅲ、Ⅵ 及 Ⅷ 对脑神经损害、肢体运动障碍,失语、大脑功能不全、癫痫等。脑室间孔或蛛网膜下腔粘连可发生脑积水,后者又导致智能障碍、癫痫等。经脑膜间的桥静脉发生栓塞性静脉炎后可形成硬膜下积水,多见于1～2岁的幼儿。当及时和适当的治疗效果不满意,恢复期出现抽搐、喷射性呕吐,特别伴有定位体征,颅内压持续升高,以及发热等,即应想到硬膜下积水的可能。

**(五)治疗**

确诊或疑似患者均可采用抗病毒治疗。对于单纯疱疹病毒引起者可用阿昔韦洛;其他病毒引起者可用利巴韦林及中西医结合综合疗法。病毒性脑炎的预后与所感染的病原密切相关;单纯疱疹病毒引起者预后较差,不少存活患者留有不同程度的后遗症。

**(六)重症护理**

严密观察病情变化,包括生命体征、意识、颅内压增高的情况等。昏迷患者要做好生活护理,保持皮肤的完整性,预防压疮的产生,预防肢体失用性挛缩。应用呼吸机辅助呼吸的患者,评估患者的呼吸功能,保持呼吸道的通畅,预防下呼吸道感染,定时排除呼吸道分泌物。昏迷患者应加强饮食护理,保证足够的营养和液体的摄入,可予以鼻胃管喂食。

(马莎莎)

# 第三节　重症肌无力

重症肌无力(MG)是乙酰胆碱受体抗体(AchR-Ab)介导的,细胞免疫依赖及补体参与的神经-肌肉接头处传递障碍的自身免疫性疾病。病变主要累及神经-肌肉接头突触后膜上乙酰胆碱受体(AchR)。临床特征为部分或全身骨骼肌易疲劳,通常在活动后加重、休息后减轻,具有晨轻暮重等特点。MG 在一般人群中发病率为 8/10 万～20/10 万,患病率约为 50/10 万。

## 一、病因

(1)重症肌无力确切的发病机制目前仍不明确,但是有关该病的研究还是很多的,其中,研究最多的是有关重症肌无力与胸腺的关系,以及乙酰胆碱受体抗体在重症肌无力中的作用。大量的研究发现,重症肌无力患者神经-肌肉接头处突触后膜上的乙酰胆碱受体(AchR)数目减少,受体部位存在抗 AchR 抗体,且突触后膜上有 IgG 和 $C_3$ 复合物的沉积。

(2)抗 AchR 抗体的血清中的增高和突触后膜上的沉积所引起的有效的 AchR 数目的减少,是本病发生的主要原因。而胸腺是 AchR 抗体产生的主要场所,因此,本病的发生一般与胸腺有密切的关系。所以,调节人体 AchR,使之数目增多,化解突触后膜上的沉积,抑制抗 AchR 抗体的产生是治愈本病的关键。

(3)很多临床现象也提示本病和免疫机制紊乱有关。

## 二、诊断要点

### (一)临床表现

本病根据临床特征诊断不难。起病隐袭,主要表现受累肌肉病态疲劳,肌肉连续收缩后出现严重肌无力甚至瘫痪,经短暂休息后可见症状减轻或暂时好转。肌无力多于下午或傍晚劳累后加重,晨起或休息后减轻,称为"晨轻暮重"。首发症状常为眼外肌麻痹,出现非对称性眼肌麻痹和上睑下垂,斜视和复视,严重者眼球运动明显受限,甚至眼球固定,瞳孔光反射不受影响。面肌受累表现皱纹减少,表情困难,闭眼和示齿无力,咀嚼肌受累使连续咀嚼困难,进食经常中断;延髓肌受累导致饮水呛咳,吞咽困难,声音嘶哑或讲话鼻音;颈肌受损时抬头困难。严重时出现肢体无力,上肢重于下肢,近端重于远端。呼吸肌、膈肌受累,出现咳嗽无力、呼吸困难,重症可因呼吸肌麻痹继发吸入性肺炎可导致死亡。偶有心肌受累可突然死亡,平滑肌和膀胱括约肌一般不受累。感染、妊娠、月经前常导致病情恶化,精神创伤、过度疲劳等可为诱因。

### (二)临床试验

肌疲劳试验,如反复睁闭眼、握拳或两上肢平举,可使肌无力更加明显,有助诊断。

### (三)药物试验

1.新斯的明试验

以甲基硫酸新斯的明 0.5 mg 肌内注射或皮下注射。如肌力在半至 1 小时内明显改善时可以确诊,如无反应,可次日用 1 mg、1.5 mg,直至 2 mg 再试,如 2 mg 仍无反应,一般可排除本病。为防止新期的明的毒碱样反应,需同时肌内注射阿托品 0.5~1.0 mg。

2.依酚氯铵试验

适用于病情危重、有延髓性麻痹或肌无力危象者。用 10 mg 溶于 10 mg 生理盐水中缓慢静脉注射,至 2 mg 后稍停 20 秒,若无反应可注射 8 mg,症状改善者可确诊。

### (四)辅助检查

1.电生理检查

常用感应电持续刺激,受损肌反应及迅速消失。此外,也可行肌电图重复频率刺激试验,低频刺激波幅递减超过 10% 以上,高频刺激波幅递增超过 30% 以上为阳性。单纤维肌电图出现颤抖现象延长,延长超过 50 $\mu$s 者也属阳性。

**2.其他**

血清中抗 AchR 抗体测定约 85% 患者增高。胸部 X 线摄片或胸腺 CT 检查,胸腺增生或伴有胸腺肿瘤,也有辅助诊断价值。

### 三、鉴别要点

(1)本病眼肌型需与癔症、动眼神经麻痹、甲状腺毒症、眼肌型营养不良症、眼睑痉挛鉴别。

(2)延髓肌型者,需与真假延髓性麻痹鉴别。

(3)四肢无力者需与神经衰弱、周期性瘫痪、感染性多发性神经炎、进行性脊肌萎缩症、多发性肌炎和癌性肌无力等鉴别。特别由支气管小细胞肺癌所引起的 Lambert-Eaton 综合征与本病十分相似,但药物试验阴性。肌电图(EMG)有特征异常,静息电位低于正常,低频重复电刺激活动电位渐次减小,高频重复电刺激活动电位渐次增大。

### 四、规范化治疗

#### (一)胆碱酯酶抑制剂

主要药物是溴吡斯的明,剂量为 60 mg,每天 3 次,口服。可根据患者症状确定个体化剂量,若患者吞咽困难,可在餐前 30 分钟服药;如晨起行走无力,可起床前服长效溴吡斯的明 180 mg。

#### (二)皮质激素

皮质激素适用于抗胆碱酯酶药反应较差并已行胸腺切除的患者。由于用药早期肌无力症状可能加重,患者最初用药时应住院治疗,用药剂量及疗程应根据患者具体情况做个体化处理。

**1.大剂量泼尼松**

开始剂量为 60～80 mg/d,口服,当症状好转时可逐渐减量至相对低的维持量,隔天服 5～15 mg/d,隔天用药可减轻不良反应发生。通常 1 个月内症状改善,常于数月后疗效达到高峰。

**2.甲泼尼龙冲击疗法**

反复发生危象或大剂量泼尼松不能缓解,住院危重病例、已用气管插管或呼吸机可用,每天 1 g,口服,连用 3～5 天。如 1 个疗程不能取得满意疗效,隔 2 周可再重复 1 个疗程,共治疗 2～3 个疗程。

#### (三)免疫抑制剂

严重的或进展型病例必须做胸腺切除术,并用抗胆碱酯酶药。症状改善不明显者可试用硫唑嘌呤;小剂量皮质激素未见持续疗效的患者也可用硫唑嘌呤替代大剂量皮质激素,常用剂量为 2～3 mg/(kg·d),最初自小剂量 1 mg/(kg·d) 开始,应定期检查血常规和肝、肾功能。白细胞低于 $3×10^9$/L 应停用;可选择性抑制 T 和 B 淋巴细胞增生,每次 1 g,每天 2 次,口服。

#### (四)血浆置换

用于病情急骤恶化或肌无力危象患者,可暂时改善症状,或于胸腺切除术前处理,避免或改善术后呼吸危象,疗效持续数天或数月,该法安全,但费用昂贵。

#### (五)免疫球蛋白

通常剂量为 0.4 g/(kg·d),静脉滴注,连用 3～5 天,用于各种类型危象。

#### (六)胸腺切除

60 岁以下的 MG 患者可行胸腺切除术,适用于全身型 MG 包括老年患者,通常可使症状改善或缓解,但疗效常在数月或数年后显现。

### (七)危象的处理

**1.肌无力危象**

肌无力危象最常见,常因抗胆碱酯药物剂量不足引起,注射依酚氯铵或新斯的明后症状减轻,应加大抗胆碱酯药的剂量。

**2.胆碱能危象**

抗胆碱酯酶药物过量可导致肌无力加重,出现肌束震颤及毒蕈碱样反应,依酚氯铵静脉注射无效或加重,应立即停用抗胆碱酯酶药,待药物排出后重新调整剂量或改用其他疗法。

**3.反拗危象**

抗胆碱酯酶药不敏感所致。依酚氯铵试验无反应。应停用抗胆碱酯酶药,输液维持或改用其他疗法。

### (八)慎用和禁用的药物

奎宁、吗啡及氨基苷类抗生素、新霉素、多黏菌素、巴龙霉素等应禁用,地西泮、苯巴比妥等应慎用。

## 五、护理

### (一)护理诊断

**1.活动无耐力**

与神经-肌肉联结点传递障碍;肌肉萎缩、活动能力下降;呼吸困难、氧供需失衡有关。

**2.废用综合征**

与神经肌肉障碍导致活动减少有关。

**3.吞咽障碍**

与神经肌肉障碍(呕吐反射减弱或消失;咀嚼肌肌力减弱;感知障碍)有关。

**4.生活自理缺陷**

与眼外肌麻痹、眼睑下垂或四肢无力、运动障碍有关。

**5.营养不足**

低于机体需要量与咀嚼无力、吞咽困难致摄入减少有关。

### (二)护理措施

(1)轻症者适当休息,避免劳累、受凉、感染、创伤、激怒。病情进行性加重者须卧床休息。

(2)在急性期,鼓励患者充分卧床休息。将患者经常使用的日常生活用品(如便器、卫生纸、茶杯等)放在患者容易拿取的地方。根据病情或患者的需要协助其日常生活活动,以减少能量消耗。

(3)指导患者使用床档、扶手、浴室椅等辅助设施,以节省体力和避免摔伤。鼓励患者在能耐受的活动范围内,坚持身体活动。患者活动时,注意保持周围环境安全,无障碍物,以防跌倒,路面防滑,防止滑倒。

(4)给患者和家属讲解活动的重要性,指导患者和家属对受累肌肉进行按摩和被动/主动运动,防止肌肉萎缩。

(5)选择软饭或半流质饮食,避免粗糙干硬、辛辣等刺激性食物。根据患者需要供给高蛋白、高热量、高维生素饮食。吃饭或饮水时保持端坐、头稍微前倾的姿势。给患者提供充足的进餐时间、喂饭速度要慢,少量多餐,交替喂液体和固体食物,让患者充分咀嚼、吞咽后再继续喂。把药片碾碎后制成糊状再喂药。

(6)注意保持进餐环境安静、舒适;进餐时,避免讲话或进行护理活动等干扰因素。进食宜在口服抗胆碱酯酶药物后 30~60 分钟,以防呛咳。如果有食物滞留,鼓励患者把头转向健侧,并控制舌头向受累的一侧清除残留的食物或喂食数口汤,让食物咽下。如果误吸液体,让患者上身稍前倾,头稍微低于胸口,便于分泌物引流,并擦去分泌物。在床旁备吸引器,必要时吸引。患者不能由口进食时,遵医嘱给予营养支持或鼻饲。

(7)注意观察抗胆碱酯酶药物的疗效和不良反应,严格执行用药时间和剂量,以防因用量不足或过量导致危象的发生。

**(三)应急措施**

(1)一旦出现重症肌无力危象,应迅速通知医师;立即给予吸痰、吸氧、简易呼吸器辅助呼吸,做好气管插管或切开、人工呼吸机的准备工作;备好新斯的明等药物,按医嘱给药,尽快解除危象。

(2)避免应用一切加重神经肌肉传导障碍的药物,如吗啡、利多卡因、链霉素、卡那霉素、庆大霉素和磺胺类药物。

**(四)健康指导**

1.入院教育

(1)给患者讲解疾病的名称,病情的现状、进展及转归。

(2)根据患者需要,给患者和家属讲解饮食营养的重要性,取得他们的积极配合。

2.住院教育

(1)仔细向患者解释治疗药物的名称、药物的用法、作用和不良反应。

(2)告知患者常用药治疗方法、不良反应、服药注意事项,避免因服药不当而诱发肌无力危象。

(3)肌无力症状明显时,协助做好患者的生活护理,保持口腔清洁防止外伤和感染等并发症。

3.出院指导

(1)保持乐观情绪、生活规律、饮食合理、睡眠充足,避免疲劳、感染、情绪抑郁和精神创伤等诱因。

(2)注意根据季节、气候,适当增减衣服,避免受凉、感冒。

(3)按医嘱正确服药,避免漏服、自行停服和更改药量。

(4)患者出院后应随身带有卡片,包括姓名、年龄、住址、诊断证明,目前所用药物及剂量,以便在抢救时参考。

(5)病情加重时及时就诊。

(马莎莎)

# 第四节　重症病毒性肝炎

大多数病毒性肝炎预后良好,少部分人出现肝功能衰竭,我国定名为重型肝炎,预后较差。起病 10 天内出现急性肝功能衰竭现象称急性重症型;起病 10 天以上出现肝功能衰竭现象称亚急性重症型；在有慢性肝炎、肝硬化或慢性病毒携带状态病史的患者，出现肝功能衰竭表现称慢性重型肝炎。

## 一、诊断

### (一)病因

本病病原体为各型肝炎病毒。肝炎病毒与机体的免疫反应都与本病的发病有关。发病多有诱因，如急性肝炎起病后，未适当休息、治疗，嗜酒或服用损害肝脏药物、妊娠或合并感染等。

### (二)诊断要点

1.病史

急、慢性肝炎患者有明显的恶心、呕吐、腹胀等消化道症状。肝功能严重损害，特别是黄疸急骤加深，血清总胆红素＞171 $\mu$mol/L 或每天上升幅度＞17 $\mu$mol/L。在胆红素增高的同时，血清转氨酶活性反而相对较低，呈"胆-酶分离"现象。凝血酶原活动≤40％，有肝性脑病、出血、腹水等表现。要注意区别急性、亚急性、慢性重型肝炎的不同点，发病10天以内出现的重型肝炎是急性重型肝炎，其特点为肝性脑病出现早、肝浊音界缩小较明显。发病10天～8周出现的重型肝炎为亚急性重型肝炎，临床表现主要为严重消化道症状、重度黄疸、水肿及腹水，可有肝性脑病。慢性重型肝炎是在原有慢性肝炎或肝炎后肝硬化基础上出现的亚急性重型肝炎的临床表现，肝浊音界缩小不明显，病程一般较长。

2.危重指标

(1)突然出现精神、神志改变，即肝性脑病变化，从轻微的情绪与言行改变至严重的肝昏迷。

(2)短期内黄疸急剧加重，胆固醇或胆碱酯酶明显降低。

(3)腹胀明显加重，出现"胃型"；腹水大量增加、尿量急剧减少等表现。

(4)凝血酶原活动度极度减低，出血现象明显，或有 DIC 表现。

(5)出现严重并发症如感染、肝肾综合征等。

3.辅助检查

(1)血象：急性重型肝炎可有白细胞升高及核左移。慢性重型肝炎由于脾功能亢进，故白细胞总数升高不明显，血小板多有减少。

(2)肝功能明显异常：尤以胆红素升高明显，胆固醇(酯)与胆碱酯酶明显降低。慢性重型肝炎多有清蛋白明显减少，球蛋白升高，A/G 比值倒置。

(3)凝血酶原时间延长：凝血酶原活动度降低至40％以下。可有血小板减少、纤维蛋白原减少、纤维蛋白降解产物(FDP)增加等 DIC 的表现。

(4)血氨升高：正常血氨静脉血中应大于 58 $\mu$mol/L(100 $\mu$g/dL)，动脉血氨更能反映肝性脑病的轻重。

(5)氨基酸谱的测定：支链氨基酸正常或轻度减少，而芳香氨基酸增多，故支/芳比值下降。

(6)脑电图：可有高电压及阵发性慢波。脑电图检查有助于肝性脑病的早期诊断及判断预后。

(7)肾功能检查：有肝肾综合征时常有尿素及血清肌酐升高。

(8)各种肝炎病毒标志物检查：可确定病原及发现多型病毒重叠感染患者。

(9)肝活检：对不易确诊的患者应考虑做肝穿刺活检。但术前、术后应做好纠正出血倾向的治疗。如注射维生素 $K_1$、凝血酶原复合物、新鲜血浆，以改善凝血酶原活动度。术前、术后还可注射止血药。加强监护以防意外。

### (三)鉴别诊断

**1.药物及肝毒性毒物引起的急性中毒性重型肝炎**

本病应有服药史及毒物史，如抗结核药、磺胺类药、抗真菌药(酮康唑)等，中草药中的川楝子、雷公藤、黄药子也可引起，毒物中有毒蕈中毒、蛇毒等。

**2.妊娠急性脂肪肝**

本病多发生于第 1 胎，妊娠后期，急性上腹痛，频繁呕吐，黄疸深重，出血，很快出现昏迷、抽搐，B 超检查可见肝脏回声衰减。

## 二、治疗

### (一)治疗原则

治疗原则主要是综合治疗，包括支持疗法，防止肝坏死，改善肝功能，促进肝细胞再生，防止出血、肝性脑病、肝肾综合征、合并感染等并发症。

### (二)常规治疗

**1.一般支持疗法**

(1)绝对卧床休息，记 24 小时出入量，密切观察病情变化。

(2)保证必要的热量供应，尽可能减少饮食中的蛋白质，以控制肠内氨的来源。补充足量维生素 C、维生素 $K_1$ 及 B 族维生素。

(3)静脉输液，以 10％葡萄糖液 1 500～2 000 mL/d，内加水飞蓟素、促肝细胞生长素、维生素 C 2.0～5.0 g，静脉滴注。大量维生素 E 静脉滴注，有助于消除氧自由基的中毒性损害。

(4)输新鲜血浆或全血，1 次/2～3 天，人血清蛋白 5～10 g，1 次/天。

(5)支链氨基酸 250 mL，1～2 次/天。

(6)根据尿量及血中钠、钾、氯化物检测结果，调整补充电解质，以维持电解质平衡，防止低血钾。

**2.防止肝细胞坏死，促进肝细胞再生**

(1)肝细胞再生因子(HGF)80～120 mg 溶于 10％葡萄糖液 250 mL，静脉滴注，1 次/天。

(2)胸腺素 15～20 mg/d，溶于 10％葡萄糖液内静脉滴注。

(3)10％葡萄糖液 500 mL 加甘利欣 150 mg 或加强力宁注射液 80～120 mL，静脉滴注，1 次/天。10％门冬氨酸钾镁 30～40 mL，溶于 10％葡萄糖液中静脉滴注，1 次/天。长期大量应用注意观察血钾。复方丹参注射液 8～16 mL 加入 500 mL 右旋糖酐-40 内静脉滴注，1 次/天。改善微循环，防止 DIC 形成。

(4)前列腺素 $E_1$(PGE_1)，开始为 100 μg/d，以后可逐渐增加至 200 μg/d，加于 10％葡萄糖液 500 mL 中缓慢静脉滴注，半个月为 1 个疗程。

(5)胰高血糖素-胰岛素(G-I)疗法，方法为胰高血糖素 1 mg，普通胰岛素 10 U 共同加入 10％葡萄糖液 500 mL 内，缓慢静脉滴注，1～2 次/天。

**3.防治肝性脑病**

(1)严格低蛋白饮食，病情严重时可进无蛋白饮食，待病情好转后再逐渐增加。

(2)口服乳果糖糖浆 10～30 mL，3 次/天，以使粪便 pH 降到 5 为宜，从而达到抑制肠道细菌繁殖、减轻内毒素血症的效果。选用大黄煎剂、小量硫酸镁、20％甘露醇 20～50 mL 口服、口服新霉素、食醋保留灌肠等。

（3）防止低血钾与碱血症，用支链氨基酸或六合氨基酸 250 mL 静脉滴注，1～2 次/天。

（4）消除脑水肿，有脑水肿倾向者用 20％甘露醇 250 mL，加压快速静脉滴注。

4.防治出血

（1）观测血小板计数、凝血酶原时间、纤维蛋白原等，以便及早发现 DIC 征兆，尽早采取相应措施。早期应给改善微循环、防止血小板聚集的药物，如川芎嗪 160～240 mg，复方丹参注射液 8～18 mL，双嘧达莫 400～600 mg 等，加入葡萄糖液内静脉滴注。500 mL 右旋糖酐-40 加山莨菪碱注射液 10～20 mg，静脉滴注，如确已发生 DIC，应按 DIC 治疗。

（2）凝血因子的应用，纤维蛋白原 1.5 g 溶于 100 mL 注射用水中，缓慢静脉滴注，1 次/天。输新鲜血浆或新鲜全血。

（3）大剂量维生素 $K_1$ 应早应用，有人认为大剂量维生素 $K_1$、维生素 C、维生素 E 合用，可使垂死的肝细胞复苏。

（4）酚磺乙胺 500 mg，静脉注射，1 或 2 次/天。

（5）对有消化道大出血者，除输血及全身用止血药外，应进行局部相应处理。消化道出血，可口服凝血酶，每次 2 000 U；奥美拉唑 40 mg 静脉注射，1 次/6 小时；西咪替丁，每晚 0.4～0.8 g。可防治胃黏膜糜烂出血。对门静脉高压引起的上消化道出血，在血压许可的条件下，持续静脉滴注酚妥拉明以降低门脉压，可起到理想的止血效果。酚妥拉明 20～30 mg 加入 10％葡萄糖液 1 000～1 500 mL 缓慢静脉滴注 8～12 小时，注意观察血压。

5.防治肾衰竭

（1）尽量避免用有肾毒性的药物。

（2）选用川芎嗪、复方丹参、山莨菪碱、右旋糖酐-40 等。如已有肾功能不全、尿少者，应按急性肾衰竭处理。注意水、电解质平衡，防止高血钾。

（3）适当用利尿药，可用呋塞米 20～100 mg 稀释后静脉注射。

（4）经用药不能缓解高血钾与氮质血症，应行腹膜透析。

6.防感染

（1）注意口腔护理，保持病室空气清新，防止交叉感染。及早发现感染征兆，要特别注意腹腔、消化道、呼吸道、口腔、泌尿系统感染。可用乳酸菌制剂，以低于 50 ℃的低温水冲服，以预防肠道感染。

（2）及早用抗生素，在没有找到致病菌前，一般首先考虑革兰阴性菌感染，全面考虑选用抗生素。要特别注意避免使用肾毒性与肝毒性抗生素。

## 三、急救护理

### （一）护理目标

（1）患者及家属了解重症肝炎的诱发因素。

（2）患者症状改善，无护理并发症。

（3）为患者提供优质的护理服务，提高危重患者的生存质量，降低病死率。

（4）护士熟练掌握重症肝炎护理及预防保健知识。

(二)护理措施

**1.休息与活动**

卧床休息,病情允许时尽量采取平卧位。症状好转,黄疸消退,肝功能改善后,可逐渐增加活动量,以不感到疲劳为宜。肝功能正常1个月后可恢复日常活动及工作。

**2.饮食**

(1)饮食原则:高热量、高维生素、低脂、优质蛋白、易消化饮食。

(2)肝性脑病神志不清时禁止摄入蛋白质饮食,清醒后可逐渐增加蛋白质含量,每天约20 g,以后每隔3～5天增加10 g,逐渐增加至40～60 g/d。最好以植物蛋白为宜。

(3)肝肾综合征时低盐或无盐饮食,钠限制每天250～500 mg,进水量限制在1 000 mL/d。

(4)为患者提供清洁、舒适的就餐环境,促进食欲。

**3.预防感染**

(1)保持病房空气清新,减少探视。加强病房环境消毒,每天常规进行地面、物表、空气消毒。

(2)注意饮食卫生及餐具的清洁消毒,避免交叉感染。

(3)加强无菌操作,防止医源性感染。

(4)严格终末消毒。

**4.心理护理**

重症肝炎患者病情危重,病死率高,患者及家属易形成恐惧的心理状态,对治疗失去信心。护士应详细了解患者及家属对疾病的态度,耐心倾听患者诉说,安慰患者,建立良好的护患关系。讲解好转的典型病例,使患者树立战胜疾病的信心。

**5.症状护理**

(1)观察患者生命体征、神志、瞳孔、尿量的变化,并做好记录。

(2)每周测量腹围和体重。利尿速度不宜过快,腹水伴水肿者,每天体重下降≤1 000 g。单纯腹水患者,每天体重下降≤400 g。

(3)避免肝性脑病的各种诱发因素:注意保持大便通畅,防治感染,禁用止痛、麻醉、安眠和镇静药物,维持水电解质和酸碱平衡。

(4)观察有无肝性脑病、出血、肝肾综合征等并发症的发生,如有病情变化及时汇报医师并配合抢救。

**6.三腔二囊管护理**

(1)胃气囊充气200～300 mL,食道囊充气150～200 mL。

(2)置管期间可因提拉过猛或患者用力咳嗽出现恶心,频繁期前收缩甚至窒息症状,应立即将气囊口放开,放出三腔管内气体,并行进一步处理。

(3)经常抽吸胃内容物,观察有无再出血。

(4)置管期间应保持口、鼻清洁,忌咽唾液、痰液,以免误入气管。

(5)置管24小时应放气15～30分钟,以免食管、胃底黏膜受压过久坏死。

(6)出血停止后放出气囊的气体,保留管道,继续观察12～24小时,无出血现象可考虑拔管,拔管前应吞服液状石蜡20～30 mL。

**7.健康教育**

(1)向患者及家属讲解重症肝炎的诱因。

(2)按照医嘱合理用药,了解常用药物的作用、正确用量、用法、不良反应。勿自行使用镇静、安眠药物。

（3）合理饮食：高热量、高维生素、低脂、优质蛋白、易消化饮食。

（4）预防交叉感染：实施适当的家庭隔离，如患者的餐具、用具和洗漱用品应专用，定时消毒。

（5）避免劳累、饮酒及应用肝损害药物。

（6）定期复查肝功能。

（马莎莎）

# 第五节 重 症 肺 炎

肺炎是指终末气道、肺泡和肺间质的炎症，可由病原微生物、理化因素、免疫损伤、过敏及药物所致。细菌性肺炎是最常见的肺炎，也是最常见的感染性疾病之一。

目前肺炎按患病环境分成社区获得性肺炎（community-acquired pneumonia，CAP）和医院获得性肺炎（hospital-acquired pneumonia，HAP），CAP 是指在医院外罹患的感染性肺实质炎症，包括被具有明确潜伏期的病原体感染而入院后在平均潜伏期内发病的肺炎。HAP 亦称医院内肺炎（nosocomial pneumonia，NP），是指患者入院时不存在，也不处于潜伏期，而于入院 48 小时后在医院（包括老年护理院、康复院等）内发生的肺炎。HAP 还包括呼吸机相关性肺炎（ventilator associated pneumonia，VAP）和卫生保健相关性肺炎（healthcare associated pneumonia，HCAP）。CAP 和 HAP 年发病率分别约为 12/1 000 人口和 5～10/1 000 住院患者，近年发病率有增加的趋势。肺炎病死率门诊肺炎患者<5%，住院患者平均为 12%，入住重症监护病房（ICU）者约 40%。发病率和病死率高的原因与社会人口老龄化、吸烟、伴有基础疾病和免疫功能低下有关，如慢性阻塞性肺病、心力衰竭、肿瘤、糖尿病、尿毒症、神经疾病、药瘾、嗜酒、艾滋病、久病体衰、大型手术、应用免疫抑制剂和器官移植等。此外，亦与病原体变迁、耐药菌增加、HAP 发病率增加、病原学诊断困难、不合理使用抗生素和部分人群贫困化加剧等有关。

重症肺炎至今仍无普遍认同的定义，需入住 ICU 者可认为是重症肺炎。目前一般认为，如果肺炎患者的病情严重到需要通气支持（急性呼吸衰竭、严重气体交换障碍伴高碳酸血症或持续低氧血症）、循环支持（血流动力学障碍、外周低灌注）及加强监护治疗（肺炎引起的脓毒症或基础疾病所致的其他器官功能障碍）时可称为重症肺炎。

## 一、病因和发病机制

正常的呼吸道免疫防御机制（支气管内黏液-纤毛运载系统、肺泡巨噬细胞等细胞防御的完整性等）使气管隆凸以下的呼吸道保持无菌。是否发生肺炎决定于两个因素：病原体和宿主因素。如果病原体数量多，毒力强和/或宿主呼吸道局部和全身免疫防御系统损害，即可发生肺炎。病原体可通过下列途径引起社区获得性肺炎：①空气吸入；②血行播散；③邻近感染部位蔓延；④上呼吸道定植菌的误吸。医院获得性肺炎还可通过误吸胃肠道的定植菌（胃食管反流）和通过人工气道吸入环境中的致病菌引起，病原体直接抵达下呼吸道后，滋生繁殖，引起肺泡毛细血管充血、水肿，肺泡内纤维蛋白渗出及细胞浸润。

## 二、诊断

### (一)临床表现特点

1.社区获得性肺炎

(1)新近出现的咳嗽、咳痰或原有呼吸道疾病症状加重,并出现脓性痰,伴或不伴胸痛。

(2)发热。

(3)肺实变体征和/或闻及湿啰音。

(4)白细胞$>10×10^9/L$或$<4×10^9/L$,伴或不伴细胞核左移。

(5)胸部 X 线检查显示片状、斑片状浸润性阴影或间质性改变,伴或不伴胸腔积液。

以上 1~4 项中任何一项加第 5 项,除外非感染性疾病可做出诊断。CAP 常见病原体为肺炎链球菌、支原体、衣原体、流感嗜血杆菌和呼吸病毒(甲、乙型流感病毒、腺病毒、呼吸合胞病毒和副流感病毒)等。

2.医院获得性肺炎

住院患者 X 线检查出现新的或进展的肺部浸润影加上下列 3 个临床症候中的 2 个或以上可以诊断为肺炎。①发热超过 38 ℃。②血白细胞增多或减少。③脓性气道分泌物。

HAP 的临床表现、实验室和影像学检查特异性低,应注意与肺不张、心力衰竭和肺水肿、基础疾病肺侵犯、药物性肺损伤、肺栓塞和急性呼吸窘迫综合征等相鉴别。无感染高危因素患者的常见病原体依次为肺炎链球菌、流感嗜血杆菌、金黄色葡萄球菌、大肠埃希菌、肺炎克雷伯杆菌等;有感染高危因素患者为金黄色葡萄球菌、铜绿假单胞菌、肠杆菌属、肺炎克雷伯杆菌等。

### (二)重症肺炎的诊断标准

不同国家制定的重症肺炎的诊断标准有所不同,各有优缺点,但一般均注重对客观生命体征、肺部病变范围、器官灌注和氧合状态的评估,临床医师可根据具体情况选用。以下列出目前常用的几项诊断标准。

1.中华医学会呼吸病学分会颁布的重症肺炎诊断标准

(1)意识障碍。

(2)呼吸频率≥30 次/分。

(3)$PaO_2<8.0$ kPa(60 mmHg)、氧合指数($PaO_2/FiO_2$)$<39.9$ kPa(300 mmHg),需行机械通气治疗。

(4)动脉收缩压$<12.0$ kPa(90 mmHg)。

(5)并发脓毒性休克。

(6)X 线胸片显示双侧或多肺叶受累,或入院 48 小时内病变扩大≥50%。

(7)少尿:尿量$<20$ mL/h,或$<80$ mL/4 h,或急性肾衰竭需要透析治疗。

符合 1 项或以上者可诊断为重症肺炎。

2.美国感染病学会(IDSA)和美国胸科学会(ATS)修订的诊断标准

具有 1 项主要标准或 3 项或以上次要标准可认为是重症肺炎,需要入住 ICU。

(1)主要标准:①需要有创通气治疗。②脓毒性休克需要血管收缩剂。

(2)次要标准:①呼吸频率≥30 次/分。②$PaO_2/FiO_2≤250$。③多叶肺浸润。④意识障碍/定向障碍。⑤尿毒症(BUN≥7.14 mmol/L)。⑥白细胞减少(白细胞$<4×10^9/L$)。⑦血小板减少(血小板$<10$ 万$×10^9/L$)。⑧低体温($<36$ ℃)。⑨低血压需要紧急的液体复苏。

说明:①其他指标也可认为是次要标准,包括低血糖(非糖尿病患者)、急性酒精中毒/酒精戒断、低钠血症、不能解释的代谢性酸中毒或乳酸升高、肝硬化或无脾。②需要无创通气也可等同于次要标准的①和②。③白细胞减少仅为感染引起。

3.英国胸科学会(BTS)制定的 CURB(confusion,urea,respiratory rate and blood pressure)标准

(1)标准一:存在以下 4 项核心标准的 2 项或以上即可诊断为重症肺炎。①新出现的意识障碍;②尿素氮(BUN)>7 mmol/L;③呼吸频率≥30 次/分;④收缩压<12.0 kPa(90 mmHg)或舒张压≤8.0 kPa(60 mmHg)。

CURB 标准比较简单、实用,应用起来较为方便。

(2)标准二如下所述。

存在以上 4 项核心标准中的 1 项且存在以下 2 项附加标准时须考虑有重症倾向。附加标准包括:①$PaO_2$<8.0 kPa(60 mmHg)/$SaO_2$<92%(任何 $FiO_2$)。②胸片提示双侧或多叶肺炎。

不存在核心标准但存在 2 项附加标准并同时存在以下 2 项基础情况时也须考虑有重症倾向。基础情况包括:①年龄≥50 岁。②存在慢性基础疾病。

如存在标准二中两种有重症倾向的情况时需结合临床进行进一步评判。在第 1 种情况下需至少12 小时后进行一次再评估。

(3)CURB-65 即改良的 CURB 标准,标准在符合下列 5 项诊断标准中的 3 项或以上时即考虑为重症肺炎,需考虑收入 ICU 治疗:①新出现的意识障碍;②BUN>7 mmol/L;③呼吸频率≥30 次/分;④收缩压<12.0 kPa(90 mmHg)或舒张压≤8.0 kPa(60 mmHg);⑤年龄≥65 岁。

**(三)严重度评价**

评价肺炎病情的严重程度对于决定在门诊或入院治疗甚或 ICU 治疗至关重要。肺炎临床的严重性决定于 3 个主要因素:局部炎症程度,肺部炎症的播散和全身炎症反应。除此之外,患者如有下列其他危险因素会增加肺炎的严重度和死亡危险。

1.病史

年龄>65 岁;存在基础疾病或相关因素,如慢性阻塞性肺疾病(COPD)、糖尿病、充血性心力衰竭、慢性肾功能不全、慢性肝病、一年内住过院、疑有误吸、神志异常、脾切除术后状态、长期嗜酒或营养不良。

2.体征

呼吸频率>30 次/分;脉搏≥120 次/分;血压<12.0/8.0 kPa(90/60 mmHg);体温≥40 ℃或≤35 ℃;意识障碍;存在肺外感染病灶如败血症、脑膜炎。

3.实验室和影像学异常

白细胞>$20×10^9$/L 或<$4×10^9$/L,或中性粒细胞计数<$1×10^9$/L;呼吸空气时 $PaO_2$<8.0 kPa(60 mmHg)、$PaO_2$/$FiO_2$<39.9 kPa(300 mmHg),或 $PaCO_2$>6.7 kPa(50 mmHg);血肌酐>106 $\mu$mol/L或BUN>7.1 mmol/L;血红蛋白<90 g/L 或血细胞比容<30%;血浆清蛋白<25 g/L;败血症或弥漫性血管内凝血(DIC)的证据,如血培养阳性、代谢性酸中毒、凝血酶原时间和部分凝血活酶时间延长、血小板减少;X 线胸片病变累及一个肺叶以上、出现空洞、病灶迅速扩散或出现胸腔积液。

为使临床医师更精确地做出入院或门诊治疗的决策,近几年用评分方法作为定量的方法在

临床上得到了广泛的应用。PORT(肺炎患者预后研究小组)评分系统(表 11-1)是目前常用的评价社区获得性肺炎(community acquired pneumonia,CAP)严重度以及判断是否必须住院的评价方法,其也可用于预测 CAP 患者的病死率。其预测死亡风险分级如下。①1~2 级:≤70 分,病死率 0.1%~0.6%。②3 级:71~90 分,病死率 0.9%。③4 级:91~130 分,病死率 9.3%。④5 级:>130 分,病死率 27.0%。PORT 评分系统因可以避免过度评价肺炎的严重度而被推荐使用,即其可保证一些没必要住院的患者在院外治疗。

为避免评价 CAP 肺炎患者的严重度不足,可使用改良的 BTS 重症肺炎标准:呼吸频率 ≥30 次/分,舒张压≤8.0 kPa(60 mmHg),BUN>6.8 mmol/L,意识障碍。4 个因素中存在两个可确定患者的死亡风险更高。此标准因简单易用,且能较准确地确定 CAP 的预后而被广泛应用。

临床肺部感染积分(clinical pulmonary infection score,CPIS)评分(表 11-2)则主要用于医院获得性肺炎(hospital acquired pneumonia,HAP)包括呼吸机相关性肺炎(ventilator-associated pneumonia,VAP)的诊断和严重度判断,也可用于监测治疗效果。此积分从 0~12 分,积分 6 分时一般认为有肺炎。

表 11-1 PORT 评分系统

| 患者特征 | 分值 | 患者特征 | 分值 | 患者特征 | 分值 |
|---|---|---|---|---|---|
| 年龄 | | 脑血管疾病 | 10 | 实验室和放射学检查 | |
| 男性 | −10 | 肾脏疾病 | 10 | pH<7.35 | 30 |
| 女性 | +10 | 体格检查 | | BUN>11 mmol/L(>30 mg/dL) | 20 |
| 住护理院 | | 神志改变 | 20 | Na$^+$<130 mmol/L | 20 |
| 并存疾病 | | 呼吸频率>30 次/分 | 20 | 葡萄糖>14 mmol/L(>250 mg/dL) | 10 |
| 肿瘤性疾病 | 30 | 收缩血压<12.0 kPa(90 mmHg) | 20 | 血细胞比容<30% | 10 |
| 肝脏疾病 | 20 | 体温<35 ℃或>40 ℃ | 15 | PaO$_2$<8.0 kPa(60 mmHg) | 10 |
| 充血性心力衰竭 | 10 | 脉率>12 次/分 | 10 | 胸腔积液 | 10 |

表 11-2 临床肺部感染积分评分

| 参数 | 标准 | 分值 |
|---|---|---|
| 体温 | ≥36.5 ℃,≤38.4 ℃ | 0 |
| | ≥38.5~38.9 ℃ | 1 |
| | ≥39 ℃,或≤36 ℃ | 2 |
| 白细胞计数(×10$^9$) | ≥4.0,≤11.0 | 0 |
| | <4.0,>11.0 | 1 |
| | 杆状核白细胞 | 2 |

| 参数 | 标准 | 分值 |
| --- | --- | --- |
| 气管分泌物 | <14＋吸引 | 0 |
| | ≥14＋吸引 | 1 |
| | 脓性分泌物 | 2 |
| 氧合指数（PaO<sub>2</sub>/FiO<sub>2</sub>） | >240或急性呼吸窘迫综合征 | 0 |
| | ≤240 | 2 |
| 胸部X线 | 无渗出 | 0 |
| | 弥漫性渗出 | 1 |
| | 局部渗出 | 2 |
| 半定量气管吸出物培养（0,1＋,2＋,3＋） | 病原菌≤1＋或无生长 | 0 |
| | 病原菌≥1＋ | 1 |
| | 革兰染色发现与培养相同的病原菌 | 2 |

# 三、治疗

## （一）临床监测

### 1.体征监测

监测重症肺炎的体征是一项简单、易行和有效的方法,患者往往有呼吸频率和心率加快、发绀、肺部病变部位湿啰音等。目前多数指南都把呼吸频率加快（≥30次/分）作为重症肺炎诊断的主要或次要标准。意识状态也是监测的重点,神志模糊、意识不清或昏迷提示重症肺炎可能性。

### 2.氧合状态和代谢监测

$PaO_2$、$PaO_2/FiO_2$、pH、混合静脉血氧分压（$PvO_2$）、胃张力测定、血乳酸测定等都可对患者的氧合状态进行评估。单次的动脉血气分析一般仅反映患者瞬间的氧合情况;重症患者或有病情明显变化者应进行系列血气分析或持续动脉血气监测。

### 3.胸部影像学监测

重症肺炎患者应进行系列X线胸片监测,主要目的是及时了解患者的肺部病变是进展还是好转,是否合并有胸腔积液、气胸,是否发展为肺脓肿、急性呼吸窘迫综合征（acute respiratory distress syndrome,ARDS）等。检查的频度应根据患者的病情而定,如要了解病变短期内是否增大,一般每48小时进行一次检查评价;如患者临床情况突然恶化（呼吸窘迫、严重低氧血症等）,在不能除外合并气胸或进展至ARDS时,应短期内复查;而当患者病情明显好转及稳定时,一般可10～14天后复查。

### 4.血流动力学监测

重症肺炎患者常伴有脓毒症,可引起血流动力学的改变,故应密切监测患者的血压和尿量。这2项指标比较简单、易行,且非常可靠,应作为常规监测的指标。中心静脉压的监测可用于指导临床补液量和补液速度。部分重症肺炎患者可并发中毒性心肌炎或ARDS,如临床上难于区分时应考虑行漂浮导管检查。

### 5.器官功能监测

器官功能监测包括脑功能、心功能、肾功能、胃肠功能、血液系统功能等,进行相应的血液生化和功能检查。一旦发现异常,要积极处理,注意防止多器官功能障碍综合征(multiple organ dysfunction syndrome,MODS)的发生。

6.血液监测

血液监测包括外周血白细胞计数、C反应蛋白、降钙素原、血培养等。

## (二)抗生素治疗

经验性联合应用抗生素治疗重症肺炎的理论依据是:联合应用能够覆盖可能的微生物并预防耐药的发生。对于铜绿假单胞菌肺炎,联用β内酰胺类和氨基糖苷类具有潜在的协同作用,优于单药治疗;然而氨基糖苷类抗生素的抗菌谱窄,毒性大,特别是对于老年患者,其肾损害的发生率比较高。临床应用氨基糖苷类时要注意其为浓度依赖性抗生素,一般要用足够剂量、提高峰药浓度以提高疗效,同时也应避免与毒性相关的谷浓度的升高。在监测药物的峰浓度时,庆大霉素和妥布霉素$>7~\mu g/mL$,或阿米卡星$>28~\mu g/mL$的效果较好。氨基糖苷类的另一个不足是对支气管分泌物的渗透性较差,仅能达到血药浓度的40%。此外,肺炎患者的支气管分泌物pH较低,在这种环境下许多抗生素活性都降低。因此,有时联合应用氨基糖苷类抗生素并不能增加疗效,反而增加了肾毒性。

目前对于重症肺炎,抗生素的单药治疗也已得到临床医师的重视。新的头孢菌素、碳青霉烯类、其他β内酰胺类和氟喹诺酮类抗生素由于抗菌效力强、广谱,并且耐细菌β内酰胺酶,故可用于单药治疗。即使对于重症HAP,只要不是耐多药的病原体,如铜绿假单胞菌、不动杆菌和耐甲氧西林金黄色葡萄球菌(MRSA)等,仍可考虑抗生素的单药治疗。对重症VAP有效的抗生素一般包括亚胺培南、美罗培南、头孢吡肟和哌拉西林/他唑巴坦。对于重症肺炎患者来说,临床上的初始治疗常联用多种抗生素,在获得细菌培养结果后,如果没有高度耐药的病原体就可以考虑转为针对性的单药治疗。

临床上一般认为不适合单药治疗的情况包括:①可能感染革兰阳性、革兰阴性菌和非典型病原体的重症CAP;②怀疑铜绿假单胞菌或肺炎克雷伯杆菌的菌血症;③可能是金黄色葡萄球菌和铜绿假单胞菌感染的HAP。三代头孢菌素不应用于单药治疗,因其在治疗中易诱导肠杆菌属细菌产生β内酰胺酶而导致耐药发生。

对于重症VAP患者,如果为高度耐药病原体所致的感染则联合治疗是必要的。目前有3种联合用药方案,如下。①β内酰胺类联合氨基糖苷类:在抗铜绿假单胞菌上有协同作用,但也应注意前面提到的氨基糖苷类的毒性作用。②2个β内酰胺类联合使用:因这种用法会诱导出对两种药同时耐药的细菌,故虽然有过成功治疗的报道,仍不推荐使用。③β内酰胺类联合氟喹诺酮类:虽然没有抗菌协同作用,但也没有潜在的拮抗作用;氟喹诺酮类对呼吸道分泌物穿透性很好,对其疗效有潜在的正面影响。

对于铜绿假单胞菌所致的重症肺炎,联合治疗往往是必要的。抗假单胞菌的β内酰胺类抗生素包括青霉素类的哌拉西林、阿洛西林、氨苄西林、替卡西林、阿莫西林;第三代头孢菌素类的头孢他啶、头孢哌酮;第四代头孢菌素类的头孢吡肟;碳青霉烯类的亚胺培南、美罗培南;单酰胺类的氨曲南(可用于青霉素类过敏的患者);β内酰胺类/β内酰胺酶抑制剂复合剂的替卡西林/克拉维酸钾、哌拉西林/他唑巴坦。其他的抗假单胞菌抗生素还有氟喹诺酮类和氨基糖苷类。

1.重症CAP的抗生素治疗

重症CAP患者的初始治疗应针对肺炎链球菌(包括耐药肺炎链球菌)、流感嗜血杆菌、军团菌和其他非典型病原体,在某些有危险因素的患者还有可能为肠道革兰阴性菌属包括铜绿假单胞菌的感染。无铜绿假单胞菌感染危险因素的 CAP 患者可使用 β 内酰胺类联合大环内酯类或氟喹诺酮类(如左氧氟沙星、加替沙星、莫西沙星等)。因目前为止还没有确立单药治疗重症 CAP 的方法,所以很难确定其安全性、有效性(特别是并发脑膜炎的肺炎)或用药剂量。可用于重症 CAP 并经验性覆盖耐药肺炎链球菌的 β 内酰胺类抗生素有头孢曲松、头孢噻肟、亚胺培南、美罗培南、头孢吡肟、氨苄西林/舒巴坦或哌拉西林/他唑巴坦。目前高达 40% 的肺炎链球菌对青霉素或其他抗生素耐药,其机制不是 β 内酰胺酶介导而是青霉素结合蛋白的改变。虽然不少 β 内酰胺类和氟喹诺酮类抗生素对这些病原体有效,但对耐药肺炎链球菌肺炎并发脑膜炎的患者应使用万古霉素治疗。如果患者有假单胞菌感染的危险因素(如支气管扩张、长期使用抗生素、长期使用糖皮质激素)应联合使用抗假单胞菌抗生素并应覆盖非典型病原体,如环丙沙星加抗假单胞菌 β 内酰胺类,或抗假胞菌 β 内酰胺类加氨基糖苷类加大环内酯类或氟喹诺酮类。

临床上选取任何治疗方案都应根据当地抗生素耐药的情况、流行病学和细菌培养及实验室结果进行调整。关于抗生素的治疗疗程目前也很少有资料可供参考,应考虑感染的严重程度,菌血症、多器官功能衰竭、持续性全身炎症反应和损伤等。一般来说,根据疾病的严重程度和宿主免疫抑制的状态,肺炎链球菌肺炎疗程为 7～10 天,军团菌肺炎的疗程需要 14～21 天。ICU 的大多数治疗都是通过静脉途径的,但近期的研究表明只要病情稳定、没有发热,即使在危重患者,3 天静脉给药后亦可转为口服治疗,即序贯或转换治疗。转换为口服治疗的药物可选择氟喹诺酮类,因其生物利用度高,口服治疗也可达到同静脉给药一样的血药浓度。

由于嗜肺军团菌在重症 CAP 的相对重要性,应特别注意其治疗方案。虽然目前有很多体外有抗军团菌活性的药物,但在治疗效果上仍缺少前瞻性、随机对照研究的资料。回顾性的资料和长期临床经验支持使用红霉素 4 g/d 治疗住院的军团菌肺炎患者。在多肺叶病变、器官功能衰竭或严重免疫抑制的患者,在治疗的前 3～5 天应加用利福平。其他大环内酯类(克拉霉素和阿奇霉素)也有效。除上述之外可供选择的药物有氟喹诺酮类(环丙沙星、左氧氟沙星、加替沙星、莫西沙星)或多西环素。氟喹诺酮类在治疗军团菌肺炎的动物模型中特别有效。

2.重症 HAP 的抗生素治疗

HAP 应根据患者的情况和最可能的病原体而采取个体化治疗。对于早发的(住院 4 天内起病者)重症肺炎患者而没有特殊病原体感染危险因素者,应针对"常见病原体"治疗。这些病原体包括肺炎链球菌、流感嗜血杆菌、甲氧西林敏感的金黄色葡萄球菌和非耐药的革兰阴性细菌。抗生素可选择第二代、第三代、第四代头孢菌素、β 内酰胺类/β 内酰胺酶抑制剂复合剂、氟喹诺酮类或联用克林霉素和氨曲南。

对于任何时间起病、有特殊病原体感染危险因素的轻中症肺炎患者,有感染"常见病原体"和其他病原体危险者,应评估危险因素来指导治疗。如果有近期腹部手术或明确的误吸史,应注意厌氧菌,可在主要抗生素基础上加用克林霉素或单用 β 内酰胺类/β 内酰胺酶抑制剂复合剂;如果患者有昏迷或有头部创伤、肾衰竭或糖尿病史,应注意金黄色葡萄球菌感染,需针对性选择有效的抗生素;如果患者起病前使用过大剂量的糖皮质激素、近期有抗生素使用史、长期 ICU 住院史,即使患者的 HAP 并不严重,也应经验性治疗耐药病原体,治疗方法是联用两种抗假单胞菌抗生素,如果气管抽吸物革兰染色见阳性球菌还需加用万古霉素(或可使用利奈唑胺或奎奴普丁/达福普汀)。所有的患者,特别是气管插管的 ICU 患者,经验性用药必须持续到痰培养结果出来之后。如果无铜绿假单胞菌或其他耐药革兰阴性细菌感染,则可根据药敏情况使用单一药物治疗。非耐药病原体的重症 HAP 患者可用任何以下单一药物治疗：亚胺培南、美罗培南、哌拉西林/他唑巴坦或头孢吡肟。

ICU 中 HAP 的治疗也应根据当地抗生素敏感情况，以及当地经验和对某些抗生素的偏爱而调整。每个 ICU 都有它自己的微生物药敏情况，而且这种情况随时间而变化，因而有必要经常更新经验用药的策略。经验用药中另一个需要考虑的是"抗生素轮换"策略，它是指标准经验治疗过程中有意更改抗生素使细菌暴露于不同的抗生素从而减少抗生素耐药的选择性压力，达到减少耐药病原体感染发生率的目的。"抗生素轮换"策略目前仍在研究之中，还有不少问题未能明确，包括每个用药循环应该持续多久？应用什么药物进行循环？这种方法在内科和外科患者的有效性分别有多高？循环药物是否应该针对革兰阳性细菌同时也针对革兰阴性细菌等。

在某些患者中，雾化吸入这种局部治疗可用以弥补全身用药的不足。氨基糖苷类雾化吸入可能有一定的益处，但只用于革兰阴性细菌肺炎全身治疗无效者。多黏菌素雾化吸入也可用于耐药铜绿假单胞菌的感染。

对于初始经验治疗失败的患者，应该考虑其他感染性或非感染性的诊断，包括肺曲霉感染。对持续发热并有持续或进展性肺部浸润的患者可经验性使用两性霉素 B。虽然传统上应使用开放肺活检来确定其最终诊断，但临床上是否活检仍应个体化。临床上还应注意其他的非感染性肺部浸润的可能性。

### （三）支持治疗

支持治疗主要包括液体补充、血流动力学、通气和营养支持，起到稳定患者状态的作用，而更直接的治疗仍需要针对患者的基础病因。流行病学证据显示，营养不良影响肺炎的发病和危重患者的预后。同样，临床资料也支持肠内营养可以预防肺炎的发生，特别是对于创伤的患者。对于严重脓毒症和多器官功能衰竭的分解代谢旺盛的重症肺炎患者，在起病 48 小时后应开始经肠内途径进行营养支持，一般把导管插入到空肠进行喂养以避免误吸；如果使用胃内喂养，最好是维持患者半卧体位以减少误吸的风险。

### （四）胸部理疗

拍背、体位引流和振动可以促进黏痰排出的效果尚未被证实。胸部理疗广泛应用的局限在于：①其有效性未被证实，特别是不能减少患者的住院时间；②费用高，需要专人使用；③有时引起 $PaO_2$ 的下降。目前的经验是胸部理疗对于脓痰过多（$>30$ mL/d）或严重呼吸肌疲劳不能有效咳嗽的患者是最为有用的，如对囊性纤维化、COPD 和支气管扩张的患者。

使用自动化病床的侧翻疗法，有时加以振动叩击，是一种有效地预防外科创伤及内科患者肺炎的方法，但其地位仍不确切。

### （五）促进痰液排出

雾化和湿化可降低痰的黏度，因而可改善不能有效咳嗽患者的排痰，然而雾化产生的大多水蒸气都沉积在上呼吸道并引起咳嗽，一般并不影响痰的流体特性。目前很少有数据支持湿化能特异性地促进细菌清除或肺炎吸收的观点。乙酰半胱氨酸能破坏痰液的二硫键，有时也用于肺炎患者的治疗，但由于其刺激性，因而在临床应用上受到一定限制。痰中的 DNA 增加了痰液黏度，重组的 DNA 酶能裂解 DNA，已证实在囊性纤维化患者中有助于改善症状和肺功能，但对肺炎患者其价值尚未被证实。支气管舒张药也能促进黏液排出和纤毛运动频率，对 COPD 合并肺炎的患者有效。

### 四、急救护理

#### (一)护理目标

(1)维持生命体征稳定,降低病死率。

(2)维持呼吸道通畅,促进有效咳嗽、排痰。

(3)维持正常体温,减轻高热伴随症状,增加患者舒适感。

(4)供给足够营养和液体。

(5)预防传染和继发感染。

#### (二)护理措施

1.病情监护

重症肺炎患者病情危重、变化快,特别是高龄及合并严重基础疾病患者,需要严密监护病情变化,包括持续监护心电、血压、呼吸、血氧饱和度,监测意识、尿量、血气分析结果、肾功能、电解质、血糖变化。任何异常变化均应及时报告医师,早期处理。同时床边备好吸引装置、吸氧装置、气管插管和气管切开等抢救用品及抢救药物等。

2.维持呼吸功能的护理

(1)密切观察患者的呼吸情况,监护呼吸频率、节律、呼吸音、血氧饱和度。出现呼吸急促、呼吸困难,口唇、指(趾)末梢发绀,低氧血症(血氧饱和度＜80％),双肺呼吸音减弱,必须及时给予鼻导管或面罩有效吸氧,根据病情变化调节氧浓度和流量。面罩呼吸机加压吸氧时,注意保持密闭,对于面颊部极度消瘦的患者,在颊部与面罩之间用脱脂棉垫衬托,避免漏气影响氧疗效果和皮肤压迫。意识清楚的患者嘱其用鼻呼吸,脱面罩间歇时间不宜过长。鼓励患者多饮水,减少张口呼吸和说话。

(2)常规及无创呼吸机加压吸氧不能改善缺氧时,采取气管插管呼吸机辅助通气。机械通气需要患者较好的配合,事先向患者简明讲解呼吸机原理、保持自主呼吸与呼吸机同步的配合方法、注意事项等。指导患者使用简单的身体语言表达需要,如用动腿、眨眼、动手指表示口渴、翻身、不适等或写字表达。机械通气期间严格做好护理,每天更换呼吸管道,浸泡消毒后再用环氧乙烷灭菌;严格按无菌技术操作规程吸痰。护理操作特别是给患者翻身时,注意呼吸机管道水平面保持一定倾斜度,使其低于患者呼吸道,集水瓶应在呼吸环路的最低位,并及时检查倾倒管道内、集水瓶内冷凝水,避免其反流入气道。根据症状、血气分析、血氧饱和度调整吸入氧浓度,力求在最低氧浓度下达到最佳的氧疗效果,争取尽快撤除呼吸机。

(3)保持呼吸道通畅,及时清除呼吸道分泌物。①遵医嘱给予雾化吸入每天 2 次,有效湿化呼吸道。正确使用雾化吸入,雾化液用生理盐水配制,温度在 35 ℃左右。使喷雾器保持竖直向上,并根据患者的姿势调整角度和位置,吸入过程护士必须在场严密观察病情,如出现呼吸困难、口周发绀,应停止吸入,立即吸痰、吸氧,不能缓解时通知医师。症状缓解后继续吸入。每次雾化后,协助患者翻身、拍背。拍背时五指并拢成空心掌,由上而下,由外向内,有节律地轻拍背部。通过振动,使小气道分泌物松动易于进入较大气道,有利于排痰及改善肺通、换气功能。每次治疗结束后,雾化器内余液应全部倾倒,重新更换灭菌蒸馏水;雾化器连接管及面罩用 0.5％三氯异氰尿酸(健之素)消毒液浸泡 30 分钟,用清水冲净后晾干备用。②指导患者定时有效咳嗽,病情允许时使患者取坐位,先深呼吸,轻咳数次将痰液集中后,用力咳出,也可促使肺膨胀。协助患者勤翻身,改变体位,每 2 小时拍背体疗 1 次。对呼吸无力、衰竭的患者,用手指压在胸骨切迹上方刺激气管,促使患者咳嗽排痰。③老年人、衰弱的患者,咳嗽反射受抑制者,呼吸防御机制受损,不能有效地将呼吸道分泌物排出时,应按需要吸痰。用一次性吸痰管,检查导管通畅后,在无负压情况下将吸痰管轻轻插入 10~15 cm,退出 1~2 cm,以便游离导管尖端,然后打开负压,边旋转边退出。有黏液或分泌物处稍停。每次吸痰时间应少于 15 秒。吸痰时,同一根吸痰管应先吸气道内分泌物,再吸鼻腔内分泌物,不能重复进入气道。

(4)研究表明,患者俯卧位发生吸入性肺炎的概率比左侧卧位和仰卧位患者低,定时帮助患者取该体位。进食时抬高床头 30°~45°,减少胃液反流误吸机会。

3.合并感染性休克的护理

发生休克时,患者取去枕平卧位,下肢抬高 20°~30°,增加回心血量和脑部血流量。保持静脉通道畅通,积极补充血容量,根据心功能、皮肤弹性、血压、脉搏、尿量及中心静脉压情况调节输液速度,防止肺水肿。加强抗感染,使用血管活性药物时,用药浓度、单位时间用量,严格遵医嘱,动态观察病情,及时反馈,为治疗方案的调整提供依据。体温不升者给予棉被保暖,避免使用热水袋、电热毯等加温措施。

4.合并急性肾衰竭的护理

少尿期准确记录出入量,留置导尿管,记录每小时尿量,严密观察肾功能及电解质变化,根据医嘱严格控制补液量及补液速度。高血钾是急性肾衰竭患者常见死亡原因之一,此期避免摄入含钾高的食物;多尿期应注意补充水分,保持水、电解质平衡。尿量<20 mL/h 或<80 mL/24 h 的急性肾衰竭者需要血液透析治疗。

5.发热的护理

高热时帮助降低体温,减轻高热伴随症状,增加患者舒适感。每 2 小时监测体温 1 次。密切观察发热规律、特点及伴随症状,及时报告医师对症处理;寒战时注意保暖,高热给予物理降温,冷毛巾敷前额,冰袋置于腋下、腹股沟等处,或温水、酒精擦浴。物理降温效果差时,遵医嘱给予退热剂。降温期间要注意随时更换汗湿的衣被,防止受凉,鼓励患者多饮水,保证机体需要,防止肾血流灌注不足,诱发急性肾功能不全。加强口腔护理。

6.预防传染及继发感染

(1)采取呼吸道隔离措施,切断传播途径。单人单室,避免交叉感染。严格遵守各种消毒、隔离制度及无菌技术操作规程,医护人员操作前后应洗手,特别是接触呼吸道分泌物和护理气管切开、插管患者前后要彻底流水洗手,并采取戴口罩、手套等隔离手段。开窗通风保持病房空气流通,每天定时紫外线空气消毒 30~60 分钟,加强病房内物品的消毒,所有医疗器械和物品特别是呼吸治疗器械定时严格消毒、灭菌。控制陪护及探视人员流动,实行无陪人管理。对特殊感染、耐药菌株感染及易感人群应严格隔离,及时通报。

(2)加强呼吸道管理。气管切开患者更换内套管前,必须充分吸引气囊周围分泌物,以免含菌的渗出液漏入呼吸道诱发肺炎。患者取半坐位以减少误吸危险。尽可能缩短人工气道留置和机械通气时间。

(3)患者分泌物、痰液存放于黄色医疗垃圾袋中焚烧处理,定期将呼吸机集水瓶内液体倒入装有0.5%健之素消毒液的容器中集中消毒处理。

7.营养支持治疗的护理

营养支持是重要的辅助治疗。重症肺炎患者防御功能减退,体温升高使代谢率增加,机体需要增加免疫球蛋白、补体、内脏蛋白的合成,支持巨噬细胞、淋巴细胞活力及酶活性。提供重症肺炎患者高蛋白、高热量、富含维生素、易消化的流质或半流质饮食,尽量符合患者口味,少食多餐。有时需要鼻饲营养液,必要时胃肠外应用免疫调节剂,如免疫球蛋白、血浆、清蛋白和氨基酸等营养物质以提高抵抗力,增强抗感染效果。

**8.舒适护理**

为保证患者舒适,重视做好基础护理。重症肺炎急性期患者要卧床休息,安排好治疗、护理时间,尽量减少打扰,保证休息。帮助患者维持舒服的治疗体位。保持病室清洁、安静,空气新鲜。室温保持在22~24 ℃,使用空气湿化器保持空气相对湿度为60%~70%。保持床铺干燥、平整。保持口腔清洁。

**9.采集痰标本的护理干预**

痰标本是最常用的下呼吸道病原学标本,其检验结果是选择抗生素治疗的确切依据,正确采集痰标本非常重要。准确的采样是经气管采集法,但患者有一定痛苦,不易被接受。临床一般采用自然咳痰法。采集痰标本应注意必须在抗生素治疗前采集新鲜、深咳后的痰,迅速送检,避免标本受到口咽处正常细菌群的污染,以保证细菌培养结果准确性。具体方法是:嘱患者先将唾液吐出、漱口,并指导或辅助患者深吸气后咳嗽,咳出肺部深处痰液,留取标本。收集痰液后应在30分钟内送检。经气管插管收集痰标本时,可使用一次性痰液收集器。用无菌镊夹持吸痰管插入气管深部,注意勿污染吸痰管。留痰过程注意无菌操作。

**10.心理护理**

评估患者的心理状态,采取有针对性的护理。患者病情重,呼吸困难、发热、咳嗽等明显不适,导致患者烦躁和恐惧,加压通气、气管插管、机械通气患者尤其明显,上述情绪加重呼吸困难。护士要鼓励患者倾诉,多与其交流,语言交流困难时,用文字或体态语言主动沟通,尽量消除其紧张恐惧心理。了解患者的经济状况及家庭成员情况,帮助患者寻求更多支持和帮助。及时向患者及家属解释,介绍病情和治疗方案,使其信任和理解治疗、护理的作用,增加安全感,保持情绪稳定。

**11.健康教育**

出院前指导患者坚持呼吸功能锻炼,做深呼吸运动,增强体质。减少去公共场所的次数,预防感冒。上呼吸道感染急性期外出戴口罩。居室保持良好的通风,保持空气清新。均衡膳食,增加机体抵抗力,戒烟,避免劳累。

(马莎莎)

# 第六节 重 症 哮 喘

支气管哮喘(简称哮喘)是常见的慢性呼吸道疾病之一,近年来,其患病率在全球范围内有逐年增加的趋势,参照全球哮喘防治创议(GINA)和我国支气管哮喘防治指南,将定义重新修订为,哮喘是由多种细胞包括气道的炎性细胞和结构细胞(如嗜酸性粒细胞、肥大细胞、T淋巴细胞、中性粒细胞、平滑肌细胞、气道上皮细胞等)和细胞组分参与的气道慢性炎症性疾病。这种慢性炎症导致气道高反应性,通常出现广泛多变的可逆性气流受限,并引起反复发作性的喘息、气急、胸闷或咳嗽等症状,常在夜间和/或清晨发作、加剧,多数患者可自行缓解或经治疗缓解。如果哮喘急性发作,虽经积极吸入糖皮质激素(≤1 000 μg/d)和应用长效 $\beta_2$ 受体激动剂或茶碱类药物治疗数小时,病情不缓解或继续恶化;或哮喘呈暴发性发作,哮喘发作后短时间内即进入危重状态,则称为重症哮喘。如病情不能得到有效控制,可迅速发展为呼吸衰竭而危及生命,故需住院治疗。

## 一、病因和发病机制

### (一)病因

哮喘的病因还不十分清楚,目前认为同时受遗传因素和环境因素的双重影响。

### (二)发病机制

哮喘的发病机制不完全清楚,可能是免疫-炎症反应、神经机制和气道高反应性及其之间的相互作用。重症哮喘目前已经基本明确的发病因素主要有以下几种。

1.诱发因素的持续存在

诱发因素的持续存在使机体持续地产生抗原-抗体反应,发生气道炎症、气道高反应性和支气管痉挛,在此基础上,支气管黏膜充血水肿、大量黏液分泌并形成黏液栓,阻塞气道。

2.呼吸道感染

细菌、病毒及支原体等的感染可引起支气管黏膜充血肿胀及分泌物增加,加重气道阻塞;某些微生物及其代谢产物还可以作为抗原引起免疫-炎症反应,使气道高反应性加重。

3.糖皮质激素使用不当

长期使用糖皮质激素常常伴有下丘脑-垂体-肾上腺皮质轴功能抑制,突然减量或停用,可造成体内糖皮质激素水平的突然降低,造成哮喘的恶化。

4.脱水、痰液黏稠、电解质紊乱

哮喘急性发作时,呼吸道丢失水分增加、多汗造成机体脱水,痰液黏稠不易咳出而阻塞大小气道,加重呼吸困难,同时由于低氧血症可使无氧酵解增加,酸性代谢产物增加,合并代谢性酸中毒,使病情进一步加重。

5.精神心理因素

许多学者提出心理-社会因素通过对中枢神经、内分泌和免疫系统的作用而导致哮喘发作,是使支气管哮喘发病率和死亡率升高的一个重要因素。

## 二、病理生理

重症哮喘的支气管黏膜充血水肿、分泌物增多甚至形成黏液栓以及气道平滑肌的痉挛导致呼吸道阻力在吸气和呼气时均明显升高,小气道阻塞,肺泡过度充气,肺内残气量增加,加重吸气肌肉的负荷,降低肺的顺应性,内源性呼气末正压(PEEPi)增大,导致吸气功耗增大。小气道阻塞,肺泡过度充气,相应区域毛细血管的灌注减低,引起肺泡通气/血流(V/Q)比例的失调,患者常出现低氧血症,多数患者表现为过度通气,通常 $PaCO_2$ 降低,若 $PaCO_2$ 正常或升高,应警惕呼吸衰竭的可能性或是否已经发生了呼吸衰竭。重症哮喘患者,若气道阻塞不迅速解除,潮气量将进行性下降,最终将会发生呼吸衰竭。哮喘发作持续不缓解,也可能出现血液循环的紊乱。

## 三、临床表现

### (一)症状

重症哮喘患者常出现极度严重的呼气性呼吸困难、被迫采取坐位或端坐呼吸,干咳或咳大量白色泡沫痰,不能讲话、紧张、焦虑、恐惧、大汗淋漓。

### (二)体征

患者常出现呼吸浅快,呼吸频率增快(>30 次/分),可有三凹征,呼气期两肺满布哮鸣音,也可哮鸣音不出现,即所谓的"寂静胸",心率增快(>120 次/分),可有血压下降,部分患者出现奇脉、胸腹反常运动、意识障碍,甚至昏迷。

## 四、实验室检查和其他检查

### (一)痰液检查

哮喘患者痰涂片显微镜下可见到较多嗜酸性粒细胞、脱落的上皮细胞。

### (二)呼吸功能检查

哮喘发作时,呼气流速指标均显著下降,第 1 秒钟用力呼气容积($FEV_1$)、第 1 秒钟用力呼气容积占用力肺活量比值($FEV_1/FVC\%$,即 1 秒率)以及呼气峰值流速(PEF)均减少。肺容量指标可见用力肺活量减少、残气量增加、功能残气量和肺总量增加,残气占肺总量百分比增高。大多数成人哮喘患者呼气峰值流速<50%预计值则提示重症发作,呼气峰值流速<33%预计值提示危重或致命性发作,需做血气分析检查以监测病情。

### (三)血气分析

由于气道阻塞且通气分布不均,通气/血流比例失衡,大多数重症哮喘患者有低氧血症,$PaO_2$<8.0 kPa(60 mmHg),少数患者 $PaO_2$<6.0 kPa(45 mmHg),过度通气可使 $PaCO_2$ 降低,pH 直上升,表现为呼吸性碱中毒;若病情进一步发展,气道阻塞严重,可有缺氧及 $CO_2$ 潴留,$PaCO_2$ 上升,血 pH 下降,出现呼吸性酸中毒;若缺氧明显,可合并代谢性酸中毒。$PaCO_2$ 正常往往是哮喘恶化的指标,高碳酸血症是哮喘危重的表现,需给予足够的重视。

### (四)胸部 X 线检查

早期哮喘发作时可见两肺透亮度增强,呈过度充气状态,并发呼吸道感染时可见肺纹理增加及炎性浸润阴影。重症哮喘要注意气胸、纵隔气肿及肺不张等并发症的存在。

### (五)心电图检查

重症哮喘患者心电图常表现为窦性心动过速、电轴右偏、偶见肺性 P 波。

## 五、诊断

### (一)哮喘的诊断标准

(1)反复发作喘息、气急、胸闷或咳嗽,多与接触变应原、冷空气、物理、化学性刺激以及病毒性上呼吸道感染、运动等有关。

(2)发作时双肺可闻及散在或弥漫性,以呼气相为主的哮鸣音,呼气相延长。

(3)上述症状和体征可经治疗缓解或自行缓解。

(4)除去其他疾病所引起的喘息、气急、胸闷和咳嗽。

(5)临床表现不典型者(如无明显喘息或体征),应至少具备以下 1 项试验阳性:①支气管激发试验或运动激发试验阳性。②支气管舒张试验阳性,第 1 秒用呼气容积增加≥12%,且第 1 秒用呼气容积增加绝对值≥200 mL。③呼气峰值流速日内(或 2 周)变异率≥20%。

符合(1)~(4)条或(4)~(5)条者,可以诊断为哮喘。

### (二)哮喘的分期及分级

根据临床表现,哮喘可分为急性发作期、慢性持续期和临床缓解期。急性发作是指喘息、气促、咳嗽、胸闷等症状突然发生,或原有症状急剧加重,常有呼吸困难,以呼气流量降低为其特征,常因接触变应原、刺激物或呼吸道感染诱发。哮喘急性发作时病情严重程度可分为轻度、中度、重度、危重四级(表11-3)。

**表 11-3 哮喘急性发作时病情严重程度的分级**

| 临床特点 | 轻度 | 中度 | 重度 | 危重 |
|---|---|---|---|---|
| 气短 | 步行、上楼时 | 稍事活动 | 休息时 | |
| 体位 | 可平卧 | 喜坐位 | 端坐呼吸 | |
| 谈话方式 | 连续成句 | 常有中断 | 仅能说出字和词 | 不能说话 |
| 精神状态 | 可有焦虑或尚安静 | 时有焦虑或烦躁 | 常有焦虑、烦躁 | 嗜睡、意识模糊 |
| 出汗 | 无 | 有 | 大汗淋漓 | |
| 呼吸频率(次/分) | 轻度增加 | 增加 | >30 | |
| 辅助呼吸肌活动及三凹征 | 常无 | 可有 | 常有 | 胸腹矛盾运动 |
| 哮鸣音 | 散在,呼气末期 | 响亮、弥漫 | 响亮、弥漫 | 减弱、甚至消失 |
| 脉率(次/分) | <100 | 100~120 | >120 | 脉率变慢或不规则 |
| 奇脉(深吸气时收缩压下降,mmHg) | 无,<10 | 可有,10~25 | 常有,>25 | 无 |
| 使用 $\beta_2$ 受体激动剂后呼气峰值流速占预计值或个人最佳值% | >80% | 60%~80% | <60% 或 <100 L/min 或作用时间<2 小时 | |
| $PaO_2$(吸空气,mmHg) | 正常 | ≥60 | <60 | <60 |
| $PaCO_2$(mmHg) | <45 | ≤45 | >45 | >45 |
| $SaO_2$(吸空气,%) | >95 | 91~95 | ≤90 | ≤90 |
| pH | | | | 降低 |

注:1 mmHg=0.133 kPa

## 六、鉴别诊断

### (一)左侧心力衰竭引起的喘息样呼吸困难

(1)患者多有高血压、冠状动脉粥样硬化性心脏病、风湿性心脏病和二尖瓣狭窄等病史和体征。

(2)阵发性咳嗽,咳大量粉红色泡沫痰,两肺可闻及广泛的湿啰音和哮鸣音,左心界扩大,心率增快,心尖部可闻及奔马律。

(3)胸部 X 线及心电图检查符合左心病变。

(4)鉴别困难时,可雾化吸入 $\beta_2$ 受体激动剂或静脉注射氨茶碱缓解症状后,进一步检查,忌用肾上腺素或吗啡,以免造成危险。

### (二)慢性阻塞性肺疾病

(1)中老年人多见,起病缓慢、病程较长,多有长期吸烟或接触有害气体的病史。

(2)慢性咳嗽、咳痰,晨间咳嗽明显,气短或呼吸困难逐渐加重。有肺气肿体征,两肺可闻及湿啰音。

(3)慢性阻塞性肺疾病急性加重期和哮喘区分有时十分困难,用支气管扩张药和口服或吸入激素做治疗性试验可能有所帮助。慢性阻塞性肺疾病也可与哮喘合并同时存在。

**(三)上气道阻塞**

(1)呼吸道异物者有异物吸入史。

(2)中央型支气管肺癌、气管支气管结核、复发性多软骨炎等气道疾病,多有相应的临床病史。

(3)上气道阻塞一般出现吸气性呼吸困难。

(4)胸部 X 线摄片、CT、痰液细胞学或支气管镜检查有助于诊断。

(5)平喘药物治疗效果不佳。

此外,应和变态反应性肺浸润、自发性气胸等相鉴别。

# 七、急诊处理

哮喘急性发作的治疗取决于发作的严重程度以及对治疗的反应。对于具有哮喘相关死亡高危因素的患者,应给予高度重视。高危患者包括:①曾经有过气管插管和机械通气的濒于致死性哮喘的病史。②在过去 1 年中因为哮喘而住院或看急诊。③正在使用或最近刚刚停用口服糖皮质激素。④目前未使用吸入糖皮质激素。⑤过分依赖速效 $\beta_2$ 受体激动剂,特别是每月使用沙丁胺醇(或等效药物)超过 1 支的患者。⑥有心理疾病或社会心理问题,包括使用镇静药。⑦有对哮喘治疗不依从的历史。

**(一)轻度和部分中度急性发作哮喘患者可在家庭中或社区中治疗**

治疗措施主要为重复吸入速效 $\beta_2$ 受体激动剂,在第 1 小时每次吸入沙丁胺醇 $100\sim200~\mu g$ 或特布他林 $250\sim500~\mu g$,必要时每 20 分钟重复 1 次,随后根据治疗反应,轻度调整为 $3\sim4$ 小时再用 $2\sim4$ 喷,中度 $1\sim2$ 小时用 $6\sim10$ 喷。如果对吸入性 $\beta_2$ 受体激动剂反应良好(呼吸困难显著缓解,呼气峰值流速占预计值 $>80\%$ 或个人最佳值,且疗效维持 $3\sim4$ 小时),通常不需要使用其他药物。如果治疗反应不完全,尤其是在控制性治疗的基础上发生的急性发作,应尽早口服糖皮质激素(泼尼松龙 $0.5\sim1~mg/kg$ 或等效剂量的其他激素),必要时到医院就诊。

**(二)部分中度和所有重度急性发作均应到急诊室或医院治疗**

1.联合雾化吸入 $\beta_2$ 受体激动剂和抗胆碱能药物

$\beta_2$ 受体激动剂通过对气道平滑肌和肥大细胞等细胞膜表面的 $\beta_2$ 受体的作用,舒张气道平滑肌、减少肥大细胞脱颗粒和介质的释放等,缓解哮喘症状。重症哮喘时应重复使用速效 $\beta_2$ 受体激动剂,推荐初始治疗时连续雾化给药,随后根据需要间断给药(6 次/天)。雾化吸入抗胆碱药物,如溴化异丙托品(常用剂量为 $50\sim125~\mu g$,$3\sim4$ 次/天)、溴化氧托品等可阻断节后迷走神经传出支,通过降低迷走神经张力而舒张支气管,与 $\beta_2$ 受体激动剂联合使用具有协同、互补作用,能够取得更好的支气管舒张作用。

2.静脉使用糖皮质激素

糖皮质激素是最有效的控制气道炎症的药物,重度哮喘发作时应尽早静脉使用糖皮质激素,特别是对吸入速效 $\beta_2$ 受体激动剂初始治疗反应不完全或疗效不能维持者。如静脉及时给予琥珀酸氢化可的松($400\sim1~000~mg/d$)或甲泼尼龙($80\sim160~mg/d$),分次给药,待病情得到控制和缓解后,改为口服给药(如静脉使用激素 2～3 天,继之以口服激素 3～5 天),静脉给药和口服给药的序贯疗法有可能减少激素用量和不良反应。

3.静脉使用茶碱类药物

茶碱具有舒张支气管平滑肌作用,并具有强心、利尿、扩张冠状动脉、兴奋呼吸中枢和呼吸肌等作用。临床上在治疗重症哮喘时静脉使用茶碱作为症状缓解药,静脉注射氨茶碱[首次剂量为 4～6 mg/kg,注射速度不宜超过 0.25 mg/(kg·min),静脉滴注维持剂量为 0.6～0.8 mg/(kg·h)],茶碱可引起心律失常、血压下降,甚至死亡,其有效、安全的血药浓度范围应在 6～15 $\mu g$/mL,在有条件的情况下应监测其血药浓度,及时调整浓度和滴速。发热、妊娠、抗结核治疗可以降低茶碱的血药浓度;而肝疾病、充血性心力衰竭以及合用西咪替丁(甲氰咪胍)、喹诺酮类、大环内酯类药物等可影响茶碱代谢而使其排泄减慢,增加茶碱的毒性作用,应引起重视,并酌情调整剂量。

4.静脉使用 $\beta_2$ 受体激动剂

平喘作用较为迅速,但因全身不良反应的发生率较高,国内较少使用。

5.氧疗

使 $SaO_2 \geqslant 90\%$,吸氧浓度一般 30% 左右,必要时增加至 50%,如有严重的呼吸性酸中毒和肺性脑病,吸氧浓度应控制在 30% 以下。

6.气管插管机械通气

重度和危重哮喘急性发作经过氧疗、全身应用糖皮质激素、$\beta_2$ 受体激动剂等治疗,临床症状和肺功能无改善,甚至继续恶化,应及时给予机械通气治疗,其指征主要包括意识改变、呼吸肌疲劳、$PaCO_2 \geqslant 6.0$ kPa(45 mmHg)等。可先采用经鼻(面)罩无创机械通气,若无效应及早行气管插管机械通气。哮喘急性发作机械通气需要较高的吸气压,可使用适当水平的呼气末正压治疗。如果需要过高的气道峰压和平台压才能维持正常通气容积,可试用允许性高碳酸血症通气策略以减少呼吸机相关肺损伤。

## 八、急救护理

### (一)护理目标

(1)及早发现哮喘先兆,保障最佳治疗时机,终止发作。

(2)尽快解除呼吸道阻塞,纠正缺氧,挽救患者生命。

(3)减轻患者身体、心理的不适及痛苦。

(4)提高患者的活动能力,提高生活质量。

(5)健康指导,提高自护能力,减少复发,维护肺功能。

### (二)护理措施

(1)院前急救时的护理:①首先做好出诊前的评估。接到出诊联系电话时询问患者的基本情况,做出预测评估及相应的准备。除备常规急救药外,需备短效的糖皮质激素及 $\beta_2$ 受体激动剂(气雾剂)、氨茶碱等。做好机械通气的准备,救护车上的呼吸机调好参数,准备吸氧面罩。②到达现场后,迅速评估病情及周围环境,判断是否有诱发因素。简单询问相关病史,评估病情。立即监测生命体征、意识状态的情况,发生呼吸、心搏骤停时立即配合医师进行心肺复苏,建立人工气道进行机械辅助通气。尽快解除呼吸道阻塞,及时纠正缺氧是抢救患者的关键。给予氧气吸入,面罩或者用高频呼吸机通气吸氧。遵医嘱立即帮助患者吸入糖皮质激素和 $\beta_2$ 受体激动剂定量气雾剂,氨茶碱缓慢静脉滴注,肾上腺素 0.25~0.5 mg 皮下注射,30 分钟后可重复 1 次。迅速建立静脉通道。固定好吸氧、输液管,保持通畅。重症哮喘病情危急,严重缺氧导致极其恐惧、烦躁,护士要鼓励患者,端坐体位做好固定,扣紧安全带,锁定担架平车与救护车定位把手,并在旁扶持。运送途中,密切监护患者的呼吸频率及节律、血氧饱和度、血压、心率、意识的变化,观察用药反应。

(2)到达医院后,帮助患者取坐位或半卧位,放移动托板,使其身体伏于其上,利于通气和减少疲劳。立即连接吸氧装置,调好氧流量。检查静脉通道是否通畅。备吸痰器、气管插管、呼吸机、抢救药物、除颤器。连接监护仪,监测呼吸、心电、血压等生命体征。观察患者的意识、呼吸频率、哮鸣音高低变化。一般哮喘发作时,两肺布满高调哮鸣音,但重危哮喘患者,因呼吸肌疲劳和小气道广泛痉挛,使肺内气体流速减慢,哮鸣音微弱,出现"沉默胸",提示病情危重。护士对病情变化要有预见性,发现异常及时报告医师处理。

(3)迅速收集病史、以往药物服用情况,评估哮喘程度。如果哮喘发作经数小时积极治疗后病情仍不能控制,或急剧进展,即为重症哮喘,此时病情不稳定,可危及生命,需要加强监护、治疗。

(4)确保气道通畅维护有效排痰、保持呼吸道通畅是急重症哮喘的护理重点。①哮喘发作时,支气管黏膜充血水肿,腺体分泌亢进,合并感染更重,产生大量痰液。而此时患者因呼吸急促、喘息、呼吸道水分丢失,致使痰液黏稠不易咳出,大量黏痰形成痰栓阻塞气管、支气管,导致严重气道阻塞,加上气道痉挛,气道内压力明显增加,加重喘息及感染。因此必须注意补充水分、湿化气道,积极排痰,保持呼吸道通畅。②按时协助患者翻身、叩背,加强体位引流;雾化吸入,湿化气道,稀释痰液,防止痰栓形成。采用小雾量、短时间、间歇雾化方式,湿化时密切观察患者呼吸状态,发现喘息加重、血氧饱和度下降等异常立即停止雾化。床边备吸痰器,防止痰液松解后大量涌出导致窒息。吸痰时动作轻柔、准确,吸力和深度适当,尽量减少刺激并达到有效吸引。每次吸痰时间≤15 秒,该过程中注意观察患者的面色、呼吸、血氧饱和度、血压及心率的变化。严格无菌操作,避免交叉感染。

(5)吸氧治疗的护理:①给氧方式、浓度和流量根据病情及血气分析结果予以调节。一般给予鼻导管吸氧,氧流量 4~6 L/min;有二氧化碳潴留时,氧流量 2~4 L/min;出现低氧血症时改用面罩吸氧,氧流量 6~10 L/min。经过吸氧和药物治疗病情不缓解,低氧血症和二氧化碳潴留加剧时进行气管插管呼吸机辅助通气。此时应做好呼吸机和气道管理,防止医源性感染,及时有效地吸痰和湿化气道。气管插管患者吸痰前后均应吸入纯氧 3~5 分钟。②吸氧治疗时,观察呼吸窘迫有无缓解,意识状况,末梢皮肤黏膜颜色、湿度等,定时监测血气分析。高浓度吸氧(>60%)持续 6 小时以上时应注意有无烦躁、情绪激动、呼吸困难加重等中毒症状。

(6)药物治疗的护理:终止哮喘持续发作的药物根据其作用机制可分为具有抗炎作用和缓解症状作用两大类。给药途径包括吸入、静脉和口服。①吸入给药的护理吸入的药物局部抗炎作用强,直接作用于呼吸道,所需剂量较小,全身性不良反应较少。剂型有气雾剂、干粉和溶液。护士指导患者正确吸入药物。先嘱患者将气呼尽,然后开始深吸气,同时喷出药液,吸气后屏气数秒,再慢慢呼出。吸入给药有口咽部局部的不良反应,包括声音嘶哑、咽部不适和念珠菌感染,药后让患者及时用清水含漱口咽部。密切观察与用药效果和不良反应,严格掌握吸入剂量。②静脉给药的护理经静脉用药有糖皮质激素、茶碱类及 β 受体激动剂。护士要熟练掌握常用静脉注射平喘药物的药理学、药代动力学、药物的不良反应、使用方法及注意事项,严格执行医嘱的用药剂量、浓度和给药速度,合理安排输液顺序。保持静脉通路畅通,药液无外渗,确保药液在规定时间内输入。观察治疗反应,监测呼吸频率、节律、血氧饱和度、心率、心律和哮喘症状的变化等。应用拟肾上腺素和茶碱类药物时应注意观察有无心律失常、心动过速、血压升高、肌肉震颤、抽搐、恶心、呕吐等不良反应,严格控制输入速度,及时反馈病情变化,供医师及时调整医嘱,保持药物剂量适当;应用大剂量糖皮质激素类药物应观察是否有消化道出血或水钠潴留、低钾性碱中毒等表现,发现后及时通知医师处理。③口服给药重度哮喘吸入大剂量激素治疗无效的患者应早期口服糖皮质激素,一般使用半衰期较短的糖皮质激素,如泼尼松、泼尼松龙或甲泼尼龙等。每次服药护士应协助,看患者服下,防止漏服或服用时间不恰当。正确的服用方法是每天或隔天清晨顿服,以减少外源性激素对脑垂体-肾上腺轴的抑制作用。

(7)并发症的观察和护理:重危哮喘患者主要并发症是气胸、皮下气肿、纵隔气肿、心律失常、心功能不全等,发生时间主要在发病 48 小时内,尤其是前 24 小时。在入院早期要特别注意观察,尤应注意应用呼吸机治疗者及入院前有肺气肿和/或肺心病的重症哮喘患者。①气胸是发生率最高的并发症。气胸发生的征象是清醒患者突感呼吸困难加重、胸痛、烦躁不安,血氧饱和度降低。由于胸膜腔内压增加,使用呼吸机时机器报警。护士此时要注意观察有无气管移位,血流动力学是否稳定等,并立即报告医师处理。②皮下气肿一般发生在颈胸部,重者可累及到腹部。表现为颈胸部肿胀,触诊有握雪感或捻发感。单纯皮下气肿一般对患者影响较轻,但是皮下气肿多来自气胸或纵隔气肿,如处理不及时可危及生命。③纵隔气肿是最严重的并发症,可直接影响到循环系统,导致血压下降、心律失常,甚至心搏骤停,短时间内导致患者死亡。发现皮下气肿,同时有血压、心律的明显改变,应考虑到纵隔气肿的可能,立即报告医师急救处理。④心律失常患者存在的低氧及高碳酸血症、氨茶碱过量、电解质紊乱、胸部并发症等,均可导致各种期前收缩、快速心房纤颤、室上速等心律失常。发现新出现的心律失常或原有心律失常加重,要针对性地观察是否存在上述原因,做出相应的护理并报告医师处理。

(8)出入量管理:急重症哮喘发作时因张口呼吸、大量出汗等原因容易导致脱水、痰液黏稠不易咳出,必须严格出入量管理,为治疗提供准确依据。监测尿量,必要时留置导尿管,准确记录24 小时出入量及每小时尿量,观察出汗情况、皮肤弹性,若尿量少于 30 mL/h,应通知医师处理。神志清醒者,鼓励饮水。对口服不足及神志不清者,经静脉补充水分,一般每天补液 2 500～3 000 mL,根据患者的心功能状态调整滴速,避免诱发心力衰竭、急性肺水肿。在补充水分的同时应严密监测血清电解质,及时补充纠正,保持酸碱平衡。

(9)基础护理:哮喘发作时,患者生活不能自理,护士要做好各项基础护理。尽量维护患者的舒适感。①保持病室空气新鲜流通,温度(18～22 ℃)、相对湿度(50%～60%)适宜,避免寒冷、潮湿、异味。注意保暖,避免受凉感冒。室内不摆放花草,整理床铺时防止尘埃飞扬。护理操作尽量集中进行,保障患者休息。②帮助患者取舒适的半卧位和坐位,适当用靠垫等维持,减轻患者体力。每天 3 次进行常规口腔、鼻腔清洁护理,有利于呼吸道通畅,预防感染并发症。口唇干燥时涂液状石蜡。③保持床铺清洁、干燥、平整。对意识障碍加强皮肤护理,保持皮肤清洁、干燥,及时擦干汗液,更换衣服,每 2 小时翻身 1 次,避免局部皮肤长期受压。协助床上排泄,提供安全空间,尊重患者,及时清理污物并清洗会阴。

(10)安全护理:为意识不清、烦躁的患者提供保护性措施,使用床挡,防止坠床摔伤。哮喘发作时,患者常采取强迫坐位,给予舒适的支撑物,如移动餐桌、升降架等。哮喘缓解后,协助患者侧卧位休息。

(11)饮食护理:给予高热量、高维生素、易消化的流质食物,病情好转后改半流质、普通饮食。避免产气、辛辣、刺激性食物及容易引起过敏的食物,如鱼、虾等。

(12)心理护理:严重缺氧时患者异常痛苦,有窒息和濒死感,患者均存在不同程度的焦虑、烦躁或恐惧,后者诱发或加重哮喘,形成恶性循环。护士应主动与患者沟通,提供细致护理,给患者精神安慰及心理支持,说明良好的情绪能促进缓解哮喘,帮助患者控制情绪。

(13)健康教育:为了有效控制哮喘发作、防止病情恶化,必须提高患者的自我护理能力,并且鼓励亲属参与教育计划,使其准确了解患者的需求,能提供更合适的帮助。患者经历自我处理成功的体验后会增加控制哮喘的信心,改善生活质量,提高治疗依从性。具体内容主要有:哮喘相关知识,包括支气管哮喘的诱因、前驱症状、发作时的简单处理、用药等;自我护理技能的培养,包括气雾剂的使用、正确使用峰流速仪监测、合理安排日常生活和定期复查等。

指导环境控制:识别致敏源和刺激物,如宠物、花粉、油漆、皮毛、灰尘、吸烟、刺激性气体等,尽量减少与之接触。居室或工作学习的场所要保持清洁,常通风。

呼吸训练:指导患者正确的腹式呼吸法、轻咳排痰法及缩唇式呼吸等,保证哮喘发作时能有效地呼吸。

病情监护指导:指导患者自我检测病情,每天用袖珍式峰流速仪监测最大呼出气流速,并进行评定和记录。急性发作前的征兆有使用短效 β 受体激动剂次数增加、早晨呼气峰流速下降、夜间苏醒次数增加或不能入睡,夜间症状严重等。一旦有上述征象,及时复诊。嘱患者随身携带止喘气雾剂,一出现哮喘先兆时立即吸入,同时保持平静。通过指导患者及照护者掌握哮喘急性发作的先兆和处理常识,把握好急性加重前的治疗时间窗,一旦发生时能采取正确的方式进行自救和就医,避免病情恶化或争取抢救时间。

指导患者严格遵医嘱服药:指导患者应在医师指导下坚持长期、规则、按时服药,向患者及照护者讲明各种药物的不良反应及服用时注意事项,指导其加强病情观察。如疗效不佳或出现严重不良反应时立即与医师联系,不能随意更改药物种类、增减剂量或擅自停药。

指导患者适当锻炼,保持情绪稳定:在缓解期可做医疗体操、呼吸训练、太极拳等,戒烟,减少对气道的刺激。避免情绪激动、精神紧张和过度疲劳,保持愉快情绪。

指导个人卫生和营养:细菌和病毒感染是哮喘发作的常见诱因。哮喘患者应注意与流感者隔离,定期注射流感疫苗,预防呼吸道感染。保持良好的营养状态,增强抗感染的能力。胃肠道反流可诱发哮喘发作,睡前 3 小时禁饮食、抬高枕头可预防。

(马莎莎)

# 第七节　呼　吸　衰　竭

呼吸衰竭是指各种原因引起的肺通气和/或换气功能严重障碍,以致在静息状态下不能维持足够的气体交换,导致低氧血症伴(或不伴)高碳酸血症,进而引起一系列病理生理改变和相应临床表现的综合征。因临床表现缺乏特异性,其明确诊断有赖于动脉血气分析:在海平面、静息状态、呼吸空气条件下,$PaO_2 < 12.0$ kPa(60 mmHg),伴或不伴 $PaCO_2 > 6.7$ kPa(50 mmHg),并排除心内解剖分流和原发性心排血量降低等因素,可诊断为呼吸衰竭。可按动脉血气分析、发病急缓及病理生理的改变 3 种方式进行分类,其中按照发病急缓可分为急性呼吸衰竭和慢性呼吸衰竭。

## 一、病因

完整的呼吸过程由相互衔接并同时进行的外呼吸、气体运输和内呼吸 3 个环节来完成。参与外呼吸(即肺通气和肺换气)的任何一个环节发生严重病变都可导致呼吸衰竭。

### (一)气道阻塞性病变

气管-支气管的炎症、痉挛、肿瘤、异物、纤维化瘢痕,如 COPD、重症哮喘等引起气道阻塞和肺通气不足,或伴有通气/血流比例失调,导致缺氧和二氧化碳潴留,发生呼吸衰竭。

### (二)肺组织病变

各种累及肺泡和/或肺间质的病变,如肺炎、肺气肿、严重肺结核、弥漫性肺纤维化、肺水肿、硅沉着病等,均致肺泡减少、有效弥散面积减少、肺顺应性减低、通气/血流比例失调,导致缺氧或合并二氧化碳潴留。

### (三)肺血管疾病

肺栓塞、肺血管炎等可引起通气/血流比例失调,或部分静脉血未经过氧合直接流入肺静脉,导致呼吸衰竭。

### (四)胸廓与胸膜病变

胸部外伤造成连枷胸、严重的自发性或外伤性气胸、脊柱畸形、大量胸腔积液或伴有胸膜肥厚与粘连、强直性脊柱炎、类风湿脊柱炎等,均可影响胸廓活动和肺扩张,造成通气减少及吸入气体分布不均,最终导致呼吸衰竭。

### (五)神经肌肉疾病

脑血管疾病、颅脑外伤、脑炎及镇静催眠剂中毒,可直接或间接抑制呼吸中枢。脊髓颈段或高位胸段损伤(肿瘤或外伤)、脊髓灰质炎、多发性神经炎、重症肌无力、有机磷中毒、破伤风及严重的钾代谢紊乱,均可累及呼吸肌,造成呼吸肌无力、疲劳、麻痹,导致呼吸动力下降而引起肺通气不足。

## 二、发病机制

各种病因可通过引起肺泡通气不足、弥散障碍、肺泡通气/血流比例失调、肺内动-静脉解剖分流增加和氧耗量增加 5 个主要机制,使通气和/或换气过程发生障碍,导致呼吸衰竭。临床上,单一机制引起的呼吸衰竭很少见,往往是多种机制并存或随着病情的发展先后参与发挥作用。

## 三、临床表现

### (一)急性呼吸衰竭

急性呼吸衰竭的临床表现主要是低氧血症所致的呼吸困难和多器官功能障碍。

1.呼吸困难

呼吸困难是呼吸衰竭最早出现的症状。多数患者有明显的呼吸困难,可表现为频率、节律和幅度的改变。较早表现为呼吸频率增快,病情加重时出现呼吸困难,辅助呼吸肌活动加强,如三凹征。中枢性疾病或中枢神经抑制性药物所致的呼吸衰竭,表现为呼吸节律改变,如潮式呼吸(陈-施呼吸)、比奥呼吸等。

2.发绀

发绀是缺氧的典型表现。当动脉血氧饱和度低于90％时,可在口唇、指甲出现发绀;另应注意,因发绀的程度与还原型血红蛋白含量相关,所以红细胞计数增多者发绀更明显,贫血者则不明显或不出现;严重休克等原因引起末梢循环障碍的患者,即使动脉血氧分压尚正常,也可出现发绀,称作外周性发绀。真正由于动脉血氧饱和度降低引起的发绀,称为中央性发绀。发绀还受皮肤色素及心功能的影响。

3.神经症状

急性缺氧可出现精神错乱、躁狂、昏迷、抽搐等症状。如合并急性二氧化碳潴留,可出现嗜睡、淡漠、扑翼样震颤,以至于呼吸骤停。

4.循环系统

多数患者有心动过速;严重低氧血症、酸中毒可引起心肌损害,亦可引起周围循环衰竭、血压下降、心律失常、心搏骤停。

5.消化系统

因胃肠道黏膜屏障功能损伤,导致胃肠道黏膜充血水肿、糜烂渗血或应激性溃疡,引起上消化道出血。

6.泌尿系统

严重呼吸衰竭对肝、肾功能都有影响,部分病例可出现丙氨酸氨基转移酶与血浆尿素氮升高;个别病例可出现蛋白尿、血尿和管型尿。

**(二)慢性呼吸衰竭**

慢性呼吸衰竭的临床表现与急性呼吸衰竭大致相似,但以下几个方面有所不同。

1.呼吸困难

慢性阻塞性肺疾病所致的呼吸衰竭,病情较轻时表现为呼吸费力伴呼气延长,严重时发展成浅快呼吸。若并发二氧化碳潴留,$PaCO_2$升高过快或显著升高以致发生二氧化碳麻醉时,患者可由呼吸过速转为浅慢呼吸或潮式呼吸。

2.神经症状

慢性呼吸衰竭伴二氧化碳潴留时,随$PaCO_2$升高可表现为先兴奋后抑制现象。兴奋症状包括失眠、烦躁、躁动、夜间失眠而白天嗜睡(昼夜颠倒现象)。但此时切忌用镇静药或催眠药,以免加重二氧化碳潴留,发生肺性脑病。肺性脑病表现为神志淡漠、肌肉震颤或扑翼样震颤、间歇抽搐、昏睡,甚至昏迷等。亦可出现腱反射减弱或消失,锥体束征阳性等。此时应与合并脑部病变相鉴别。

3.循环系统

二氧化碳潴留使外周体表静脉充盈、皮肤充血、温暖多汗、血压升高、心排血量增多而致脉搏洪大;多数患者有心率加快;因脑血管扩张产生搏动性头痛。

# 四、辅助检查

## (一)动脉血气分析

对于判断呼吸衰竭和酸碱失衡的严重程度及指导治疗具有重要意义。由于血气受年龄、海拔高度、氧疗等多种因素的影响,在具体分析时一定要结合临床情况。

### (二)肺功能检测

尽管某些重症患者肺功能检测受到限制,但通过肺功能的检测能判断通气功能障碍的性质(阻塞性、限制性或混合性)及是否合并有换气功能障碍,并对通气和换气功能障碍的严重程度进行判断。呼吸肌功能测试能够提示呼吸肌无力的原因和判断其严重程度。

### (三)影像学检查

影像学检查包括普通 X 线胸片检查、胸部 CT 检查和放射性核素肺通气/灌注扫描、肺血管造影检查等。

### (四)纤维支气管镜检查

对于明确大气道情况和取得病理学证据具有重要意义。

## 五、治疗

呼吸衰竭总的治疗原则:加强呼吸支持,包括保持呼吸道通畅、纠正缺氧和改善通气,进行呼吸衰竭病因及诱因因素的治疗,加强一般支持治疗和对其他重要脏器功能的监测与支持。

### (一)支气管扩张剂

缓解支气管痉挛,可选用 $\beta_2$ 肾上腺素受体激动剂、抗胆碱药、糖皮质激素或茶碱类药物等。慢性呼吸衰竭患者常用雾化吸入法给药,急性呼吸衰竭患者常需静脉给药。

### (二)呼吸兴奋剂

(1)主要适用于以中枢抑制为主、通气量不足引起的呼吸衰竭,对肺换气功能障碍导致的呼吸衰竭患者,不宜使用。常用的药物有尼可刹米和洛贝林,用量过大可引起不良反应。近年来,这两种药物在西方国家几乎已被淘汰,取而代之的是多沙普仑。该药对于镇静催眠药过量引起的呼吸抑制和 COPD 并发急性呼吸衰竭有显著的呼吸兴奋效果。

(2)呼吸兴奋剂的使用原则:必须保持气道通畅,否则会促发呼吸肌疲劳,进而加重二氧化碳潴留;脑缺氧、水肿未纠正而出现频繁抽搐者慎用;患者的呼吸肌功能基本正常;不可突然停药。

## 六、护理措施

### (一)保持呼吸道通畅

(1)清除呼吸道分泌物及异物,如湿化气道、机械吸痰等方法。

(2)昏迷患者用抑头提颏法打开气道。

(3)按医嘱使用支气管扩张剂,缓解、解除支气管痉挛。

(4)建立人工气道:对于病情严重又不能配合、昏迷、呼吸道大量痰潴留伴有窒息危险或 $PaCO_2$ 进行性增高的患者,若常规治疗无效,应及时建立人工气道。一般采用简易人工气道,如口咽通气道、鼻咽通气道和喉罩(是气管内导管的临时替代法);严重者采用气管内导管,行气管插管和气管切开。

### (二)氧疗护理

1.氧疗适应证

呼吸衰竭患者 $PaO_2 < 8.0$ kPa(60 mmHg),是氧疗的绝对适应证,氧疗的目的是使 $PaO_2 > 8.0$ kPa(60 mmHg)。

2.氧疗的方法

临床常用、简便的方法是应用鼻导管或鼻塞法吸氧,还有面罩、气管内和呼吸机给氧法。缺氧伴二氧化碳潴留者,可用鼻导管或鼻塞法给氧;缺氧严重而无二氧化碳潴留者,可用面罩给氧。吸入氧浓度与氧流量的关系:吸入氧浓度(%)=21+氧流量(L/min)×4。

3.氧疗的原则

(1)Ⅰ型呼吸衰竭:多为急性呼吸衰竭,应给予较高浓度(35%<吸氧浓度<50%)或高浓度(>50%)氧气吸入。急性呼吸衰竭通常使 $PaO_2$ 接近正常范围。

(2)Ⅱ型呼吸衰竭:给予低流量(1~2 L/min)、低浓度(<35%)持续吸氧。慢性呼吸衰竭通常要求氧疗后 $PaO_2$ 维持在 8.0 kPa(60 mmHg)左右或 $SpO_2$>90%。

4.氧疗疗效的观察

若呼吸困难缓解、发绀减轻、心率减慢、尿量增多、神志清醒及皮肤转暖,提示氧疗有效。若发绀消失、神志清楚、精神好转、$PaO_2$>8.0 kPa(60 mmHg)、$PaCO_2$<6.7 kPa(50 mmHg),考虑终止氧疗,停止前必须间断吸氧几天,之后方可完全停止氧疗。若意识障碍加深或呼吸过度表浅、缓慢,提示二氧化碳潴留加重,应根据血气分析和患者表现,遵医嘱及时调整吸氧流量和氧浓度。

**(三)增加通气量、减少二氧化碳潴留**

(1)在呼吸道通畅的前提下,遵医嘱使用呼吸兴奋剂,适当提高吸入氧流量及氧浓度,静脉滴注时速度不宜过快,若出现恶心、呕吐、烦躁、面色潮红及皮肤瘙痒等现象,提示呼吸兴奋剂过量,需减量或停药。若4~12小时未见效,或出现肌肉抽搐等严重不良反应,应立即报告医师。对烦躁不安、夜间失眠患者,禁用麻醉剂,慎用镇静剂,以防止引起呼吸抑制。

(2)机械通气的护理:对于经过氧疗、应用呼吸兴奋剂等方法仍不能有效改善缺氧和二氧化碳潴留者,需考虑行机械通气。

**(四)抗感染**

遵医嘱选择有效的抗生素控制呼吸道感染,对长期应用抗生素患者注意有无"二重感染"。

**(五)病情监测**

(1)观察呼吸困难的程度,呼吸频率、节律和深度。

(2)观察有无发绀、球结膜充血、水肿、皮肤温暖多汗及血压升高等缺氧和二氧化碳潴留表现。

(3)监测生命体征及意识状态。

(4)监测并记录出入液量。

(5)监测血气分析和血生化检查。

(6)监测电解质和酸碱平衡状态。

(7)观察呕吐物和粪便性状。

(8)观察有无神志恍惚、烦躁、抽搐等肺性脑病表现,一旦发现,应立即报告医师协助处理。

**(六)饮食护理**

给予高热量、高蛋白、富含多种维生素、易消化、少刺激性的流质或半流质饮食。对昏迷患者应给予鼻饲或肠外营养。

**(七)心理护理**

经常巡视、了解和关心患者,特别是对建立人工气道和使用机械通气的患者。采用各项医疗护理措施前,向患者作简要说明,给患者安全感,取得患者信任和合作。指导患者应用放松方式分散注意力。

（马莎莎）

# 第十二章 手术室护理

## 第一节 手术室管理与工作制度

随着科技的不断发展，外科手术也日益更新、不断完善，新技术、新设备不断投入临床使用，对手术室提出了更高的要求，手术室必须建立一套科学的管理体系和严密的组织分工，健全的规章制度和严格的无菌技术操作常规，创造一个安静、清洁、严肃的良好工作环境。由于手术室负担着繁重而复杂的手术医疗和抢救患者的工作，具有工作量大，各类工作人员流动性大等特点，造成手术室工作困难。因而，要求各类工作人员务必严格贯彻遵守手术室各项规章制度。

### 一、手术室管理制度

#### (一)手术室基本制度

(1)为严格执行无菌技术操作，除参加手术的医疗人员和有关工作人员外，其他人员一律不准进入手术室(包括直系家属)。患有呼吸道感染，面部、颈部、手部有创口或炎症者，不可进入手术室，更不能参加手术。

(2)手术室内不可随意跑动或嬉闹，不可高声谈笑、喊叫，严禁吸烟，保持肃静。

(3)凡进入手术室人员，必须按规定更换手术室专用的手术衣裤、口罩、帽子、鞋等。穿戴时头发、衣袖不得外露，口罩遮住口鼻;外出时更换指定的外出鞋。

(4)手术室工作人员，应坚守工作岗位，不得擅离、接私人电话和会客，遇有特殊情况必须和护士长联系后，把工作妥善安排，方准离开。

#### (二)手术室参观制度

如无教学参观室，必须进入手术室者，应执行以下制度。

(1)外院来参观手术者必须经医务科同意，院内来参观者征得手术室护士长同意后，方可进入手术室。

(2)学员见习手术必须按计划进行，由负责教师联系安排。

(3)参观及见习手术者，先到指定地点，更换参观衣裤、帽子、口罩及拖鞋。

(4)参观及见习手术者，手术开始前在更衣室等候，手术开始时方可进入手术间。

(5)参观及见习手术者，严格遵守无菌原则，接受医护人员指导，不得任意走动和出入。

(6)每一手术间参观人员不得超过2人,术前1天手术通知单上注明参观人员姓名。

(7)对指定参观手术人员发放参观卡,持卡进入,用后交回。

**(三)更衣管理制度**

(1)手术人员包括进修医师进入手术室前,必须先办理登记手续,如科室、姓名及性别等,由手术室安排指定更衣柜和鞋柜,并发给钥匙。

(2)进入手术室先换拖鞋,然后取出手术衣裤、帽子和口罩到更衣室更换,穿戴整齐进入手术间。

(3)手术完毕,交回手术衣裤、口罩和帽子,放入指定衣袋内,将钥匙退还。

(4)管理员必须严格根据每天手术通知单、手术者名单,发给手术衣裤和更衣柜钥匙,事先未通知或未写入通知单内的人员,一律不准进入手术室。

**(四)更衣室管理制度**

(1)更衣室设专人管理,保持室内清洁整齐。

(2)脱下的衣裤、口罩和帽子等放入指定的袋内,不得随便乱扔。

(3)保持淋浴间、便池清洁,便后立即冲净,并将手纸丢入筐内,防止下水道阻塞。

(4)除参加手术人员在工作时间使用淋浴外,任何人不得随意使用淋浴并互相监督。

(5)参加手术人员应保持更衣室清洁整齐,严禁吸烟,谨防失火,随时关紧水龙头和电源开关,爱护一切公物。

## 二、手术室工作制度

**(一)手术间清洁消毒制度**

(1)保持手术间内医疗物品清洁整齐,每天手术前后,用固定抹布擦拭桌面、窗台、无影灯及托盘等,擦净血迹,拖净地面,通风消毒。

(2)手术间每周扫除1次,每月彻底大扫除1次,扫除后空气消毒,并作空气细菌培养。手术间拖把、敷料桶等应固定使用。

(3)每周室内空气培养1次,细菌数不得超过500/m³。如不合格,必须重新关闭消毒,再做培养,合格后方可使用。

(4)污染手术后,根据不同类型分别按消毒隔离制度处理。

**(二)每天手术安排制度**

(1)每天施行的常规手术,由手术科负责医师详细填写手术通知单,一式3份,于手术前1天按规定时间送交手术室指定位置。

(2)无菌手术与污染手术应分室进行,若无条件时,应先做无菌手术,后做污染手术。手术间术后必须按消毒隔离制度处理后方可再使用。

(3)临时急诊手术,由值班负责医师写好急诊手术通知单送交手术室。如紧急抢救危重手术,可先打电话通知,手术室应优先安排,以免延误抢救时间,危及患者生命。

(4)夜间及节假日应有专人值班,随时进行各种急诊手术配合。

(5)每天施行的手术应分科详细登记,按月统计上报。同时经常和手术科室联系,了解征求工作中存在的问题,研究后及时纠正。

**(三)接送患者制度**

(1)接送患者一律用平车,注意安全,防止坠床。危重患者应有负责医师陪送。

(2)接患者时,遵守严格查对制度,对床号、住院号、姓名、性别和年龄,同时检查患者皮肤准备情况及术前医嘱执行情况,衣裤整洁,嘱解便后携带患者病历和输液器等,随时推入手术室。患者贵重物品,如首饰、项链、手表等不得携入手术室内。

(3)患者进入手术室后必须戴手术帽,送到指定手术间,并与巡回护士当面交接,严格做好交接手续。

(4)患者进入手术间后,卧于手术台上,防止坠床。核对手术名称和部位,防止差错。

(5)患者步行入手术室者,更换指定的鞋、帽后护送到手术间,交巡回护士做好病历物品等交接手续。

(6)危重和全麻患者,术后由麻醉医师和手术医师送回病房。

(7)护送途中,注意保持输液通畅。到病房后详细交代患者术后注意事项,交清病历和输液输血情况及随带的物品,做好交接手续并签名。

**(四)送标本制度**

(1)负责保存和送检手术采集标本,放入10%甲醛溶液标本容器内固定保存,以免丢失。

(2)对病理申请单填写不全、污染、医师未签字的,通知医师更正,2天内不改者按不要处理。

(3)负责医师详细登记患者姓名、床号、住院号、科室、日期,在登记本上签名,由手术室专人核对,每天按时与病理科交接,查对后互相签名。

**(五)借物制度**

(1)凡手术室物品、器械,除抢救外一律不准外借。特殊情况需经医务科批准方可外借。

(2)严格执行借物登记手续,凡经批准或经护士长同意者,应登记签字。外借物品器械如有损坏或遗失,及时追查,照价赔偿。

(3)外借物品器械,应消毒处理后方可使用。

**(六)安全制度**

(1)手术室电源和蒸气设备应定期检查,手术后应拔去所有电源插头,检查各种冷热管道是否漏水漏气。

(2)剧毒药品应标签明确,专柜存放,专人保管,建立登记簿,经仔细检对后方能取用。

(3)各种易燃药品及氧气筒等,应放置指定通风阴暗地点,专人领取保管。

(4)各手术间无影灯、手术床、接送患者平车等应定期检查其性能;检查各种零件、螺丝、开关等是否松解脱落,使用时是否正常运转。

(5)消防设备、灭火器等,应定期检查。

(6)夜班和节假日值班人员交班后,应检查全手术室水电、门窗是否关紧,手术室大门随时加锁。非值班人员不得任意进入手术室。

(7)发生意外情况,应立即向有关部门及院领导汇报。

(郁莉玮)

# 第二节　手术室环境布局与空气净化

手术是外科治疗的重要手段。随着医学科学的发展,外科技术也迅猛发展,为适应外科手术的发展,对手术室的建筑也提出了更高的要求。

## 一、手术室的建筑布局

根据不同的内部装修、设备及空调系统,可将手术室分为普通手术室和净化手术室两类。

### (一)普通手术室

手术室应有较好的无菌条件,临近外科病房、重症监护室、血库、病理科等。手术室一般应设在低层建筑的上层或顶层,高层建筑二至四层,可获得较好的大气环境。普通手术室采用通风换气系统,可用中央式、分体式和柜式等。手术室的门窗关闭应紧密以防止尘埃和飞虫进入;地面和墙壁应光滑、无孔隙、易清洗和不易受化学消毒剂侵蚀;墙面最好用油漆或用瓷砖,不宜有凹凸;地面可采用水磨石材料,可设地漏。墙面、地面及天花板交界处呈弧形,防止积聚尘埃。一般大手术室面积 $50\sim60$ m²,中手术间面积 $30\sim40$ m²,小手术间面积 $20\sim30$ m²,室内净高 3 m,走廊宽 $2.2\sim2.5$ m。温度保持在 $22\sim25$ ℃,相对湿度 $50\%\sim60\%$。

### (二)洁净手术间

洁净手术间是通过采用净化空调系统,有效控制室内的温度湿度和尘埃含量,实现理想的手术环境。既能降低手术感染率,又可提高手术质量。手术间应选择在大气含尘浓度较低,自然环境较好的地方,避免在有严重空气污染、交通频繁、人流集中的环境。洁净手术室应有洁净走廊和污染走廊,做到洁污分流,减少交叉感染。污物走廊除作为污物通道外,还作为参观走廊以减少进出手术间的人数及对手术间空气的污染,同时污物走廊使得手术间门不直接通往室外,这样既减少室外环境对手术间的污染,也便于手术间固定窗的清洁。

### (三)手术室分区

手术室分为 3 区,即限制区、非限制区和半限制区。限制区包括手术间、洗手间、手术间内走廊、无菌物品间、储药室、麻醉准备室;半限制区包括器械室、敷料室、器械清洗室、消毒室、手术间外走廊、恢复室等;非限制区包括办公室、会议室、实验室、标本室、污物室、资料室、示教室、值班室、更衣室、医护人员休息室等。3 区必须严格分区。

### (四)手术间房间的配置

1.手术间

手术间应设立急诊手术间和感染手术间。由于急诊手术患者时间紧迫,手术前准备不充分,创口清洁度差等原因,急诊手术间应设在限制区的最外面;感染手术具有污染性或传染性,应设在最近外走廊的一端,尽量减少对其他手术间的污染。

2.洗手间

应采用分散布置的方式,以便使消毒过手的手术人员通过最近的距离进入手术间。通常设在两个手术间之间,洗手间有自动出水龙头、洗手液、擦手液、无菌毛巾、消毒毛刷、计时钟。

3.无菌物品间

无菌手术器械、敷料、一次性手术用品等放在此间。室内物品架应距离墙壁 5 cm、距离房顶 50 cm、距离地面 20 cm。如无空气净化装置,需备有消毒装置,使用有门的物品柜定期消毒。

4.储药间

室内备有各种注射液、常用药物、急救药物、麻醉药物、外用药物、消毒液等;备有冰箱存放药物。

5.消毒间

设有高温高压蒸汽灭菌器、低温灭菌器、气体灭菌器、煮沸消毒锅等。

6.麻醉准备间

备有各种麻醉插管用具、导管、呼吸囊、急救箱等。

7.器械准备室

采用玻璃器械柜,按专科分类放手术器械,便于使用、清点和包装;备有长方形桌用于准备器械包。

8.敷料室

设壁柜式放物柜。柜的大小应按敷料相应尺寸、类别进行设计,便于存放。

9.清洗室

备有多个水池,排水量要够大,排水管要利于拆卸便于清除堵塞物。水池、清洁工具应严格按用途分类使用,有条件可安装器械自动清洗机。

10.麻醉恢复室

有交换车或病床、氧气、负压吸引器、监护仪、呼吸机、起搏器、除颤器及各种药品等。

**(五)手术间室内设置要求**

1.墙面

应使用具有光滑、少缝、易清洁、易消毒、耐腐蚀、保温、隔声、防火的材料;颜色采用浅绿、淡蓝为佳,能消除术者视觉疲劳;齐墙面安装阅片灯和控制面板等。

2.地面

采用抗静电塑料地板,具有防滑、抗菌、保温、隔声、防火、易刷洗等特点,不设地漏;墙面与地面的交界处呈弧形,防积尘埃。

3.门

采用滑动密闭推拉门或电动门、感应门,具有移动轻快、隔声、密闭、坚固、耐用等特点,可维护房间正压;门上有玻璃小窗利于观察和采光;手术间设有前后门,前门通向内走廊,后门通向外走廊。

4.窗

采用双层密闭玻璃窗,与墙面取齐,不留窗台避免积灰,有利于采光和从外走廊向内观察;两层玻璃之间可安装电控或手摇的百叶窗,以便窥镜手术时采光。

5.医用供气系统

手术间有氧气、氧化亚氮、二氧化碳、压缩空气、麻醉废气的排除管道及负压吸引等终端,一式两套,分别安装在吊塔和墙上。吊塔分旋转吊塔、固定吊塔两种,旋转吊塔移动方便、随意取向,便于麻醉机调整位置,不妨碍手术操作,尤其适用于颅脑、颜面部手术,但造价高;在使用固定吊塔时,吊塔与墙上的气体终端要错开,即当吊塔安装在手术床左侧时,墙上的终端尽量安装在右侧,以便在头部手术时,麻醉机及其管道能有效避开手术野。每个终端要有明显标记,并有不同的颜色区别,以防误插。

6.供电系统

每个手术间至少设3组电插座,最好每侧墙1组,每组插座上有4个多用插口(能插不同规格插头)。安装插座时,注意平齐手术床的中后部,以便在使用高频电刀等仪器时近距离连接。手术时尽量使用吊塔上的插座,不用接线板,避免地面拉线过多。有备用供电系统,每个手术间有独立的配电箱,带保险管电源插座,以防一个手术间故障影响整个手术室工作。

**7.数据、通信系统**

每个手术间有温度、湿度表、温度调节开关、医用数据通信系统、内部电话系统接口、电脑联网插口等。手术室最好具有对讲、群呼等功能系统，以便迅速、及时沟通信息或紧急呼叫，争取抢救时机。备有播放背景音乐系统，可创造一个轻松的手术环境，减轻患者的恐惧感。

**8.电视教学系统**

在无影灯上安装正中式、旁置式或单悬臂可移动摄像头接口，建立图像传出系统，减少进入手术间的观摩人员。

**9.壁柜的设计**

室内设计时，对空位应尽量利用，安装与墙壁厚度一致的不同规格与用途的壁柜，如物品柜、液体柜、踏脚凳柜、体位垫柜、吸引瓶柜和除颤器柜等，使手术间物品密闭化、定位化，有利于保持整齐，减少手术用房，减少积灰，避免频繁开门取物扰乱空气流层，确保护士在位率高等优点。

## 二、手术室空气净化

手术室中空气的类型、总量及供气和循环方式对由空气传播的微生物在手术区上方的积聚有很大影响。供给手术室的空气应尽可能没有细菌。中央空调系统中的高效空气过滤器可减少在循环空气中的细菌。惯用的通气系统每小时应使室内空气更新 25 次，以尽量减少灰尘颗粒的积聚。用空气层流时，空气持续恒定的单向直线流动，或为水平方向，或为垂直方向；安装在手术室内的独立装置，包括通气管、过滤器和支持系统，将手术区域室内四周的环境隔离开，空气只通过装置一次，即被排除。空气更换次数因设备而异，高者可每小时 250 次。

**（一）手术室空气净化分型**

**1.按气流分型**

（1）乱流型：流线不平行、流速不均匀、方向不单一，有交叉回旋的气流流过工作区整个截面。

（2）层流型：流线平行、流速均匀、方向单一的气流流过房间工作区整个截面的洁净室。又分为垂直层流和水平层流，气流垂直于地面的为垂直单向流洁净室，气流平行于地面的为水平单向流洁净室。

（3）辅流型：气流流线似向一个方向流动，性能接近水平单向流。

（4）混流型：又称局部单向流，用满布比来区分。垂直流满布比小于 60％，水平流小于 40％，均属于局部单向流。

**2.按净化空间分型**

（1）全室净化：采用天花板或单侧墙全部送风，使整个手术间达到所要求的洁净度。这是一种较高级的净化方式，但由于手术野以外区域空气洁净度对手术切口污染不大，而全室空气净化造价高，因而建设受到一定限制。

（2）局部净化：仅对手术区采用局部顶部送风或侧送风，使手术区达到所要求的洁净度。一般认为，以手术床为中心的 2.4 m×1.2 m 的范围是手术室无菌要求最严格的部位。

**3.按用途分型**

（1）工业洁净室：以无生命微粒的控制为对象，主要控制无生命微粒对工作对象的污染。

（2）生物洁净室：以有生命微粒控制为对象，分为一般生物洁净室、生物学安全洁净室。

**（二）手术室净化级别**

空气洁净的程度以含尘浓度来衡量的。含尘浓度越高则净化洁净度越低，反之则越高。空气洁净手术室指空气洁净度不低于 100 000 级的手术室。根据每立方米中粒径大于或等于 0.5 μm 空气灰尘粒子数的多少,洁净手术室可分为 100 级,1 000 级,10 000 级,100 000 级 4 种。其中,数字越高,净化级别越低。

1.100 级

粒径不小于 0.5 μm 的尘粒数每 mL 0.35～3.5 个。

2.1 000 级

粒径不小于 0.5 μm 的尘粒数每 mL 3.5～35 个。

3.10 000 级

粒径不小于 0.5 μm 的尘粒数每 mL 35～350 个。

4.100 000 级

粒径大于 10.5 μm 的尘粒数每 mL 350 ～3 500 个。

**（郁莉玮）**

# 第三节 手术室常用消毒灭菌方法

作为医院的重点科室,手术室如何做好各项消毒隔离措施是整个手术室工作流程的关键。手术室是进行手术治疗的场所,完善消毒隔离管理是切断外源性感染的主要手段。

## 一、消毒灭菌基本知识

手术室护士应掌握消毒灭菌的基本知识,并且能够根据物品的性能及分类选用适合的物理或化学方法进行消毒与灭菌。

**（一）相关概念**

1.清洁

清除物品上的一切污秽,如尘埃、油脂、血迹等。

2.消毒

清除或杀灭外环境中除细菌芽孢外的各种病原微生物的过程。

3.灭菌

清除或杀灭外环境中的一切微生物（包括细菌芽孢）的过程。

4.无菌操作

防止微生物进入人体或其他物品的操作方法。

**（二）消毒剂分类**

1.高效消毒剂

高效消毒剂指可杀灭一切细菌繁殖体（包括分枝杆菌）病毒、真菌及其孢子等,对细菌芽孢（致病性芽孢）也有一定杀灭作用,达到高水平消毒要求的制剂。

2.中效消毒剂

中效消毒剂指仅可杀灭分枝杆菌、真菌、病毒及细菌繁殖体等微生物,达到消毒要求的制剂。

3.低效消毒剂

低效消毒剂指仅可杀灭细菌繁殖体和亲脂病毒,达到消毒要求的制剂。

### (三)物品的危险性分类

1.高度危险性物品

高度危险性物品是指凡接触被损坏的皮肤、黏膜和无菌组织、器官及体液的物品,如手术器械、缝针、腹腔镜、关节镜、体内导管、手术植入物等。

2.中度危险性物品

中度危险性物品是指凡接触患者完整皮肤、黏膜的物品,如气管镜、尿道镜、胃镜、肠镜等。

3.低度危险性物品

仅直接或间接地和健康无损的皮肤黏膜相接触的物品,如牙垫、喉镜等,一般可用低效消毒方法或只作一般清洁处理即可。

## 二、常用的消毒灭菌方法

手术室消毒灭菌的方法主要分为物理消毒灭菌法和化学消毒灭菌法两大类,而其中压力蒸汽灭菌法、环氧乙烷气体密闭灭菌法和低温等离子灭菌法是最为普遍使用的手术室灭菌方法。

### (一)物理消毒灭菌法

1.干热消毒灭菌法

干热消毒灭菌法适用于耐高温、不耐高湿等物品器械的消毒灭菌。

(1)燃烧法:包括烧灼和焚烧,是一种简单、迅速、彻底的灭菌方法。常用于无保留价值的污染物品,如污纸、特殊感染的敷料处理。某些金属器械和搪瓷类物品,在急用时可用此法消毒。但锐利刀剪禁用此法,以免刀锋钝化。

注意事项包括:使用燃烧法时,工作人员应远离易燃、易爆物品。在燃烧过程中不得添加乙醇,以免火焰上窜而致烧伤或火灾。

(2)干烤法:采用干热灭菌箱进行灭菌,多为机械对流型烤箱。适用于高温下不损坏、不变质、不蒸发物品的灭菌,不耐湿热器械的灭菌,以及蒸汽或气体不能穿透的物品的灭菌,如玻璃、油脂、粉剂和金属等。干烤法的灭菌条件为 160 ℃,2 小时;或 170 ℃,1 小时;或 180 ℃,30 分钟。

注意事项包括:①待灭菌的物品需洗净,防止造成灭菌失败或污物炭化。②玻璃器皿灭菌前需洗净并保证干燥。③灭菌时物品勿与烤箱底部及四壁接触。④灭菌后要待温度降到 40 ℃以下再开箱,防止炸裂。⑤单个物品包装体积不应超过 10 cm×10 cm×20 cm,总体积不超过烤箱体积的2/3,且物品间需留有充分的空间;油剂、粉剂的厚度不得超过 0.635 cm;凡士林纱布条厚度不得超过 1.3 cm。

2.湿热消毒灭菌法

湿热的杀菌能力比干热强,因为湿热可使菌体含水量增加而使蛋白质易于被热力所凝固,加速微生物的死亡。

(1)压力蒸汽灭菌法:压力蒸汽灭菌法是目前使用范围最广、效果最可靠的一种灭菌方法。适用于耐高温、耐高湿的医疗器械和物品的灭菌;不能用于凡士林等油类和粉剂类的灭菌。根据排放冷空气方式和程度不同,压力蒸汽灭菌法可分为下排式压力蒸汽灭菌器和预真空压力蒸汽灭菌器两大类。预真空压力蒸汽灭菌是利用机械抽真空的方法,使灭菌柜内形成负压,蒸汽得以迅速穿透到物品内部,当蒸汽压力达到 205.8 kPa(2.1 kg/cm²),温度达到 132 ℃ 或以上时灭菌开始,到达灭菌时间后,抽真空使灭菌物品迅速干燥。

预真空灭菌容器操作方法:①将待灭菌的物品放入灭菌容器内,关闭容器。蒸汽通入夹层,使压力达 107.8 kPa(1.1 kg/cm²),预热 4 分钟。②启动真空泵,抽除容器内空气使压力达 2.0～2.7 kPa。排出容器内空气 98% 左右。③停止抽气,向容器内输入饱和蒸汽,使容器内压力达 205.8 kPa(2.1 kg/cm²),温度达 132 ℃,维持灭菌时间 4 分钟。④停止输入蒸汽,再次抽真空使压力达 8.0 kPa,使灭菌物品迅速干燥。⑤通入过滤后的洁净干燥的空气,使灭菌容器内压力回复为零。当温度降至 60 ℃ 以下,即可开容器取出物品。整个过程需 25 分钟(表 12-1)。

表 12-1　蒸汽灭菌所需时间(分钟)

|  | 下排气(Gravity)121 ℃ | 真空(Vacuum)132 ℃ |
| --- | --- | --- |
| 硬物(未包装) | 15 | 4 |
| 硬物(包装) | 20 | 4 |
| 织物(包裹) | 30 | 4 |

注意事项包括:①高压蒸汽灭菌须由持专业上岗证人员进行操作,每天合理安排所需消毒物品,备齐用物,保证手术所需。②每天晨第一锅进行 B-D 测试,检查是否漏气,具体要求如下。放置在排气孔上端,必须空锅做,锅应预热。用专门的 B-D 测试纸,颜色变化均匀视为合格。③下排式灭菌器的装载量不得超过柜室内容量的 80%,预真空的装载量不超过 90%。同时预真空和脉动真空的装载量又分别不得小于柜室内容量的 10% 和 5%,以防止"小装量效应"残留空气影响灭菌效果。④物品装放时,相互间应间隔一定的距离,以利蒸汽置换空气;同时物品不能贴靠门和四壁,以防止吸入较多的冷凝水。⑤应尽量将同类物品放在一起灭菌,若必须将不同类物品装在一起,则以最难达到灭菌物品所需的温度和时间为准。⑥难于灭菌的物品放在上层,较易灭菌的小包放在下层,金属物品放下层,织物包放在上层。金属包应平放,盘、碗等应处于竖立的位置,纤维织物应使折叠的方向与水平面成垂直状态,玻璃瓶等应开口向下或侧放,以利蒸汽和空气排出。启闭式筛孔容器,应将筛孔打开。

(2)煮沸消毒法:现手术室一般较少使用此方法。适用于一般外科器械、胶管和注射器、饮水和食具的消毒。水沸后再煮 15～20 分钟即可达到消毒水平,但无法作灭菌处理。

注意事项包括:①煮沸消毒前,物品必须清洗干净并将其全部浸入水中。②物品放置不得超过消毒容器容积的 3/4。③器械的轴节及容器的盖要打开,大小相同的碗、盆不能重叠,空腔导管需先在管腔内灌水,以保证物品各面与水充分接触。④根据物品性质决定放入水中的时间:玻璃器皿应从冷水或温水时放入,橡胶制品应在水沸后放入。⑤消毒时间应从水沸后算起,在消毒过程中加入物品时应重新计时。⑥消毒后应将物品及时取出,置于无菌容器中,取出时应在无菌环境下进行。

3.光照消毒法

光照消毒法中最常用的是紫外线灯消毒。适用于室内、物体表面和水及其他液体的消毒。紫外线属电磁波辐射,消毒使用的为 C 波紫外线,波长为 200～275 nm,杀菌较强的波段为 250～270 nm。紫外线的灭菌机制主要是破坏微生物及细菌内的核酸、原浆蛋白和菌体糖,同时可以使空气中的氧电离产生具有极强杀菌能力的臭氧。

注意事项包括:①空气消毒采用 30 W 室内悬吊式紫外线灯,室内安装紫外线灯的数量为每立方米不少于 1.5 W 来计算,照射时间不少于 30 分钟,有效距离不超过 2 m。紫外线灯安装高度应距地面1.5～2 m。②紫外线消毒的适宜温度范围为 20～40 ℃,消毒环境的相对湿度≤60％,如相对湿度＞60％时应延长照射时间,因此消毒时手术间内应保持清洁干燥,减少尘埃和水雾。③紫外线辐射能量低,穿透力弱,仅能杀灭直接照射到的微生物,因此消毒时必须使消毒部位充分暴露于紫外线照射范围内。④使用过程中,应保持紫外线灯表面的清洁,每周用95％酒精棉球擦拭一次,发现灯管表面有灰尘、油污时应随时擦拭。⑤紫外线灯照射时间为30～60 分钟,使用后记录照射时间及签名,累计照射时间不超过1 000 小时。⑥每 3～6 个月测定消毒紫外线灯辐射强度,当强度低于70 $\mu$W/cm$^2$时应及时更换。新安装的紫外线灯照射强度不低于 90 $\mu$W/cm$^2$。

### 4.低温等离子灭菌法

低温等离子灭菌法是近年来出现的一项物理灭菌技术,属于新的低温灭菌技术。适用于不耐高温、湿热如电子仪器、光学仪器等诊疗器械的灭菌,也适用于直接进入人体的高分子材料,如心脏瓣膜等,同时低温等离子灭菌法可在 50 ℃ 以下对绝大多数金属和非金属器械进行快速灭菌。等离子体是某些中性气体分子在强电磁场作用下,产生连续不断的电离而形成的,其产生的紫外线、$\gamma$ 射线、$\beta$ 粒子、自由基等都可起到杀菌作用,且作用快,效果可靠,温度低,无残留毒性。

注意事项包括:①灭菌前物品应充分干燥,带有水分湿气的物品容易造成灭菌失败。②灭菌物品应使用专用包装材料和容器。③灭菌物品及包装材料不应含植物性纤维材质,如纸、海绵、棉布、木质类、油类、粉剂类等。

### 5.电离辐射灭菌法

电离辐射灭菌法又称"冷灭菌",用放射性核素 $\gamma$ 射线或电子加速器产生加速粒子辐射处理物品,使之达到灭菌。目前国内多以核素钴-60 为辐射源进行辐射灭菌,具有广泛的杀菌作用,适用于金属、橡胶、塑料、一次性注射器、输液、输血器等,精密的医疗仪器均可用此法。

### (二)化学消毒灭菌

化学消毒灭菌法是利用化学药物渗透到菌体内,使其蛋白质凝固变性,酶蛋白失去活性,引起微生物代谢障碍,或破坏细胞膜的结构,改变其通透性,使细菌破裂、溶解,从而达到消毒灭菌作用。现手术室常用的化学消毒剂有 2％戊二醛、环氧乙烷、过氧化氢、过氧乙酸等,下面对几种化学消毒灭菌方法进行简介。

### 1.环氧乙烷气体密闭灭菌法

环氧乙烷气体是一种化学气体高效灭菌剂,其能有效穿透玻璃、纸、聚乙烯等材料包装,杀菌力强,杀菌谱广,可杀灭各种微生物,包括细菌芽孢,是目前主要的低温灭菌方法之一。适用于不耐高温、湿热如电子仪器、光学仪器等诊疗器械的灭菌。此外,由于环氧乙烷灭菌法有效期较长,因此适用于一些呈备用状态、不常用物品的灭菌。但是影响环氧乙烷灭菌的因素很多,例如环境温湿度、灭菌物品的清洗度等,只有严格控制相关因素,才能达到灭菌效果。

注意事项包括:①待灭菌物品需彻底清洗干净(注意不能用生理盐水清洗),灭菌物品上不能有水滴或水分太多,以免造成环氧乙烷的稀释和水解。②环氧乙烷易燃易爆且具有一定毒性,因此灭菌必须在密闭的灭菌器内进行,排出的残余环氧乙烷气体需经无害化处理。灭菌后的无菌物品存放于无菌敷料间,应先通风处理,以减少毒物残留。在整个灭菌过程中注意个人防护。③环氧乙烷灭菌的包装材料,需经过专门的验证,以保证被灭菌物品灭菌的可靠性。

### 2.戊二醛浸泡法

戊二醛属灭菌剂具有广谱、高效杀菌作用,对金属腐蚀性小,受有机物影响小。常用戊二醛消毒灭菌的浓度为 2%。适用于不耐热的医疗仪器和精密仪器的消毒灭菌,如腹腔镜、膀胱镜等内镜器械。

注意事项包括:①盛装戊二醛消毒液的容器应加盖,放于通风良好处。②每天由专人监测戊二醛的浓度并记录。浓度>2.0%(指示卡为均匀黄色)即符合要求,若浓度<2.0%(指示卡全部或部分白色)即失效。失效的消毒液应及时处置,浸泡缸清洗并高压蒸汽灭菌后方可使用。③戊二醛消毒液的有效期为 7 天,浸泡缸上应标明有效起止日期。④戊二醛对皮肤黏膜有刺激,防止溅入眼内或吸入体内。⑤浸泡时,应使物品完全浸没于液面以下,打开轴节,使管腔内充满药液。⑥灭菌后的物品需用大量无菌注射用水冲洗表面及管腔,待完全冲净后方能使用。

3.低温湿式灭菌法

使用的灭菌剂为碱性强氧化灭菌剂,适用于各种精密医疗器械,如牙科器械、内镜等多种器械(软式和硬式内视镜、内视镜附属物、心导管和各种手术器械)的灭菌。该法通过以下机制起到灭菌作用。①氧化作用:灭菌剂可直接对细菌的细胞壁蛋白质进行氧化使细胞壁和细胞膜的通透性发生改变,破坏了细胞的内外物质交换的平衡,致使生物死亡。②破坏细菌的酶系统:当灭菌剂分子进入细胞体内,可直接作用于酶系统,干扰细菌的代谢,抑制细菌生长繁殖。③碱性作用:碱性(pH=8)过氧乙酸溶液,使器械的表面不会粘贴有机物质,其较强的表面张力可快速有效地作用于器械的表面及内腔。

注意事项包括:①放置物品时应先放待灭菌器械,后放灭菌剂。②所需灭菌器械应耐湿,灭菌前必须彻底清洗,除去血液、黏液等残留物质,并擦干。③灭菌后工艺监测显示"达到灭菌条件"才能使用。

## 三、器械的清洗、包装、消毒和灭菌

正确的清洗、包装、灭菌是保障手术成功的关键之一,手术室护士应严格按规范流程对手术器械进行相应处理。

### (一)器械的清洗流程及注意事项

1.器械的清洗流程

(1)冲洗:流动水冲洗。

(2)浸泡:将器械放入多酶溶液中预浸泡 10 分钟,根据污染程度更换多酶溶液,每天至少更换一次。

(3)超声清洗:将浸泡后的器械放入自动超声清洗箱内清洗 10 分钟。

(4)冲洗:放入冲洗箱内冲洗 2 次,每次为 3 分钟。

(5)上油:在煮沸上油箱内加入器械专用油进行煮沸上油。

(6)滤干:将上好油的器械放入滤干器中滤干水分。

(7)烘干:将器械放入烘干箱,调节时间为 5~6 分钟,温度为 150~160 ℃。

2.清洗器械自我防护措施

应严格按照消毒供应中心个人防护要求进行穿戴防护措施。

3.器械清洗注意事项

机械清洗适用于大部分常规器械的清洗。手工清洗适用于精密、复杂器械的清洗和有机物污染较重器械的初步处理,遇复杂的管道类物品应根据其管径选择合适口径的高压水枪进行冲洗。精密器械的清洗,应遵循生产厂家提供的使用说明或指导手册。使用超声波清洗之前应检查是否已去除较大的污物,并且在使用前让机器运转 5～10 分钟,排除溶解于内的空气。

**(二)器械的包装**

1.包装材料

包装材料必须符合 GB/T19633 的要求。常用的包装材料包括硬质容器、一次性医用皱纹纸、一次性无纺布、一次性纸塑袋,一次性纸袋、纺织物等。纺织物还应符合以下要求:为非漂白织物,包布除四边外不应有缝补针眼。

2.包装方法

灭菌物品包装分为闭合式与密封式包装。①闭合式包装适用于整套器械与较多敷料合包在一起,应有 2 层以上包装材料分 2 次包装。贴包外指示胶带及标签,填写相关信息,签名确认。②密封式包装如使用纸袋、纸塑袋等材料,可使用一层,适用器械单独包装。待包装物品必须清洁干燥,轴节打开,放入包内化学指示卡后封口。包外纸面上应有化学指示标签。

3.包装要求

(1)无纺布包装应根据待包装的物品大小、数量、重量,选择相应厚度与尺寸的材料,2 层分 2 次闭合式包装,包外用 2 条化学指示带封包,指示胶带上标有物品名、灭菌期及有效期,并有签名。

(2)全棉布包装应有 4 层分 2 次闭合式包装。包布应清洁、干燥、无破损、大小适宜。初次使用前应高温洗涤,脱脂去浆、去色。包布使用后应做到"一用一清洗",无污迹,用前应在灯光下检查无破损并有使用次数的记录。

(3)纸塑袋封口密封宽度≥6 mm,包内器械距包装袋封口处≥2.5 cm。密封带上应有灭菌期及有效期。

(4)用预真空和脉动真空压力蒸汽灭菌器的物品包,体积不能超过 30 cm×30 cm×50 cm,金属包的重量不超过 7 kg,敷料包的重量不超过 5 kg;下排气式压力蒸汽灭菌器的物品包,体积不能超过 30 cm×30 cm×25 cm。盆、碗等器皿类物品,尽量单个包装,包装时应将盖打开,若必须多个包装在一起时,所用器皿的开口应朝向一个方向。摆放时,器皿间应用纱布隔开,以利蒸汽渗入。

(5)能拆卸的灭菌物品必须拆卸,暴露物品的各个表面(如剪刀和血管钳必须充分撑开),以利灭菌因子接触所有物品表面;有筛孔的容器,应将盖打开,开口向下或侧放,管腔类物品如导管、针和管腔内部先用蒸馏水或去离子水湿润,然后立即灭菌。

(6)根据手术物品性能做好保护措施,如为尖锐精密性器械应用橡皮套或加垫保护。

**(三)器械的灭菌**

(1)高度危险性物品,必须灭菌;中度危险性物品,消毒即可;低度危险性物品,消毒或清洁。

(2)耐热、耐湿物品灭菌首选压力蒸汽灭菌。如:手术器具及敷料等。

(3)油、粉、膏等首选干热灭菌。

(4)灭菌首选物理方法,不能用物理方法灭菌的选化学方法。

(5)不耐热物品如各种导管、精密仪器、人工移植物等可选用化学灭菌法,如环氧乙烷灭菌等,内镜可选用环氧乙烷灭菌、低温等离子灭菌、低温湿式灭菌器。

## 四、手术室的环境管理

手术室环境管理是控制手术部位感染的重要环节,目前手术室环境可分为洁净手术室与非洁净手术室两大类。洁净手术室因采用空气层流设备与高效能空气过滤装置,达到控制一定细菌浓度和空气洁净度级别(动态),无须进行空气消毒。而非洁净手术室在手术前后,通常采用紫外线灯照射、化学药物熏蒸封闭等空气消毒方法(静态)。

### (一)紫外线照射消毒法

手术室常采用 30 W 和 40 W 直管式紫外线消毒灯进行空气消毒,同时控制电压至 220 V 左右,紫外线吊装高度至 1.8～2.2 m,空气相对湿度至 40%～60%,使消毒效果发挥最佳。紫外线照射消毒方式以固定式照射法最为常见,即将紫外线消毒灯悬挂于室内天花板上,以垂直向下照射或反向照射方式进行照射消毒。照射消毒要求手术前、后及连台手术间连续照射时间均大于30 分钟,紫外线灯亮 5～7 分钟后开始计时。

### (二)过氧乙酸熏蒸消毒法

一般将 15% 的过氧乙酸配制成有效浓度为 0.75～1.0 g/m³ 后加热蒸发,现配现用。要求室温控制在 22～25 ℃,相对湿度控制在 60%～80%,密闭熏蒸时间为 2 小时,消毒完毕后进行通风,过氧乙酸熏蒸消毒法可杀灭包括芽孢在内的各种微生物。由于具有腐蚀和损伤作用,在进行过氧乙酸熏蒸消毒时,应做好个人防护措施。

### (三)甲醛熏蒸消毒法

常温,相对湿度 70% 以上,可用 25 mL/m³ 甲醛添加催化剂高锰酸钾或使用加热法释放甲醛气体,密闭手术间门窗 12 小时以上,进行空气消毒。由于甲醛可产生有毒气体,该空气消毒方法已逐渐被淘汰。

## 五、无菌物品的存放

### (一)无菌物品存放原则

无污染、无过期、放置有序等。

### (二)存放环境质量控制

保证良好的温度(<24 ℃)、相对湿度(<70%),每天紫外线灯空气消毒 2 次,每次≥30 分钟。

### (三)无菌物品存放方法

将无菌器材包置于标准灭菌篮筐悬挂式存放(从灭菌到临床使用都如此)。应干式储存,灭菌后物品应分类、分架存放在无菌物品存放区。一次性使用无菌物品应去除外包装后,进入无菌物品存放区。要求载物架离地 20～25 cm,离顶 50 cm,离墙远于 5～10 cm,按顺序分类放置。

### (四)无菌物品的有效期

无菌物品存放的有效期受包装材料、封口严密性、灭菌条件、存放环境等诸多因素影响。当无菌物品存放区的温度<24 ℃,相对湿度<70%,换气次数达到 4～10 次/小时,使用纺织品材料包装的无菌物品有效期宜为 14 天;未达到环境标准时,有效期宜为 7 天。医用一次性纸袋包装的无菌物品,有效期宜为 1 个月;使用一次性医用皱纹纸、医用无纺布包装的无菌物品,有效期宜为 6 个月;使用一次性纸塑袋包装的无菌物品,有效期宜为 6 个月。硬质容器包装的无菌物品,有效期宜为 6 个月。

(郁莉玮)

# 第四节 手术室常用物品管理

随着外科手术技术的发展,越来越多的手术器械运用于手术过程中,不仅使用数量大幅上升,其精密度和技术含量也不断提高,因此如何正确操作使用,如何正确进行保养,以及作为手术室护理人员如何对手术室常用物品进行管理,成为现代手术室护士所面临的挑战。

## 一、手术室常用器械及操作技术

手术室器械是保证手术顺利进行的关键条件之一,也是手术室的重要组成部分,正确掌握器械的用途和传递方法,是手术室护士必备的基础技能之一。下面简单介绍一些常用器械的种类及传递方法。

### (一)常用器械种类

1.手术刀

手术刀由刀柄和刀片组装而成,一般用持针器协助安装刀片于刀柄上。刀片为一次性使用,型号有 11 号尖刀、15 号小圆刀、20 号中圆刀、22 号大圆刀等,刀柄的型号有 3 号、4 号、7 号。(图 12-1)具体分类及用途如下。

(1)中圆刀、大圆刀:用于切口皮肤、皮下、肌肉、骨膜等组织。

(2)小圆刀:用于深部组织及眼科、冠状动脉搭桥等组织切割。

(3)尖刀:用于切开血管、神经、胃肠及心脏组织。

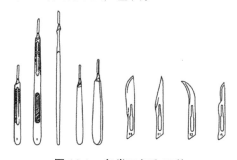

**图 12-1 各类刀柄和刀片**

2.手术剪

手术剪分为组织剪(弯型)、线剪(直型)、骨剪和钢丝剪四大类,有长、短和大小之分,以及头部的尖、钝之分;根据其形状、用途不同又有不同命名,如梅氏剪(又称解剖剪)、血管剪、眼科剪、子宫剪等。一般情况下,分离、剪开深部组织用长、薄刃、尖弯剪;游离剪开浅部组织用短、厚刃、钝弯剪;剪线、修剪引流管和敷料用直剪;剪断骨性组织用骨剪;剪截钢丝、克氏针等用钢丝剪。组织剪和线剪都用钝头剪,以免尖头剪操作时刺伤深部或邻近重要组织,细小尖头剪一般仅用于眼科或静脉切开等精细手术。一般不宜用除线剪之外的剪刀进行剪线或其他物品,以免刃面变钝。(图 12-2)

3.手术镊

手术镊主要用于夹持或提起组织,以便于剥离、剪开或缝合。手术镊分为有齿和无齿两种,并有长短等不同类型。根据形状、用途不同有不同命名,如有齿镊、无齿镊、眼科镊、血管镊、动脉瘤镊等。有齿镊用于夹持坚韧的组织,如皮肤、筋膜、肌腱和瘢痕组织,夹持较牢固;无齿镊用于夹持较脆弱的组织,如腹膜、胃肠道壁黏膜等,损伤性较小;尖头镊富有弹性,用于夹持细小而脆弱的神经、血管等组织;无损伤的精细镊用于显微手术血管的缝合。(图 12-3)

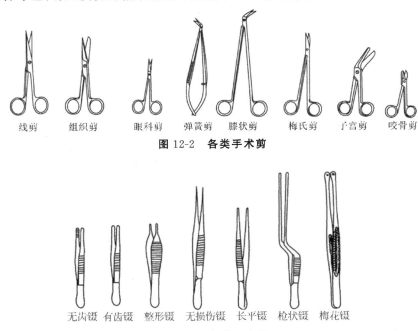

| 线剪 | 组织剪 | 眼科剪 | 弹簧剪 | 膝状剪 | 梅氏剪 | 子宫剪 | 咬骨剪 |

**图 12-2 各类手术剪**

| 无齿镊 | 有齿镊 | 整形镊 | 无损伤镊 | 长平镊 | 枪状镊 | 梅花镊 |

**图 12-3 各类手术镊**

4.血管钳

血管钳用于钳夹血管或出血点,以达到止血的目的,也用于分离组织,牵引缝线和把持或拔出缝针等。血管钳有直、弯两种,并有多种长短大小不同型号。根据手术部位的深浅,分离和钳夹血管的大小,以及解剖的精细程度而选择应用。直型血管钳夹持力强、对组织损伤大,用于夹持较厚的坚韧组织或离断。较深部手术,选用不同长度的弯型血管钳,以利于操作方便和视野的清晰,中弯血管钳应用最广,蚊式钳用于脏器、血管成形等精细手术。(图 12-4)

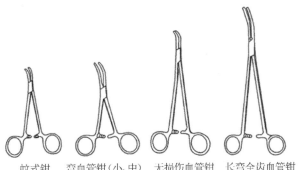

| 蚊式钳 | 弯血管钳(小、中) | 无损伤血管钳 | 长弯全齿血管钳 |

**图 12-4 各类血管钳**

5.持针器

持针器用于夹持缝针,协助缝线打结,有各种长度、粗细和大小型号(图 12-5),供不同手术深度和缝针大小选用,粗头持针器持力大,固定缝针稳,术中比较常用;细头持针器持力相对小,缝合操作范围小,多用于夹持小缝针或缝合深部组织。夹针时应用持针器尖端,并夹在针的中、后 1/3 交界处。

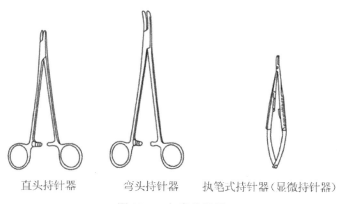

直头持针器　　　　弯头持针器　　　执笔式持针器(显微持针器)

**图 12-5　各类持针器**

6.组织钳

组织钳弹性较好,头端有一排细齿,用于钳夹组织、皮瓣和肿瘤包膜,作为牵引、协助剥离时提夹组织。有不同长度,粗细之分。

7.阑尾钳

阑尾钳又称"爪形钳""灯笼钳",阑尾钳轻巧而富有弹性,头端有较大的环口,钳夹后不致损伤组织。适用于夹持较脆弱的脏器和组织,如小肠、阑尾系膜、胃等。

8.有齿血管钳

有齿血管钳较粗壮,钳夹力大,头端有齿,可防止钳夹的组织滑脱,常用于控制胃、肠切除的断端和肌肉切断等较厚、韧组织内的出血。

9.直角钳

直角钳用于游离和绕过重要的血管、神经、胆管等组织的后壁,有时用于较大面积渗血时止血。

10.肠钳

肠钳有弯、直两种,用于夹持肠管,齿槽薄细,对组织压榨作用小,用于暂时阻断胃肠道。

11.海绵钳

海绵钳头部呈卵圆状,所以又称卵圆钳,分有齿和无齿两种,弹性较好,有齿海绵钳主要用以夹持敷料、物品;无齿海绵钳可用于提持脆弱组织如肠管、肺叶或夹持子宫等。

12.布巾钳

布巾钳头端较锐利,铺巾时用于固定敷料或某些手术过程中用于牵拉皮瓣。(图 12-6)

13.拉钩

拉钩又称牵开器,用于牵开不同层次和深度的组织,显露手术野。拉钩种类繁多,术中可根据手术部位及方式进行选择。(图 12-7)

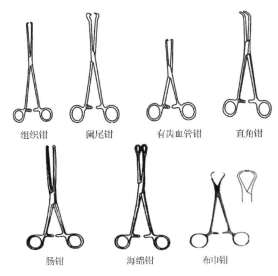

组织钳　　阑尾钳　　有齿血管钳　　直角钳

肠钳　　　海绵钳　　布巾钳

图 12-6　各类特殊器械钳

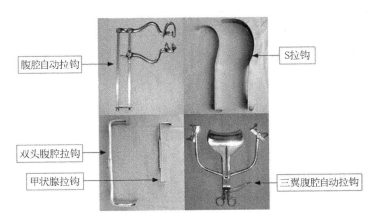

腹腔自动拉钩

S拉钩

双头腹腔拉钩

甲状腺拉钩

三翼腹腔自动拉钩

图 12-7　各类拉钩

　　甲状腺拉钩用于浅部切口的牵开显露;双头腹腔拉钩用于牵开腹壁;S拉钩用于深部切口的牵开显露;压肠板用于牵开肠段,暴露目标脏器;腹腔自动拉钩用于长时间牵开并固定腹腔或盆腔,并可分为二翼和三翼两种自动拉钩;胸腔自动拉钩用于胸腔、腰部切口的牵开显露;悬吊拉钩用于牵开上腹壁,主要用于胃、肝胆胰手术;后颅窝牵开器用于后颅窝、脊柱的牵开显露;脑压板用于牵压、保护脑组织;乳突牵开器用于撑开显露乳突、牵开头皮、牵开显露位于四肢的小切口。

　　传递拉钩前应先用生理盐水浸湿,使用时用湿纱布将拉钩与组织间隔开,防止组织损伤。

　　14.吸引器

　　吸引器用于吸去手术野内血液及脑、胸、腹腔内液体,使手术野清晰显露;也用于吸除空腔脏器内容物、囊性包块内液体及脓肿内脓液,减少手术区域污染;也可用于组织的钝性分离。常用的吸引器有单管吸引头、侧孔单管吸引头和套管吸引头。侧孔单管吸引头可通过手术医师指腹按压侧孔,调节负压吸引力大小;套管吸引头可通过单孔吸引管配多侧孔外套,避免大网膜、肠壁等组织被吸附引起损伤或堵塞吸引口。

### (二)各类器械传递方法

**1.手术刀装卸及传递方法**

(1)洗手护士安装刀片时,用持针器夹持刀片前段背侧,轻轻用力将刀片与刀柄槽相对合;取刀片时,用持针器夹住刀片的尾端背侧,向上轻抬,推出刀柄。

(2)传递手术刀时,洗手护士应手持刀背,握住刀柄和刀片衔接处,将刀柄尾端交给手术者,不可刀刃朝向手术者,以免割伤手术者。洗手护士亦可将手术刀放于弯盘内进行传递。手术刀用完后,应及时收回并放在适当位置,以免滑落台下,造成手术者损伤。

**2.手术剪及各类血管钳传递方法**

洗手护士右手拇指握于剪刀凸侧的上1/3处,四指握住凹侧中部,通过腕部的力量将器械的柄环打在手术者的掌心。

**3.手术镊传递方法**

洗手护士手握镊尖端闭合开口,直立式传递。

**4.持针器传递方法**

(1)持针器夹针穿线方法:洗手护士右手拿持针器,用持针器开口处的前1/3夹住缝针的后1/3;然后将持针器交于左手握住,右手拇指与中指捏住缝线前端,将缝线穿入针孔;右手拇指顶住针孔,示指顺势将线头拉出针孔1/3后,并反折合并缝线卡入持针器的头部。

(2)传递持针器的方法:洗手护士右手捏住持针器的中部,针尖向外侧,利用手腕部运动,用适当的力气将柄环部拍打在术者掌心。或者将持针器放于弯盘内进行传递。

## 二、手术室常用缝线和缝针管理

缝线和缝针作为手术中重要的缝合止血、维持组织愈合张力的材料,其品种式样繁多。随着近几十年加工技术和工艺的革新,缝线和缝针在材质上有了突飞猛进的发展。手术室护士应掌握常用缝线和缝针的特点,根据其特点和具体手术操作,正确合理地配合传递缝线和缝针。

### (一)常用外科缝线

外科缝线又称缝合线,用于各种组织和血管的缝扎、结扎、止血、牵引、对合,以及关闭腔隙、管道固定等。

**1.良好的缝线应具备的条件**

应具备的条件包括:①无菌性;②缝线于缝合打结后不易自行滑脱;③对组织伤口反应轻微,不利于细菌生长;④直径小、拉力大、能对抗组织内的收缩;⑤缝线种类齐全,以适合不同手术使用和不同组织缝合。

**2.缝线直径与型号的判断**

所有缝线的直径粗细规格都有一定标准,通常以缝线的某一型号来表示该缝线的直径。缝线的型号以数字表示。

(1)传统丝线以单个数字表示型号,如"1""4""7"等,数字越大,代表该缝线越粗,如传统"4"号丝线比传统"1"号丝线粗,直径大。

(2)人工合成缝线或羊肠线以"数字-0"表示型号,如"1-0""2-0""3-0"等,"0"之前的数字越大,代表该缝线越细,如"2-0"的缝线比"1-0"的缝线细,直径小。

**3.缝线的分类**

根据缝线的组织特性可将其分为可吸收缝线和不可吸收缝线;根据缝线的材料构造分为单

纤维缝线(单股缝线)和多股纤维缝线;也可根据缝线是否带针,分为带针缝线和不带针缝线。

(1)可吸收缝线:是指缝线植入组织后,通过机体组织酶分解吸收或水解过程吸收,随着时间的推移,缝线材料逐渐消失。目前临床常用可吸收缝线主要包括肠线、铬肠线和人工合成可吸收缝线,其中人工合成可吸收缝线与前两者比较有诸多优点:①强度高;②可于较长时间内维持缝线强度;③在一定时间(60~90天)内完全吸收,稳定并可预测,无患者个体差异;④组织反应较轻。常见的人工合成可吸收缝线有 Dexon、Vicryl、PDS、Maxon、Monocryl 等。可吸收缝线可用于胃肠道、胆道、子宫、膀胱、尿道等黏膜、肌层的缝合及皮内缝合。

(2)不可吸收缝线:是指缝线在人体内不受酶的消化,同时不被水解吸收。常用不可吸收缝线的类型、特性和适用范围见表 12-2。

表 12-2　常用不可吸收缝线的类型、特性和适用范围

| 类型 | 特性 | 适用范围 |
| --- | --- | --- |
| 有机不可吸收材料(医用丝线) | 抗张力强度较高,柔韧性好,打结不易滑脱,价廉;组织反应大。常见的为慕丝医用丝线 | 适用于除胆道、泌尿道以外,大部分组织的缝合 |
| 合成不可吸收材料(聚酯缝线、聚丙烯缝线、涤纶线) | 强度高,具有良好的组织相容性,组织反应极低,维持时间长,不被吸收;打结易滑脱,价格较贵。常见的为prolene、Surgipro 等 | 适用于心血管、神经、心脏瓣膜、眼睛和整形手术等 |
| 金属丝线(钢丝) | 强度高,拉力大,组织反应最小;不易打结,容易损伤软组织,包埋于组织中可能引起手术患者术后不适 | 适用于骨折、筋膜和肌腱接合,带针钢丝用于胸骨的固定;也适用于感染伤口、伤口裂开或加强缝合 |

### (二)常用外科缝针

缝针的目的是引导缝线穿过组织或血管,以完成缝合过程。大多数缝针有三个基本构成:针眼(或称锻模)、针体和针尖。

1.针眼

缝针按针眼可分为封闭眼、裂缝眼(又称法国眼)和无针眼缝针。封闭眼缝针在末端有缝线穿过的封闭针眼,常见的有圆形和方形针眼;裂缝眼缝针,缝线可直接由裂缝嵌入。(图 12-8)无针眼缝针又称连线针,是用激光在缝针末端纵向打孔,在显微镜下将缝线与缝针末端孔隙以机械性方式附着在一起,提供牢固平滑的结合点。无针眼缝针对组织牵拉小,对组织损伤小,有效避免了针孔漏血隐患。无针眼缝针多为一次性使用,有效防止交叉感染,目前被临床广泛使用。

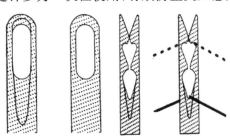

图 12-8　封闭眼和裂缝眼

2.针体

针体指持针器夹持的部分,按形态可分为直针和弯针。直针多用于缝合皮肤、肌腱和胃肠

道。弯针是临床最常用的缝针,按照其不同弧度,可分为 1/4、3/8、1/2、5/8 等,通常浅表组织可选用小弧度大弯针缝合,深部组织可选用大弧度小弯针缝合。1/4 弧度弯针常用于眼科和显微外科手术,1/2 弧度弯针常用于胃肠、肌肉、心肺血管手术,5/8 弧度弯针常用于泌尿生殖科及盆腔手术。(图 12-9)

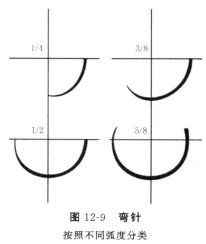

**图 12-9 弯针**

按照不同弧度分类

**3.针尖**

针尖是指从缝针尖端直至针体最大横截面之间的部分。按针尖形态可分为圆针、角针、圆钝针、铲针等。

(1)圆针:除尖端尖锐外,其余呈现圆滑针体,能轻易穿透组织,但无切割作用,常用于皮下组织、腹膜、脏器、血管和神经鞘等的缝合及胃肠道吻合。(图 12-10)

(2)角针:针尖和针体截面均呈三角形,具有锐利的边缘,易于穿透坚韧、难以穿刺的组织,常用于皮肤、韧带、肌腱、骨膜、瘢痕组织的缝合及管道的固定。角针缝合后,有较大的针孔道,且易破坏周围的组织和血管,损伤性较大。(图 12-11)

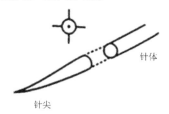

**图 12-10 圆针**

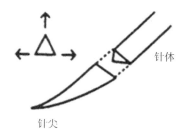

**图 12-11 角针**

（3）圆钝针：圆针的尖端不尖而是圆钝，无锋利的刃，组织损伤较小，常用于易碎脆性组织、高度血管化组织，如肝、肾、脾。（图 12-12）

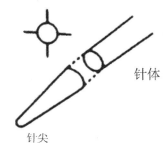

**图 12-12　圆钝针**

（4）铲针：针尖极薄，针体扁平，常用于眼科显微手术，提供缝合时的高度平稳性。

4.连线针外包装标识解读

连线针外包装标识解读见图 12-13。

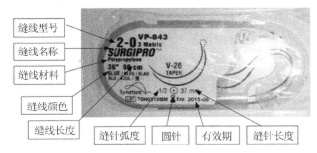

**图 12-13　连线针外包装标识解读**

## 三、手术室腔镜器械管理

近年来腔镜技术在众多外科领域应用广泛，对腔镜器械有效的管理是成功开展腔镜手术的基本条件。因此术中如何正确操作腔镜器械，术后如何正确地清洗、灭菌和保养，成为每一名手术室护士所必须掌握的知识与技能。

**（一）常用腔镜器械**

手术室常用腔镜器械包括气腹针、金属穿刺器或一次性穿刺套装（包括穿刺鞘和穿刺器内芯，常用5 mm或10 mm）、腹腔镜镜头、分离钳、直角形分离钳、齿状抓钳、微型剪、持针器、钛夹钳、扇形压板、冲洗吸引器、电凝钩、双极电凝抓钳及腔镜下吻合器等。

气腹针是通过前端一可弹性压入的钝头，建立气腹，防止建立气腹时意外损伤腹腔内脏器；穿刺器由穿刺器针芯、外套管和尾端防漏气的阀门组成，手术医师在穿刺完毕后拔取穿刺器针芯，由外套管作为通道将腔镜器械引入腹腔或胸外内进行操作；扇形压板常用于腹腔镜下胃肠手术，用于牵开腹腔内器官或组织；电凝钩用于分离疏松组织或烧灼胆囊床渗血面等。

**（二）腔镜器械的术中正确操作**

1.术前检查

洗手护士仔细检查器械的完整性，发现密封帽、螺丝等配件缺少或器械绝缘部分损坏应及时更换；由于腔镜手术对器械要求极高，因此洗手护士应仔细检查器械的功能，尤其是操作钳的旋转功能、闭合功能以及带锁器械的开、解锁功能，发现器械功能不佳应及时更换。

2.术中管理

洗手护士应妥善固定连接摄像头及操作器械的连接线及各种管道。术中根据手术进展和手术医师需要及时正确传递腔镜器械，并且及时收回，避免腔镜器械或腹腔镜镜头意外掉落。及时擦净器械头端的血渍及污物。由于腔镜器械普遍较长，在传递过程中洗手护士应确保无菌操作，避免在传递过程中将器械的两端污染。

**（三）腔镜器械的正确清洗与保养**

1.腔镜器械的正确清洗

彻底清洗是保证腔镜器械灭菌成功的关键。腔镜器械比普通器械的结构复杂，并附有管腔和大小不一的配件，极易残留血渍和有机物碎片，既影响灭菌效果又影响腔镜器械的使用寿命。因此腔镜器械的正确清洗应按以下步骤进行。

（1）拆卸：将腔镜器械彻底拆卸至最小化。

（2）初步清洗：用流动水冲洗腔镜器械表面明显的血渍和污渍。

（3）浸泡：将初步清洗过的器械放多酶洗液内浸泡5分钟，多酶洗液浸泡可以快速分解器械上的蛋白及残留血渍、脂肪等有机物碎片。

（4）冲洗和刷洗：用清水冲洗器械，将表面残留的多酶洗液冲净，使用高压水枪彻底冲洗腔镜管腔及各部件；同时器械的轴节部、弯曲部、管腔内用软毛刷上下抽动3次达到彻底清洗。

（5）超声清洗：用自动超声清洗器清洗5~10分钟。

（6）水洗：再次将器械用流动水彻底清洗。

（7）干燥。①吹干：清洗结束后用气枪吹干。②烘干：采用烘干设备将器械进行烘干，适用于待用的器械，既可以在短时间内使器械各关节、管腔干燥，又可以保证低温灭菌的效果。

（8）腔镜镜头禁止用自动超声清洗器清洗，防止损坏。

2.腔镜器械的保养

（1）腔镜镜头的保养：手术结束后使用蘸有多酶洗液或清水的湿纱布对镜头表面的血渍和污渍进行擦拭，镜面之外部分使用吸水较强的软布擦干，镜面用脱脂棉球或专用拭镜纸顺时针方向进行擦拭，避免用粗糙布巾擦拭，造成镜面损坏。

（2）日常维护及保养：器械护士应在每次腔镜器械使用后，仔细检查器械配件是否齐全，螺丝是否松动、腔镜镜头是否完好、器械是否闭合完全、器械绝缘部分有无损坏、穿刺器密封圈是否老化等，如有问题应及时维修或更换，以保证器械的正常使用。

**（四）腔镜器械的灭菌与存放**

1.腔镜器械的灭菌

分离钳、冲洗吸引器、电凝钩、气腹针、金属穿刺器等常用腔镜操作器械通常使用压力蒸汽灭菌法。腹腔镜镜头等精密器械以及特殊不耐高压器械应使用环氧乙烷气体密闭灭菌法或过氧化氢低温等离子灭菌法。

2.腔镜器械的存放

腔镜器械必须定点存放于专用橱柜内，不与普通器械混合放置。腔镜镜头一定要放置在原装盒内，不能重压。气腹针与一些可拆分的小零件要放在小盒内，以免折断和丢失。

### 四、外来手术器械管理

外来器械是指由医疗器械生产厂家、公司租借或免费提供给医院,可重复使用的医疗器械。它作为市场经济的新产物,是器械供应商在取得医院认可、主刀医师认定送到手术室临时使用的器械。这类器械节约了医院的开支,减低了医疗成本,减少了资源浪费,有手术针对性强、质量优异等特点,因此在骨科、五官科、脑外及胸外科内固定等领域得到广泛使用。

**(一)外来器械的使用流程**

1.外来器械准入流程

外来器械必须是经过医院严格监控,器械科或采购中心应查看有关资料,符合《医疗器械监督管理条例》第26条规定:医疗器械经营企业和医疗机构从取得《医疗器械生产许可证》的生产企业或取得《医疗器械经营许可证》的经营企业购进合格的医疗器械,并验明产品合格证、进口注册证、准销证等卫生权威机构的认可证明,不得使用未经注册、过期失效或淘汰的医疗器械。

2.外来器械接受流程

手术医师在预约手术时在手术申请单上备注外来器械的厂家、名称及数量等信息,以便手术室及供应室能及时知晓,同时通知器械供应商及时配备器械。器械供应商在规定时间内将器械送至供应室器械接收点,并提供植入物合格证及器械清单一式两份。经审核合格后交接签名。

3.外来器械的清洗、包装、灭菌流程

彻底清洁是保证灭菌成功的关键,外来器械送至供应室前仅经过预清洗,因此外来器械送达后供应室器械护士必须按照消毒规范流程进行严格的器械清洗。清洗结束后再次进行清点核对,确认无误后再规范包装。包装标签上除常规的信息之外还应写上器械名称、公司名称、主刀医师姓名、患者信息等。最后按照规范进行灭菌,灭菌后进行生物检测,检测合格后给予发放。

4.手术室护士核对与使用流程

器械送至手术室后,由手术室护士与供应室器械护士按照手术通知单,逐项核对相关内容,确认无误后接收器械,存入专用无菌储物架上。相关手术间护士凭手术通知单领取外科手术器械。手术开始前由洗手护士、巡回护士按器械包内清单共同核对,并经术者确认无误后方可开始手术。手术结束时,由洗手护士、巡回护士与术者共同核对所使用的内植入物名称、规格、数量等,及时填写器械清单及手术室器械交接本,同时将术中使用的外来器械信息存档保存。

5.外来器械取回流程

使用后的器械经清洗处理,由器械供应商凭有效证件从手术室污物通道领取,并在器械清单和手术室器械交接本签名确认。因故暂停手术的器械,为减少资源浪费,可与器械供应商约定,在有效期内暂存于手术室,用于同类手术。器械过期或因其他原因需取回时,应在手术室器械交接本上签字。

**(二)外来器械使用注意事项**

1.规范流程

建立规范的操作流程,建立质量控制和追溯机制,发现问题立即启动追溯系统。

2.定期培训

定期由专业人员对手术医师、手术室护士进行外来手术器械使用的专业培训,以掌握器械的基本性能和操作方法。

### 五、手术植入物管理

随着社会的进步、医学的发展、新技术的应用,各类性能优异、造价不菲的植入物越来越多地应用到手术患者身上,通过手术将植入物种植、埋藏、固定于机体受损或病变部位,可达到支持、修复、替代其功能的作用。手术室应严格管理手术植入物,防止对患者造成意外不良后果。

**(一)植入物的准入**

1.公开招标

医院通过定期举行的公开招标方式,择优录用质量性能可靠、价格适宜的产品作为本院常用产品。

2.未中标植入物准入流程

未中标植入物若具有适合某些手术的特殊性能,手术医师可向医院提出临时申请,经审核、特殊批准后方可使用。

3.厂家提供材料备案

生产厂家必须提供产品的所有信息,供使用方备案,以便日常监管以及发生问题后进行及时追溯。

**(二)植入物在手术室使用的管理**

手术植入物使用前手术医师应向手术室预约,手术室工作人员经核查后领取;所有手术植入物必须经过严格的清洗、包装、灭菌后,经生物检测,判定合格后方能使用。手术中使用植入物前,必须严格核对植入物型号规格、有效期及外包装完整性,避免错用、误用,造成不必要的浪费。使用后,手术室护士需填写所用植入物产品信息及数量,并附产品条形码,保存在病历中存档。未用完或废弃的一次性植入物需毁形,并交医院管理部门统一处理,以免造成不良后果。

## 六、手术室常用药品管理

手术室内常用药品,无论数量和种类都很多,主要以静脉用药和外用消毒药为主。手术室应制订严格的药品管理制度,对所有药品定点放置,专人管理,每一名手术室护士都应严格遵守药物使用制度,掌握常用药品性能,安全用药。

**(一)手术室常用药品种类及管理要求**

1.手术室常用药品种类

手术室常用药品包括具有镇静镇痛和催眠作用的麻醉类药物,糖类、盐类、酸碱平衡调节药物,心血管系统药物,中枢兴奋及呼吸系统药物,子宫兴奋类药物,利尿药,止血药和抗凝血药,各类抗生素激素类药物,生物制品剂和消毒防腐药物等。

2.管理要求

(1)定点放置,专人管理:手术室应设立药物室、药品柜及抢救药车,并指定一名护士专门负责药品管理。

(2)分类放置:静脉用药应与外用消毒防腐药分开放置,并贴上标签,标签纸颜色有所区别。易燃易爆药品、对人体有损害的药品应妥善保管,远离火源或人群,并写有明显警句提示他人。生物制品及需要低温储存的药品应置于冰箱内保存,每周定期派人清理一次,保持冰箱内整洁。

(3)药品使用制度:手术室所有药品均有明确的出入库记录,每类药品均设有使用登记本,手术室护士如有领用均需在登记本上进行信息记录,由指定护士进行清点并补充。麻醉药、剧毒药和贵重药必须上锁,应班班清点,发现数量不符及时汇报并查明原因。

(4)领药周期:手术室药品基数不应太多,以免过期。一般常用药品每周领取一次,不常用药品每月领取一次,麻醉药、贵重药则根据每天使用情况领取。

**(二)手术室药品的使用注意事项**

**1.严格执行查对制度**

定期检查药品柜的存药,发现过期、变色、浑浊或标签模糊不清的药品不得使用。术前访视及进行手术安全核查时,必须核对手术患者药物过敏史,并及时记录。术中使用药物时,配制、抽取药物必须两人核对,并保留原始药瓶,手术台上传递药物之前,洗手护士必须与手术医师口头进行核对;若术中需执行口头医嘱,巡回护士应将口头医嘱复述一遍,由手术医师确认后执行,术毕督促手术医师及时补全医嘱。

**2.熟练掌握药品性能**

手术室用药要求快速、及时、准确,抢救患者时更是分秒必争,护士应熟悉抢救药品的药理作用与用途、剂量与用法、不良反应和配伍禁忌等,以利于抢救配合。手术室护士应熟悉常用抗生素的商品名、通用名、分类及常见过敏症状。此外,手术室外用消毒药较多,手术室护士必须了解每种消毒药的用法、有效浓度及浓度监测标准、达到消毒效果的时间,以及对人体和物品有无损害等特点,同时指导其他有关人员正确使用。

(郁莉玮)

# 第五节 手术室护理工作内容

手术室护理工作的内容主要为手术室管理和手术患者的护理。

手术室管理包括对手术室设施、仪器设备、手术器械、周围环境、常用药品的管理,要求物品配备齐全、功能完好并处于备用状态。手术间内部设施、温控、湿控要求应当符合环境卫生学管理和医院感染控制的基本要求。

手术室护理工作具有高风险、高强度、高应急等特点,因此必须与临床科室等有关部门加强联系,有效预防手术患者在手术过程中的意外伤害,保证手术患者的安全和围术期各项工作的顺利进行。

手术室护理实施以手术患者为中心的整体护理模式,根据岗位各司其职,但又需相互密切合作,共同完成护理任务。

## 一、手术室巡回护士

### (一)手术前一天

**1.术前访视**

术前一天至病房访视手术患者,有异常特殊情况及时交班。

**2.术前用物检查**

检查灭菌手术用物是否符合规范、准备齐全;检查次日手术所用仪器、设备性能是否正常;检查次日手术特殊需求是否满足(如骨科和脑外科特殊体位的手术床准备)。

**(二)手术当天**

1.术前

(1)检查手术灭菌包的有效期和室内各类用物、仪器设备、医用气体是否齐全;调节室内温湿度,做好环境准备;检查室内恒温箱是否调节至适当温度。

(2)核对手术通知单无误后,由手术室工作人员(一般为工勤人员)至病房接手术患者;病房护士陪同手术患者至手术室半限制区,与手术室巡回护士进行手术患者交接,共同核对手术患者身份、手术信息、术前准备情况及所带入用物,正确填写"手术患者交接单"并签名,适时进行心理护理。

(3)手术室巡回护士护送下,将手术患者转运至手术间内手术床,做好防坠床措施。协助麻醉师施行麻醉。

(4)按医嘱正确冲配抗生素,严格执行用药查对制度,并于划皮前30～60分钟给药。

(5)协助洗手护士穿无菌衣。提供手术操作中所需的无菌物品(如手套、缝针等)。

(6)与洗手护士共同执行"手术物品清点制度"。按规范正确清点纱布、器械、缝针等术中用物的数量、完整性,及时正确地记录清点内容,并签字。

(7)严格执行手术安全核查制度。在麻醉前、手术划皮前,手术室巡回护士、手术医师、麻醉师、共同按"手术安全核查表"内容逐项核查确认,并签字。

(8)手术护理操作尽量在手术患者麻醉后进行。例如,留置导尿管,放置肛温测温装置等,尽量减少手术患者的疼痛。操作时注意保护患者的隐私。

(9)正确放置手术体位,充分暴露手术野;妥善固定患者肢体,约束带松紧适宜,维持肢体功能位,防止受压;床单保持平整、干燥、无皱折;调节头架、手术操作台高度;调整无影灯位置、亮度。

(10)正确连接高频电刀、负压吸引、外科超声装置、腹腔镜等手术仪器设备,划皮前完成仪器设备自检,仪器脚踏放置在适宜的位置;完成手术仪器使用前准备工作。例如,正确粘贴高频电刀电极板、环扎止血仪器的止血袖带。

(11)督查手术人员执行无菌操作规范的情况。例如,手术医师外科洗手、手术部位皮肤消毒、铺无菌手术巾等操作,及时指出违规行为。

2.术中

(1)维持手术间室内环境整洁、安静、有序。严格督查手术医师、洗手护士、麻醉师、参观手术人员、实习同学遵守无菌操作原则、消毒隔离制度和手术室参观制度。

(2)密切关注手术进展调整无影灯光,及时供给手术操作中临时需求的无菌物品(如器械、缝针、纱布、吻合器、植入物等),并记录。

(3)注意手术患者的生命体征波动。保持静脉输液通路、动静脉测压通路、导尿管等通畅;观察吸引瓶液量,及时提示手术医师术中出血量;定时检查调整手术患者的手术体位,防止闭合性压疮的发生。

(4)术中输液、输血、用药必须严格遵守用药查对制度。紧急情况下执行的术中口头医嘱,应复述2遍后经确认再执行,术后手术医师必须补写医嘱。

(5)熟练操作术中所需仪器设备。例如,正确调节高频电刀、超声刀、心脏除颤仪等仪器设备的参数;变温毯的故障排除、电钻术中拆装等。

(6)手术中在非手术部位盖大小适宜的棉上衣保暖。术中冲洗体腔的盐水,水温必须在35～

37 ℃。遇上大手术或年老体弱患者,根据现有条件,加用保温装置(温水循环热毯或热空气装置)。

(7)术中手术标本及时与洗手护士、手术医师核对后放入标本袋存放(特殊情况除外)。如手术标本需快速做冰冻切片检验,必须及早送检。

(8)术中发生应急事件(如停电、心脏停搏、变态反应等),应及时按照手术室应急预案,积极配合抢救,挽救患者生命。

(9)与洗手护士在关闭腔隙前、关闭腔隙后及缝皮后分别共同执行"手术物品清点制度",按规范正确清点术中用物数量、完整、正确、及时、记录,并签字确认。

(10)准确及时书写各类手术室护理文件和表单。

3.术后

(1)协助医师包扎手术切口,擦净血迹,评估患者皮肤情况,采取保暖措施,妥善固定肢体,执行防坠床措施。固定各种引流管及其他管道,防止滑脱,待麻醉医师记录尿量后,将尿袋内的尿液放空。

(2)手术患者离开手术间前,手术室巡回护士、手术医师、麻醉师、共同再按"手术安全核查表""手术患者交接单"内容逐项核查、确认、签字。

(3)手术人员协同将手术患者安全转运至接送车。手术患者的病历、未用药品、影像学资料等物品随手术患者带回病房或监护室。护送手术患者离开手术室。

(4)严格执行手术室标本管理制度。手术室巡回护士、手术医师、洗手护士共同再次核对手术标本,正确保存、登记、送检。

(5)清洁、整理手术间设施、设备、仪器,填写使用情况登记手册。所有物品物归原位,更换手术床床单及被套,添加手术间常用的一次性灭菌物品,如手套、缝线等。若为感染手术,则按感染手术处理规范进行操作。

(6)正确填写各种手术收费单。

## 二、手术室洗手护士

### (一)手术前一天

(1)了解手术情况,了解次日手术患者病情、手术方式、手术步骤及所需特殊器械、物品及仪器设备。

(2)协助巡回护士检查术前用物。

### (二)手术当天

1.术前

(1)协助巡回护士检查灭菌器械、敷料包是否符合规范、准备齐全;准备手术所需一次性无菌用品,包括各类缝针、引流管、止血用物和特殊器械等。准备次日手术所用仪器、设备。

(2)严格按照查对制度检查无菌器械包和敷料包的有效期、包外化学指示胶带及外包装完整性,是否潮湿及被污染。在打开无菌器械包和敷料包后,检查包内化学指示卡。严格按照无菌原则,打开器械包和敷料包。

(3)提前15分钟按规范洗手、穿无菌手术衣、戴无菌手套。

(4)与巡回护士共同执行"手术物品清点制度"。按规范正确清点纱布、器械、缝针等术中用物的数量、完整性,按规范铺手术器械台。

(5)协助并督查手术医师按规范铺无菌巾,协助手术医师系无菌手术衣带、戴无菌手套。

（6）严格按照无菌原则将高频电刀、负压吸引、外科超声装置、腹腔镜等各种连接管路或手柄连接线交予巡回护士连接，并妥善固定在手术无菌区域。

2.术中

（1）严格执行无菌操作，遇打开空腔脏器的手术，需用无痛碘纱布垫于其周围。及时回收处理相关器械，关闭空腔脏器后更换手套和器械。

（2）密切关注手术进展及需求，主动、正确、及时地传递器械、敷料及针线等。

（3）及时取回暂时不用的器械，擦净血迹；及时收集线头；无菌巾一经浸湿，及时更换或加盖，手术全程保持手术操作台无菌、干燥、整洁。

（4）密切关注手术进展，若术中突发大出血、心搏骤停等意外情况，沉着冷静，积极配合手术。

（5）密切注意手术器械等物品的功能性与完整性，发现问题及时更换；规范精密器械的使用与操作。

（6）正确与手术医师核对并保管术中取下的标本，按标本管理制度及时交予巡回护士。

（7）妥善保管术中的自体骨、异体骨、移植组织或器官，不得遗失或污染。

（8）正确管理术中外科用电设备的使用，防止电灼伤患者和手术人员。

（9）术中手术台上需用药，按查对制度抽取药物，并传递于手术医师使用。

（10）术中需使用外科吻合器、手术植入物时，应及时向巡回护士通报型号、规格及数量，与手术医师、巡回护士共同核对后，方能在无菌区域使用。

（11）与巡回护士在关闭腔隙前、后及缝皮后分别按手术用物清点规范正确清点术中用物数量并检查完整性。

3.术后

（1）协助巡回护士做好手术患者的基础护理工作，并协助将患者安全转运至接送车上。

（2）按手术用物清点规范，在手术物品清点记录单上签字。

（3）与手术医师、巡回护士共同核对手术标本。

（4）对常规器械、专科器械和腹腔镜器械等进行规范清洗和处理，精密器械和贵重器械单独进行规范清洗和处理，若为感染手术，则按感染手术处理规范对器械、敷料等物品进行处理。

## 三、手术室器械护士

（1）每天上午检查灭菌物品的有效期、包外化学指示胶带以及外包装情况；清点手术器械包与敷料包数量；及时补充添加一次性消毒灭菌物品。

（2）检查包装，保持灭菌区和无菌物品存放区清洁整齐，保持敷料柜、无菌用品柜上用物排列整齐、定位放置、标签醒目。无菌用品柜上的无菌包和一次性消毒灭菌物品按失效日期的先后顺序排列。

（3）检查与核对每包手术器械的清洁度、完好性、关节的灵活性，对损坏或功能不良的器械进行更换或及时送修。

（4）负责待灭菌器械及物品的包装，选择正确的包装方法及材料，按规定放置包外及包内化学指示物，并填写灭菌物品包装的标识，若遇硬质容器还应检查安全闭锁装置。

（5）负责每天对预真空压力蒸汽灭菌、过氧化氢低温等离子灭菌和环氧乙烷灭菌的技术操作，保证灭菌手术物品及时供应。

（6）根据手术通知单准备并发放次日手术用器械、敷料，如需特殊手术器械，应立即准备做灭菌处理并发放。如需植入物及植入性手术器械,应在生物监测合格后方可发放。

(7)负责外来器械及手术植入物的接收、清点、清洗、核对、消毒灭菌及监测登记发放工作。

(8)负责手术器械的借物管理,严格执行借物管理制度。

(9)对清洗、消毒、灭菌操作过程、日常监测和定期监测进行具有可追溯性的记录,负责保存清洗、消毒监测资料和记录≥6个月,保留灭菌质量监测资料和记录≥3年。

(10)专人负责管理精密器械与贵重器械,并督查各专科组员进行保养管理工作,并作相应记录。

(11)负责与各专科组长之间保持沟通,了解临床器械使用情况,每半年对器械进行一次保养工作。

(12)根据持续质量改进制度及措施,发现问题及时处理,认真执行灭菌物品召回制度。

## 四、手术室值班护士

(1)与日班护士交班前,完成手术间内基数物品、体位垫、贵重仪器以及值班备用物品的清点核对,做到数量相符、定位放置并登记签名。核对所有术中留取标本,确认手术标本、病理申请单、标本送检登记本,三者书写内容一致。

(2)与日班护士交班前,按次日手术通知单检查并核对次日手术所需器械、敷料及特殊手术用物;检查灭菌包有效期、灭菌效果及是否按失效日期进行先后顺序排列。

(3)与日班护士进行交接班,全面了解手术室内各种情况,做到心中有数。

(4)根据轻重缓急,合理安排并完成急症手术,积极并正确应对可能出现的各种突发事件,遇有重大问题,及时与医院总值班人员或手术室护士长取得联系。

(5)仔细核对次日第一台手术患者的姓名、病区床号和住院号,如信息缺失或错误,应及时与相关病房护士和手术医师取得沟通。

(6)值班过程中,若接到次日选择性手术安排有改变通知,应及时汇报手术室护士长及麻醉科,征得同意,通知供应室,更换器械、敷料,准备特殊手术用物,并做好次日的晨交班。

(7)临睡前仔细巡视手术室,负责手术间内所有物品及仪器、设备归于原位。认真检查手术室内所有门窗、消防通道、水、电、中心供气、中心负压、灭菌锅等开关的关闭情况,及时发现问题,处理解决。

(8)次日晨巡视手术间,检查特殊手术用物是否处于备用状态(如C型臂机、显微镜、腹腔镜、体外变温毯等)。开启室内恒温箱,调节至适当温度并放置0.9%的生理盐水。检查洗手用品(如手刷、洗手液等)处于备用状态。

(9)负责检查待灭菌器械的灭菌状况,保证次日第一台手术器械的正常使用。

(10)按照手术通知单顺序,安排接手术患者。迎接第一台手术患者入室,核对手术患者身份、手术信息、术前准备情况及所带入用物,正确填写《手术患者交接单》并签名。做好防坠床和保暖工作,进行心理护理。

(11)完成手术室护理值班交班本的填写,要求书写认真,字迹清楚,简明扼要,内容包括值班手术情况及手术室巡视结果、物品及手术标本清点结果、当天手术器械及特殊手术用物准备情况等。

(12)第一值班护士参加手术室晨间交班,汇报相关值班内容。

## 五、手术室感染监控护士

(1)每天对含氯消毒剂进行浓度监测。至少每周一次对戊二醛浓度进行监测。每月对手术室空气、无菌物品及器械、化学灭菌剂、物体表面和手术人员手进行细菌培养监测。每半年对紫外线灯管强度进行监测。

(2)负责收集、整理、分析相关监测数据和结果,将化验报告单按时间顺序进行粘贴保存;一旦细菌培养监测不合格,应及时告知护士长,查明原因,采取有效措施后,再次进行细菌培养监测,直至培养合格。

(3)负责将细菌培养监测的数据和结果报告护士长和医院感染控制部门。

(4)监督和检查手术室消毒隔离措施及手术人员无菌操作技术,对违反操作规程或可能污染环节应及时纠正,并与护士长一同制订有效防范措施。

(5)完成手术室及医院感染知识的宣传和教育工作。

## 六、手术室护理教学工作

(1)根据手术室护理教学计划与实习大纲以及实习护生学历层次,制订手术室临床带教计划,包括确立具体教学目标、教学任务、考核内容与方法,并安排教学日程。

(2)完成手术室环境、规章制度、手术室工作内容、常用手术器械物品、手术体位、基本手术配合等手术室专科理论教学,达到手术室护理教学计划与实习大纲的要求。

(3)进行手术室专科操作技能教学,完成外科洗手、铺无菌器械台等基本手术室操作的示教与指导;带领实习护生熟悉各种中小手术的洗手及巡回工作,并逐步带教实习护生独立参加常见中小手术的洗手工作。

(4)带领实习护生参与腹腔镜、泌尿科、脑外科、胸骨科等大型疑难手术的见习教学。

(5)带领实习护生参与供应室工作,完成供应室布局、器械护士工作内容、常用消毒灭菌方法及监测等理论教学,并指导实习护生参与待灭菌器械及物品的包装等操作。

(6)开展手术室专科安全理论教育,防止实习护生发生护理差错和事故。

(7)及时与手术室护士、实习护生进行沟通,了解实习护生学习效果,反馈信息和思想动态,及时并正确解答实习护生提问,满足合理学习要求。

(8)负责组织实习护生总复习,完成手术室专业理论、专科技术操作考核;完成《实习考核与鉴定意见》的填写。

(9)对实习护生进行评教评学,征求实习护生对手术室护理教学及管理的建议和意见,提出整改措施,及时向护士长及科护士长反映实习期间存在的情况。

## 七、手术室护理管理工作

手术室护士长作为手术室的主要管理者,全面负责手术室的护理管理工作,保证手术室高质量的工作效率和有效运转。

(1)全面负责手术室的护理行政管理、临床护理管理、护理教研管理以及对外交流。

(2)制订手术室护理工作制度和各级各班各岗位护理人员职责、手术室护理操作常规、护理质量考核标准,督查执行情况,并进行考核。负责组织手术室工勤人员的培训和考核。

(3)合理进行手术室护理人员排班,根据人员情况和手术特点科学地进行人力资源调配。定期评估人力资源使用情况,负责向护理部提交人力资源申请计划。合理进行手术室人才梯队建设。

(4)每天巡视、检查并评估手术配合护理质量和岗位职责履行情况,参加并指导临床工作。检查手术室环境清洁卫生和消毒工作,检查工勤人员工作质量。

(5)定期组织与开展科室的业务学习并进行考核,关注学科及专业的发展动态。负责组织和领导科室的护理科研普及推广和护理新技术应用。

(6)对手术室护理工作中发生的隐患、差错或意外特殊事件,组织相关人员分析原因并提出整改措施和处理意见,并及时上报护理部。

(7)填报各类手术量统计报表,与手术医师及其他科室领导进行沟通和合作。

(8)负责手术室仪器设备、手术器械购置前的评估和申报。定期检查并核对科室物资、一次性耗材的领用和耗用情况,做好登记,控制成本。

（郁莉玮）

# 第六节　手术室应急情况处理

## 一、心搏骤停

心搏骤停是指各种原因(如急性心肌缺血、电击、急性中毒等)所致的心脏突然停止搏动,有效泵血功能消失,造成全身循环中断、呼吸停止和意识丧失,引起全身严重缺血、缺氧。一旦发生手术患者心搏骤停,手术团队成员应第一时间进行快速判断,并实施心肺复苏术。

### (一)术中发生心搏骤停的原因

1.各种心脏病

各种心脏病如心肌梗死、心肌病、心肌炎、严重心律失常、严重瓣膜疾病。

2.麻醉意外

术中麻醉过深,或大量应用肌松剂,或气管插管引起迷走神经兴奋性增高,使原来有病变的心脏突然停跳。

3.药物中毒或过敏

常见的如局麻药(普鲁卡因胺)中毒,抗生素过敏、术中血液制品过敏等。

4.心脏压塞

心脏外科手术如术中止血未完全或术中出血未及时引流出心包,易形成血块导致心脏压塞。

5.血压骤降

如快速大量失血、失液,或术中过量使用扩血管药物(如硝普钠),可使手术患者血压骤降至零,心搏骤停。

### (二)心肺复苏术的实施

心肺复苏术(CPR)是针对呼吸心跳停止的急症危重患者所采取的抢救关键措施,即胸外按压形成暂时的人工循环并恢复自主搏动,采用人工呼吸代替自主呼吸,快速电除颤转复心室颤动,以及尽早使用血管活性药物重新恢复自主循环的急救技术。若手术患者因心脏压塞引起心脏呼吸骤停应当马上实行手术,清除心包血块。心跳呼吸骤停急救有效的指标:触及大动脉搏动,收缩压 8.0 kPa(60 mmHg)以上;皮肤、口唇、甲床颜色由紫转红;瞳孔缩小,对光反射恢复,睫毛反射恢复;自主呼吸恢复;心电图表现室颤波由细变粗。

**1.迅速评估**

如果为术中已实施麻醉监护的手术患者,可以通过监护仪实时监测数据和触摸颈动脉搏动,判断脉搏和呼吸,但不可反复观察心电示波,丧失抢救时机;如果为术中未实施麻醉监护的手术患者,则手术室护士或手术医师应迅速判断其意识反应、脉搏和呼吸情况,若手术患者意识丧失,深昏迷,呼之不应,医护人员用 2 个或 3 个手指触摸患者喉结再滑向一侧,于此平面的胸锁乳突肌前缘的凹陷处,触摸颈动脉搏动,检查至少 5 秒,但不要超过 10 秒,如果 10 秒内没有明确地感受到脉搏,应启动心肺复苏应急预案。

**2.启动心肺复苏应急预案**

如果麻醉师在场,手术室护士应配合麻醉师和手术医师一同进行心肺复苏术;如果为局麻手术患者,手术室巡回护士应当立刻呼叫麻醉师帮助,同时协助手术医师开始心肺复苏术。

**3.胸外按压及呼吸复苏**

(1)胸部按压:抢救者站于手术患者的一侧,使手术患者仰卧在坚固平坦的手术床上,如果手术患者为特殊体位如俯卧位、侧卧位,手术团队应将其翻转为仰卧位,翻转时应尽量使其头部、颈部和躯干保持在一条直线上。抢救者一手的掌根放在手术患者胸部中央,另一手的掌根置于第一只手上,伸直双臂,使双肩位于双手的正上方。按压时要求用力快速按压,胸骨下陷至少 5 cm,按压频率至少 100 次/分,每次按压后让胸壁完全回弹,尽量减少按压中断。

(2)开放气道,进行呼吸支持:如果手术患者已置气管插管,则应使用呼吸机或简易人工呼吸器进行呼吸支持。如果手术患者未置气管插管,则手术室护士应协助麻醉师或手术医师用仰头提颏法和推举下颌法两种方法开放气道,同时给予简易人工呼吸面罩呼吸支持,同时应尽快实施气管内插管,连接呼吸器或麻醉机。仰头提颏法是指抢救者一手置于手术患者的前额,用手掌推动,使其头部后仰,另一只手的手指置颏附近的下颌下方,提起下颌,使颏上抬。推举下颌法是指抢救者同时托起手术患者左右下颌,无须仰头,当手术患者存在脊柱损伤可能时,应选择推举下颌法开放气道。

(3)胸内心脏按压:在胸外心脏按压无效的情况下,可实施胸内心脏按压。应用无菌器械,局部消毒,左第 4 肋间前外侧切口进胸,膈神经前纵形剪开心包,正确地施行单手或双手心脏按压术。一般用单手按压时,拇指和大鱼际紧贴右心室的表面,其余 4 指紧贴左心室后面,均匀用力,有节奏地进行按压和放松,60～80 次/分;双手胸内心脏按压,用于心脏扩大、心室肥厚者,术者左手放在右室面,右手放在左室面,双手掌向心脏做对合按压,余同单手法。切勿用手指尖按压心脏,以防止心肌和冠状血管损伤。术后彻底止血,置胸腔引流管。

**(三)电除颤**

部分循环骤停的手术患者实际上是心室颤动,在心脏按压过程中,出现心室颤动者随时进行电击除颤才能恢复窦性节律。

**1.胸外除颤**

将除颤电极包上盐水纱布或涂上导电膏,一电极放在患者胸部右上方(锁骨正下方),另一电极放在左乳头下(心尖部),成人一般选用 200～400 J,儿童选用 50～200 J,第一次除颤无效时,可酌情加大能量再次除颤。

2.胸内除颤

术中或开胸抢救时使用胸内除颤电极板,电极板蘸以生理盐水,左右两侧夹紧心脏,成人用10～30 J,放电后立即观察心电监护波形,了解除颤效果。

## 二、外科休克

休克是一急性的综合征,是指各种强烈致病因素作用于机体,使循环功能急剧减退,组织器官微循环灌流严重不足,导致细胞缺氧和功能障碍,以至重要生命器官功能、代谢严重障碍的全身危重病理过程。休克分为低血容量性、感染性、心源性、神经性和过敏性休克五类。其中低血容量休克是手术患者最常见的休克类型,指由于体内或血管内血液、血浆或体液等大量丢失,引起有效血容量急剧减少所致的血压降低和微循环障碍,如肝脾破裂出血、宫外孕出血、四肢外伤、术中大出血等均可造成低血容量性休克。

**(一)低血容量性休克的临床表现**

早期患者出现精神紧张或烦躁,面色苍白,出冷汗,肢端湿冷,心跳加快,血压稍高,晚期患者出现血压下降,收缩压<10.7 kPa(80 mmHg),脉压<2.7 kPa(20 mmHg),心率增快,脉搏细速,烦躁不安或表情淡漠,严重者出现昏迷;呼吸急促,发绀;尿少,甚至无尿。

**(二)低血容量性休克的急救措施**

休克的预后取决于病情的轻重程度、抢救是否及时、抢救措施是否得力。所以一旦手术患者发生低血容量性休克,手术室护士应采取以下护理措施,协助手术医师、麻醉师,共同对手术患者进行急救。

1.一般护理措施

休克的手术患者送入手术室后,首先应维持手术患者呼吸道通畅,同时使其仰卧于手术床并给予吸氧;选择留置针,迅速建立静脉通路,保证补液速度;调高手术间温度,为手术患者盖棉被,同时可使用变温毯等主动升温装置,维持手术患者正常体温。

2.补充血容量

低血容量休克治疗的首要措施是迅速补充血容量,短期内快速输入生理盐水、右旋糖酐、全血或血浆、清蛋白以维持有效回心血量。同时正确地评估失液量,失液量的评估可以凭借临床症状、中心静脉压、尿量和术中出血量等进行判断。因此休克患者术前必须常规留置导尿管,以备记录尿量;术中出血量包括引流瓶内血量及血纱布血量的总和,巡回护士应正确评估、计算后告知手术医师;在快速补液时,手术室护士应密切观察手术患者的心肺功能,防止急性心力衰竭;在给手术患者输注库血前,要适当加温库血,预防术中低体温的发生。

3.积极处理原发病

(1)术前大量出血引起休克:如术前因肝脾破裂出血、宫外孕出血而引起休克的患者,进入手术室后所有手术团队成员应分秒必争,立即实施手术进行止血。

(2)四肢外伤引起休克:手术室护士事先准备止血带,并协助手术医师及时环扎止血带,并记录使用的起止时间。

(3)术中大出血:洗手护士在无菌区内做好应急配合,密切关注手术野,协助手术医师采取各种止血措施,传递器械、缝针时应确保动作迅速、准确。巡回护士应及时向洗手护士提供各类止血物品和缝针,与麻醉师共同准备并核对血液制品。

(4)剖宫产术中发生大出血:手术医师可以通过按摩子宫、使用缩宫素、缝扎等方式进行止血,巡回护士应及时准备缩宫素等增强子宫收缩的药物。如遇胎盘滞留或胎盘胎膜残留情况,洗手护士应配合手术医师尽快徒手剥离胎盘控制出血,若出血未能有效控制,在输血、抗休克的同时,行子宫次全切除术或全子宫切除术,巡回护士应及时提供洗手护士手术器械、敷料及特殊用物,并准确进行添加器械和纱布的清点记录。

**4.及时执行医嘱**

在抢救手术患者的紧急情况下,巡回护士可以执行手术医师的口头医嘱,执行前必须复述,得到确认后方可执行。

**5.做好病情观察及记录**

注意观察手术患者的生命体征,包括出入量(输血、输液量、尿量、出血量、引流量等);记录各类抢救措施、术中用药及病情变化。

### 三、输血反应

输血是临床抢救患者,治疗疾病的有效措施,在外科手术领域应用较广。一般情况下输血是安全的,但仍有部分患者在输血或输入某些血液制品后出现各种反应,可能由供、受者间血细胞表面同种异型抗原型别不同所致,常见的输血反应为红细胞 ABO 血型不符导致的溶血反应。除了溶血反应还有非溶血性反应,即发热反应、变态反应。

**(一)溶血反应**

溶血反应是最严重的输血反应,死亡率高达 70% 以上。发生溶血反应的患者,临床表现与发病时间、输血量、输血速度、血型、溶血程度密切相关且差异性大。术中全麻患者最早出现的征象是手术野出血、渗血和不明原因的低血压、无尿。

**(二)发热反应**

发热是最常见的非溶血性输血反应,发生率可达 40% 以上。通常在输血后 1.5～2 小时发生,症状可持续 0.5～2 小时,其主要表现为输血过程中手术患者出现发热、寒战。如遇发生发热反应的手术患者,立即终止输血,用解热镇痛药或糖皮质激素处理。造成该不良反应的原因有:①血液或血制品中有致热原;②受血者多次受血后产生同种白细胞或(和)血小板抗体。

**(三)变态反应**

变态反应是输血常见的并发症之一,发生在输血过程中或输血后数分钟,临床表现为受血者出现荨麻疹、血管神经性水肿,重者为全身皮疹、喉头水肿、支气管痉挛、血压下降等。造成该不良反应的原因有:①所输血液或血制品含变应原;②受血者本身为高过敏体质或因多次受血而致敏。

**(四)输血反应急救措施**

一旦发生输血反应,应立即停止输血,更换全部输液管路。遵医嘱进行抗过敏等治疗,紧急情况下,口头医嘱必须完整复述得到确认后方可执行。将未输完的血液制品及管道妥善保存送输血科。

### 四、火灾

手术室发生火灾虽然罕见,但如果手术室工作人员忽视防火安全管理,操作不规范,仍然可能发生。因此手术室人员要充分认识到火灾的危险性,提高手术室火灾防范意识,防止发生火灾,并制订火灾应急预案,一旦发生火灾将损失降至最低。

**（一）手术室发生火灾的危险因素**

**1.火源**

（1）手术室内各种仪器设备：如电刀、激光、光纤灯源、无影灯、电脑、消毒器等，当设备及线路老化、破损发生漏电、短路，接头接触不良，使用后忘记关闭电源等情况，均是手术室发生火灾的导火索。

（2）手术室相对封闭的空间：如果通风不良、湿度过低，特别是在秋冬季，物体间相互摩擦极易产生静电，遇可燃物或助燃剂即可能导致火灾。

（3）高危设备的使用不当：如高频电刀在使用时会产生很高的局部温度，输出功率越高，产生温度也越高，遇到高浓度氧和酒精时就会诱发燃烧。

**2.氧气**

氧气是最常见的助燃剂，患者在手术过程中一般都需持续供养，故可造成手术室中局部高氧环境，特别在患者头部。而当术中面罩吸氧时，由于密闭不严造成无菌巾下腔隙中的氧达到较高的浓度，可燃物在此环境中很容易燃烧。

**3.可燃物**

手术室内可燃物种类很多，如酒精、碘酊、无菌巾、纱布、棉球、胶布等，尤以酒精燃烧最常见，特别是酒精挥发和氧气浓度增大可造成一种极易燃烧的混合物，一旦有火源就能燃烧，严重者可引起爆炸。

**（二）手术室火灾预防措施**

**1.加强手术室管理**

改进手术室的通风设备，防止氧气和酒精在空气中积聚浓度过高；定期对仪器设备、线路进行维护和检修；氧气瓶口、压力表上应防油、防火，不可缠绕胶布或存放在高温处，使用完毕立即关好阀门；制订手术室防火安全制度及火灾应急预案，手术室内放置灭火器材，保证消防通道通畅。

**2.加强术中管理**

使用电刀时严格控制输出功率，严禁超出电刀使用的安全值范围；使用酒精或碘酊消毒时，不可过湿擦拭，待其挥发完全后再开始使用电刀；使用任何带电的仪器设备前，必须确定不处在高氧环境中，使用完毕后及时关闭电源；对需要面罩吸氧的手术患者，应尽量给予低流量吸氧。

**3.加强手术室人员的消防安全意识**

树立防患于未然的观念，杜绝火灾隐患，防止发生火灾。组织全体医务人员学习一些基本的防火灭火安全知识，掌握灭火器材的使用方法。灭火器材有干粉、泡沫、二氧化碳，手术室配备的灭火器主要是二氧化碳灭火器，适合扑灭易燃液体、可燃气体、带电物质引起的火灾。

**（三）手术室火灾应急预案及处理**

**1.原则**

早发现、早报警、早扑救，及时疏散人员，抢救物资，各方合作，迅速扑灭火灾。

**2.现场人员应对火灾四步骤（按照国际通用的灭火程序"RACE"）**

（1）救援（rescue）：组织患者及工作人员及时离开火灾现场；对于不能行走的患者，采用抬、背、抱等方式转移。

（2）报警（alarm）：利用就近电话迅速向医院火灾应急部门及"119"报警，有条件者按响消防报警按钮，迅速向火灾监控中心报警；在向"119"报警时讲清单位、楼层/部门、起火部位、火势大小、燃烧物质和报警人姓名,并通知邻近部门关上门窗、熟悉灭火计划和随时准备接收患者;与此同时,即刻向保卫科、院办、主管副院长汇报,并派人在医院门口接应和引导消防车进入火灾现场。

(3)限制(confine):关上火灾区域的门窗、分区防火门,防止火势蔓延。

(4)灭火或疏散(extinguish or evacuate):如果火势不大,用灭火器材灭火;如果火势过猛,按疏散计划,及时组织患者和其他人员撤离现场。

3.救助人员灭火、疏散步骤

救助人员接到报警到达后,立即采取以下步骤展开灭火和疏散。

(1)报警通报:立即通知所有相关领导、部门以及可能殃及的区域,要求相关人员到位,启动相应流程,做好灭火和疏散准备。

(2)灭火:①确定火场情况,做到"三查三看"。一查火场是否有人被困,二查燃烧的是什么物质,三查从哪里到火场最近;一看火烟,定风向、定火势、定性质,二看建筑,定结构,定通路,三看环境,定重点、定人力、定路线。②在扑救中,参加人员必须自觉服从现场最高负责人的指挥,沉着、机智、正确使用灭火器材,做到先控制、后扑灭。③抓住灭火有利时机,对存放精密仪器、昂贵物资的部位,应集中使用灭火器灭火,一举将火灾扑灭在初起阶段。④有些物品在燃烧过程中可产生有毒气体,扑救时应采取防毒措施,如使用氧气呼吸面罩,用湿毛巾、口罩捂住口鼻等。

(3)疏散:积极抢救受火灾威胁的人员,应根据救人任务的大小和现有的灭火力量,首先组织人员救人,同时部署一定力量扑救火灾,在力量不足的情况下,应将主要力量投入救人工作。

4.疏散的原则和方法

(1)火场疏散先从着火房间开始,再从着火层以上各层开始疏散救人;本着患者优先的原则,医院员工有责任引导患者向安全的地方疏散。即先近后远,先上后下。要做好安抚工作,不要惊慌、随处乱跑,要服从指挥;对于被火围困的人员,应通过内线电话或手机等通信工具,告知其自救办法,引导他们自救脱险。

(2)疏散通道被烟雾所阻时,应用湿毛巾或口罩捂住口鼻,身体尽量贴近地面,匍匐前进,向消防楼梯转移,离开火场;对火灾中造成的受伤人员,抢救人员应采用担架、轮椅等形式,及时将伤员撤离出危险区域。

(3)禁止使用电梯,防止突然停电造成人员被困在电梯里。疏散通道口必须设立哨位指明方向,保持通道畅通无阻;最大限度分散分流,避免大量人员涌向一个出口,因拥挤造成伤亡事故。

(4)疏散与保护物资:对受火灾威胁的各种物资,是进行疏散还是就地保护,要根据火场的具体情况决定,目标是尽量避免或减少财产的损失。在一般情况下,应先疏散和保护贵重的、有爆炸和有毒害危险的以及处于下风方向的物资。疏散出来的物资不得堵塞通路,应放置在免受烟、火、水等威胁的安全地点,并派人保护,防止丢失和损坏。

## 五、停电

手术室停电通常可分为由人为原因造成的停电和意外情况引起的停电。如维修线路、错峰用电、拉闸限电或打雷时保护性的关闭电源等人为原因导致的停电,应事先告知手术室,做好停电准备,保证手术安全。若由恶劣天气、火灾、电路短路等意外情况引起的手术室停电,虽无法事先预料,但要提高警惕,完善应急工作。

**(一)手术室停电预防措施**

1.按手术室建筑标准做好配电规划

医院及手术室系统应建立两套供电系统,当其中一路发生故障时,自动切换至备用系统,保障手术室及其他重要部门的供电。同时,医院及手术室还应备有应急自供电源系统,当两套外供系统全部出现故障时,可紧急启动,维持短时间供电,为抢修赢得时间,为患者的安全提供保障。

2.加强手术室管理

每个手术间配备有足够的电插座,术中用电尽量使用吊塔与墙上的电源插座,少用接线板,避免地面拉线太多;电插座应加盖密封,防止进水,避免电路发生故障;每个手术间有独立的配电箱及带保险管的电源插座,以防一个手术间故障影响整个手术室运作。设备科相关人员必须定期对手术室的电器设备进行检测和维护;手术室严禁私自乱拉乱接电线;如发生断电应马上通知相关人员查明原因,防止再次发生。

3.加强手术室人员的用电安全意识

制订防止术中意外停电制度、停电应急预案,组织学习安全用电知识,术中合理使用电器设备,防止仪器短路。

**(二)手术室停电应急预案及处理**

1.手术间突发停电

(1)手术室人员立即报告科主任、护士长,电话报告医院相关部门。

(2)巡回护士使用应急灯照明,保证手术进行,清醒的患者做好安抚工作。

(3)断电后麻醉呼吸机、监护仪、微量输液泵等用电设备均停止工作,尽量使用手动装置替代动力装置,如呼吸机改手控呼吸,监护仪蓄电池失灵无法正常工作,应手动测量血压、脉搏和呼吸,以及时判断患者的生命体征,保证手术患者呼吸循环支持。

(4)防止手术野的出血,维持手术患者生命体征稳定,如为单间手术间停电可以先将电刀、超声刀等仪器接手术间外电源;如为整个手术室的停电应立即启动应急电源。

(5)关闭所有用电设备开关(除接房外电源的仪器),由专业人员查明断电原因,排除后恢复供电。

(6)做好停电记录包括时间及过程。

2.手术室内计划停电

(1)医院相关部门提前通知手术室停电时间,做好停电前准备。

(2)停电前相关部门再次与手术科室人员确认,以保证手术的安全。

(3)问题解除后及时恢复供电。

(郁莉玮)

# 第七节　手术室护士的素质要求与工作职责

现代科学技术的发展,对我们的护理职业提出了更高的要求。另一方面创新的许多科学仪器和新设备,扩大了手术配合工作范围同时也增加工作难度,因此手术室护士必须有热爱本职工作和广泛的知识和技术,才能高标准地完成各科日益复杂的手术配合任务。

## 一、手术室护士应具备的素质

护理人员在工作中应不断提高个人素质,加强对护理职业重要意义的认识,把护理工作看作是光荣的神圣的职业。因此,要努力做到以下几点。

### (一)具有崇高的医德和奉献精神

一名护士的形象,通过它的精神面貌和行动表现出内在的事业品德素质,胜过一个护士的经验和业务水平所起的作用,也可能给患者带来希望、光明和再生。所以,护士要具备高尚的医德和崇高的思想,具有承受压力、吃苦耐劳、献身的精神,并有自尊、自爱、自强的思想品质。为护理科学事业的发展做出自己的贡献,无愧于白衣天使的光荣称号。

### (二)树立全心全意为患者服务的高尚品德

手术室的工作和专业技术操作都具有独特性。要求手术室护士必须自觉的忠于职守、任劳任怨,无论工作忙闲、白班夜班都要把准备工作、无菌技术操作、贯彻各种规章制度等认真负责地做好。对患者要亲切、和蔼、诚恳,不怕脏、不怕累、不厌烦,使患者解除各种顾虑,树立信心,主动与医护人员配合,争取早日康复。

### (三)要有熟练的技能和知识更新

随着医学科学的发展,特别是外科领域手术学的不断发展,新的仪器设备不断出现,因而护理工作范围也日益扩大,要求也越来越高。护理工作者如无广泛的有关学科的基本知识,对今天护理的工作复杂技能就不能理解和担当。所以今天作为一名有远大眼光的护士,必须熟悉各种有关护理技能的基本知识,才能达到最高的职业效果。护理学亦成为一门专业科学,因此,作为一名手术室护士,除了伦理道德修养外,还应有基础医学、临床医学和医学心理学等新知识。努力学习解剖学、生理学、微生物学、化学、物理学,以及各种疾病的诊断和治疗等知识,特别是外科学更应深入学习。此外,还要了解各种仪器的基本结构、使用方法,熟练掌握操作技能。只有这样,才能高质量完成护理任务。

## 二、手术室护士长应具备的条件

护理工作范围极广,有些工作简单、容易,有些工作却很复杂,需要有高度的判断力和精细的技术、熟练的技巧。今天的护理工作,一个人已不能独当重任,而需要既分工又协作来共同完成。因此,必须有一名护士长,把每个护理人员的思想和行为统一起来,才能使人的积极性、主动性和创造性得到充分发挥,团结互助,共同完成任务。护士长应具备的条件归纳如下。

### (一)有一定的领导能力及管理意识

有一整套工作方法和决策能力。善于出主意想办法,提出方案,做出决定,推动下级共同完成,并具有发现问题、分析问题的能力,了解存在问题的因素,掌握本质,抓住关键,分清轻重缓急,提出中肯意见。出现无法协商的问题时能当机立断,勇于负责。有创新的能力,对新事物敏感,思路开阔,能提出新的设想。要善于做思想工作。能否适时的掌握护士的心理动向,并进行针对性的思想教育,使之正确对待个人利益和整体利益的关系,不断提高思想水平,是提高积极性和加强凝聚力最根本的问题。

### (二)有一定组织能力和领导艺术

管理是一门艺术,也是一门科学。首先处理好群体间人际关系。护士长需要具有丰富的才智和领导艺术,才能胜任手术室护士护理管理任务。具体要求如下。

（1）护士长首先应把自己置身于工作人员之中,经常想到自己与护士之间只是分工的不同,而无地位高低之分。要有民主作风,虚心听取护士的意见,甚至批评意见,认真分析,不埋怨、不沮丧,不迁怒于人,有助于建立自己的威信。

（2）护士长首先想到的是人,是护士和工作人员,而不是自己,不管是关心任务完成情况,还要关心她们的生活、健康、思想活动及学习情况等。都使每个护士和工作人员亲身感到群体的温暖,对护士长产生亲切感。

（3）护士长要善于调动护士的积极性,培养集体荣誉感,善于抓典型,树标兵,运用先进榜样推动各项手术室工作,充分调动护士群体的积极性,护士长的领导作用才能得到体现。

### （三）有较高的素质修养

手术室护士长应较护士具备更高的觉悟和更多的奉献精神。科里出现的问题应主动承担责任,实事求是向上级反映,不责怪下级。凡要求护士做到的,首先自己要做到,严格要求自己,树立模范行为,才能指挥别人。要注意廉洁,不要利用工作之便谋私,更不能要患者的礼物,注意自身形象。此外,要做到知识不断更新,经常注意护理方面的学术动态,接受新事物,在这方面应较护士略高一筹,使护士感到护士长是名副其实的护理业务带头人。

## 三、手术室护士的分工和职责

### （一）洗手护士职责

（1）洗手护士必须有高度的责任心,对无菌技术有正确的概念。如有违反无菌操作要求者,应及时提出纠正。

（2）术前了解患者病情,具体手术配合,充分估计术中可能发生的意外,术中与术者密切配合,保证手术顺利完成。

（3）洗手护士应提前30分钟洗手,整理无菌器械台上所用的器械、敷料、物品是否完备,并与巡回护士共同准确清点器械、纱布脱脂棉、缝针,核对数字后登记于手术记录单上。

（4）手术开始时,传递器械要主动、敏捷、准确。器械用过后,迅速收回,擦净血迹。保持手术野、器械台的整洁、干燥。器械及用物按次序排列整齐。术中可能有污染的器械和用物,按无菌技术及时更换处理,防止污染扩散。

（5）随时注意手术进行情况,术中若发生大出血、心脏骤停等意外情况,应沉着果断及时和巡回护士联系,尽早备好抢救器械及物品。

（6）切下的病理组织标本防止丢失,术后将标本放在10%甲醛溶液中固定保存。

（7）关闭胸腹腔前,再次与巡回护士共同清点纱布及器械数,防止遗留在体腔中。

（8）手术完毕后协助擦净伤口及引流管周围的血迹,协助包扎伤口。

### （二）巡回护士职责

（1）在指定手术间配合手术,对患者的病情和手术名称应事先了解,做到心中有数,有计划的主动配合。

（2）检查手术间各种物品是否齐全、适用。根据当天手术需要落实补充、完善一切物品。

（3）患者接来后,按手术通知单核对姓名、性别、床号、年龄、住院号和所施麻醉等,特别注意对手术部位（左侧或右侧）,不发生差错。

（4）安慰患者,解除思想顾虑。检查手术区皮肤准备是否合乎要求,患者的义齿、发卡和贵重物品是否取下,将患者头发包好或戴帽子。

（5）全麻及神志不清的患者或儿童，应适当束缚在手术台上或由专人看护，防止发生坠床。根据手术需要固定好体位，使手术野暴露良好。注意患者舒适，避免受压部位损伤。用电刀时，负极板要放于臀部肌肉丰富的部位，防止灼伤。

（6）帮助手术人员穿好手术衣，安排各类手术人员就位，随时调整灯光，注意患者输液是否通畅。输血和用药时，根据医嘱仔细核对，避免差错。补充室内手术缺少的各种物品。

（7）手术开始前，与洗手护士共同清点器械、纱布、缝针及线卷等，准确地登记于专用登记本上并签名。在关闭体腔或手术结束前和洗手护士共同清点上述登记物品，以防遗留体腔或组织内。

（8）手术中要坚守工作岗位，不可擅自离开手术间，随时供给手术中所需一切物品，经常注意病情变化。重大手术充分估计术中可能发生的意外，做好应急准备工作，及时配合抢救。监督手术人员无菌技术操作，如有违犯，立即纠正。随时注意手术台一切情况，以免污染。保持室内清洁、整齐、安静，注意室温调节。

（9）手术完毕后，协助术者包扎伤口，向护送人员清点患者携带物品。整理清洁手术间，一切物品归还原处，进行空气消毒，切断一切电源。

（10）若遇手术中途调换巡回护士，须做到现场详细交代，交清患者病情，医嘱执行情况，输液是否通畅，查对物品，在登记本上互相签名，必要时通知术者。

**（三）夜班护士职责**

（1）要独立处理夜间一切患者的抢救手术配合工作，必须沉着、果断、敏捷、细心地配合各种手术。

（2）要坚守工作岗位，负责手术室的安全，不得随意外出和会客。大门随时加锁，出入使用电铃。

（3）白班交接班时，如有手术必须现场交接，如患者手术进行情况和各种急症器械、物品、药品等。认真写好交接班本，当面和白班值班护士互相签名。

（4）接班后认真检查门窗、水电、氧气，注意安全。

（5）严格执行急症手术工作人员更衣制度和无菌技术操作规则。

（6）督促夜班工友清洁工作，保持室内清洁整齐，包括手术间、走廊、男女更衣室、值班室和办公室。

（7）凡本班职责范围内的工作一律在本班完成，未完不宜交班，特殊情况例外。

（8）早晨下班前，巡视各手术间、辅助间的清洁、整齐、安全情况。详细写好交接班报告，当面交班后签字方可离去。

**（四）器械室护士职责**

（1）负责手术科室常规和急症手术器械准备和料理工作，包括每天各科手术通知单上手术的准备供应，准确无误。

（2）保证各种急症抢救手术器械物品的供应。

（3）定期检查各类手术器械的性能是否良好，注意器械的关节是否灵活，有无锈蚀等，随时保养、补充、更新，做好管理工作，保证顺利使用。特殊精密仪器应专人保管，损坏或丢失时，及时督促寻找，并和护士长联系。

（4）严格执行借物制度，特殊精密仪器需取得护士长同意后，两人当面核对并签名后方能外借。

(5)保持室内清洁整齐,包括器械柜内外整齐排列,各科器械柜应贴有明显的标签。定期通风消毒。

### (五)敷料室护士职责

(1)制定专人负责管理。严格按高压蒸汽消毒操作规程使用。定期监测灭菌效果。

(2)每天上午检查敷料柜1次,补充缺少的各种敷料。

(3)负责一切布类敷料的打包,按要求保证供应。

### (六)技师职责

(1)负责对各种仪器使用前检查,使用时巡查,使用后再次检查其运转情况,以保证各种电器、精密仪器的正常运转。

(2)定期检查各种器械台、接送患者平车的零件和车轮是否运转正常,负责各种仪器的修理或送交技工室修理。

(3)坚守工作岗位,手术过程中主动巡视各手术间,了解电器使用情况。有问题时做到随叫随到随维修,协助器械组检查维修各种医疗器械。

(4)帮助护士学习掌握电的基本知识和各种精密仪器基本性能、使用方法与注意事项等。

**（郁莉玮）**

# 第十三章 消毒供应中心护理

## 第一节 物品的回收、分类

### 一、回收

**(一)目的**

对重复使用的医疗器械、器具和物品进行集中回收处理,防止污染扩散,减轻临床负担。

**(二)操作规程**

1.工作人员着装

穿外出服,戴网帽、口罩。

2.回收工具

密闭回收车、密封回收容器或贮物袋,密闭同收车要有污车标记。车上备有手套和快速手消毒液。同收工具存放在标示明确,固定的存放区域。

3.同收

(1)使用科室包括门诊、病区和手术室负责人员,应将重复使用的污染诊疗器械、器具和物品直接放置于密封的容器或贮物袋中,并注明科室、物品名称、数量。

(2)沾染较多血液和污物的器械应在使用科室进行简单冲洗,如手术器械、阴道窥镜、直肠窥镜,来不及处理的采用保湿液保湿并且密封储存。

(3)消毒供应中心下收人员每天定时收回,回收时与使用科室负责人员当面点清已封存好的物品名称、数量,并做好登记,双方签字。在诊疗场所不再对污染的诊疗器械、器具和物品进行拆封清点,以减少对环境的污染。

(4)回收时,污染器械应放在有盖的容器中或使用密封专用车。精密器械应单独放置在容器中运送,防止损坏。

(5)被朊毒体、气性坏疽及突发原因不明的传染病病原体污染的诊疗器械、器具和物品,使用者应用双层黄色胶袋密封,胶袋外标明科室、传染病名称、器具数量,由消毒供应中心单独回收处理。

(6)在回收过程中,应尽量缩短回收时间,防止有机污染物的干涸,降低清洗难度。

(7)保障运输过程中装载物不会发生掉落等意外,任何的撞击对手术器械都会造成一定的伤害,同时也会出现污染的问题。

(8)维护装载物的安全性,任何人不得私自打开/拆开密封容器。也就是说负责运送的操作人员对内装物品不具数量的责任,如容器在运送途中有打开过的迹象,责任就在运送人员,而如果封存完整则出问题就在临床或消毒供应中心两者上。

(9)使用后的医疗废弃物和材料,不得进入消毒供应中心处理或转运。

(10)回收人员将回收污染器械物品通过消毒供应中心污物接收口与接收分类人员交接,无误后整理、清洗、消毒回收工具。

4.回收工具的处理

回收车、容器等用具,每次使用后用消毒液擦拭消毒,清水冲洗后擦干备用。消毒液通常使用含氯消毒剂擦拭消毒。

**(三)质量标准**

(1)按规定的时间到科室对被污染的、可重复使用的医疗器械器具和物品进行回收。

(2)与科室责任人做好交接登记,包括日期、时间、科室、物品名称、数量,交与接人员同时签全名。

(3)不在科室内清点数目,直接把科室移交的被封存的污染物品放入密封污物车或密封容器中。分类清楚,摆放整齐,运输途中无丢失、拆封、器械坏损。

(4)严格遵守消毒隔离原则,不得污染环境及工作人员,包括消毒供应中心到科室之间途经的场所、通道、电梯、门等,携带快速手消毒液。

(5)做好个人防护,回收人员必须戴口罩、戴手套,不得徒手操作。

**(四)注意事项**

(1)回收科室物品时,与科室主管人员当面交接,并认真做好每项登记。

(2)采用密封回收方式,不得将污染液体外漏,以防污染环境。

(3)消毒供应中心回收人员将回收的物品送到去污区及时清点数目,发现与登记不符按规定时间与科室联系,要求科室增补或记账赔偿。

## 二、分类

**(一)目的**

将回收后的污染器械、器具、物品进行接收清点、检查和分类,保证物品数量准确、结构完整,同时防止器械在清洗过程中被损坏、洗不干净以及工作人员被锐器刺伤。

**(二)操作规程**

(1)工作人员着装:隔离衣、圆帽、口罩、手套、防护鞋。

(2)在消毒供应中心的去污区,回收人员与接收分类人员对回收的诊疗器械、器具和物品进行清点数目、检查其结构的完好性,并做好登记,包括日期、科室、物品名称、数量、清点人员签字。发现问题立即与相关科室联系。

(3)根据器械物品材质、结构、污染程度、污染物性质、精密程度等进行分类处理。根据器械的材质可分为金属、橡胶、玻璃等,根据形状可分为尖锐器械、单管腔类器械,套管腔类器械、轴节器械、盆、盘、瓶等。各种分类的物品应放置在不同的容器或清洗装置上,注明标记防止混乱。

(4)根据器械、物品的材质、结构、污染程度,选择清洗的方式,如手工清洗、超声清洗机清洗、全自动消毒清洗机清洗。

(5)标有"特殊感染"的器械,按国家规定选择处理方法。

(6)一些专科器械可根据使用科室的要求,进行特别处理。

**(三)质量标准**

(1)数目清点及时准确,器械、器具、物品结构完好。

(2)分类清晰、摆放整齐。

(3)选择清洗方法正确。

**(四)注意事项**

(1)做好接收分类前的准备工作。将各类清洗容器、篮筐、清洗架等摆放在分类操作台上或周围,便于分类时物品有序摆放,操作便捷。

(2)尖锐器械摆放方向一致,避免清洗时人员被刺伤。

(3)对缺失、坏损的器械,在与科室及时沟通的同时要与护士长请领补充,以保证器械数量,使无菌物品正常供应。

(4)做好自身防护,严格按要求着装,手套破损时及时更换。

(刘平平)

# 第二节　物品的清洗、消毒、保养干燥

## 一、清洗

### (一)目的

去除医疗器械、器具、物品上的污物(如微生物、颗粒异物、其他有害污染物),使物品灭菌前其污染量降低到可以接受的水平。

### (二)操作规程

根据器械、器具、物品的材质、结构、污染程度、污染物性质、精密程度等选择手工清洗、机械清洗。机械清洗包括自动清洗消毒器清洗和超声清洗机清洗。选择不同的清洗方式遵循相应的工作流程。

1.工作人员着装

戴网帽、口罩、眼罩或面罩,戴手套,穿防水功能的隔离衣或防水围裙及工作鞋。

2.物品准备

(1)清洁剂:碱性清洁剂,PH≥7.5,对各种有机物有较好的去除作用,对金属腐蚀性小,不会加快返锈的现象。中性清洁剂:pH 为 6.5～7.5,对金属无腐蚀。酸性清洁剂:pH≤6.5,对无机固体粒子有较好的溶解去除作用,对金属物品的腐蚀性小。酶清洁剂:含酶的清洁剂,有较强的去污能力,能快速分解蛋白质等多种有机污染物。根据物品的性质及污染程度,选择适宜的清洁剂。不得使用去污粉。

(2)手工清洗用具:棉签,用于擦拭穿刺针针座内部。不同型号的管腔绒刷,用于管腔器械的刷洗。手握式尼龙刷,用于带轴节、咬齿器械的刷洗。禁止使用钢丝球,以防损坏器械。

(3)除垢除锈剂,用于去除器械上的锈迹或污垢。

3.机械清洗流程

(1)将待清洗器械、物品有序摆放在清洗架上,打开轴节,能拆卸的拆至最小结构,进入清洗机。

(2)检查清洗酶、润滑剂液面是否在吸管口之上,吸引管是否通畅和完好。检查电、蒸汽、自来水压力、蒸馏水制水机工作状况是否满足清洗机工作需要。

(3)根据需要选择清洗程序进行清洗。

(4)清洗过程注意观察机器运行情况并做好记录。如有故障,可根据报警提示原因及时处理。

(5)机械清洗程序。①冲洗:使用流动水去除器械、器具和物品表面污物。②洗涤:使用含有化学清洗剂的清洗用水,去除器械、器具和物品污染物。③漂洗:用流动水冲洗洗涤后器械、器具和物品上的残留物。④终末漂洗:用软水、纯化水或蒸馏水对漂洗后的器械、器具和物品进行最终的处理。

(6)进入消毒程序。

4.手工清洗流程

(1)工作人员洗手戴手套、穿专用鞋、戴圆帽、口罩、防水罩衣、面罩。

(2)将器械分类。

(3)将器械在流动自来水下冲洗。

(4)器械浸泡在规定配比浓度的多酶清洗液中5～10分钟。

(5)各种穿刺针座用棉签处理,有水垢、锈迹的除垢除锈处理。

(6)自来水清洗(管腔用高压水枪冲洗)。

(7)进入消毒程序。

近年来,大量实验证明,物品的清洗质量直接影响灭菌质量,生物膜、有机物污垢均可阻碍灭菌因子的穿透,从而影响灭菌效果,造成医院内感染恶性事件的发生。所以清洗是消毒供应中心工作的一项重要环节。

**(三)质量标准**

(1)工作人员着装符合要求和分区规定。

(2)环境清洁,地面无杂物、无水迹,垃圾分类处理。

(3)备用物品摆放整齐、保持台面、设备清洁。

(4)正确选择处置方式(机洗/手工清洗)。

(5)清洁剂浓度配制符合要求并做好记录、器械分类浸泡过面。

(6)每批次监测清洗消毒器的物理参数及运转情况并记录。

(7)清洗消毒器维护运转正常、腔体机面无锈迹,清洗程序选择正确。

(8)机洗器械摆放整齐、有轴节器械充分打开。

(9)保证金属类器械表面光亮,齿牙处无血迹、无锈迹、无污渍。

(10)橡胶类干爽,管内壁干净、无血迹。

(11)按要求进行清洗、制水设备的维修、保养并有记录。

**(四)注意事项**

(1)清洗组应做好个人防护工作,防护用具包括帽子、面罩、口罩、防水罩袍、防护胶鞋、双层手套。清洗过程中,不慎污水溅入眼睛,立即用洗眼器彻底清洗眼睛,防止感染或化学试剂对眼睛的损伤。

(2)清洗时应保证待清洗器械关节全部打开,以保证清洗效果。

(3)手工清洗时应使用软毛刷,在水面下清洗,以防气溶胶对人体的危害。

(4)当使用自动清洗机时,每层摆放数量应最小化,能拆卸的器械拆卸到最小单位。

(5)管道器械应配合管道刷和气枪、水枪清洗。

(6)超声波清洗器(台式)适用于精密、复杂器械的洗涤。超声清洗时间宜3~5分钟,可根据器械污染情况适当延长清洗时间,不宜超过10分钟。

(7)清洗亚光手术器械禁用除锈除垢剂浸泡,以免破坏器械表面镀层而变色。应用清洗酶浸泡时严格掌握浸泡时间和浓度。

## 二、消毒

### (一)目的

通过物理或化学方法,进一步降低清洗后器械、器具和物品的生物负荷,消除和杀灭致病菌,达到无害化的安全水平

### (二)操作规程

清洗后的器械、器具和物品应进行消毒处理。根据器械、器具、物品的材质及消毒后用途,选择消毒方式。消毒可分为物理消毒和化学消毒。物理消毒包括机械热力消毒、煮沸消毒,化学消毒应选择取得卫生健康委员会颁发卫生许可批件的安全、低毒、高效的消毒剂。

1.物理消毒

(1)机械热力消毒方法的温度、时间应参照下表的要求。此流程一般经过清洗程序后自动转入消毒程序,无须人工操作,但要密切观察机器运行参数,温度和时间达到表13-1的规定标准。

(2)煮沸消毒,将清洗后清洁的耐湿热的器械、物品放入盛有软水的加热容器中煮沸,有效消毒时间从水沸腾开始计算并保持连续煮沸。在水中加入1‰~2‰碳酸氢钠,可提高水沸点5℃,有灭菌防腐作用。一般在水沸后再煮5~15分钟即可达到消毒目的,可杀死细菌繁殖体、真菌、立克次氏体、螺旋体和病毒。水温100℃,时间≥30分钟,即可杀死细菌芽孢达到高水平消毒。

表 13-1　湿热消毒的温度与时间

| 温度 | 消毒时间 | 温度 | 消毒时间 |
|---|---|---|---|
| 90 ℃ | ≥1 分钟 | 75 ℃ | ≥30 分钟 |
| 80 ℃ | ≥10 分钟 | 70 ℃ | ≥100 分钟 |

2.化学消毒

(1)按要求着装。

(2)根据选用的化学消毒剂使用说明配制消毒液。消毒供应中心常用的化学消毒剂,一般为高水平消毒剂和中度水平消毒剂。高水平消毒剂包括:2%戊二醛,浸泡20~90分钟,主要用于内窥镜的消毒;0.2%过氧乙酸,浸泡10分钟,或0.08%过氧乙酸,浸泡25分钟,主要用于手工清洗器械的消毒处理。中水平消毒剂包括:500~1 000 ppm(百万分之一)含氯消毒剂,浸泡10~30分钟,主要用于手工清洗器械的消毒;250~500 ppm含氯消毒剂用于擦拭操作台面、车、储物架等物品消毒。75%乙醇,用于台面、手的消毒。0.5%碘伏,用于皮肤损伤时的消毒。2%三效

热原灭活剂,浸泡 1 小时以上,主要用于器械的消毒和去热原。

(3)将清洗达标的器械、物品浸泡在消毒液面以下,记录时间。

(4)浸泡规定的时间后进行自来水彻底冲洗,去离子水再次冲洗后进入干燥程序。

### (三)质量标准

(1)消毒后直接使用的诊疗器械、器具和物品,湿热消毒温度应≥90 ℃,时间≥5 分钟,或 A0 值≥3 000;消毒后继续灭菌处理的,其湿热消毒温度应≥90 ℃,时间≥1 分钟,或 A0 值≥600。

(2)在全自动或半自动清洗消毒器工作运行中要密切观察各项参数并有记录,以保证消毒质量。

(3)煮沸消毒每次消毒物品的锅次、器械名称、数量、水沸腾时间、停止煮沸时间有记录。

(4)化学消毒剂配制浓度、浸泡时间有记录,可测试浓度的,将测试结果留档。消毒剂在有效期内使用。

### (四)注意事项

严格按照器械、物品的材质要求选择消毒方式。

1.物理消毒

(1)煮沸消毒时,器械、物品浸没在水面以下,煮沸时容器要加盖。

(2)水沸腾开始计时后,中途不增加其他物品。

(3)防止烫伤。

2.化学消毒

(1)配置化学消毒剂时要注意安全防护,戴手套、口罩和眼罩。

(2)正确选择和使用消毒剂,严格按照产品使用说明书配置消毒剂浓度,测试消毒剂浓度达到有效浓度标准时方可使用。

(3)消毒剂现用现配,浸泡消毒时一定要加盖。

(4)使用对金属器械有强腐蚀作用的消毒剂时,按产品要求加放抗腐蚀剂,并严格控制浸泡时间,以免损坏器械。

(5)亚光金属器械禁止使用强腐蚀性消毒剂,以防破坏表面镀层而变色。

## 三、保养干燥

### (一)目的

防止器械表面及轴节腐蚀生锈、藏污纳垢,保证各种灭菌方法的灭菌质量,延长器械的使用寿命。

### (二)操作规程

清洗消毒后的器械应及时干燥处理。保养干燥目前也有机械和手工两种方式,如经济条件允许应首选机械保养干燥。消毒后直接使用的物品,应机械干燥,不允许使用手工干燥或自然干燥方法,以防止细菌污染。

1.机械器械保养干燥

保养液应该使用水溶性润滑剂,以利于灭菌因子穿透,保证灭菌效果。其流程如下。

(1)根据选用的水溶性润滑剂的产品使用说明书,调节全自动或半自动清洗消毒器抽吸润滑剂的时间,达到需要的浓度。

(2)根据器械的材质选择适宜的干燥温度,金属类干燥温度 70~90 ℃,需时间为 20~30 分钟;塑胶类干燥温度 65~75 ℃,防止温度过高造成器械变形,材质老化等问题,一般烘干所需时间约需要 40 分钟。

（3）机器根据设定的干燥时间结束程序自动开门。

2.手工器械保养干燥

（1）根据选用的水溶性润滑剂的产品使用说明书配置润滑剂浓度。

（2）将器械浸泡在润滑剂液面以下，浸泡时间遵照产品说明书的要求。

（3）捞出器械，用低纤维絮擦布擦干。穿刺套管针及手术吸引头等管腔器械可用高压气枪或95％的乙醇干燥，软式内窥镜等器械和物品根据厂商说明书和指导手册可用也可选用95％的乙醇处理，保证腔内彻底干燥。

**（三）质量标准**

（1）器械、物品干燥无水迹。

（2）器械有光泽，无锈迹（润滑剂浓度过低易生锈）。

（3）器械表面无白斑、花纹（出现此现象可能是润滑剂浓度过高或水质不达标所致）。

（4）操作台面用 500 mg/L。含氯消毒剂擦拭 2 次/天。

（5）低纤维絮擦布一用一清洗、消毒、干燥备用。

**（四）注意事项**

（1）禁止使用液状石蜡（石蜡油）作为润滑剂保养。液状石蜡为非水溶性油剂，阻碍水蒸气等灭菌因子的穿透，影响灭菌效果。

（2）消毒后直接使用的器械、物品禁止采用手工干燥处理，以防在擦拭过程中再次污染。

（3）不使用容易脱落棉纤维的棉布类擦布，如纱布等。避免影响器械洁净度，造成微粒污染。

（4）不允许采用自然干燥方法进行器材干燥。

（刘平平）

# 第三节　物品的检查、制作、包装

## 一、检查

**（一）目的**

保证器械物品的清洗、消毒、干燥质量，以及器械物品的功能完好，便于临床科室使用。

**（二）操作规程**

（1）物品准备：设备设施（应备带光源的放大镜、带光源的包布检查操作台）、棉签、纱布等。

（2）着装：戴圆帽、口罩，穿专用鞋，戴手套。

（3）器械检查：在打开光源的放大镜下逐个查看器械，如刀子、剪子、各种钳子表面、轴节、齿牙是否光亮、洁净，用棉签检查穿刺针座内部是否清洁。用纱布检查管腔器械腔体内部是否洁净，擦拭器械表面是否有油污。

（4）将检查出的有污渍、锈迹的器械进行登记，并由传递窗传回去污区，重新浸泡、去污、除锈、清洗处理，按登记数目及时索要，保证临床供应数目相对恒定。

（5）检查有轴节松动的器械，将轴节螺钉拧紧。穿刺针尖有钩、不锋利的可在磨石上修复。检查剪刀是否锋利，尖部完好。

(6)将不能修复的坏损器械进行登记,交护士长报损并以旧换新。

(7)检查合规的器械进入包装程序。

(8)敷料检查:将各种敷料如包布、手术中单、手术衣等单张放在打开光源的包布检查操作台上检查,检查是否有小的破洞、棉布纱织密度是否均匀、清洁、干燥。检查手术衣带子是否齐全、牢固,袖口松紧是否适度。洗手衣腰带、橡皮带、扣子是否整齐牢固。

(9)将不合规的手术敷料挑拣并登记数量,以备到总务处报损,领取新敷料。护士长补充当天检出的敷料,保证临床和手术室无菌物品的供应。

(10)检查质量合规的敷料进入包装程序。

**(三)质量标准**

1.日常检查有记录

其意义有二,首先便于器械物品流通时的查找,保证器械物品数量的恒定,满足临床工作需要;其次,为管理者提供数据资料,便于管理者发现问题,保证器械物品清洗、消毒质量,使灭菌合格率达100%。

2.每周定期抽查有记录

记录内容包括检查时间、检查内容、检查者、责任人、出现的问题、原因分析、整改措施。

3.每月定期总结有记录

记录整月出现问题整改后的效果,对屡次出现而本科室采取积极措施不能解决的问题,报有关职能部门请求帮助解决。

**(四)注意事项**

(1)有效应用带光源放大镜和操作台,使其保持功能完好。

(2)各项检查记录要翔实,不能流于形式,对工作确实起到督促指导作用,以保证工作质量。

(3)定期进行清洗、消毒等各个环节质量标准的培训学习,对检查中发现的问题及时组织讨论,查找原因,提高消毒供应中心全员的责任心和业务水平。

## 二、制作

**(一)目的**

根据临床各个科室的工作特点和需要,制作出不同规格、数量、材质的无菌物品。

**(二)操作规程**

制作过程是消毒供应中心一项细致而严谨的工作。把好这一关,不但能满足临床工作需要,提高临床科室对消毒供应中心的满意度,而且能降低消耗,避免浪费。需要制作的物品种类繁多,大体可遵循如下原则。

(1)明确物品的用途。

(2)明确物品制作的标准。

(3)物品、原料准备。

(4)制作后、包装前检查核对(此项工作需双人进行)。

(5)放置灭菌检测用品(生物或化学指示物)。

(6)进入包装流程。

**(三)质量标准**

(1)用物准备齐全,做到省时省力。

(2)物品制作符合制作标准。

(3)器械、物品数量和功能满足临床科室需要。

(4)例行节约原则,无浪费。

**(四)注意事项**

(1)敷料类、器械包类分室制作,以防棉絮污染。

(2)临床科室的特殊需求,要与科室护士长或使用者充分沟通并得到其认可后制作。

(3)定期随访临床科室使用情况,根据反馈信息及时调整制作方法。

## 三、包装

**(一)目的**

需要灭菌的物品,避免灭菌后遭受外界污染,需要进行打包处理。

**(二)操作规程**

*1.包装材料的准备*

根据包装工艺和消毒工艺的需要选择包装材料的材质、规格。无菌包装材料包括医用皱纹纸、纸塑包装袋、棉布、医用无纺布等。

(1)医用皱纹纸。有多种规格型号,用于包装各种诊疗器械及小型手术器械,为一次性使用包装材料,造价贵,抗拉扯性差。

(2)纸塑包装袋。用于各种器械和敷料的包装,需要封口机封口包装。为一次性使用包装材料,造价贵,对灭菌方式有要求,高温高压蒸汽灭菌的有效期相对低温灭菌短,适用于低温灭菌。

(3)棉布。用于各种器械、敷料的包装。要求其密度在140支纱/每平方英寸以上,为非漂白棉布。初次使用应使用90 ℃水反复去浆洗涤,防止带浆消毒后变硬、变色。严禁使用漂白剂、柔顺剂,防止对棉纱的损伤和化学物品的残留。棉质包布可重复使用,价格低廉,其适用于高温高压蒸汽灭菌,皱褶性、柔顺性强,抗拉扯性强。但需要记录使用次数,每次使用前要检查其质量完好状态。当出现小的破洞、断纱、致密度降低(使用30~50次)时,其阻菌效果降低,应检出报废。

(4)医用无纺布。用于各种器械、敷料的包装。其皱褶性、柔顺性强,抗拉扯性次于棉布。阻菌性强,适用于高温高压蒸汽灭菌和指定低温灭菌的包装。为一次性使用包装材料,造价贵。

(5)包装材料的规格根据需要包装的物品大小制定。

*2.包装*

(1)打器械包和敷料包的方法通常采用信封式折叠或包裹式折叠,这样打开外包装平铺在器械台上,形成了一个无菌界面,有利于无菌操作。这种打包方法适用于布类、纸类和无纺布类包装材料。①信封式包装折叠方法:内层包装,将内外双层包布平铺在打包台上,将器械托盘沿包布对角线放置包布中央,将离身体近的一角折向器械托盘,将角尖向上反折,将有侧一角折向器械,角尖向上反折,重复左侧,将对侧一角盖向器械,此角尖端折叠塞入包内,外留置角尖约5 cm长度。外层包布的包装方法同内层。用封包胶带粘贴两道封严包裹,在一侧封包胶带上粘贴5 cm长带有化学指示剂的胶带。并贴上标有科室、名称、包装者、失效日期的标示卡。②包裹式包装折叠方法:内层包装,将内外双层包布平铺在打包台上,将器械托盘沿包布边缘平行的十字线放置包布中央,将身体近侧一端盖到器械托盘上,向上反折10 cm,将对侧一端盖到器械托盘上,包裹严密,边缘再向上反折10 cm,将左有两侧分别折叠包裹严密。外层包布的包装方法同内层。用封包胶带粘贴两道封严包裹,在一侧封包胶带上粘贴5 cm长带有化学指示剂的胶带。

并贴上标有科室、名称、包装者、失效日期的标示卡。

（2）用包装袋包装的物品，应根据所包装物品的大小选择不同规格的包装袋，剪所需要的长度，装好物品，尖锐物品应包裹尖端，以免穿破包装袋。包内放化学指示卡，能透过包装材料看到指示卡变色的包外不再贴化学指示标签。用医用封口机封口。在封口外缘注明科室、名称、包装者、失效日期。

### （三）质量标准

（1）包装材料符合要求。有生产许可证、营业执照、卫生检验报告。

（2）物品齐全。

（3）体积、重量不超标。用下排气式压力蒸汽灭菌器灭菌，灭菌包体积不超过 30 cm×30 cm×25 cm，预真空或脉动真空压力灭菌器灭菌，灭菌包体积不超过 30 cm×30 cm×50 cm，敷料包重量不超过 5 kg。金属器械包重量不超过 7 kg。

（4）标示清楚。包外注明无菌包名称、科室、包装者、失效日期。

（5）植入性器械包内中央放置生物灭菌监测指示剂或五类化学指示卡或称爬行卡，其他可放普通化学指示卡以监测灭菌效果。

（6）准确的有效期。布类和医用皱纹纸类包装材料包装的物品有效期为 1 周，其他根据包装材料使用说明而定。

（7）清洁后的物品应在 4 小时内进行灭菌处理。

（8）包布干燥无破洞，一用一清洗。

（9）封口应严密。

### （四）注意事项

（1）手术器械应进行双层包装，即包装两次。

（2）手术器械筐或托盘上垫吸水巾。

（3）手术器械码放两层时中间放吸水巾，有利于器械的干燥。

（4）纸塑包装袋封口和压边宽度不少于 6 mm。

（5）新的棉布包装必须彻底洗涤脱浆后使用，否则变硬、变黄呈地图状。每次使用后要清洗。

（6）化学气体低温灭菌应使用一次性包装材料。

（7）等离子气体低温灭菌使用专用的一次性包装材料。

（刘平平）

# 第四节　物品的灭菌、储存、发放

## 一、灭菌

### （一）目的

通过压力蒸汽或气体等灭菌方法对需要灭菌的物品进行处理，使其达到无菌状态。

### （二）操作规程

压力蒸汽灭菌器。

1.灭菌操作前灭菌器的准备

(1)清洁灭菌器体腔,保证排汽口滤网清洁。

(2)检查门框与橡胶垫圈有无损坏、是否平整、门的锁扣是否灵活、有效。

(3)检查压力表、温度表是否在零位。

(4)由灭菌器体腔排汽口倒入 500 mL 水,检查有无阻塞。

(5)检查蒸汽、水源、电源情况及管道有无漏气、漏水情况。打开压缩机电源、水源、蒸汽、压缩机,蒸气压力达到 300～500 kPa;水源压力 150～300 kPa;压缩气体压力≥400 kPa 等运行条件符合设备要求。

(6)检查与设备相连接的记录或打印装置处于备用状态。

(7)进行灭菌器预热,当夹层压力≥200 kPa 时,则表示预热完成。排尽冷凝水,特别是冬天,冷凝水是导致湿包的主要原因。

(8)预真空压力蒸汽灭菌器做 B-D 试验,以测试灭菌器真空系统的有效性,B-D 测试合格后方可使用。

具体操作如下:①待灭菌器预热之后,由消毒员将 B-D 测试包平放于排气孔上方约 10 cm 处,关闭灭菌器门,启动 B-D 运行程序(标准的 B-D 测试程序即 121 ℃、15 分钟或 134 ℃、3.5 分钟)。②B-D 程序运行结束,即在 B-D 测试纸上注明 B-D 测试的日期、灭菌锅编号、测试条件以及操作者姓名或工号。③查看 B-D 测试结果:查看 B-D 测试纸变色是否均匀,而非变黑的程度。B-D 测试纸变色均匀则为 B-D 测试成功,即可开始运行灭菌程序;否则 B-D 测试失败,查找失败原因予以处理后,连续进行 3 次 B-D 测试,均合格后方可使用。④B-D 测试资料需留存 3 年以上。

标准 B-D 测试包的制作方法如下:①100％脱脂纯棉布折叠成长 30±2 cm、宽 25±2 cm、高 25～28 cm 大小的布包,将专门的 B-D 测试纸放入布包中心位置;所使用的纯棉布必须一用一清洗。②测试包的重量为 4 kg＋5％(欧洲标准为 7 kg;美国标准为 4 kg)。

标准 B-D 包与一次性 B-D 包的区别如下:①标准 B-D 包需每次打包,费时费力;打包所用材料多次洗涤,洗涤剂的残留,影响到测试的稳定性;受人为因素影响大,打包的松紧程度不同会影响到测试的结果。②一次性 B-D 包使用简便,受人为及环境因素影响小,但成本较高。③模拟 B-D 测试装置,使用简便,包装小,灭菌难度可控,但处于发展阶段。

2.灭菌物品装载

装载前检查灭菌包外标志内容,并注明灭菌器编号、灭菌批次、灭菌日期及失效日期。

具体装载要求如下。

(1)装载时应使用专用灭菌架或篮筐装载灭菌物品,物品不可堆放,容器上下均有一定的空间,灭菌包之间间隔距离≥2.5 cm(物品之间至少有足够的空间可以插入伸直的手),以利灭菌介质的穿透,避免空气滞留、液体积聚,避免湿包产生。

(2)灭菌物品不能接触灭菌器的内壁及门,以防吸入冷凝水。

(3)应将同类材质的器械、器具和物品,置于同一批次进行灭菌。若纺织类物品与金属类物品混装时,纺织类物品应放置于灭菌架上层竖放,且装载应比较宽松;金属类则置于灭菌架下层平放;底部无孔的盘、碗、盆等物品应斜放,且开口方向一致;纸袋、纸塑袋亦应斜放。

(4)预真空灭菌器的装载量不得超过柜室容积的 90％,下排气灭菌器的装载量不能超过柜室容积的 80％,同时预真空和脉动真空压力蒸汽灭菌器的装载量分别不得小于柜室容积的 10％

和5%,以防止"小装量效应"残留空气影响灭菌效果。

(5)各个储槽的筛孔需完全打开。

(6)易碎物品需轻拿轻放,轻柔操作。

(7)将批量监测随同已装载好的灭菌物品一同推入灭菌器内,批量监测放置在灭菌柜腔内下部、排气孔上方。

3.灭菌器工作运行中

(1)关闭密封门,根据被灭菌物品的性质选择灭菌程序,检查灭菌参数是否正确,启动运行程序。如根据蒸汽供给的压力,判断灭菌所能达到的最高温度,选择采用温度 132～134 ℃,压力 205.8 kPa,灭菌维持时间 4 分钟;或温度 121 ℃,压力 102.9 kPa,灭菌维持时间 20～30 分钟。目前多数灭菌器采用电脑自动控制程序,当温度达不到 132 ℃时自动转入 121 ℃灭菌程序。

(2)灭菌过程中,操作人员必须密切观察设备的运行时仪表和显示屏的压力、温度、时间、运行曲线等物理参数,如有异常,及时处理。

(3)每批次灭菌物品按要求做好登记工作:灭菌日期、灭菌器编号、批次号、装载的主要物品、灭菌程序号、主要运行参数、操作员签名或工号,便于物品的跟踪、追溯。

4.无菌物品卸载

(1)灭菌程序结束后,从灭菌器中拉出灭菌器柜架或容器,放于无菌保持区或交通量小的地方,直至冷却至室温,冷却时间应＞30 分钟,防止湿包产生。

(2)灭菌质量确认。确认每批次的化学批量监测或生物批量监测是否合格;对每个灭菌包进行目测,检查包外的化学指示标签及化学指示胶带是否合格,检查有无湿包现象,湿包或无菌包掉落地上均应视为污染包,污染包应重新进入污染物品处理程序,不得烘烤。

(三)质量标准

(1)物品装载正确:①包与包之间留有空间符合要求。②各种材质物品摆放位置、方式符合要求。③在灭菌器柜室内物品的摆放符合要求,避免接触门或侧壁,以防湿包。④有筛孔的容器必须把筛孔打开,其开口的平面与水平面垂直。

(2)按《消毒技术规范》要求完成灭菌设备每天检查内容。

(3)灭菌包规格、重量符合标准。装载容量符合要求,容量不能超出限定的最大值和最小值。

(4)灭菌包外应有标志,内容包括物品名称、检查打包者姓名或编号、灭菌器编号、批次号、灭菌日期和失效日期。

(5)每天灭菌前必须进行 B-D 检测,检测结果合格方可使用,B-D 检测图整理存档,保留 3 年。

(6)根据灭菌物品的性能,所能耐受的温度和压力确定灭菌方式。凡能耐受高温、高压的医疗用品采用压力蒸汽灭菌。油剂、粉剂采用干热灭菌。不耐高温的精密仪器、塑料制品等采用低温灭菌。

(7)选择正确的灭菌程序。根据灭菌物品的材质如器械、敷料等选择相应的灭菌程序。

(8)选择正确的灭菌参数,每锅次灭菌的温度、压力、灭菌时间等物理参数有记录。

(9)严格执行灭菌与非灭菌物品分开放置。

(10)每周每台灭菌器进行生物检测 1 次,结果登记并存档保留 3 年。

(11)每批次有化学指示卡检测,检测结果有记录并存档保留 3 年。

(12)植入性器械每批次有生物检测合格后方可发放,急诊手术有五类化学指示卡批量检测合格后可临时发放并做好登记以备召回。

(13)无菌物品合格率达100%。确认灭菌合格后,批量监测物存档并做好登记。

(14)按要求做好设备的维护和保养,并有记录。

**(四)注意事项**

(1)开放式的储槽不应用于灭菌物品的包装。

(2)严格执行安全操作,消毒员经过培训合格,持证上岗。

(3)排冷凝水阀门开放大小要适当,过大蒸汽大量释放造成浪费,过小冷凝水不能排尽,造成湿包,灭菌失败。

(4)灭菌器运行过程,消毒员不得离开设备,应密切观察各个物理参数和机器运行情况,出现漏气、漏水情况及时解决。

(5)灭菌结束,开门操作时身体避开灭菌器的门,以防热蒸汽烫伤。

(6)待冷却的灭菌架应挂有防烫伤标示牌,卸载时戴防护手套,防止烫伤。

(7)压力蒸汽灭菌器不能用于凡士林等油类和粉剂的灭菌,不能用于液体的灭菌。

## 二、储存

**(一)目的**

灭菌物品在适宜的温度、湿度独立空间集中保存,在有效期内保持无菌状态。

**(二)操作规程**

1.空间要求

无菌物品应存放在消毒供应中心洁净度最高的区域,尽管卫生健康委员会对无菌物品存放区未做净化要求,对其空气流向及压强梯度做了明确规定:空气流向由洁到污;无菌物品存放区为洁净区,其气压应保持相对正压。相对湿度低于70%,温度低于24 ℃。目前有些医院消毒供应中心的无菌物品存放区与消毒间无菌物品出口区域连通,其弊病是造成无菌物品储存区域温度、湿度超标。无菌物品存放间与灭菌间的无菌物品出口区域应设屏障。

2.无菌物品储存架准备

无菌物品的储存架最好选用可移动、各层挡板为镂空的不锈钢架子,优点是根据灭菌日期排序时不用搬动无菌包,直接推动架子,减少对无菌包的触摸次数且省时省力。挡板为镂空式,有利于散热,及时散发无菌包内残留的热量,防止大面积接触金属,蒸汽转化为冷凝水造成湿包现象。

3.无菌物品有序存放

无菌物品品种名称标示醒目且位置固定。根据灭菌时间的先后顺序固定排列,先灭菌的物品先发放,后灭菌的后发放。库存无菌物品基数有备案,每天或每班次物品查对有记录。

4.及时增补

根据临床需要无菌物品情况,及时增补,以保证满足临床使用。

**(三)质量标准**

(1)进入无菌物品存放区按要求着装。

(2)无菌物品存放区不得有未灭菌或标示不清物品存放。

(3)外购的一次性使用无菌物品,须先去掉外包装方可进入无菌物品存放区。

(4)室内温度保持在 24 ℃以下,相对湿度在 70%以下。

(5)存放间每月监测 1 次:空气细菌数≤200 cfu/m³;物体表面数＜5 cfu/cm²;工作人员手细菌数＜5 cfu/cm²;灭菌后物品及一次性无菌医疗器具不得检出任何种类微生物及热原体。

(6)物品存放离地 20～25 cm、离顶 50 cm、离墙 5 cm。

(7)无菌包包装完整,手感干燥,化学指示剂变色均匀,湿包视为污染包应重新清洗灭菌。

(8)无菌包一经拆开,虽未使用应重新包装灭菌,无过期物品存放,物品放置部位标示清楚醒目,并按灭菌日期有序存放,先人先发,后人后发。

(9)凡出无菌室的物品应视为污染,应重新灭菌。

**(四)注意事项**

环境的温度、湿度达到标准时,使用纺织品材料包装的无菌物品有效期宜为 14 天;未达到环境标准时,有效期宜为 7 天。医用一次性纸袋包装的无菌物品,有效期宜为 1 个月;使用一次性医用皱纹纸、医用无纺布包装的无菌物品,有效期宜为 6 个月;使用一次性纸塑袋包装的无菌物品,有效期宜为 6 个月。硬质容器包装的无菌物品,有效期宜为 6 个月。

## 三、发放

**(一)目的**

根据临床需要,将无菌物品安全、及时运送到使用科室。

**(二)操作规程**

(1)与临床科室联系,确定各科室需要的无菌物品名称、数量。并记录在无菌物品下送登记本上。根据本院工作量进行分组,按省时省力的原则分配各组负责的科室。

(2)准备下送工具。无菌物品下送工具应根据工作量采用封闭的下送车或封闭的整理箱等。下送工具每天进行有效消毒处理,并存放在固定的清洁区域内。

(3)于无菌物品发放窗口领取并清点下送无菌物品。

(4)发放车上应备有下送物品登记本,科室意见反馈本。与科室负责治疗室工作人员认真交接,并在物品登记本上双方签字。定期征求科室意见,并将科室意见反馈给护士长。

**(三)质量标准**

(1)运送工具定点存放标示清楚。

(2)无菌物品下送车或容器不得接触污染物品,污车、洁车严格区分,并分别定点放置。每次使用后彻底清洗、消毒,擦干备用。

(3)严格查对无菌物品的名称、数量、灭菌日期、失效期、包装的完整性、灭菌合格标示及使用科室。

(4)物品数目登记完善准确;下发物品账目清楚。

(5)及时准确将消毒物品送到临床科室。

(6)对科室意见有记录,并有相应整改措施和评价。

**(四)注意事项**

发放无菌物品剩余物品不得返回无菌物品存放区,按污染物品重新处理。

(刘平平)

# 第五节 超声波消毒

近20年来,人们一直在努力寻找一种更迅速、更便宜而又能克服高温(饱和蒸汽或干热)消毒灭菌方法和化学消毒法的弱点的消毒方法,超声波消毒就是其中的一种。随着超声波的使用越来越广泛,人们对其安全性产生了担忧。事实上,临床实践证明,即使以超过临床使用数倍的剂量也难以观察到其对人体的损伤,现在普遍认为,强度小于 20 mW/cm² 的超声波对人体无害,但对大功率超声波照射还是应注意防护。

## 一、超声波的本质与特性

超声波和声波一样,也是由振动在弹性介质中的传播过程形成的,超声波是一种特殊的声波,它的声振频率超过了正常人听觉的最高限额,达到 20 000 Hz 以上,所以人听不到超声波。

超声波具有声波的一切特性,它可以在固体、液体和气体中传播。超声波在介质中的传播速度除了与温度、压强以及媒介的密度等有关外,还与声源的振动频率有关。在媒介中传播时,其强度随传播距离的增长而减弱。超声波也具有光的特性。可发生辐射和衍射等现象,波长越长,其衍射现象越明显。但由于超声波的波长仅有几毫米,所以超声波的衍射现象并不明显。高频超声波也可以聚焦和定向发射,经聚焦而定向发射的超声波的声压和声强可以很大,能贯穿液体或固体。

## 二、超声波消毒的研究与应用

### (一)超声波的单独杀菌效果

用 2.6 kHz 的超声波进行微生物杀灭实验,发现某些细菌对超声波是敏感的,如大肠埃希菌、巨大芽孢杆菌、铜绿假单胞菌等可被超声波完全破坏。此外,超声波还可使烟草花叶病毒、脊髓灰质炎病毒、狂犬病毒、流行性乙型脑炎病毒和天花病毒等失去活性。但超声波对葡萄球菌、链球菌等效力较小,对白喉毒素则完全无作用。

### (二)超声波与其他消毒方法的协同作用

虽然超声波对微生物的作用在理论上已获得较为满意的解释。但是,在实际应用上还存在一些问题。例如超声波对水、空气的消毒效果较差,很难达到消毒作用,而要获得具有消毒价值的超声波,必须首先具有高频率、高强度的超声波波源,这样,不仅在经济上费用较大,而且与所得到的实际效果相比是不经济的。因此,人们用超声波与其他消毒方法协同作用的方式,来提高其对微生物的杀灭效果。例如,超声波与紫外线结合,对细菌的杀灭率增加;超声波与热协同,能明显提高对链球菌的杀灭率;超声波与化学消毒剂合用,即声化学消毒,对芽孢的杀灭效果明显增强。

1.超声波与戊二醛的协同消毒作用

据报道,单独使用戊二醛完全杀灭芽孢,要数小时,在一定温度下戊二醛与超声波协同可将杀灭时间缩短为原来的1/12~1/2。如果事先将菌悬液经超声波处理,则它对戊二醛的抵抗力是不变的。将戊二醛与超声波协同作用,才能提高戊二醛对芽孢的杀灭能力。(表 13-2)

表 13-2 超声波与戊二醛协同杀菌效果

| 戊二醛含量(%) | 温度(℃) | 超声波频率(kHz) | 完全杀灭芽孢所需时间(分钟) |
| --- | --- | --- | --- |
| 1 | 55 | 无超声波 | 60 |
| 1 | 55 | 20 | 5 |
| 2 | 25 | 无超声波 | 180 |
| 2 | 25 | 250 | 30 |

2.超声波与环氧乙烷的协同消毒作用

Boucher 等用频率为 30.4 kHz,强度为 2.3 W/cm² 的连续性超声波与浓度 125 mg/L 的环氧乙烷协同,在 50 ℃恒温,相对湿度 40% 的条件下对枯草杆菌芽孢进行消毒,作用 40 分钟可使芽孢的杀灭率超过 99.99%,如果单用超声波时只能使芽孢的菌落数大约减少 50%。因此认为环氧乙烷与超声波协同作用的效果比单独使用环氧乙烷或超声波消毒效果好,而且还认为用上述频率与强度的超声波,在上述的温度与相对湿度的条件下,与环氧乙烷协同消毒是最理想的条件。环氧乙烷与超声波协同消毒在不同药物浓度、不同温度条件及不同作用时间的条件下消毒效果有所不同。环氧乙烷与超声波协同消毒在相同药物浓度、相同温度时,超声波照射时间越长,杀菌率越高;在相同药物浓度、相同照射时间下,温度越高,杀菌率越高;而在相同照射时间、相同温度下,药物浓度越高,杀菌率也越高。

3.超声波与环氧丙烷的协同消毒作用

有报道,在 10 ℃,相对湿度为 40% 的条件下,暴露时间为 120 分钟时,不同强度的超声波与环氧丙烷协同消毒的结果不同,在环氧丙烷浓度为 500 mg/L,作用时间为 120 分钟时,用强度为 1.6 W/cm² 的超声波与环氧丙烷协同作用,可完全杀灭细菌芽孢。在相同条件下,单独使用环氧丙烷后,不能完全杀灭。而且,在超声波与环氧丙烷协同消毒时,存活芽孢数是随声强的增加而呈指数下降。

4.超声波与强氧化高电位酸性水协同杀菌

强氧化高电位酸性水是一种无毒无不良气味的杀菌水,技术指标是:氧化还原电位值 ≥1 100 MV,pH≤2.7,有效氯≤60 mg/L。如单独使用超声波处理 10 分钟,对大肠埃希菌杀灭率为 89.9%;单独使用强氧化高电位酸性水作用 30 秒,对大肠埃希菌杀灭率为 100%;超声波与氧化水协同作用 15 秒,杀灭率亦达到 100%。单用超声波处理 10 分钟、单独用强氧化高电位酸性水作用 1.5 分钟,可将悬液内 HBsAg 阳性血清的抗原性完全灭活,两者协同作用仅需 30 秒即可达到完全灭活。

5.超声波与其他消毒液的协同杀菌作用

据闫傲霜等实验表明,用超声波(10 W/cm²)与多种消毒液对芽孢的杀灭均有协同作用,特别是对一些原来没有杀芽孢作用的消毒剂,如氯己定(洗必泰)、苯扎溴铵(新洁尔灭)、醛醇合剂等,这种协同作用不仅对悬液中的芽孢有效,对浸于液体中的载体表面上的芽孢也有同样效果。Ahemd 等报道,超声波可加强过氧化氢的杀菌作用,使其杀芽孢时间从 25 分钟以上缩短到 10~15 分钟。Jagenberg-Werke 用超声波使过氧化氢形成气溶胶,使之均匀附着在消毒物表面,从而提高消毒效果。

Burleson 用超声波与臭氧协同消毒污水,有明显增效作用,可能是因为超声波:①增加臭氧溶解量;②打碎细菌团块和外围有机物;③降低液体表面张力;④促进氧的分散,形成小气泡,增加接触面积;⑤加强氧化还原作用。声化学消毒的主要机制是由于超声波快速而连续性的压缩与松弛作用,使化学消毒剂的分子打破细菌外层屏障,加速化学消毒剂对细菌的渗透,细菌则被进入体内的化学消毒剂的化学反应杀死。超声波本身对这种化学杀菌反应是没有作用的,但它能加速化学消毒剂在菌体内的扩散。在声化学消毒中,超声波的振幅与频率最为重要。

**(三)超声波的破碎作用**

利用高强度超声波照射菌液,由于液体的对流作用,整个容器中的细菌都能被破碎(图 13-1)。超声波的破碎作用应用于生物研究中,能提高从器官组织或其他生物学基质中分离病毒及其他生物活性物质(如维生素、细菌毒素等)的阳性率。

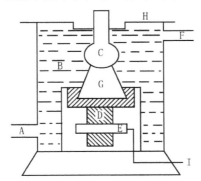

图 13-1 超声波细胞破碎器结构示意图

A.冷却水进口;B.冷却水;C.处理容器;D.换能器;E.高频线圈;F.冷却水出口;G.增幅杆;H.固定容器装置;I.电源输入

## 三、影响超声波消毒效果的因素

超声波的消毒效果受到多种因素的影响,常见的有超声波的频率、强度、照射时间、媒质的性质、细菌的浓度等。

**(一)超声波频率**

在一定频率范围内,超声波频率高,能量大,则杀菌效果好,反之,低频率超声波效果较差。但超声波频率太高则不易产生空化作用,杀菌效果反而降低。

**(二)超声波的强度**

利用高强度超声波处理菌液,由于液体的对流作用,整个容器中的细菌都能被破碎。据报道,当驱动功率为 50 W 时,容器底部的振幅为 10.5 $\mu$m,对 50 mL 含有大肠埃希菌的水作用 10～15 分钟后,细菌 100% 破碎。驱动功率增加,作用时间减少。

**(三)作用时间和菌液浓度**

超声波消毒的消毒效果与其作用时间成正比,作用时间越长,消毒效果越好。作用时间相同时,菌液浓度高比浓度低时消毒效果差,但差别不很大。有人用大肠埃希菌试验,发现 30 mL 浓度为 $3×10^6$ CFU/mL 的菌液需作用 40 分钟,若浓度为 $2×10^7$ CFU/mL 则需作用 80 分钟。15 mL 浓度为 $4.5×10^6$ CFU/mL 的菌液只需作用 20 分钟即可杀死。另有人用大肠埃希菌、金黄色葡萄球菌、枯草杆菌、铜绿假单胞菌试验发现,随超声波作用时间的延长,其杀灭率皆明显提高,而且在较低强度的超声波作用下以铜绿假单胞菌提高最快,经统计学处理发现,铜绿假单胞菌、枯草杆菌的杀灭率和超声波作用时间之间的相关系数有统计学意义。

### (四)盛装菌液容器

R.Davis 用不锈钢管作为容器,管长从 25 cm 不断缩短,内盛 50%酵母菌液 5 mL,用26 kHz 的超声波作用一定时间,结果发现,细菌破碎的百分数与容器长度有关,在 10~25 cm,出现 2 个波峰和 2 个波谷,两波峰或两波谷间相距约 8 cm。从理论上说盛装容器长度以相当于波长的一半的倍数为最好。

### (五)菌液容量

由于超声波在透入媒质的过程中不断将能量传给媒质,自身随着传播距离的增长而逐渐减弱。因此,随着被处理菌悬液的菌液容量的增大,细菌被破坏的百分数降低。R.Davis 用 500 W/cm² 的超声波对43.5%的酵母菌液作用 2 分钟,结果发现,容量越大,细菌被破坏的百分数越低。此外被处理菌悬液中出现驻波时,细菌常聚集在波节处,在该处的细菌承受的机械张力不大,破碎率也最低。因此,最好使被处理液中不出现驻波,即被处理菌悬液的深度最好短于超声波在该菌悬液中波长的一半。

### (六)媒质

一般微生物被洗去附着的有机物后,对超声波更敏感,另外,钙离子的存在,pH 的降低也能提高其敏感性。

(刘平平)

# 第六节　紫外线消毒

紫外线属于电磁波辐射,而非电离辐射(图 13-2),根据其波长范围分为 3 个波段:A 波段(波长为 400.0~315.0 nm)、B 波段(315.0~280.0 nm)、C 波段(280.0~100.0 nm),是一种不可见光。杀菌力较强的波段为 280.0~250.0 nm,通常紫外线杀菌灯采用的波长为 253.7 nm,广谱杀菌效果比较明显。

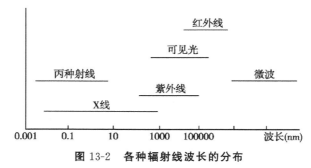

图 13-2　各种辐射线波长的分布

## 一、紫外线的发生与特性

### (一)紫外线的发生

目前用于消毒的紫外线杀菌灯多为低压汞灯,它所产生的紫外线波长 95%为 253.7 nm。用于消毒的紫外线灯分为普通型紫外线灯和低臭氧紫外线灯,低臭氧紫外线灯因能阻挡 184.9 nm

波长的紫外线向外辐射,减少臭氧的产生,因此目前医院多选择低臭氧紫外线灯。

**(二)紫外线灯消毒特性**

紫外线灯的杀菌特性有以下几点。

(1)杀菌谱广。紫外线可以杀灭各种微生物,包括细菌繁殖体、细菌芽孢、结核杆菌、真菌、病毒和立克次体。

(2)不同微生物对紫外线的抵抗力差异较大,由强到弱依次为真菌孢子>细菌芽孢>抗酸杆菌>病毒>细菌繁殖体。

(3)穿透力弱。紫外线属于电磁辐射,穿透力极弱,绝大多数物质不能穿透,因此使用受到限制;在空气中可受尘粒与湿度的影响,当空气中每立方厘米含有尘粒 $800\sim900$ 个,杀菌效力可降低 $20\%\sim30\%$,相对湿度由 $33\%$ 增至 $56\%$ 时,杀菌效能可减少到 $1/3$。在液体中的穿透力随深度增加而降低,小、中杂质对穿透力的影响更大,溶解的糖类、盐类、有机物都可大大降低紫外线的穿透力。酒类、果汁、蛋清等溶液只需 $0.1\sim0.5$ mm 即可阻留 $90\%$ 以上的紫外线。

(4)杀菌效果与照射剂量有关。杀菌效果直接取决于照射剂量(照射强度和照射时间)。

(5)在不同介质中紫外线杀菌效果不同。

(6)杀灭效果受物体表面因素影响。紫外线大多是用来进行表面消毒的,粗糙的表面不适宜用紫外线消毒,当表面有血迹、痰迹等污染物质时,消毒效果亦不理想。

(7)协同消毒作用。有报道,某些化学物质可与紫外线起协同消毒作用,如紫外线与醇类化合物可产生协同杀菌作用,经乙醇湿润过的紫外线口镜消毒器可将杀芽孢时间由 60 分钟缩短为 30 分钟,污染有 HBsAg 的玻璃片经 $3\%$ 过氧化氢溶液湿润后,再经紫外线照射 30 分钟即可完全灭活,而紫外线或过氧化氢单独灭活上述芽孢菌都需要 60 分钟左右。

## 二、紫外线消毒装置

**(一)紫外线杀菌灯分类**

紫外线灯管根据外形可分为直管、H 型管、U 型管;根据使用目的不同被分别制成高强度紫外线消毒器、紫外线消毒箱、紫外线消毒风筒、移动式紫外线消毒车、便携式紫外线灯等。

**(二)杀菌灯装置**

1.高强度紫外线灯消毒器

高强度的紫外线灯是专门研制出的 H 型热阴极低压汞紫外线灯,它在距离照射表面很近时,照射强度可达 $5\,000\ \mu W/cm^2$ 以上,5 秒内可杀灭物体表面污染的各种细菌、真菌、病毒,对细菌芽孢的杀灭率可达 $99.9\%$ 以上,目前国内生产的有 9 W、11 W 等小型 H 型紫外线灯,在 3 cm 的近距离照射,其辐射强度可达到 $5\,000\sim12\,000\ \mu W/cm^2$。该灯具适用于光滑平面物体的快速消毒,如工作台面、桌面及一些大型设备的表面等。刘军等报道,多功能动态杀菌机内,在常温常湿和有人存在情况下,对自然菌的消除率在 $59\%\sim83\%$,最高可达 $86\%$。

2.紫外线消毒风筒

在有光滑金属内表面的圆桶内安装高强度紫外线灯具,在圆桶一端装上风扇,进入风量为 $25\sim30$ m³/min,开启紫外线灯使室内空气不断经过紫外线照射,不间断地杀灭空气中的微生物,以达到净化空气的目的,适合有人存在的环境消毒。

3.移动式紫外线消毒车

有立式和卧式两种,该车装备有紫外线灯管 2 支、控制开关和移动轮,机动性强。适合于不经常使用或临时需要消毒的表面和空气的消毒。

4.循环风空气净化(洁净)器

现在市场上有很多种类的空气净化器,这些净化器大多由几种消毒因素组合而成,紫外线在其中起着非常重要的杀菌作用,而且还具有能在各种动态场所进行空气消毒的显著特点。某公司生产的空气洁净器,就是由过滤器、静电场、紫外线、空气负离子等消毒因素和进、出风系统组成。连续消毒45分钟,可使空气中喷染的金黄色葡萄球菌和大肠埃希菌的杀灭率达到99.90%以上,对枯草杆菌黑色变种芽孢的杀灭率达到99.00%以上。朱伯光等研制了动态空气消毒器(图13-3),由循环箱体、风机、低臭氧紫外线灯、初效和中效过滤器、程控系统等组成。结果在60 m³房间,静态开启30分钟,可使自然菌下降80%,60分钟下降90%,动态环境下可保持空气在Ⅱ类环境水平。但循环风空气消毒器内可能存在未被破坏的细菌,重复使用的消毒器内可能存在定植菌,进而造成空气二次污染。

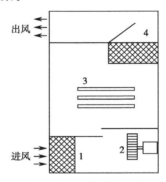

图13-3　动态空气消毒器结构示意图

1、4.初、中效过滤器;2.轴流抽风机;3.紫外线灯管

5.高臭氧紫外线消毒柜

高臭氧紫外线消毒柜是一种以高臭氧、紫外线为杀菌因子的食具消毒柜。在实验室用载体定量灭活法进行检测,在环境温度20～25 ℃,相对湿度50%～70%的条件下,开机4分钟,柜内紫外线辐射强度为1 400～1 600 $\mu$W/cm²,臭氧浓度40.0 mg/m³,消毒作用60分钟加上烘干45分钟,对玻片上脊髓灰质炎病毒的平均灭活对数值≥4.0。以臭氧和紫外线为杀菌因子的食具消毒柜,工作时臭氧浓度为53.6 mg/L,紫外线辐照值为675～819 $\mu$W/cm²,只消毒或只烘干均达不到消毒效果,只有两者协同作用90分钟,才可达到杀灭对数值>5.0。

## 三、影响紫外线消毒效果的因素

与紫外线消毒效果有关的因素很多,概括起来可分为两类:影响紫外线辐射强度、照射剂量的因素和微生物方面的因素。

### (一)影响紫外线辐射强度和照射剂量的因素

1.电压

紫外线光源的辐射强度明显受到电压的影响,同一个紫外线光源,当电压不足时,辐射强度明显下降。

2.距离

紫外线灯的辐射强度随灯管距离的增加而降低,辐射强度与距离成反比。

3.温度

消毒环境的温度对紫外线消毒效果的影响是通过影响紫外线光源的辐射强度来实现的。一般,紫外线光源在 40 ℃时的辐射强度最强,温度降低时,紫外线的输出减少,温度再高,辐射的紫外线因吸收增多,输出也减少。因此,过高或过低的温度对紫外线的消毒都不利,杀菌试验证明,5～37 ℃范围内,温度对紫外线的杀菌效果影响不大。

4.相对湿度

当进行空气紫外线消毒时,空气的相对湿度(RH)对消毒效果有影响,RH 过高时,空气中的水分增多,可以阻挡紫外线,因此用紫外线消毒空气时,要求相对湿度最好在 60％以下。

5.照射时间

紫外线的消毒效果与照射剂量呈指数关系,照射剂量为照射时间和辐照强度的乘积,所以要杀灭率达到一定程度,必须保证足够的照射剂量,在光源达到要求的情况下,可以通过保证足够的时间来达到要求剂量。

6.有机物的保护

有机物对消毒效果有明显影响,当微生物被有机物保护时,需要加大照射剂量,因为有机物可以影响紫外线对微生物的穿透,并且可以吸收紫外线。

7.悬浮物的类型

紫外线是一种低能量的电磁辐射,其能量仅有 6eV,穿透力很弱,空气尘埃能吸收紫外线而降低杀菌率,当空气中每立方厘米含有尘粒 800～900 个,杀菌效能可降低 20％～30％。如枯草杆菌芽孢在灰尘中悬浮比在气溶胶中悬浮时,对紫外线照射有更大的抗性。

8.紫外线反射器的使用

为了更有效地对被辐照表面进行消毒,必须使用对波长为 253.7 nm 的紫外线具有高反射率的反射罩,反射罩的使用,还可以避免操作者受紫外线的直接照射。

**(二)微生物方面的因素**

1.微生物的类型

紫外线对细菌、病毒、真菌、芽孢、衣原体等均有杀灭作用,不同微生物对紫外线照射的敏感性不同。细菌芽孢对紫外线的抗性比繁殖体细胞大,革兰阴性杆菌最易被紫外线杀死,紧接着依次为葡萄球菌属、链球菌属和细菌芽孢,真菌孢子抗性最强。抗酸杆菌的抗力,较白色葡萄球菌、铜绿假单胞菌、肠炎沙门菌等要强 3～4 个对数级。即使在抗酸杆菌中,不同种类对紫外线的抗性亦不相同。

根据抗力大致可将微生物分为 3 类:高抗性的有真菌孢子、枯草杆菌黑色变种芽孢、耐辐射微球菌等;中度抗性的有鼠伤寒沙门菌、酵母菌等;低抗性的有大肠埃希菌、金黄色葡萄球菌、普通变形杆菌等。

2.微生物的数量

微生物的数量越多,需要产生相同致死作用的紫外线照射剂量也就越大,因此,消毒污染严重的物品需要延长照射时间,加大照射剂量。

## 四、紫外线消毒应用

**(一)空气消毒**

紫外线的最佳用途是对空气消毒,也是空气消毒的最简便方法。紫外线对空气的消毒方式主要有 3 种。

1.固定式照射

紫外线灯固定在天花板上的方法有以下几种:①将紫外线灯直接固定在天花板上,离地约 2.5 m;②固定吊装在天花板或墙壁上,离地约 2.5 m,上有反光罩,往上方向的紫外线也可被反向下来;③安装在墙壁上,使紫外线照射在与水平面呈 3°～80°角范围内;④将紫外线灯管固定在天花板上,下有反光罩,这样使上部空气受到紫外线的直接照射,而当上下层空气对流交换时,整个空气都会被消毒(图 13-4)。

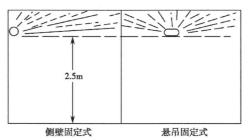

2.5m

侧壁固定式　　　　悬吊固定式

**图 13-4　固定式紫外线空气消毒**

通常灯管距地面 1.8～2.2 m 的高度比较适宜,这个高度可使人的呼吸带受到最高辐射强度有效照射,使用中的 30 W 紫外线灯在垂直 1 m 处辐照强度应高于 70 $\mu W/cm^2$(新灯管 >90 $\mu W/cm^2$),每立方米分配功率不少于 1.5 $\mu W/cm^2$,最常用的直接照射法时间应不少于 30 分钟。唐贯文等报道,60 $m^3$ 烧伤病房,住患者 2～3 人,悬持 3 支 30 W 无臭氧石英紫外线灯,辐照度值>90 $\mu W/cm^2$,直接照射30分钟,可使烧伤病房空气达到Ⅱ类标准(空气细菌总数 ≤200 $CFU/cm^3$)的合格率为 70%,60 分钟合格率达到 80%。

2.移动式照射

移动式照射法主要是利用其机动性,即可对某一局部或物体表面进行照射,也可对整个房间的空气进行照射。

3.间接照射

间接照射是指利用紫外线灯制成各种空气消毒器,通过空气的不断循环达到空气消毒的目的。

**(二)污染物体表面消毒**

1.室内表面的消毒

紫外线用于室内表面的消毒主要是医院的病房、产房、婴儿室、监护病房、换药室等场所,某些食品加工业的操作间也比较常用。一般较难达到卫生学要求,必要时可以在灯管上加反射罩或更换高强度灯管,提高消毒效果。

2.设备表面的消毒

用高强度紫外线消毒器进行近距离照射可以对平坦光滑表面进行消毒。如便携式紫外线消毒器可以在近距离表面 3 cm 以内进行移动式照射,每处停留 5 秒,对表面细菌杀灭率可达 99.99%。

3.特殊器械消毒的应用

针对某些特殊器械专门设计制造的紫外线消毒器,近几年已开发使用。如紫外线口镜消毒器,内装3支高强度紫外线灯管,采用高反射镜和载物台,1 次可放 30 多支口镜,消毒 30 分钟可灭活 HBsAg。紫外线票据消毒器可用于医院化验单、纸币和其他医疗文件的消毒。

### (三)饮用水和污水的消毒

紫外线消毒技术正以迅猛发展的态势出现在各种类型的水消毒领域,许多大型水厂和污水处理厂开始使用紫外线消毒技术和装置。紫外线用于水消毒,具有杀菌力强,不残留对人体有害有毒物质和安装维修便捷等特点。目前,紫外线水消毒技术已在许多国家得到推广和使用。按紫外线灯管与水是否接触,紫外线消毒装置分为灯管内置式和外置式两类。目前正在使用和开发的大多数紫外线消毒技术均为灯管内置式装置。

紫外线用于水的消毒有饮用水的消毒和污水的消毒。饮用水的消毒是将紫外线灯管固定在水面上,水的深度应小于 2 cm,当水流缓慢时,水中的微生物被杀灭。另一种方法是制成套管式的紫外线灯(图 13-5),水从灯管周围流过时,起到杀菌作用。国内现已研制出纯水消毒器,使用特殊的石英套,能确保在正常水温下灯管最优紫外输出。每分钟处理水量 5.7 L,每小时 342 L。

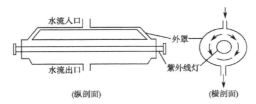

图 13-5　套管式紫外线灯水消毒

### (四)食具消毒

餐具保洁柜以臭氧和紫外线为杀菌因子。实验室载体定量杀菌试验,启动保洁柜 60 分钟,对侧立于柜内碗架上左、中、右三点瓷碗内表面玻片上大肠埃希菌的平均杀灭率分别为 99.89%、99.99%、99.98%,对金黄色葡萄球菌的平均杀灭率为 99.87%、99.98%、99.96%,但是启动保洁柜 180 分钟,对平铺于保洁柜底部碗、碟内的玻片 HBsAg 的抗原性不能完全破坏。

## 五、消毒效果的监测

紫外线灯具随着使用时间的延长,辐射强度不断衰减,杀菌效果亦会受到诸多因素的影响,因此对紫外线灯做经常性监测是确保其有效使用的重要措施,监测分为物理监测、生物监测两种,在卫生健康委员会的《消毒技术规范》里均有较详细说明。

### (一)物理监测

物理监测器材是利用紫外线特异敏感元件制成的紫外线辐射照度计,直接测定辐照度值,间接确定紫外线的杀菌能力,国家消毒技术规范将其列入测试仪器系列。

仪器组成:由受光器、信号传输系统、信号放大电路、指示仪(或液晶显示板)等部件组成。测试原理:当光敏元件受到照射时,光信号转变成电信号,通过信号传输放大器由仪表指示出读值或转变成数字信号,在显示窗口显示出来。测试前先开紫外线灯 5 分钟,打开仪器后稳定 5 分钟再读数。

### (二)生物监测

生物监测是通过测定紫外线对特定表面污染菌的杀灭率来确定紫外线灯的杀菌强度。方法是:先在无菌表面画出染菌面积 5 cm×5 cm,要求对照组回收菌量达到 $5×10^5 ~ 5×10^6$ CFU/cm$^2$。打开紫外线灯后 5 分钟,待其辐射稳定后移至待消毒表面垂直上方 1 m 处,消毒至预定时间后采样并做活菌培养计数,计算杀菌率,以评价杀菌效果。

**(刘平平)**

# 第七节　等离子体消毒

等离子体消毒技术是消毒学领域近年来出现的一项新的物理消毒灭菌技术,等离子体灭菌技术创始于 20 世纪 60 年代。美国首先对等离子体杀灭微生物的效果进行了研究,Menashi 等对卤素类气体等离子体进行杀灭微生物研究证明,等离子体具有很强的杀菌作用,并于 1968 年研制出等离子体灭菌设备。现已有不少关于等离子体灭菌技术的研究报道和专利产品。等离子体灭菌是继甲醛、环氧乙烷、戊二醛等低温灭菌技术之后,又一新的低温灭菌技术,它克服了其他化学灭菌方法时间长、有毒性的缺点,这一技术在国内发展比较快,国内生产厂家已经有不少产品上市,主要用于一些不耐高温的精密医疗仪器,如纤维内镜和其他畏热材料的灭菌,现已在工业、农业、医学等领域被广泛使用。

## 一、基本概念

等离子体是指高度电离的电子云,等离子体的生成是某些气体或其他汽化物质在强电磁场作用下,形成气体电晕放电,电离气体而产生的,是在物质固态、液态、气态基础上,提出的物质第四态,即等离子体状态,它是由电子、离子和中子等组合而成的带电状态云状物质,据分析还含有分子、激发态原子、亚稳态原子、自由基等粒子以及紫外线、γ 射线、β 粒子等,其中的自由基、单态氧、紫外线等都具有很强的杀菌作用。(图 13-6)等离子体在宇宙中普遍存在,如星云、太阳火焰、地球极光等。人工制造的等离子体是通过极度高温或强烈电场、磁场激发等使某些气体产生等离子体状态,在等离子体状态下,物质发生一系列物理和化学变化,如电子交换、电子能量转换、分子碰撞、化学解离和重组等,根据激发形式不同,等离子体可在交直流电弧光激发下产生,高频、超高频激光、微波等都可以激发产生等离子体。

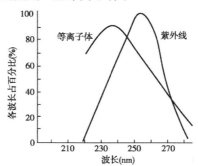

图 13-6　等离子体灭菌与紫外线杀菌所产生的紫外线波长比较

## 二、物理性质

等离子体是物质存在的一种形式,因而具有自己特定的物质属性。

### (一)存在形式

等离子体是一种电离气体云,这是等离子体的客观存在形式即所谓物质第四态。随着温度的升高,物质由固态变成液态,进而变成气态;但这并未使物质分子发生质的变化,当继续向气体施加能量时,分子中原子获得足够的能量,开始分离成自由电子、离子及其他粒子,形成了一种新的物态体系即等离子体。

### (二)存在时间(寿命)

气体分子吸收足够的能量,价电子由低能轨道跃迁到高能轨道成为激发态,这时各种粒子都是不稳定的。在气体分子的辉光放电过程中,空间电子弛豫时间从 $10^{-10}$ 秒到 $10^{-2}$ 秒。若要使等离子体保持稳定,维持气体云浓度,需不断施加能量。

### (三)等离子体温度与浓度

等离子体中各种粒子的存在都是短时间的,且没有热平衡,所以电子温度与气体温度相差很大。电子温度受其产生过程和真空度的影响,放电真空度下降,功率不变,电子温度下降。等离子体浓度随输入功率增加而增加,可以通过控制真空度、电磁场强度来维持等离子体浓度。

### (四)空间特性

由于正离子与电子的空间电荷互相抵消,使等离子体在宏观上呈现电中性,但只有在特定的空间尺度上电中性才成立。德拜长度是描述等离子体空间特性的一个重要参量,用 λD 表示。德拜长度是等离子体中电中性成立的最小空间尺度,也可以说德拜长度是等离子体中因热运动或其他扰动导致电荷分离的最大允许空间尺度限度。

### (五)粒子温度

等离子体中不同粒子的温度是不一样的。如果将电子温度设为 Te,离子温度设为 Ti,则依据粒子的温度可将等离子体分为两大类,即热平衡等离子体和非热平衡等离子体。当 Te=Ti 时,为热平衡等离子体,二者的温度都高,这很难达到。当 Te>Ti 称为非热平衡等离子体。电子温度达约 $-169$ ℃以上,而原子和离子之类的重粒子温度可低到 $27 \sim 227$ ℃,等离子体的宏观温度取决于重粒子的温度,这类等离子体也叫低温等离子体,其宏观温度并不高,接近室温。

## 三、等离子体灭菌设备

等离子体灭菌设备的基本组成有:电源、激发源、气源、传输系统和灭菌腔等。等离子体装置因激发源不同有如下几种类型。

### (一)激光等离子体灭菌装置

以激光作为激发能源激发气体产生等离子体。激光源发出的激光通过一个棱镜将激光束折射经过透镜聚焦在灭菌腔内,激发腔体内气体产生等离子体。由于激光能量高,在等离子体成分里含紫外线、γ 射线、β 射线及软 X 线等杀菌成分比较多。但这种装置腔体小,距离实用相差较远,加之产生的等离子体温度高,目前尚未投入使用。

### (二)微波等离子体灭菌装置

微波等离子体是一种非平衡态低温等离子体。微波或微波与激光耦合等离子体是灭菌应用研究较多的类型。微波等离子体具有以下特点:①电离分解度高,成分比较丰富;②电子温度与气体温度比值大,即电子温度高而底衬材料温度低;③可以在高气压下维持等离子体浓度;④属于静态等离子体,无噪声。

### (三)高频等离子体灭菌装置

此类装置采用高频电磁场作为激发源,利用这种装置产生等离子体的程序是先将灭菌腔内抽真空,然后通入气体再施加能量,激发产生等离子体对腔内物品进行灭菌。

## 四、等离子体的杀菌作用

### (一)普通气体等离子体消毒

采用非热放电等离子体 NTP-8T 型净化器放电功率为 40 W,风机量为 800 $m^3$/h,在 84 $m^3$ 室内运行 60 分钟,可使空气中的悬浮颗粒下降 83%,自然菌下降 97%;用直接暴露方式大气压辉光放电等离子体作用 30 秒,对大肠埃希菌和金黄色葡萄球菌杀灭率分别为 99.91% 和 99.99%,间接暴露法大气压辉光放电等离子体作用 120 秒,对以上两种细菌杀灭率分别为 99.97% 和 99.99%。

### (二)协同杀菌作用

Fensmeyer 等将激光与微波耦合,以激光产生等离子体,靠微波能维持其浓度,获得良好的杀菌效果。有学者在两者耦合设备条件下,观察不同功率产生的等离子体对 10 mL 玻璃瓶内污染的枯草杆菌芽孢杀灭效果。结果证明,200 W 耦合等离子体杀灭细菌芽孢 D10 值为 2.2 秒,500 W 则 $D_10$ 值降到 0.3 秒。

### (三)消毒剂等离子体消毒

研究发现,将某些消毒剂汽化作为等离子体基础气体可显示出更强的杀菌作用。Boueher 用多种醛类化合物分别混入氧气、氩气和氮气,激发产生混合气体等离子体,观察其对污染在专用瓷杯上的枯草杆菌芽孢的杀灭作用。结果证明,混合气体等离子体的杀菌作用比单一气体更好。结果显示,在氧气、氩气和氮气中分别混入甲醛、丙二醛、丁二醛、戊二醛、羟基乙醛和苯甲醛等,激发产生混合等离子体,其中甲醛、丁二醛和戊二醛明显比单一气体杀菌效果好。这些气体等离子体虽然具有良好的杀菌作用,但由于作用温度偏高,不适合于怕热器材的灭菌。

近年来,等离子体灭菌技术获得了很大发展,Johnson 公司研制成了低温等离子体灭菌装置,采用过氧化氢气体作为基础气体在高频电场激发下产生低温过氧化氢等离子体,经过低温过氧化氢等离子体(Sterrad 装置)一个灭菌周期的处理(50～75 分钟),可完全达到灭菌要求。

## 五、灭菌影响因素

等离子体气体消毒剂对微生物的杀灭效果受很多因素的影响,具体如下。

### (一)激发源功率

不同功率的电磁场产生的等离子体的数量可能不同,对微生物的杀灭效果也有所不同。Nelson 等对此做过研究,结果证明不同功率的高频电磁场所产生的氧气等离子体对两种细菌芽孢的杀灭效果有明显区别,完全杀灭枯草杆菌黑色变种芽孢在 50 W 时需分钟,在 200 W 功率时则只需 5 分钟。所以等离子体的杀菌效果与激发源功率有直接关系,功率增加 3 倍,作用时间缩短 10 倍以上。

### (二)激发源种类

如用激光作激发源,激光功率可以很高。输送激光能量在 $2×10^5$～$2×10^8$ W,但所产生的等离子体在腔底部直径仅 1 mm,高度 10 mm,维持时间不到 5 $\mu s$。若要维持等离子体只有加快激光脉冲次数,因为杀菌效果与单位时间内激光脉冲数有直接关系。Tensmeyer 等把激光与微波耦合,以激光激发等离子体,用微波能维持,获得良好的效果。将 2 450 MHz 的微波源与激光设备耦合,在 200 W 和 500 W 条件下,观察对 10 mL 玻璃瓶内污染的枯草杆菌芽孢杀灭效果,耦合等离子体杀芽孢效果明显改善,速度加快,功率 200 W 时,D 值为 2.2 秒,500 W 时,D 值为

0.3。故不同的激发源产生的等离子体的杀菌效果不同。

### (三)加入的消毒剂气体种类

在等离子体杀菌作用研究中发现,把某些消毒剂汽化加入载气流中,以混合气体进入反应腔,这种混合气体等离子体可以增强杀菌效果。不同气体作为底气发生的等离子体的灭菌效果也不同。用氧气、二氧化碳、氮气、氩气等离子体处理过的污染多聚体,结果发现,用氧气和二氧化碳等离子体处理 15 分钟后多聚体为无菌,用氩气和氮气等离子体处理后在同样条件下,仅 70％的样品为无菌,延长到 30 分钟,功率提高后灭菌效果并未提高。顾春英、薛广波等利用等离子体-臭氧对空气中微生物进行联合消毒的效果研究,结果显示,等离子体-臭氧对空气中的金黄色葡萄球菌作用 1 分钟,杀灭率为 99.99％,作用 10 分钟杀灭率为 100％;对白色念珠菌作用 6 分钟可全部杀灭;对枯草杆菌黑色变种芽孢作用 15 分钟,杀灭率达到 99.90％以上,30 分钟可全部杀灭。在菌液中加入 10％小牛血清,对消毒效果无明显影响。

### (四)有机物的影响

Aif 等研究了等离子体灭菌器对放入其腔体内的物体的灭菌效果受有机物影响的情况,发现 10％的血清和 0.65％的氯化钠使效果减弱。Bryce 等也报道氯化钠和蛋白均会影响等离子体灭菌器的效果。Holler 等研究表明,5％的血清对低温等离子体灭菌器的效果无明显影响,但 10％的血清会使效果降低。因此,研究者建议等离子体不能用于被血清和氯化钠污染的器械的灭菌,尤其是狭窄腔体如内镜的灭菌,如要使用,应先将器械清洗干净。

## 六、等离子体的应用

研究发明等离子体灭菌技术目的之一就是要克服环氧乙烷和戊二醛等低温灭菌技术所存在的缺点。其突出特点是作用快速、杀菌效果可靠、作用温度低、清洁而无残留毒性。目前,等离子体灭菌技术已在许多国家得到应用,主要用于怕热医疗器材的消毒灭菌。

### (一)医疗卫生方面的运用

1.内镜的灭菌

要求用环氧乙烷或戊二醛来实现对无菌内镜的彻底灭菌是不现实的,10 小时以上的作用时间和残留毒性的去除就使临床难以接受。低温过氧化氢等离子体灭菌技术能在 45～75 分钟范围内实现对怕热的内镜达到灭菌要求,真正实现无毒、快速和灭菌彻底的要求。

2.畏热器材、设备的灭菌

某些直接进入人体内的高分子材料对灭菌方法要求极高,既怕湿亦不可有毒,如心脏外科材料、一些人工器官以及某些需置入体内的医疗用品。这些器材都可以用低温等离子体进行灭菌处理。

3.各种金属器械、玻璃器械和陶瓷制品的灭菌

现在使用的低温过氧化氢等离子体灭菌装置可用于各种外科器械的灭菌处理,某些玻璃和陶瓷器材也可以用等离子体进行灭菌。试验证明,外科使用的电线、电极、电池等特殊器材均可用等离子体灭菌处理。

4.空气消毒

某等离子体空气消毒机,在温度为 20 ℃,相对湿度为 60％的条件下开启,在 20 m³ 的试验室内,作用 30 分钟,对白色念珠菌的消除率为 99.96％,作用分钟时达 99.98％。

5.生物材料表面的清洁和消毒

生物材料的表面清洗和消毒在电子制造业和表面科学中使用较多,使用非沉积气体的等离

子体辐射作用进行表面清洗已有多年。等离子体处理用于去除表面的接触污染,消除溅射留下的残渣,减小表面吸附等。

### (二)食品加工工业中的应用

随着食品加工业的大规模发展,人们在期望食品安全性的同时,对食品的营养性需求也在不断扩大。特别是常规的高温压力蒸汽灭菌造成的各种营养元素的损失已经引起人们的普遍关注。实践证明,应用低温等离子体技术来杀灭食品本身以及加工过程中污染的细菌,很少会影响到产品的鲜度、风味和滋味。

#### 1.用于食品表面的消毒

蔬菜、水果在种植、加工、运输过程中,因与外界接触表面经常附着具有传染性的病原微生物,其中包括国际标准中严格限制的 1 项微生物指标——大肠埃希菌。利用微波激发氩气等离子体,证实了等离子体不仅能够杀灭物体表面的大肠埃希菌,而且通过改变各个等离子体处理参数,找到了影响该微生物杀灭率的条件。而美国自 20 世纪 90 年代起,利用等离子体对食品表面进行杀菌消毒就获得了美国食品和药品监督管理局的批准,并且很快应用于商业。实践证明,各类食品表面的大肠埃希菌经空气等离子体 20 秒至 90 分钟的处理,细菌总数可下降 2~7 个对数值。日本学者开发的组合大气压下等离子体发生器,可将待消毒产品置于反应器腔体内,使其表面直接受到活性粒子的轰击以达到杀菌消毒目的。如使用反应器,则可以使这些物料在远程等离子体(至少距等离子体发生中心20 cm)的范围内被空气强制对流,被迫沿着迂回的通道流经3 个或更多折返,这使得待消毒产品可以不与等离子体直接接触,在一定意义上克服了某些领域不能应用该技术的限制,为该技术的应用开辟了更为广阔的前景。

#### 2.用于液体食品的消毒

液体食品属于一类特殊的食品。通过向液体中鼓泡(通入空气和纯氧),同时将电场直接作用于液体与气体的混合态而成功地杀灭了大肠埃希菌和沙门菌。基于这一原理设计出的低温等离子体反应器在实际生产操作中可以根据微生物指标要求采用串联方式用多个反应单元对产品进行消毒,实验表明,杀菌效果随着反应器数量的增加而提高。利用该技术对牛奶与橙汁进行消毒,细菌总数下降了 5 个对数值。可见,用低温等离子体对液体食品杀菌消毒的研究,为更多的液体食品如苹果酒、啤酒、去离子水、液态全蛋、番茄汁等的杀菌提供了新的思路。

#### 3.用于小包装食品的消毒

小包装食品在食品保质期内一般不会发生霉变,但有时也不排除因包装材料的阻氧性能和透气性能改变而引起的微生物污染,为确保产品的货架寿命,提高产品的安全性,仍需要对已包装食品进行消毒。尽管对于等离子体活性粒子(包括激发原子、分子及紫外光子)能否透过包装材料的问题尚存在异议,但 Bithell 的研究表明利用射频激发的氧气等离子体能够对包装袋内的产品进行消毒。之后,相继有工作者利用过氧化氢等离子体实现了对纸包装、塑料及锡箔包装食品的消毒。

## 七、使用注意事项

### (一)灭菌注意事项

使用等离子体灭菌技术必须注意:①灭菌物品必须清洁干燥,带有水分湿气的物品易造成灭菌失败。②能吸收水分和气体的物品不可用常规等离子体进行灭菌,因其可吸收进入灭菌腔内的气体或药物,影响等离子体质量,如亚麻制品、棉纤维制品、手术缝合线、纸张等。③带有小于

3 mm 细孔的长管道或死角器械的灭菌效果难以保证,主要是等离子体穿透不到管腔内从而影响灭菌效果;器械长度大于 400 mm 亦不能用 Sterrad 系列灭菌器处理,因为其灭菌腔容积受限;各种液体均不能用 Sterrad 系列灭菌器处理。④灭菌物品必须用专门包装材料和容器包装。⑤使用等离子体灭菌时可在灭菌包内放化学指示剂和生物指示剂,以便进行灭菌效果监测,化学指示剂可与过氧化氢反应指示其穿透情况,生物指示剂为嗜热脂肪杆菌芽孢。

**(二)注意安全操作规则**

虽然等离子体中的某些成分如 γ 射线、β 粒子、紫外线等都可能对人体造成损害,但等离子体灭菌装置采用绝缘传输系统,灭菌腔门的内衬及垫圈材料均可吸收各种光子和射线,无外露现象。只要操作者严格执行操作规程,不会对操作人员构成危害。

(刘平平)

# 第八节　电离辐射灭菌

20 世纪 50 年代,美国科学家用电子加速器进行实验,证明电子辐射能使外科缝合线灭菌,这种利用 γ 射线、X 线或离子辐射穿透物品、杀死其中的微生物的低温灭菌方法,统称为电离辐射灭菌。由于电离辐射灭菌是低温灭菌,不发生热的交换,与常用的压力蒸汽灭菌相比,具有穿透力强、灭菌彻底、可对包装后的产品灭菌、不污染环境、在常温常湿下处理等优点,所以尤其适用于怕热怕湿物品的灭菌,而且适合大规模的灭菌。目前,不少国家对大量医疗用品、药品、食品均采用辐射灭菌。对电离辐射中的安全问题,各国都有不同的法律和规章制度来保证。

## 一、辐射能的种类

电离辐射能可以大致分为两类:即电离辐射(非粒子性的)和粒子辐射(加速电子流)。按其来源分为 X 线、γ 射线。

**(一)γ 射线**

γ 射线是光子流,其波长很短,由于它们不带电,所以在磁场中不发生偏转。γ 射线通常是在原子核进行衰变或衰变中伴随发射出来的。原子核发生 α 或 β 衰变时,所产生的子核常常处于能量较高的状态——核激发态,而当子核从激发态跃迁到能量较低的激发态或基态时,就会放出 γ 射线。

**(二)X 线**

与 γ 射线的本质是一样的,统属电磁辐射。但它们发起的方式不同,X 线的发射是从原子发生的,当有一个电子从外壳层跃迁到内壳层时将能量以 X 线发射出来,或用人工制造的加速器产生的快中子轰击重金属所产生。

**(三)粒子辐射**

粒子的辐射有多种,有天然的和人为的,包括 α 射线、β 射线、高能电子、正电子、质子、中子、重于氢的元素离子、各种介子。天然存在的 α 射线、β 射线穿透力弱,不适用于辐射加工。而人为的正电子、质子、中子、介子和重离子束穿透物质的能力有限,且价格昂贵难于生产,另一方面会导致被照物质呈现明显的放射性。电子加速器将电子加速到非常高的速度时,即获得了能量和穿透力,实际上是将电子获得的能量限制在不超过 10 MeV 的水平上(如果再增加能量将可能使被照物质获得放射性),其在单位密度的物质里的穿透深度是 0.33 cm/MeV,远低于 γ 射线。

## 二、电离辐射剂量和剂量单位

### (一)能量

电子伏特(eV)指单个电子在 1 V 电压作用下移动获得的能量。1 电子伏特(eV)等于 $1.602 \times 10^{-19}$ 焦耳(J),该单位可用于电磁辐射和粒子辐射。1 MeV$=10^6$ eV。

### (二)吸收剂量

电离辐射照射物体时,通过上述的种种作用,将全部或部分能量传给受照射物体,或者说,受照射物体吸收电离辐射的全部或部分能量,这个能量通常称为剂量。

### (三)照射量

照射量是 X 或 γ 射线在每单位质量空气中释放出来的所有电子被空气完全阻止时,在空气中产生的带正电或负电的离子总电荷,照射量的单位是伦琴(R)。

### (四)剂量当量

一定的吸收剂量所产生的生物效应,除了与吸收剂量有密切关系外,还与电离辐射的类型、能量及照射条件等因素有关。对吸收剂量采用适当的修正因子后就可以与生物效应有直接的联系。这种经过修正的吸收剂量就称为剂量当量,专用单位是雷姆(rem)。

### (五)放射性强度及其单位

放射性强度是用来描写放射性物质衰变强弱的,表示单位时间内发生衰变的原子核数(以每秒若干衰变数表示),放射性强度常用的单位为居里(Ci),其定义为某一放射源每秒能产生 $3.7 \times 10^{10}$ 次原子核衰变,该源的放射性强度即为 1 Ci。

## 三、电离辐射装置

大规模辐射灭菌通常使用两种类型的辐射源,一种是用放射性核素(如 $^{60}$ 钴)作辐射源的装置,另一种是将电子加速到高能的电子加速器。

### (一) $^{60}$ 钴辐射源装置

$^{60}$ 钴($^{60}$Co)是放射性核素,它是在反应堆中用于照射 $^{59}$Co 产生的人工放射性核素,其半衰期为 5.3 年,每年放射性强度下降 12.6%,$^{60}$Co 是一种发电中核产物的副产品,造价相当低廉。常用的源强为 105～106 Ci,辐射装置必须放在能防辐射的特殊混凝土中,不用时放源放入深水井中,工作人员可安全进入,需要照射时升到照射位置即可。

### (二) $^{60}$ 铯辐射源装置

$^{60}$ 铯也可释放 γ 射线,是一种常用的 γ 射线辐射源。

### (三)电子加速器

电子加速器实质上是把带电的粒子,例如电子或质子,或其他的重离子,在强电场力的作用下,经过真空管道,加速到一定能量的设备。辐射灭菌应用的加速器与工业上应用的加速器一样,必须具备以下的一些基本要求:①能连续地可靠工作;②有足够大的输出功率;③性能稳定;④有较高的效率;⑤操作方便,维修简单;⑥屏蔽条件良好,可以保证操作人员安全。加速的电场,可以是静电场,也可以是高频周期电场。一般将加速器分为两种:一种是脉冲流加速器,另一种是直流加速器。电子加速器的发明和完善,逐步替代了放射性核素的地位,与放射性核素相比,具有功率大、可以随时停机、停机后不消耗能量、没有剩余射线、可以直接利用电子进行辐射,射线的利用率高等特点。通常用于辐照灭菌的机器是 5～10 MeV 的电子加速器。

## 四、影响辐射灭菌效应的因素及剂量选择

### (一)影响因素

1.微生物的种类和数量

微生物对辐射固有的耐受性叫抗性,不同类型的微生物对辐射灭菌的效应是不同的,同一菌种其含菌量不同,则辐射敏感性也不同。

电离辐射灭菌剂量的确定与物品的初始污染菌对辐射的敏感性和拟达到的灭菌保证水平等因素有关。在众多因素中,以初始污染菌的数目与灭菌剂量的关系最为密切。初始污染菌量越多,灭菌后留下杀死的菌体多,这些死菌体都将成为致热原,因此必须降低产品的初始污染菌量。初始污染菌量与三大污染要素有关,即原料、环境和人员因素,操作技术因素,产品的存贮条件(时间、温度、湿度)因素等。

初始污染菌数量是决定该产品辐照灭菌剂量的一个重要依据,也关系到其他医疗产品辐射灭菌剂量和临床应用的安全性。

(1)样品细菌回收率计算:平均回收率＝(洗脱的平均菌数/洗脱前染菌平均菌数)×100％。

(2)校正因子的计算:校正因子＝100/平均回收率。

(3)辐照剂量的确定:根据初始污染菌数,查找 ISO1137 标准附录 B 方法 1 获得最低灭菌剂量。

辐照产品初始污染菌情况是企业生产先进程度评判的重要指标之一,反映了企业生产环境的控制能力。因此,企业应通过改进生产工艺、治理生产环境,以高标准的卫生环境设施,精密的卫生学测试手段和易于清扫、消毒、净化、秩序井然的生产控制水平来降低初始污染菌量,确保产品卫生质量。

2.介质

微生物所依附的介质对辐射效应影响很大。辐射灭菌间接作用是主要的,不同介质辐射后产生不同的自由基,这些不同的自由基和微生物相互作用的效果不同,因此,不同介质对辐射效应的影响是比较明显的。

3.温度

许多生物大分子和生物系统的辐射敏感性随照射时温度降低而降低,这种效应主要原因是温度降低,使早期辐射作用产生的自由基减少或在低温下(冰点以下)限制了水自由基的扩散,从而减少了酶分子和自由基相互作用的机会,所以高温可使酶对辐射敏感增加。

4.氧气

在氧气或空气中照射生物大分子(酶和核酸),其辐射敏感性一般比在真空或在惰性气体中照射高。但这种现象是在电离辐照干燥的生物大分子产生的。如在稀水溶液中,氧的增强作用极小或不增强,甚至还出现防护作用。这主要是因为氧气与辐射诱发的自由基具有高度亲和力,在水溶液中氧有清除水产生的自由基的作用。

5.化学药剂

化学药品中的保护剂使微生物不敏感,如含巯基化合物、抗坏血酸盐、乙醇、甘油、硫脲、二甲亚砜、甲酸钠、蛋白等;而敏化剂使微生物致敏,如氨基苯酚、碘乙酰胺、N-乙基马来酰亚胺、卤化

物、硝酸盐、亚硝酸盐、维生素 K 等。

### (二)剂量选择

剂量的选择直接关系到辐射灭菌的效果,通常考虑如下。

1.从微生物学角度计算灭菌剂量

一般采用下式计算:$SD = D_{10} \times \log(\frac{N_0}{N})$

SD:灭菌剂量;$D_{10}$:杀灭 90% 指示菌所需剂量;$N_0$:灭菌前污染菌数;N:灭菌后残存菌数。

指示菌一般采用短小芽孢杆菌芽孢;灭菌前的污染菌数 $N_0$ 是影响灭菌剂量的重要因素,不必每次都测,但应定期测定,以观察有关变化及特殊情况;灭菌后的残余细菌数,一般采用 $10^{-6}$,这一数值是以灭菌处理 100 万个试样品,全部作灭菌试验时,试验样品残余细菌发现率在 1 或 1 以下。

2.从被灭菌的材料方面确定灭菌剂量

射线辐照被消毒用品,由于射线与物质发生一系列物理化学变化,将对材料产生影响,因此要综合考虑材料性能和微生物杀灭条件来确定灭菌剂量。

3.2.5 Mrad 剂量的确定

不论灭菌的医疗用品类型如何,在大多数国家,最小或平均的吸收剂量以 2.5 Mrad 被认为是合适的灭菌剂量。

## 五、辐射灭菌的应用

### (一)医疗用品的灭菌

1.使用情况

辐射灭菌应用于医疗用品是从 20 世纪 50 年代逐步发展起来的。1975 年,世界上只有 65 个 γ 射线辐照消毒装置,10 多台加速器用于辐射消毒,其中绝大多数是在 60 年代末到 70 年代初投入运行的。目前,辐射灭菌用于医疗用品的灭菌已经非常普遍,我国各大中城市、医学院校几乎都有放射源,并且对外开展辐射灭菌技术服务,灭菌服务的领域已经延伸到敷料、缝合线、注射器和输液器、采血器械、导管和插管、手术衣、精密器械、人工医学制品、各种化验设备、节育器材、一次性使用医疗用品、患者和婴幼儿日常用品等。

2.可用辐射灭菌的医疗用品

有手术缝合线、注射针头、塑料检查手套、气管内插管、产科毛巾、输血工具、牙钻、脱脂棉、卫生纸、塑料皮下注射器、塑料及橡皮塞导管、塑料解剖刀、覆盖纱布、输血器杯、血管内开口术套管、外科刀具、透析带、人造血管、塑料容器、人工瓣膜、采血板、手术敷料、病员服、被褥等。

3.灭菌效果

用酶联免疫吸附法确定电离辐射杀灭乙肝病毒的效果,用物理性能试验,确定其对高分子材料的影响。结果以 $^{60}$钴为照射源,当剂量 20 kGy 时灭菌效果可靠,且不改变被消毒物(包括镀铬金属、乳胶、聚丙烯等)材料的理化性质,患者使用电离辐射灭菌后的物品无不良反应,进一步证明了电离辐射灭菌法是一种较为理想的灭菌方法。

### (二)药品的辐射灭菌

1.应用情况

因为很多药品对湿、热敏感,特别是中药材、成药由于加工和保管困难,难于达到卫生指标,我国自20世纪70年代以来,已对数百个品种的中成药做了研究,对其质量控制和保存作出了突出贡献。西药方面,药厂对抗生素、激素、甾体化合物、复合维生素制剂等大都采用辐射灭菌。照射后发现,经2 Mrad照射后除了少数例外,一般稳定性可保存四年,没有发现不利的化学反应。污染短小芽孢杆菌的冷冻干燥青霉素,用γ射线照射发现与在水中有同样的D值为200 krad,没有发现有破坏效应,试验中发现大剂量照射对牛痘苗中病毒可能有些破坏,同时发现电离辐射对胰岛素有有害的影响。

2.可用于辐射灭菌的药品

(1)抗生素类:青霉素G钾(钠)、苯基青霉素钠、普鲁卡因青霉素油剂(或水混悬液),氯唑西林、氨苄西林、链霉素、四环素、金霉素、红霉素、万古霉素、硫酸多粘菌素,两性霉素B,利福平,双氢链霉素、土霉素、氯霉素、卡那霉素、硫酸新霉素等。

(2)激素类:丙酸睾酮及其油溶液、己烯雌酚、醋酸孕烯醇酮、可的松、雌二醇、孕甾醇、醋酸可的松、泼尼龙等。

(3)巴比妥类:巴比妥、戊巴比妥、阿普巴比妥钠、苯巴比妥、异戊巴比妥、甲苯比妥等。

**(三)食品的辐射灭菌**

1.国内外食品辐照灭菌研究概况

我国自1958年开始食品照射研究以来,先后开展了辐射保藏粮食、蔬菜、水果、肉类、蛋类、鱼类和家禽等的研究,获得了较好的杀虫、灭菌和抑制发芽、延长保存期和提高保藏质量的效果。辐射杀菌过程包括以下步骤:①加热到65~75 ℃。②在真空中包装。即在不透湿气、空气、光和微生物的密封容器中包装。③冷却至辐射温度(通常为−30 ℃)。④辐射4~5 Mrad剂量。

在辐射工艺方面,辐射源和辐射装置不断增加和扩大,已经实现了食品辐照的商业化。1982年不完全统计,世界上约有300个电子束装置和110个钴源装置用于辐射应用。1980年10月底联合国粮农组织、国际原子能机构和世界卫生组织三个组织,组成辐照食品安全卫生专家委员会,通过一项重要建议"总体剂量为100万rad(1 Mrad)照射的任何食品不存在毒理学上的危害,用这样剂量照射的食品不再需要做毒理试验"。这一决定大大有利于减少人们对辐照食品是否安全卫生的疑虑,亦进一步推动食品辐照加工工业的发展。

2.食品辐射灭菌的发展

近年来,世界各国批准的辐射食品品种有了很大发展,1974年只有19种,1976年增加到25种,目前已有超过40个国家的卫健委门对上百种辐射食品商业化进行了暂行批准,这些食品包括谷物、土豆、洋葱、大蒜、蘑菇、可可籽、草莓、肉类半成品、鱼肉、鸡肉、鲜鱼片、虾、患者灭菌食物等,随之而来的是一批商业化的食品加工企业诞生。

**(四)蛋白制品辐射灭菌**

近年来,γ射线辐照灭活蛋白制品中病毒的研究越来越多,如处理凝血因子、清蛋白、纤维蛋白原、$\alpha_1$-蛋白酶抑制剂、单克隆抗体、免疫球蛋白等。

1.γ射线处理凝血因子Ⅷ

γ射线辐照处理冻干凝血因子Ⅷ,14 kGy剂量可灭活≥4 log的牛腹泻病毒,23 kGy剂量可灭活4 log的猪细小病毒,在经28 kGy和42 kGy γ射线辐照后,凝血因子Ⅷ活性分别可保留65%和50%。

2.γ射线处理单克隆抗体

液态和冻干状态下的单克隆抗体在加和不加保护剂抗坏血酸盐的情况下分别用15 kGy、

45 kGy 的 γ 射线辐照,ELISA 试验显示:15 kGy 辐照下,加保护剂的液态单克隆抗体,其活性及抗体结合力与照射前基本一致,不加保护剂的抗体活性下降了 3 个数量级。在 45 kGy 剂量辐照下,加保护剂的抗体结合力依然存在,而不加保护剂的抗体结合力消失。冻干状态下的单克隆抗体经 45 kGy 辐照后,不加保护剂组仍有抗体结合力,而加保护剂组抗体结合力更强,且前后试验对照发现不加保护剂时经 45 kGy,辐照冻干状态产品比液态产品表现出更强的抗体结合力。同样,在不加保护剂的情况下分别用 15 kGy、45 kGy 的 γ 射线辐照,聚丙烯酰胺凝胶电泳显示,在重链和轻链的位置上没有可观察到的蛋白条带,相反,加保护剂后有明显的蛋白条带。聚合酶链反应试验显示,加和不加保护剂的样品在 45 kGy γ 射线辐照后,猪细小病毒的核酸经聚合酶链反应扩增后无可见产物。研究表明,加保护剂或将样品处理成冻干状态均能降低 γ 射线辐照对蛋白活性的损伤。

3.γ 射线处理蛋白制品

(1)处理纤维蛋白原:在 27 kGy 剂量照射下,至少有 4log 的猪细小病毒被灭活,在 30 kGy 剂量照射下,光密度测量显示,纤维蛋白原的稳定性>90%。

(2)处理清蛋白:聚丙烯酰胺凝胶电泳显示,随着照射剂量从 18 kGy 增加到 30 kGy,清蛋白降解和聚集性都有所增加,HPLC 试验显示,二聚体或多聚体含量有所增加。

(3)处理 $\alpha_1$-蛋白酶抑制剂:30 kGy 剂量照射下,≥4log 的猪细小病毒被灭活,当照射剂量率为 1 kGy/h 时,$\alpha_1$-蛋白酶在 25 kGy 剂量照射下活性保留 90% 以上,在剂量增加到 35 kGy 时,其活性保留大约 80%。

(4)处理免疫球蛋白(ⅠVIG):50 kGy 剂量照射下,聚丙烯酰胺凝胶电泳显示,ⅠVIG 基本未产生降解,也没有发生交联,免疫化学染色显示,Fc 区的裂解≤3%,免疫学实验表明照射前后 IVIG 的 Fab 区介导的抗原抗体结合力和 Fc 区与 Fcγ 受体结合力均没有大的改变,定量逆转录-聚合酶链反应显示,照射前后ⅠVIG 的 Fc 区介导 1L-1βmRNA 表达的功能性是一致的。

(5)处理冻干免疫球蛋白:30 kGy 处理冻干免疫球蛋白 G 制品中德比斯病毒灭活对数值≥5.5 TCID50。免疫球蛋白 G 制品外观无变化,pH 与未处理组相近,运用抗坏血酸、抗坏血酸钠、茶多酚等作为保护剂,效果明显。

一般情况下,20~50 kGy 剂量的 γ 射线辐照几乎能灭活所有的病毒,但灭活病毒的同时,辐照剂量越大,对蛋白制品成分的损伤也越大,如何在灭活病毒的同时又保留蛋白有效成分、不破坏蛋白成分的活性,这将是 γ 射线辐照应用于蛋白制品病毒灭活的关键。下列条件可减少蛋白成分损伤:①清蛋白含量高;②加入辛酸钠;③低照射剂量率;④缺氧状态。加入抗氧化剂或自由基清除剂,或者利用一种手段使辐照过程中产生最小量的活性氧都可减少射线对蛋白成分的损伤。冻干状态下的蛋白制品由于所含水分少,经电离辐射后所产生自由基少,对蛋白制品的损伤也会减弱。

(6)消毒冻干血浆:$^{60}$Coγ 射线经 30 kGy 的辐照剂量能完全灭活冻干血浆中的有包膜病毒和无包膜病毒,照射后的血浆清蛋白等成分含量略有下降,凝血因子活性减少了 30%~40%,因此消毒效果可靠但对血浆蛋白活性有一定影响。

**(五)辐射灭菌的优缺点**

1.优点

(1)消毒均匀彻底:由于射线具有很强的穿透力,在一定剂量条件下能杀死各种微生物(包括病毒),所以它是一种非常有效的消毒方法。

（2）价格便宜、节约能源：在能源消耗方面辐射法也比加热法低几倍。

（3）可在常温下消毒：特别适用于热敏材料，如塑料制品、生物制品等。

（4）不破坏包装：消毒后用品可长期保存，特别适用于战备需要。

（5）速度快、操作简便：可连续作业，辐射灭菌法将参数选好后，只需控制辐射时间，而其他方法须同时控制很多因素。

（6）穿透力强：常规的消毒方法只能消毒到它的外部，无法深入到内部，如中药丸这种直径十几毫米的固态样品，气体蒸熏或紫外线无法深入到它的中心去杀死菌体，从这一角度，辐射灭菌是个理想的方法。

（7）最适于封装消毒：目前世界大量高分子材料应用于注射器、导管、连管、输液袋、输血袋、人工脏器、手套、各式医用瓶、罐和用具。而且很多国家对这些医疗用品采取"一次性使用"的政策。为此出厂前要灭菌好，并要求在包装封装好后再灭菌，以防止再污染，对这种封装消毒的要求，辐射处理是一种好方法。

（8）便于连续操作：因为"一次性使用"的医疗用品用量很大，所以消毒过程要求进行连续的流水作业，以西欧、北美为例，这种用品的消耗量从 1970 年的 10 亿打（120 亿件）增加到 1980 年的 30 亿打（360 亿件），澳大利亚每年灭菌一次性使用的注射器 8 000 万只，此外还有大量的缝合线、针头等。只有采取连续操作流水作业，才能满足需要，一炉一炉、一锅一锅地消毒，远不能满足需要。

2.缺点

（1）一次性投资大。

（2）需要专门的技术人员管理。

## 六、电离辐射的损伤及防护

使用电离辐射灭菌时，不得不考虑电离辐射的损伤：一是对人的不慎损害；二是对被辐照物品的损害；三是要做好防护。

### （一）电离辐射的损害

1.电离辐射对人体的损害

当电离辐射作用于人体组织或器官时，会引起全身性疾病，因接触射线的剂量大小、时间长短、发病缓急也有所不同，多数专家认为，本病的发展是按一定的顺序呈阶梯式发展的，电离辐射是引起放射病的特异因子。

2.对物品的损害

电离辐射对物品的损害主要表现在对稳定性产生的影响，电离辐射对聚合分子可引起交联或降解，并放出 $H_2$、$C_2H_6$、$CO$、$CO_2$ 或 $HCl$ 等气体，高剂量可使其丧失机械强度，如聚烯烃类塑料可变硬、变脆，聚四氟乙烯可破碎成粉末。但常用的塑料在灭菌剂量范围内影响不大，如聚乙烯和酚醛照射 8 Mrad 无明显破坏，甚至照射 100 Mrad 损坏也不大。

### （二）电离辐射的防护

电离辐射作用于机体的途径有内照射和外照射，从事开放源作业的危害主要是内照射，从事封闭源接触的主要是外照射。

1.内照射防护

根据开放源的种类和工作场所进行分类和分级，对不同类、不同级的开放型工作单位的卫生防护均应按有关规定严格要求。

2.外照射防护

从事这一行的操作人员须经专门的培训,合格后方可上岗,并且在操作过程中采取以下的防护措施。①时间防护:尽量减少照射时间。②距离防护:尽可能增加作业人员与辐射源的距离。③屏蔽防护:尽量在屏蔽条件下作业。④控制辐射源的强度。

**(刘平平)**

# 第十四章 中医护理

## 第一节 心脑疾病的中医护理

### 一、心悸

**（一）概述**

心悸包括惊悸和怔忡，是指患者自觉心中悸动、惊惕不安，甚则不能自主的一种病证。心悸的发生多与体质虚弱、劳欲过度、情志所伤、感受外邪及饮食不节等因素有关。神经官能症、心律失常、甲状腺功能亢进等可参考本病护理。

**（二）辨证论治**

1.心虚胆怯

心悸不宁，善惊易恐，坐卧不安，不寐多梦而易惊醒，恶闻声响。舌多正常苔薄白，脉数或细弦。治以镇惊定志，养心安神。

2.心血不足

心悸气短，头晕目眩，失眠健忘，面色少华，倦怠乏力，纳呆食少。舌淡红苔薄白，脉细弱。治以补心养心，益气安神。

3.阴虚火旺

心悸易惊，心烦失眠，五心烦热，口干，盗汗，思虑劳心则症状加重，伴耳鸣腰酸，急躁易怒。舌红少津，苔少或无，脉细数。治以滋阴清火，养心安神。

4.心阳不足

病情较重，心悸不安，胸闷气短，面色苍白，形寒肢冷。舌淡苔白，脉虚弱或沉细无力。治以温补心阳，安神定悸。

5.水气凌心

心悸眩晕，胸闷痞满，渴不欲饮，小便短少，或下肢水肿，形寒肢冷，伴恶心，欲吐。舌淡胖苔白滑，脉弦滑或沉细而滑。治以温化水饮，宁心定悸。

6.心血瘀阻

心悸不安，胸闷不舒，心痛时作，痛如针刺，唇甲青紫。舌质紫黯或有瘀斑，脉涩或结代。治以活血化瘀,理气通络。

**(三)病情观察要点**

1.心悸不安

观察脉率、脉律、心率、心律、舌象、诱发因素、发作持续时间。

(1)观察心率变化,测量各种心律失常的脉搏时,每次测量时间应不少于1分钟。

(2)舌为心之苗,注意观察舌象,心血不足者表现舌质淡红;阴虚火旺,虚火上炎者表现舌质红;心阳不足者表现舌质淡。

(3)诱发因素:心悸与情志刺激,饮食过饱,精神紧张,劳倦失眠,外邪入侵,大便努责等因素密切相关。

(4)发作持续时间:因惊恐而发,时发时止,伴有痰热内扰,胆气虚者较轻;心悸频发,病程已久,脏气虚损,痰瘀阻滞心脉者较重。

2.伴随症状

(1)伴呼吸困难的患者观察呼吸、咳嗽咳痰情况的变化。

(2)伴水肿的患者观察尿量和血压,记录24小时出入量。

3.病情变化

心悸患者发生下列病情变化时及时通知医师并配合抢救。

(1)心悸、胸闷喘促不能卧、唇干肢肿、咳吐粉红色泡沫痰。

(2)心悸伴汗出肢冷、精神倦怠及意识不清。

(3)心悸不安、胸痛时作、唇甲青紫。

4.使用强心、利尿、扩血管等药物,注意观察药物不良反应

(1)服用洋地黄制剂时,应测量心率(脉搏)是否≤60次/分,有无恶心、呕吐、头痛、黄绿视等症状。

(2)服用利尿药,应注意观察尿量,有无电解质紊乱等。

(3)服用扩血管药物注意观察血压、心率等的变化。

**(四)症状护理要点**

1.心悸不安

(1)心悸不安时可给予耳穴埋籽,主穴:心、小肠、支点。血虚配:脾、胃、内分泌;下肢水肿配:膀胱、肾;淤血阻络配:交感、肾上腺。

(2)心悸发作时无脉结代的患者,可以采用憋气法、引吐法、压迫眼球法缓解心悸。

(3)对心虚胆怯的患者,应避免重物坠地的巨响、高频尖利声响或大声喧哗的刺激。

(4)水气凌心者协助采取舒适体位:如坐位、半坐位、垂足卧位等;泛恶者可口嚼生姜片,按内关;腹胀纳呆者,艾灸中脘、足三里,或热敷胃脘部。

(5)心血不足、心阳不足、心虚胆怯、水气凌心者,病室宜温暖向阳;心阳不足、畏寒肢冷的患者,注意保暖防寒。

(6)保持大便通畅,大便时可按摩腹部,或按揉关元、大肠俞、气海、足三里等穴位,或每天晨起饮温开水,必要时使用导泻剂。

(7)便秘患者给予耳穴埋籽,主穴:大肠、直肠下端、皮质下、便秘点;配穴:肺、结肠、脾。

2.伴随症状

(1)心悸伴呼吸困难者遵医嘱给予氧气吸入,如患者咳吐粉红色泡沫痰,可用酒精过滤湿化

吸氧。

(2)水肿、卧床患者加强皮肤护理,定时用紫草油按摩受压部位;限制饮水量和钠盐的摄入,遵医嘱记录 24 小时出入量、测体重。

3.药物

向患者解释相关药物的作用及不良反应,观察药物应用的不良反应,发现问题及时采取对症治疗和护理。

**(五)饮食护理要点**

饮食有节,进食营养丰富易消化的食物,保持大便通畅,忌过饱过饥,戒烟酒浓茶,宜低盐低脂饮食。

1.心虚胆怯

宜食黄花菜、百合、桂圆、大枣、小麦、莲子等。

食疗方:茯苓饼、山药粥。

2.心血不足

宜食牛肉、桑椹、山药、枸杞子、龙眼肉、阿胶枣等补心益气之品,也可食白参汤。

食疗方:桂圆莲子粥、酸枣仁粥。

3.阴虚火旺

宜食莲子、银耳、桑椹、百合等滋阴降火之品,也可饮百合莲子麦冬汤。

食疗方:生地黄粥、天门冬粥。

4.心阳不足

宜食甘温助阳益气之品,如海参、羊肉、鸡肉、胡桃,烹饪时可适当加用葱、姜、蒜等调料,也可食桂枝桂圆汤。

食疗方:党参粥等。

5.水气凌心

宜食甘温利水之品,如葫芦、冬瓜、西瓜、丝瓜等,烹饪时适当添加大蒜、生姜、花椒等;也可选用玉米须煎汤代茶饮。

食疗方:赤小豆粥、薏苡仁粥、赤小豆鲤鱼汤。

6.心血瘀阻

宜食鸭肉、山楂、藕、栗子等活血理气之品,也可食丹参饮(丹参、砂仁、红糖)。

食疗方:毛冬青煲猪蹄。

**(六)中药使用护理要点**

1.口服中药

口服中药时,应与西药间隔 30 分钟左右。

(1)中药汤剂:心血不足、心阳不足、淤血阻络、水气凌心证者汤药宜温热服;心虚胆怯证者宜睡前或发作时服药;阴虚火旺证者汤药宜温服。

(2)稳心颗粒:因其成分含三七,孕妇及月经期女性慎用。

(3)黄杨宁片:可吞服或饭后服;初期出现的轻度四肢麻木感,头晕,可在短期内自行消失,无须停药。

(4)天王补心丹、朱砂安神丸:服药期间忌食鱼腥、辛辣油腻刺激性食品;因含朱砂不宜过量久服;不宜与碘溴化物合用;孕妇忌服。

2.中药注射剂

中药注射剂应单独使用,与西药注射剂合用时须前后用生理盐水做间隔液。

(1)丹参酮ⅡA磺酸钠注射液:忌与盐酸氨溴索、西咪替丁、法莫替丁、盐酸甲氯芬酯、硫酸镁、盐酸克霉素、甲磺酸帕珠沙星、甲磺酸培氟沙星等喹诺酮类抗生素和硫酸依替米星、硫酸妥布霉素等氨基糖苷类抗生素配伍;禁与含镁、铁、钙、铜、锌等重金属的药物配伍使用。

(2)苦碟子注射液:与氯化钾、复方氯化钠注射液、20%甘露醇、硫酸依替米星、阿莫西林钠克拉维酸钾、盐酸普罗帕酮存在配伍禁忌。

3.外用中药

观察局部皮肤有无不良反应。

心悸发作时可贴敷膻中穴,每次12～24小时。

**(七)情志护理要点**

(1)保持心情舒畅,劳逸适度。忌过度思虑,避免愤怒、抑郁等不良情绪。

(2)心虚胆怯证者避免在患者面前议论与其病情有关的问题,防止情绪激动。

(3)对进入监护室或带有监测仪的患者应将相关情况详细地告诉患者,使其尽快适应环境,稳定情绪,配合治疗。

**(八)健康宣教**

1.用药

严格遵医嘱服药;不可随意停药、换药,应用某些药物(强心、利尿、扩血管、抗心律失常等药物)后产生不良反应时及时就医。

2.饮食

因过饱、刺激性食物、烟酒等均可诱发心悸,故应避免。

3.运动

病情允许的患者可参加体育锻炼,如太极拳、太极剑等,也可配合气功练习,增强体质。

4.生活起居

注意防寒保暖,预防感冒的发生。避免和控制诱发因素,如劳累、情绪激动、便秘等不良刺激。

5.情志

保持情绪稳定,避免不良情绪刺激,避免情绪激动。

6.自救

随身携带急救药及急救卡。

7.定期复诊

遵医嘱定期复诊,如心悸不安,喘促持续不能缓解,水肿加重等时,应立即就诊。

## 二、真心痛

**(一)概述**

真心痛是胸痹进一步发展的严重病症,其特点为剧烈而持久的胸骨后疼痛,伴心悸、水肿肢冷、喘促、汗出、面色苍白等症状,甚至危及生命。真心痛多与年老体衰、七情内伤、气滞血瘀、过食肥甘或劳倦伤脾、痰浊化生、寒邪侵袭、血脉凝滞等因素有关。急性冠状动脉综合征可参照本病护理。

**(二)辨证论治**

1.寒凝心脉

胸痛彻背,胸闷气短,心悸不宁,神疲乏力,形寒肢冷。舌淡黯,苔白腻,脉沉无力,迟缓或结代。治以温补心阳,宣痹通阳。

2.气虚血瘀

心胸刺痛,胸部闷窒,动则加重,伴气短乏力,汗出心悸。舌体胖大,边有齿痕,舌黯淡或有瘀点、瘀斑,苔薄白,脉弦细无力。治以益气活血,通脉止痛。

3.正虚阳脱

心胸绞痛,胸中憋闷或有窒息感,喘促不宁,心慌,面色苍白,大汗淋漓、烦躁不安或表情淡漠,重则神识昏迷,四肢厥冷,口开目合,手撒尿遗,脉疾数无力或脉微欲绝。治以回阳救逆,益气固脱。

**(三)病情观察要点**

(1)疼痛的部位、性质、程度、持续时间。

(2)伴随症状,有无牙痛、咽喉紧缩感、胃痛、呼吸困难等症状。

(3)心电监护,密切观察心电图、呼吸、血压的变化,必要时行血流动力学监测。

(4)尽早发现病情变化,通知医师进行处理。①心律失常:观察心电图有无频发室性期前收缩,成对出现或短暂室性心动过速。②休克:疼痛缓解而收缩压≤10.7 kPa(80 mmHg),患者表现面色苍白、皮肤湿冷、脉细速、大汗、烦躁不安、尿量减少,甚至晕厥。③心力衰竭:患者表现呼吸困难、咳嗽烦躁、发绀等,重者出现肺水肿。

**(四)症状护理要点**

(1)疼痛发作时,可行穴位按压,取穴内关、合谷、心俞等穴;也可耳穴埋籽,取心、肾上腺、皮质下等穴。

(2)发病后1～3天绝对卧床休息,以减少心肌耗氧。限制探视,避免干扰,保持患者情绪稳定。保证睡眠。

(3)用药后严密观察病情变化、生命体征,及时通知医师,根据医嘱调整给药速度、剂量。

(4)持续吸氧,以增加心肌氧的供应,控制梗死面积扩大,减轻胸痛、呼吸困难和发绀的程度,减少并发症。

(5)危重患者安置在监护室内,严密观察生命体征、心电图等参数的变化,做好护理记录。

(6)保持大便通畅,多食水果、蔬菜等富含纤维素的食物,也可采取顺时针环形按摩腹部的方法,刺激肠蠕动,利于大便排出。

(7)便秘时给予耳穴埋籽,主穴:大肠、直肠下端、皮质下、便秘点;配穴:肺、结肠、腹、脾。

(8)对于卧床患者可用紫草油按摩骶尾部及骨隆突出部,以免发生压疮。

**(五)饮食护理要点**

饮食宜少食多餐,进低盐、低脂、低热量、高纤维、清淡易消化的饮食,忌暴饮暴食,肥甘厚味、辛辣等刺激性食物,戒烟酒,浓咖啡或浓茶。控制摄入总量,减轻心脏负担,尤其发病初期,应给予少量清淡流质或半流质饮食;限制钠盐的摄入量,每天不超过6 g。

1.寒凝心脉

宜食生姜、大葱、核桃、山药等温补心阳之品,可饮少量米酒,忌食生冷瓜果。

食疗方:薤白粥。

2.气虚血瘀

宜食山楂、木耳、山药、海参、黄芪等益气活血之品,也可饮桃仁参茶(桃仁、明党参、茶叶)。

食疗方:归参鳝鱼汤、黄芪川芎兔肉汤。

3.正虚阳脱

宜食龙眼肉、田鸡、鸡肉,可用调味品生姜、大葱、大蒜等;食物宜热服,忌寒凉性食品。

食疗方:虫草炖鸡、桂圆莲子粥。

### (六)中药使用护理要点

1.口服中药

口服中药时,应与西药间隔30分钟左右。

(1)中药汤剂宜温热服,正虚阳脱证者遵医嘱频频喂服独参汤或鼻饲。

(2)滴丸剂开瓶后易风化、潮解,夏季常温保存1个月有效;药品性状发生改变时不宜使用。

(3)速效救心丸:可扩张眼内血管而引起眼压增高,故青光眼患者慎用。

(4)麝香保心丸:孕妇禁用。不宜与维生素 C、烟酸谷氨酸胃酶合剂、降糖药、可待因、吗啡、哌替啶等同服。

(5)冠心苏合滴丸:消化道溃疡活动期,大出血的患者或月经过多者应慎用。

2.中药注射剂

中药注射剂应单独使用,与西药注射剂合用时须前后用生理盐水做间隔液。严格控制输液速度,一般控制在 20～40 滴/分,控制输液量。

(1)参麦注射液:新生儿、婴幼儿禁用;溶媒宜用 50% 葡萄糖或 5%～10% 葡萄糖注射液;不能与抗生素类药物混合应用;忌与维生素 C、枸橼酸舒芬太尼配伍。

(2)参附注射液:忌与辅酶 A、维生素 $K_1$、氨茶碱、维生素 C、碳酸氢钠、氯霉素、硫酸阿托品、甲磺酸酚妥拉明、盐酸普萘洛尔、洋地黄毒苷、枸橼酸舒芬太尼配伍;不宜与中药半夏、瓜蒌、贝母、白蔹、白及和藜芦等同时使用。

3.外用中药

观察局部皮肤有无不良反应。

(1)宽胸气雾剂:将瓶倒置,每次喷 2～3 下;使用后用清水漱口。

(2)冠心膏:于膻中、心俞各贴 1 片,12～24 小时更换;注意观察局部皮肤反应。

### (七)健康宣教

1.用药

严格遵医嘱服药,服用抗凝药及活血的中药,应按时监测凝血时间。

2.饮食

宜清淡易消化,低盐低脂;注意钠、钾的平衡,适当增加镁的摄入。

3.运动

进行轻松的体育锻炼,如散步、气功、太极拳,避免剧烈运动。

4.生活起居

保持室内温湿度适宜;生活起居有规律,注意劳逸结合,保证充足睡眠;避免各种诱发因素,如紧张、劳累、饱食、情绪激动、便秘、感染等;戒烟酒。

5.情志

避免过于激动或喜怒忧思过度,保持心情平静愉快、积极乐观。

6.自救

随身携带保健盒及急救卡。

7.定期复诊

遵医嘱定期复诊,如心前区闷胀不适、钝痛时有向左肩、颈部放射,伴有恶心、呕吐、气促、出冷汗,应立即就诊。

8.预防相关疾病

积极防治高血压、糖尿病、高血脂等病症。

## 三、癫病

### (一)概述

癫病是以精神抑郁,表情淡漠,沉默痴呆,语无伦次,静而多喜为特征。多由禀赋不足、七情内伤、饮食失节等因素导致脏腑功能失调,气滞痰结血瘀,蒙塞心神,神明失用而成。精神分裂症的精神抑郁型、躁狂抑郁症的抑郁型可参照本病护理。

### (二)辨证论治

1.肝郁气滞

情绪不宁,沉默不语,善怒易哭,时时太息,胸胁胀闷。舌淡,薄白,脉弦。治以疏肝解郁,行气导滞。

2.痰气郁结

表情淡漠,沉默痴呆,时时太息,言语无序,或喃喃自语,多疑多虑,喜怒无常,秽洁不分,不思饮食。舌红苔腻而白,脉弦滑。治以理气解郁,化痰醒神。

3.心脾两虚

心思恍惚,梦魂颠倒,心悸易惊,善悲欲哭,肢体困乏,饮食锐减。舌淡苔腻,脉沉细无力。治以健脾养心。

4.气阴两虚

久治不愈,神志恍惚,多言善惊,心烦易怒,躁扰不寐,面红形瘦,口干舌燥。舌红少苔或无苔,脉沉细而数。治以益气养阴。

### (三)病情观察要点

1.精神症状

观察患者有无精神异常的先兆症状,发作的诱发因素、程度及特点。

2.饮食

观察患者食欲、进食量。

3.体重

观察体重有无下降情况。

4.睡眠

是否入睡困难、早醒、睡眠过度及晨醒时有心境恶劣倾向。

5.思维、活动

观察其思维是否活跃,记忆力有否明显下降,情绪是否低落,有无乏力懒言,是否对各种事情提不起兴趣。

6.生命体征

注意患者神志、呼吸、体温、血压、心率的变化。

7.药物

(1)观察抗癫病药物的疗效及毒性作用。

(2)长期服用此类药物,可引起运动障碍、药物性性功能障碍、药物性闭经、药物性肝损害、药物性白细胞减少、药物性皮炎、药物性震颤等,发生此类情况应及时报告医师。

**(四)症状护理要点**

1.病室安全保护措施

门窗不要安装玻璃,室内用具简单,对躁狂神志不清,妄想逃走、有自杀念头或打人毁物者限制自由,加强巡视,以免发生意外。

2.生活护理

(1)癫病患者生活自理能力差,护士应协助患者理发、剪指甲、洗脸、刷牙、洗澡、更换衣被等。

(2)夜间加强巡视,防止坠床或不盖衣被着凉。

3.不寐护理

(1)患者晚间不饮浓茶、咖啡,少看内容刺激的电视、报纸、书刊。

(2)睡前温水泡足 20 分钟,并按摩涌泉(双)、三阴交等穴。

(3)耳穴埋籽。主穴:心、肾、神门、交感;配穴:脑干、皮质下。

4.食欲缺乏护理

(1)宜进食新鲜清淡少油腻饮食,多食凉拌菜,少食甜食。

(2)饮食多样化,做一些患者平素喜欢吃的食物,尽量做到色、香、味俱佳。

(3)可适当食用山楂、山杏等开胃食品。

5.便秘护理

(1)患者宜多食富含纤维素的食物,多饮水。

(2)鼓励患者多运动,示范给患者腹部按摩的方法。

(3)耳穴埋籽,主穴:便秘点、交感、大肠、直肠下段穴。肝气郁结证可配穴肝、胆或交感、内分泌;痰气郁结证可配穴脾、肺或神门;心脾两虚证可配穴心、脾或神门、内分泌;气阴两虚证可配穴肺、脾或交感、内分泌。

(4)必要时遵医嘱予患者通便药物,如番泻叶等。

6.按摩法

(1)急性发作期患者可用拇指、示指大力点按金钟、通海等穴。

(2)恢复期按摩百会、足三里、神门、血海、三阴交等,以得气为度。

7.生命体征观察

加强患者生命体征的观察,每周定期测量体重,详细记录,躁狂日久者,要防止全身衰竭。

**(五)饮食护理要点**

宜清淡易消化,无骨、刺、硬核,营养丰富的食物,忌食辛辣刺激、肥甘厚味,忌浓茶、咖啡,禁吸烟、饮酒。

1.肝郁气滞

宜食行气解郁之品,如萝卜、玫瑰花、莲藕、山楂等。

食疗方:柴郁莲子粥(柴胡、郁金、莲子、粳米)。

2.痰气郁结

宜食化痰解郁之品,如柑橘、枇杷、海带、柚子、金橘等。大便秘结者可多食新鲜水果、蔬菜。

食疗方:竹笋萝卜汤。

3.心脾两虚

宜食健脾养心之品,如龙眼肉、山药、酸枣、薏苡仁、大枣等。

食疗方:党参琥珀炖猪心、黄芪粥、红枣黑木耳汤。

4.气阴两虚

宜食益气养阴之品,如山药、栗子、蜂蜜、牛奶、莲藕、荸荠、百合、银耳、甲鱼等。

食疗方:黄芪天冬炖乌鸡。

5.其他

(1)对于躁动、抢食或拒食患者应寻找原因,根据其特点进行诱导可喂食或鼻饲,以保持营养。

(2)轻症患者或恢复期患者,提倡集体进餐。

(3)餐具要清洁卫生,容易持握、进食方便,应坚固耐用,不易破损。注意餐前后清点数目,发现短缺要及时查找,以免发生意外。

**(六)中药使用护理要点**

1.口服中药

口服中药时,应与西药间隔30分钟左右。

(1)中药汤剂宜温服,打破常规服用方法,合作时可一次服下,鼓励患者自己服下。

(2)补脑丸:宜在餐前或进食时服用;不宜与感冒类药同时服用;孕妇糖尿病患者或正在接受其他药物治疗的患者应在医师指导下服用。

2.中药注射剂

中药注射剂应单独使用,与西药注射剂合用时须前后用生理盐水做间隔液。

生脉注射液:不宜与氯化钾、复方氯化钠注射液、20%甘露醇、硫酸依替米星、阿莫西林钠克拉维酸钾、盐酸普罗帕酮等配伍。

3.外用中药

观察局部皮肤有无不良反应。

中药贴敷:使用时取适量药粉用水调成糊状,贴敷于脐。

**(七)情志护理要点**

(1)创安全舒适的病室环境,病室安静整洁,护士举止大方,给患者以安全感和亲切感。严禁在患者面前讲刺激性语言,严禁态度粗暴;不要将过喜或过悲的事情告诉患者。

(2)经常接近患者,与其谈心,了解患者心态,给予其帮助鼓励,尽量满足患者的合理要求。

(3)对认知错觉者如怀疑食物中有人放毒时,可让患者共同进餐,或要求与别人调换食物者,则应设法恰当地满足其要求,以解除其疑虑,取得其信任。

(4)对有自杀自伤轻生念头患者,要做好安全防范工作,多加巡视,必要时日夜专人守护。耐心做好安慰解释工作,使其改变不良心境,树立乐观情绪;也可用转移注意法,引导其思维,从而转变其精神状态。

(5)迫害妄想者常恐惧不安,甚至有出逃的可能。要密切观察患者的行为表现,仔细研究其原因,耐心说服解释,必要时有人陪伴,以减轻其惊恐心绪。

（6）保持乐观、平静的心情,可采用喜胜忧的方法进行心理疏导。

### （八）健康宣教

**1.用药**

长期服药者按时服药及复查,不宜自行停药或减量。家属应看护患者服药,服药后要观察片刻,以免患者用探吐法拒服药物。

**2.饮食**

宜选择清热、祛痰、疏肝、安神作用的食品,一般给予普食即可。重视食物的花样品种,尽量注意色、香、味。

**3.运动**

鼓励患者适当地参加体力和脑力活动,坚持治疗服药,配合气功及体育疗法,发作未完全控制前,不宜单独外出、游泳、登高、开车等。

**4.生活起居**

注意休息,保证充足睡眠。外出时,随身带有注明姓名、诊断、住址及联系方式的联系卡。培养兴趣爱好,如练习书画、听音乐等,转移患者的注意力,消除、淡化不良情绪。

**5.情志**

了解家庭及社会环境对患者疾病的影响,有针对性地做好相关人员的工作,取得配合,对患者要关心爱护,对患者的各种病态不可讥笑,不要议论。尽量减少诱发因素。

**6.定期复诊**

遵医嘱定时复诊,如出现病情加重时应及时就医。

## 四、头痛

### （一）概述

头痛因风寒温热等外邪侵袭、或风火虚阳上扰、痰浊淤血阻滞,致经气不利、气血逆乱、清阳不升、脑神失养等所致。以患者自觉头部疼痛为主要临床表现。病位在经络、气血及脑髓。脑血管意外、颅内占位性病变、血管神经性头痛、三叉神经痛等可参照本病护理。

### （二）辨证分型

**1.风寒头痛**

头掣痛牵连项,遇风受寒头痛加重,恶风寒,喜以布裹头。舌苔薄白、脉浮紧。

**2.风热头痛**

头胀痛如裂,微恶风,面红、目赤,口渴喜饮,排便不畅或便秘,尿赤。舌质红、苔黄,脉浮滑而数。

**3.风湿头痛**

头痛如裹,肢体困重,纳呆胸闷,小便不利,大便或溏。舌苔白腻,脉濡。

**4.肝阳头痛**

头痛而胀,心烦易怒,失眠,胸胁胀痛,面赤、口苦。舌苔黄,脉弦有力。

**5.痰浊头痛**

头痛眩晕,胸脘满闷、呕恶痰。舌苔白腻,脉滑或弦滑。

### （三）护理要点

**1.一般护理**

按中医内科急症一般护理常规进行。伴有发热、脑出血时,绝对卧床休息。疼痛未明确诊断时,慎用镇痛药。

**2.病情观察**

观察头痛部位、性质、头痛发作时间及有无呕吐等伴随症状。观察患者神志变化及瞳孔、体温、大小便、舌脉。头痛加重,出现口眼㖞斜、瞳孔大小不等、肢体麻木震颤时,立即报告医师,配合处理。

**3.情志护理**

稳定患者的情绪,解除思想顾虑,配合治疗。

**4.饮食护理**

以清淡、利湿、易消化为原则,勿过饱,忌食肥腻、黏滑及烟酒刺激之品。

**5.用药护理**

遵医嘱按时给药,病情不明时不能给止痛药。

**6.临床辨证护理**

头痛剧烈时,遵医嘱给予针刺镇痛。高热性头痛可用冷毛巾敷前额部。出现壮热、项背强直、喷射性呕吐、抽搐时,立即报告医师,配合抢救。伴有恶心、呕吐者,遵医嘱给予针刺。

**7.并发症护理**

头痛伴有神志不清。密切观察患者的神志、生命体征、皮肤、尿量、汗出等情况,及时报告医师,给予患者保暖、吸氧、建立静脉通道等抢救准备,并配合治疗原发病。

**(四)健康指导**

指导患者及家属初步掌握缓解头痛的方法,如穴位按摩等;指导患者适当锻炼,注意饮食调理,如遇剧烈头痛时应及时就诊。

(白文芹)

# 第二节　肺部疾病的中医护理

## 一、哮病

**(一)概述**

哮病是以发作性喉中哮鸣有声,呼吸困难,甚则喘息不得平卧为主要表现的顽固发作性肺系疾病。哮病的病因为脏气虚弱,宿痰伏肺,复因外邪侵袭、饮食不当、情志失调、劳累过度等因素诱发。支气管哮喘和喘息型支气管炎以及其他原因引起的哮喘均可参考本病护理。

**(二)辨证论治**

1.寒哮

呼吸急促,喉中哮鸣有声,胸膈满闷如塞,咳不甚,痰少、咳吐不爽,口不渴或口渴喜热饮,面色晦滞带青,形寒畏冷。舌淡苔白滑,脉浮紧或弦紧。治以温肺散寒、化痰平喘。

2.热哮

气粗息涌,喉中痰鸣如吼,胸高胁胀,咳呛阵作,咳痰色白或黄,黏稠厚浊,咳吐不利,烦闷不安,面赤汗出,口苦,口渴喜饮。舌红苔黄腻,脉滑数或弦滑。治以清热肃肺、化痰定喘。

### 3.肺虚

气短声低,咳痰清稀色白,喉中常有轻度哮鸣音,每因气候变化而诱发,面色㿠白。舌淡苔薄白,脉细弱或虚大。治以补肺固卫。

### 4.脾虚

气短不足以息,少气懒言,每因饮食不当而引发。舌淡苔薄腻或白滑,脉细弱。治以健脾化痰。

### 5.肾虚

平素气息短促,动则为甚,腰酸腿软,脑转耳鸣,不耐劳累,下肢欠温,小便清长。舌淡,脉沉细。治以补肾纳气。

## (三)病情观察要点

### 1.发作前症状

如打喷嚏、流鼻涕、干咳,鼻咽、咽部发痒等黏膜过敏表现。

### 2.诱发因素

如受寒、过热、饮食不当、疲劳过度、烟酒和异味刺激等。

### 3.呼吸道症状

观察患者呼吸频率、节律、深浅及呼气与吸气时间比,观察患者痰的色、质、量,咳痰时的伴随症状,咳痰的难易程度,呼吸道是否通畅。

### 4.伴随症状

观察病情变化,哮病发作及持续时间,患者的神志、面色、汗出体温、脉搏、血压等情况,口唇及四肢末梢的发绀程度。

### 5.并发症

有无电解质酸碱平衡失调、呼吸衰竭、自发性气胸等。

### 6.危重症的观察

(1)发作持续 24 小时以上,出现呼吸困难、发绀、大汗、面色苍白提示病情危重。

(2)患者出现头痛、呕吐、意识障碍时,应观察是否有二氧化碳潴留,配合医师实施治疗、抢救。

## (四)症状护理要点

### 1.病室环境

(1)病室应避免各种变应原,如烟雾、油漆、花草等异味刺激性气体。

(2)寒哮患者病室温度宜偏暖,避风寒。

(3)热哮患者病室应凉爽通风,防止闷热,但应避免对流风。

### 2.避免诱发因素

哮病患者应避免寒冷、饮食不节、疲劳、烟酒等诱发因素。

### 3.及时处理发作前症状

当哮病患者出现打喷嚏、流鼻涕、干咳、咽痒等发作前症状时,立即通知医师,及时用药,减轻或预防哮病的发生。

### 4.体位

(1)哮病发作时给予端坐位或半坐卧位,也可让患者伏于一小桌上,以减轻疲劳。

(2)出现烦躁时应给予床档保护,防止跌伤。

5.痰多,痰黏

哮鸣咳痰多,痰黏难咳者,用叩背、雾化吸入等法,助痰排出。

6.喘息哮鸣,心中悸动

喘息哮鸣,心中悸动者,应限制活动,防止喘脱。

7.吸氧

遵医嘱给予用氧治疗。

8.艾灸法

哮病发作时可艾灸肺俞、膈俞20分钟,寒哮发作时艾灸天突、膻中、气海等穴。

9.中药吸入剂

寒哮发作时,用洋金花叶放在纸卷中点火燃烧,作吸入剂用。

10.拔火罐治疗

热哮取肺俞(双)、大椎、双风门、伏兔、丰隆等穴。

11.穴位按揉

足三里、合谷、后溪、昆仑等穴,或指压舒喘穴。

12.哮病持续发作

哮病持续发作者,且伴有意识障碍、呼吸困难、大汗、肢冷等症,应立即通知医师,配合抢救。

### (五)饮食护理要点

饮食宜清淡,富营养,少食多餐,不宜过饱。忌生冷、辛辣、鱼腥发物、烟酒等食物。

1.寒哮

宜进食温热宣通之品,以葱、姜、胡椒等辛温调味以助散寒宣肺,忌生冷、海腥、油腻等食物。

食疗方:麻黄干姜粥(麻黄、干姜、甘草、粳米煮粥服用)。

2.热哮

宜食清淡、易消化的半流饮食,多饮果汁,如梨汁。

食疗方:加味贝母梨膏(川贝母、杏仁、前胡、生石膏、甘草、橘红、雪梨熬成糊状服用)。

3.肺虚

宜食动物肺、蜂蜜、银耳、百合、黄芪膏等补肺气之品。

食疗方:黄芪炖乳鸽、黄芪炖燕窝等。

4.脾虚

宜食如莲子、山药、糯米、南瓜、芡实等清淡,易消化、补脾之品,注意少食多餐。

食疗方:参芪粥、山药半夏粥。

5.肾虚

宜食木耳、核桃、胡桃、杏仁等补肾纳气之品。

食疗方:白果核桃粥、五味子蛋(五味子煮汁腌鸡蛋)。

### (六)中药使用护理要点

1.口服中药

口服中药时,应与西药间隔30分钟左右。

(1)哮病发作时暂勿服药,一般在间歇时服用。如有定时发作者,可在发作前1～2小时内服药,有利于控制发作或减轻症状。

(2)寒哮汤药宜热服;热哮汤药宜温服。

(3)固肾定喘丸:过敏体质者慎用。

(4)哮病因痰而起,故哮病合并咳嗽者慎用止咳药,以免痰液瘀积,加重病情。

2.中药注射剂

中药注射剂应单独使用,与西药注射剂合用时须前后用生理盐水做间隔液。

止喘灵注射液:孕妇及高血压病、心脏病、前列腺肥大、尿潴留患者慎用;出现多尿时应立即通知医师,并观察是否发生血容量降低,电解质紊乱。不宜与氨茶碱配伍。

3.外用中药

观察局部皮肤有无不良反应。

中药敷贴:使用时应告知患者敷贴处皮肤可能出现灼热、发痒的情况,观察用药后反应。有明显热证、合并支气管扩张、咯血的患者不宜贴敷。

### (七)情志护理要点

(1)病室环境宜安静,减少探视,避免不良情绪刺激。

(2)哮病发作时来势凶猛,患者多表现为惊恐万分,因此发作期首先应稳定患者的情绪,使其积极配合治疗。

(3)慢性反复发作的哮病迁延不愈,患者易悲观、焦虑,护士应关心安慰患者,让患者了解哮病是可以控制和缓解的,稳定患者情绪,以利康复。

(4)与哮病患者共同分析、寻找变应原和诱发因素并设法避免,树立战胜疾病的信心。

### (八)健康宣教

1.用药

掌握常用吸入制剂的用法、用量,急性发作时能正确地使用,以快速缓解支气管痉挛。

2.饮食

宜清淡,忌油腻;宜温和,忌过冷、过热;宜少食多餐,不宜过饱;忌过甜过咸;不吃冷饮及人工配制的含气饮料;避免吃刺激性食物和产气食物。

3.运动

加强体质训练,根据个人情况,选择太极拳、内养功、八段锦、慢跑、呼吸操等方法长期锻炼,避免剧烈运动。

4.生活起居

注意气候变化,做好防寒保暖,防止外邪诱发;避免接触刺激性气体及灰尘;忌吸烟、饮酒。随身携带吸入制剂。

5.情志

保持情绪稳定,勿急躁、焦虑;避免情绪刺激诱发哮喘。

6.定期复查

遵医嘱定期复诊。

7.预防

做好哮喘日记,记录发病的症状、发作规律、先兆症状、用药情况及用药后反应;积极寻找变应原,预防哮病复发。

## 二、肺痨

### (一)概述

肺痨是具有传染性的慢性虚弱疾病,以咳嗽、咯血、潮热、盗汗及身体逐渐消瘦为主要临床特征。本病致病因素分为内因与外因,外因是指痨虫传染,内因是指正气虚弱,两者往往互为因果。肺结核可参照本病护理。

### (二)辨证论治

**1.肺阴亏虚**

干咳少痰或痰中带血,胸痛、潮热、颧红,或有轻微盗汗,口干舌燥。舌红苔薄黄、少津,脉细或兼数。治以滋阴润肺,清热杀虫。

**2.阴虚火旺**

呛咳气急,痰少质黏或量多,难咳,时时咯血,色鲜红,午后潮热,五心烦热,骨蒸,颧红,口渴,心烦,失眠盗汗,急躁易怒,胸胁掣痛。舌红干、苔薄黄或剥,脉细数。治以补益肺肾,滋阴降火。

**3.气阴耗伤**

咳嗽无力,气短声低,或咯血(色淡红),午后潮热,畏风怕冷,自汗,纳少便溏,面色㿠白,颧红。舌质嫩红,边有齿痕,苔薄,脉细弱数。治以养阴润肺、益气健脾。

**4.阴阳两虚**

痰中或见夹血、血色黯淡,咳逆喘息少气,形体羸弱,劳热骨蒸,面浮肢肿,潮热,形寒,自汗。舌光质红少津,脉细数或兼数。治以温补脾肾,滋养精血

### (三)病情观察要点

(1)发热的时间和热势,观察患者发热规律。患者发热时是否伴有颧红、盗汗、骨蒸发热、手足心热等。

(2)咳嗽发作的性质及程度。

(3)咳痰的量、色、性状。

(4)是否伴有咯血,咯血的量、颜色、性质、出血的速度及意识状态、生命体征。

(5)胸痛患者应观察疼痛的时间、性质,如出现呼吸困难,要立即报告医师。

(6)患者体重的变化。

### (四)症状护理要点

(1)病室环境安静、整洁、阳光充足、空气新鲜,室内禁止吸烟。防止灰尘及烟味刺激导致咳嗽加重。对于有结核病灶的患者,严格执行呼吸道隔离,病床之间不得少于1.6 m,病室定时消毒。

(2)发热定时测量体温,做好发热护理。

(3)痰多不能自行咳出的患者,可协助翻身拍背,或遵医嘱予清肺化痰中药雾化吸入。

(4)干咳较重时,嘱患者切忌用力,遵医嘱给予止咳药;若呛咳气急、咽痒、口中有血腥味,为咯血先兆,应嘱患者患侧卧位,头偏向一侧,防止窒息。

(5)咯血的护理:①患者可选用半卧位或头侧平卧位,大咯血时应绝对卧床休息。②不要大声讲话;剧烈咳嗽,咯血量多者禁食;咯血停止后或少量咯血时,可行半流食。③准确记录出血量,观察患者咯血时的面色、神志、汗出、肢温及生命体征的变化,出现血脱先兆及时通知医师,准备抢救物品及止血药。

(6)胸痛时指导患者勿用力咳嗽,取舒适体位缓解疼痛。

(7)每周测量体重 1 次,为肺痨患者提供高热量、高蛋白、富含维生素的饮食。

(8)肺痨盗汗者可用五倍子、飞朱砂敷脐,贴敷过程中注意局部皮肤的观察。

(9)气功疗法:做正卧位内养功,通过平卧、放松、入静、意守、调息等,可调整脏腑、平衡阴阳,改善症状,提高机体免疫力。

### (五)饮食护理要点

饮食宜清淡易消化,高热量、高蛋白、富含维生素,忌食生冷及肥甘厚腻的食物,宜少食多餐,进食时细嚼慢咽。

1.肺阴亏虚

宜食百合、鸭梨、银耳、藕汁等滋阴润肺之品。

食疗方:贝母冰糖炖豆腐。

2.阴虚火旺

宜食甲鱼、鸡蛋、冬瓜、萝卜等滋阴降火之品。

食疗方:冰糖银耳羹。

3.气阴两虚

宜食鱼、牛奶、红枣、莲子、黑芝麻等补益气血之品。

食疗方:百合猪肺汤(猪肺、百合、党参煮汤)。

4.阴阳两虚

宜食百合、银耳、人参、甲鱼等滋阴补阳之品。

食疗方:虫草大枣汤(人参、冬虫夏草、大枣、冰糖煮水服用)。

### (六)中药使用护理要点

强调早期、联合适量、规律、全程化疗的重要性,使患者树立战胜疾病的信心,积极配合治疗。当出现巩膜黄染、肝区疼痛、胃肠不适、眩晕、耳鸣等不良反应时及时与医师联系,勿自行停药。

1.口服中药

口服中药时,应与西药间隔 30 分钟左右。

(1)滋阴降火、润肺补肾的中药汤剂,可早晚空腹服用。

(2)滋阴益气类药物不宜喝茶及吃萝卜等降气食物。

(3)人参固本丸:宜饭前服用,不宜同时服用五灵脂、皂角制剂,以免影响药效。高血压病患者慎用。

2.外用中药

观察局部皮肤有无不良反应。

(1)可佩戴安息香保养元气,增强正气。

(2)用雄黄酒擦迎香穴,以达辟秽之功。

(3)用净五灵脂、白芥子、生甘草研末加醋,与蒜捣匀,贴敷于颈椎至腰椎夹脊穴旁开 1 寸半处,1～2 小时,皮肤灼热取之。

### (七)情志护理要点

(1)病室环境宜安静,减少探视,避免不良情绪刺激。

(2)肺痨患者病情迁延,长期养病并需隔离修养,生活单调乏味,因此应鼓励患者可以通过散步、打太极拳、画画、练书法、听音乐等方式丰富生活,缓解不良情绪。

（3）劝患者禁恼怒，息妄想，树立战胜疾病的信心。

### (八)健康宣教

**1.用药**

坚持服用抗结核药，严格遵医嘱服药，保证治疗的全程、联合、规律，严禁擅自停药、加药或减药，以防复发。服药期间注意不良反应，定期检查肝肾功能。

**2.饮食**

宜清淡，养阴清热之品，加强营养，多饮水，忌食辛辣刺激之品。

**3.运动**

注意锻炼身体，可进行散步、打太极拳等有氧运动，增强体质。

**4.生活起居**

痰培养阳性时，有一定传染性，适当戴口罩隔离；痰培养阴性后，传染性较小。每天增加开窗通风时间。注意气候的变化，防止复感外邪，加重病情。注意休息，防止过劳。养成不随地吐痰的习惯，患者使用的痰具等用具均应消毒。戒烟，远房事。

**5.情志**

保持良好心态，避免恼怒、悲伤、恐惧。

**6.定期复诊**

遵医嘱定期复查，如出现咳嗽、乏力、消瘦、发热等症状应及时就医。

## 三、肺癌

### (一)概述

原发性肺癌是指原发于支气管黏膜和肺泡的癌（不包括气管癌及转移性肺癌），简称肺癌。肺癌的发生多与正气内虚、邪毒外侵、痰浊内聚、气滞血瘀阻结于肺，肺失宣降等因素有关。本病属于中医学的"肺积"等病的范畴。

### (二)辨证论治

**1.肺热痰瘀**

咳痰不畅，咳痰不爽，胸闷气急或胸闷背痛，痰中带血，大便秘结。舌黯红，苔白腻，脉弦。治以清肺理气，除痰散结。

**2.脾虚痰湿**

咳嗽痰多，胸闷，纳呆，神疲乏力，短气，腹胀，大便溏。舌淡胖，边有齿痕，苔白腻，脉濡缓。治以健脾化湿，宣肺豁痰。

**3.阴虚痰热**

咳嗽痰少，或干咳无痰，痰中带血，胸闷，气短，心烦失眠，口干，大便秘结，潮热盗汗。舌红，苔少或薄黄，脉细数。治以滋肾清肺，豁痰散结。

**4.气阴两虚**

咳嗽少痰，咳声低微，痰中带血，气促，神疲乏力，纳少短气，口干不多饮。舌红，苔薄，脉细弱。治以益气养阴，化痰散结。

### (三)病情观察要点

**1.咳嗽**

（1）肿瘤侵犯支气管壁呈浸润性生长时表现为阵发性刺激性呛咳，无痰或仅有少量白色泡沫样黏痰。

（2）肿瘤位于支气管或隆突附近表现为剧烈呛咳。

（3）肿瘤位于细小支气管黏膜上常无咳嗽或咳嗽不明显。

（4）肿瘤完全阻塞支气管腔表现为咳嗽减少或消失。

2.咯血

表现为间断性反复少量血痰，往往血多于痰，色鲜红，偶见大咯血，持续时间不一。

3.发热

（1）炎性发热：由于支气管阻塞或管腔受压或出现继发性感染引起的发热。

（2）癌性发热：癌性发热即使高热有时也无特别异常的化验检查结果，发热持续时间较长，发热时轻时重，每天至少有一次超过 37.8 ℃，持续时间可达数周以上，伴有感染时可出现连续高热，感染消除后仍会持续发热。

4.胸痛

（1）肿瘤侵犯所在组织，出现不定时的胸闷，压迫感或钝痛。

（2）支气管阻塞引起肺不张，造成壁层胸膜牵引，引起胸痛。

5.气急

（1）胸闷气急：肿瘤在叶支气管或主支气管口时。

（2）严重气急：大量胸腔积液、心包积液时。

6.肺外症状

肺癌被称为非内分泌性的内分泌肿瘤，通过异位激素或类似物质产生异位内分泌作用，从而产生肺外症状，出现骨、关节肥大，杵状指，男性乳房增大，库欣综合征，类癌综合征，低钠血症，低血糖综合征，水中毒，黑色棘皮症及皮肌炎等。

**（四）症状护理要点**

1.咳嗽、咳痰

（1）气虚衰弱无力咳痰者：应帮助患者翻身拍背，并教会其有效咳痰方法。

（2）穴位按压：肺俞、心俞、尺泽、曲池穴，有清肺化痰的作用。

（3）大咯血：①及时建立静脉通路，遵医嘱予氧气及药物治疗。②保持呼吸道通畅防止窒息。③观察神志、尿量及生命体征情况。

2.高热

应卧床休息，限制活动，遵医嘱用药，必要时给予物理降温。指导其多饮温开水；汗多者，应及时擦干汗液，用温开水清洗皮肤，勤换内衣及床单，勿汗出当风。

3.胸痛

应患侧卧位，遵医嘱予肿瘤外用贴敷治疗，理气活血通络，帮助减轻疼痛。也可采用放松术，如缓慢呼吸、全身肌肉放松、听音乐等。

4.胸闷气急

应稳定其情绪，卧床休息，保持室内空气新鲜，光线柔和，减少不必要的人员走动。大量胸腔积液、心包积液而引起的严重气急可遵医嘱由医师予胸腔穿刺。遵医嘱吸氧。

**（五）饮食护理要点**

饮食宜清淡、营养丰富，忌食煎炒燥热、肥甘厚味、寒湿生冷及辛辣刺激之品。

1.术后患者

饮食宜补气养血为主,如杏仁露、莲藕、鲜白菜、白萝卜等。

2.放疗时肺阴大伤

饮食宜滋阴养血为主,如鲜蔬菜、鲜水果、琵琶果、核桃仁、枸杞果等。

3.化疗时气血两伤

饮食宜补益气血为主,如鲜鲤鱼、白木耳、香菇、燕窝、银杏等。

4.辨证食疗

(1)肺热痰瘀:宜食清肺理气,除痰散结之品,如花旗参、百合、绿豆等。可选用杏仁川贝老鸭汤(老鸭、北杏仁、党参、熟地黄、川贝母);雪梨鱼腥草饮(雪梨、鱼腥草)。

(2)脾虚痰湿:宜食健脾化湿,宣肺豁痰之品,如山药、薏苡仁、冬瓜仁、扁豆、红小豆等。可选用百合肚肺汤(猪肺、猪肚、火腿、百合)。

(3)阴虚痰热:宜食滋肾清肺,豁痰散结之品,如薏苡仁、山药等。可选用贝梨猪肺汤(猪肺、川贝母、雪梨);百合琵琶羹(百合、琵琶、鲜藕)。

(4)气阴两虚:宜食益气养阴之品,如甲鱼、白果、豆浆等。可选用燕窝银耳粥(猪瘦肉、大米、银耳、燕窝);冬虫夏草鸭。

**(六)中药使用护理要点**

1.口服中药

口服中药时,应与西药间隔 30 分钟左右。

(1)止咳糖浆不要用水稀释,喝完糖浆后 5 分钟内最好不要喝水。

(2)健脾益肾颗粒:服药期间,饮食宜进清淡易消化之品,忌食辛辣、油腻、生冷之品。

(3)肺瘤平膏:宜饭后 30 分钟,以温水冲服。腹泻、咯血者忌用。

(4)威麦宁胶囊:饭后 30 分钟口服。

(5)益肺清化颗粒:饭后 30 分钟口服。

2.中药注射剂

中药注射剂应单独使用,与西药注射剂合用时须前后用生理盐水做间隔液。

(1)艾迪注射液:含斑蝥有毒,注意监测肝肾功能。不宜与人血白蛋白等配伍。

(2)榄香烯注射液:有进行性出血倾向者应慎用。建议使用中心静脉置管给药。

(3)康莱特注射液:首次使用滴速应缓慢;当药物出现油、水分层(乳析)现象时,严禁静脉使用;应使用带终端滤器的输液器;建议使用中心静脉置管给药。

3.外用中药

观察局部皮肤有无不良反应。

理气活血通络方外敷:治疗肺癌引起的胸部及肩背部疼痛,多采用热湿敷,热水调药,温度以患者感觉舒适为宜,一般为 37～45 ℃,贴敷时间为 6～8 小时,外用纱布覆盖,并用敷料固定好。有活动性出血或是有出血倾向的患者禁用,贴敷部位皮肤完整性受损的患者禁用。

**(七)健康宣教**

1.用药

遵医嘱用药,不可随意增减药量或停药。

2.饮食

饮食宜清淡富营养,忌食煎炸燥热、肥甘厚味、生冷及辛辣刺激之品。

3.运动

适当运动不宜过劳,以不感乏力、气短为宜;可选择慢步走、打太极拳、练气功、练呼吸操等,多到大自然中呼吸新鲜空气。

4.生活起居

鼓励戒烟;注意个人卫生,做好口腔护理;保持居住环境整洁,空气清新,避免刺激性气味;注意保暖,随天气变化增减衣服,切记当风受凉,防止呼吸道感染。

5.情志

过忧伤肺,切勿大喜大悲,保持心态平和,情绪乐观稳定。

6.定期复诊

遵医嘱定时复诊,如出现咳嗽、胸痛加重、大咯血时应及时就医。

（白文芹）

# 第三节　脾胃疾病的中医护理

## 一、痢疾

### （一）概述

痢疾是以腹痛,里急后重,大便次数增多,痢下赤白脓血为主症的病证。是夏秋季常见的肠道传染病。病因有外感时疫邪毒和内伤饮食两方面。细菌性痢疾、阿米巴痢疾,以及溃疡性结肠炎、放射性结肠炎、细菌性食物中毒等出现类似本节所述症状者,可参照本病护理。

### （二）辨证论治

1.湿热痢

腹痛,里急后重,下痢赤白脓血,赤多白少或纯下赤冻,肛门灼热,小便短赤,或发热恶寒,头痛身楚,口渴发热。舌红苔黄腻,脉滑数。治以清热解毒,调气行血。

2.疫毒痢

起病急骤,壮热,恶呕便频,痢下鲜紫脓血,腹痛剧烈,口渴,头痛,后重感特著,甚者神昏惊厥。舌红绛苔黄燥,脉滑数或微欲绝。治以清热凉血解毒。

3.寒湿痢

腹痛拘急,痢下赤白黏冻,白多赤少,里急后重,脘闷,口淡,饮食乏味,头身困重。舌淡苔白腻,脉濡缓。治以温中燥湿,调气和血。

4.阴虚痢

下痢赤白,日久不愈,或下鲜血,脐下灼痛,虚坐努责,食少,心烦,口干口渴。舌红绛少津少苔,脉细数。治以养阴清肠化湿。

5.虚寒痢

下痢稀薄,带有白冻,甚则滑脱不禁,腹部隐痛,排便不爽,喜按喜温,久痢不愈,食少神疲,四肢不温。舌淡苔白滑,脉沉细而弱。治以温补脾肾,收涩固脱。

6.休息痢

下痢时发时止,常因饮食不当、受凉、劳累而发,发时便频,夹有赤白黏冻,腹胀食少,倦怠嗜卧。舌淡苔腻,脉濡软虚数。治以温中清肠,调气化滞。

**(三)病情观察要点**

1.腹痛、里急后重

观察发作的时间、性质、部位、程度、与体位的关系、缓解的方法及伴随症状。

(1)新病年少,形体壮实,腹痛拒按,里急后重便后减轻者多为实证;久病年长,形体虚弱,腹痛绵绵,痛而喜按,里急后重便后不减或虚坐努责者为虚证。

(2)湿热痢腹痛阵作;疫毒痢腹痛剧烈;寒湿痢腹部胀痛,阴虚痢为脐腹灼痛,或虚坐努责;虚寒痢常为腹部隐痛,腹痛绵绵。

2.肛门灼痛

与湿热下注、肛周炎症、分泌物刺激有关。

3.大便次数及性状改变

注意观察大便与腹痛的关系,大便的次数、性质、量、气味、颜色、有无脓血黏冻。

(1)痢下白冻或白多赤少者,多为湿重于热,邪在气分,其病清浅;若纯白冻清稀者,为寒湿伤于气分;白而滑脱者属虚寒。

(2)痢下赤冻,或赤多白少,多为热重于湿,热伤血分,其病较深;若痢下纯鲜血者,为热毒炽盛,迫血妄行。

(3)痢下赤白相杂,多为湿热夹滞。

(4)痢下色黄而深,其气臭秽者为热;色黄而浅,不甚臭秽者为寒。

(5)痢下紫黑色、黯褐色者为血瘀;痢下色紫黯而便质清稀为阳虚。

(6)痢下焦黑,浓厚臭秽者为火。

(7)痢下五色相杂为湿热疫毒。

4.发热

观察发热程度及伴随症状。

(1)湿热痢若兼有表证则恶寒发热,头痛身楚,热盛灼津则口渴。

(2)疫毒痢热因毒发,故壮热。热盛伤津则口渴,热扰心神则烦躁,热扰于上则头痛。热入营分,高热神昏谵语者,为热毒内闭。

**(四)症状护理要点**

1.腹痛、里急后重

(1)腹痛时,可指压内关或合谷等穴位。

(2)疫毒痢者,腹痛剧烈,痢下次多,应暂禁食,遵医嘱静脉补液或按揉天枢、气海、关元、大肠俞等穴。

(3)寒湿痢者,腹部冷痛,注意保暖,给予热敷,或用白芥子、生姜各10 g共捣烂成膏敷脐部。

(4)虚寒痢者,腹痛绵绵,注意四肢保暖,可给予艾灸天枢、神阙等穴,或食用生姜、生蒜,以温中散寒。

(5)患者里急后重时,嘱患者排便不宜过度用力或久蹲,以免脱肛。

2.肛门灼痛

(1)保持肛周皮肤清洁,便后用软纸擦肛门并且用温水清洗,如肛门周围有糜烂溃破,可遵医嘱外涂油膏治疗。

（2）肛门灼热、水肿时，可遵医嘱予中药熏洗。

（3）有脱肛者，清洁后用消毒纱布涂上红油膏或黄连软膏轻轻还纳。

3.发热

（1）正确记录体温、脉搏呼吸、汗出情况。

（2）保持皮肤清洁，汗出后用毛巾擦拭，并及时更换湿衣被，保持床铺清洁干燥。

（3）协助高热患者做好口腔护理，饭前饭后用银花甘草液、洗必泰（氯己定）、生理盐水等漱口，口唇干裂可涂保湿唇膏或油剂。

（4）保证足够液体量，鼓励患者多饮温开水、淡糖盐水，可用麦冬、清竹叶、灯芯草等泡水代茶饮或遵医嘱静脉补液。

（5）高热无汗时，可遵医嘱行物理降温或给予中西药退热，或给予背部刮痧以辅助治疗。观察退热情况，防止抽搐、神昏等险证。

**（五）饮食护理要点**

饮食以清淡、细软、少渣、易消化的流质或半流质为主，鼓励患者多饮温开水或淡盐水，每天总液量为 3 000 mL 左右。不宜饮用牛奶，忌食生冷、辛辣、油腻、硬固、煎炸之品，忌豆类、薯类等产气食品。

1.湿热痢

宜食清热解毒之品，如铁苋菜、地锦草、马齿苋、西瓜、苹果等。

食疗方：蒜泥马齿苋、薏米粥、陈茗粥（陈茶叶、大米）。

2.疫毒痢

宜食清热凉血解毒之品，如鲜芦根煎汤代茶饮，痢下次多，应暂禁食。

食疗方：鲫鱼汤。

3.寒湿痢

宜食温中燥湿，调气和血之品，如粳米、鲈鱼、大枣等。

食疗方：薏米莲子粥、大蒜炖肚条、肉桂粥。

4.阴虚痢

宜食养阴清肠化湿之品，如黑木耳、茯苓、枸杞子、桑椹、龙眼肉、薏苡仁、莲子及大枣等。

食疗方：绿茶蜜饮、绿豆汤、石榴皮煮粥（石榴皮、粳米）。

5.虚寒痢

宜食温补脾肾，收涩固脱之品，如山药、莲子、胡桃肉、白扁豆、薏苡仁、生姜、生蒜等。

食疗方：姜汤、桃花粥、豆蔻粥（肉豆蔻、生姜、粳米）。

6.休息痢

宜食温中清肠，调气化滞之品，如粳米、南瓜、香菇、黄花菜等。

食疗方：参枣米饭、山药饼。

**（六）中药使用护理要点**

1.口服中药

口服中药时，应与西药间隔30分钟左右。

（1）中药汤剂：宜饭前服用。若有恶心，服用前可以在舌上滴少许生姜汁。

（2）香连浓缩丸（片）：不宜与阿托品、咖啡因等同用，否则会增加生物碱的毒性；忌油腻、生冷之品,禁烟、酒。

(3)葛根芩连微丸(胶囊):泄泻腹部凉痛者忌服。

(4)芩连片:泄泻腹部凉痛者忌服。不宜与乳酶生、丽珠肠乐同服。

2.中药注射剂

中药注射剂应单独使用,与西药注射剂合用时须前后用生理盐水做间隔液。

穿心莲注射剂:不宜与氟罗沙星、左氧氟沙星、乳酸环丙沙星、妥布霉素、红霉素、阿米卡星、维生素 $B_6$ 等同用。

3.外用中药

观察局部皮肤有无不良反应。

(1)保留灌肠:给药前排空二便,取右侧卧位,臀部抬高 10 cm,液面距肛门不超过 30 cm,肛管插入15 cm左右,药液温度 39～41 ℃,量 50～100 mL,徐徐灌入,灌完后取平卧位,再取左侧卧位,保留 60 mm 以上,保留至次晨疗效更佳。

(2)中药贴敷:神阙穴,1 次/天,每次贴敷 3～4 小时。注意观察局部皮肤有无发红、瘙痒,或水疱等症状,并及时通知医师。告知患者切忌搔抓,以防止感染。

**(七)健康宣教**

1.用药

慢性患者应坚持治疗,在医师指导下合理用药。

2.饮食

不宜过食生冷,不吃变质食物。在痢疾流行季节可以适量食用生蒜瓣,或用马齿苋、绿豆煎汤饮用以预防感染。

3.运动

宜卧床静养,不可过度活动。指导久病体虚的患者循序渐进地锻炼身体,增强抗病能力和促进康复。

4.生活起居

注意个人卫生,养成饭前、便后洗手习惯,预防疾病发生和传播。加强水饮食卫生管理,避免外出用餐,防止病从口入。久病初愈,正气虚弱,注意生活起居有节,劳逸结合。

5.情志

开展多种形式的文娱活动,以丰富生活内容,怡情悦志。

6.定期复诊

遵医嘱定期复诊,若出现大便次数及性状的改变、腹痛、里急后重等症状时,应及时就医。

## 二、呕吐

**(一)概述**

凡由于胃失和降,气逆于上,迫使胃中之物从口中吐出的一种病证,称为呕吐。多由于外感六淫,内伤饮食,情志不调,禀赋不足等影响于胃,使胃失和降,胃气上逆所致。急性胃炎、胃黏膜脱垂症、神经性呕吐、幽门痉挛、不完全性幽门梗阻、胆囊炎、胰腺炎等出现呕吐时可参照本病护理。

**(二)辨证论治**

1.外邪犯胃

突然呕吐,胸脘满闷,发热恶寒,头身疼痛。舌苔白腻,脉濡缓。治以疏邪解表,化浊和中。

**2.饮食停滞**

呕吐酸腐,脘腹胀满,嗳气厌食,大便或溏或结。舌苔厚腻,脉滑实。治以消食化滞,和胃降逆。

**3.痰饮内停**

呕吐清水痰涎,脘闷不食,头眩心悸。舌苔白腻,脉滑。治以温中化饮,和胃降逆。

**4.肝气犯胃**

呕吐吞酸,嗳气频作,胸胁胀痛。舌红苔薄腻,脉弦。治以疏肝理气,和胃降逆。

**5.脾胃虚寒**

呕吐反复迁延不愈,劳累或饮食不慎即发,伴神疲倦怠,胃脘隐痛,喜暖喜按。舌淡或胖苔薄白,脉弱。治以温中散寒,和胃降逆。

**6.胃阴不足**

时时干呕恶心,呕吐少量食物黏液,饥不欲食,咽干口燥,大便干结。舌红少津,脉细数。治以滋阴养胃,降逆止呕。

**(三)病情观察要点**

**1.呕吐**

观察呕吐的虚实,呕吐物的性状与气味,呕吐时间等。

(1)呕吐的虚实:发病急骤,病程较短,呕吐量多,呕吐物酸腐臭秽,多为实证;起病缓慢,病程较长,呕而无力,呕吐量不多,呕吐物酸臭不甚,伴精神萎靡,倦怠乏力多为虚证。

(2)呕吐物的性状:酸腐难闻,多为食积内腐;黄水味苦,多为胆热犯胃;酸水绿水,多为肝气犯胃;痰浊涎沫,多为痰饮中阻;泛吐清水,多为胃中虚寒。

(3)呕吐的时间:大怒、紧张或忧郁后呕吐,多为肝气犯胃;暴饮暴食后发病,多为食滞内停;突然发生的呕吐伴有外感表证者,多为外邪犯胃;晨起呕吐在育龄女性,多为早孕;服药后呕吐,则要考虑药物反应。

**2.伴随症状**

如出现下述症状,及时报告医师,配合抢救。

(1)呕吐剧烈,量多,伴见皮肤干燥,眼眶下陷,舌质光红。

(2)呕吐频繁,不断加重或呕吐物腥臭,伴腹胀痛、拒按、无大便及矢气。

(3)呕吐物中带有咖啡样物质或鲜血。

(4)呕吐频作,头昏头痛,烦躁不安,嗜睡、呼吸深大。

(5)呕吐呈喷射状,伴剧烈头痛、颈项强直,神志不清。

**(四)症状护理要点**

**1.呕吐**

(1)虚寒性呕吐:胃脘部要保暖,热敷或可遵医嘱隔姜灸中脘,或按摩胃脘部。

(2)寒邪犯胃呕吐时,可用鲜生姜煎汤加红糖适量热服。

(3)食滞欲吐者,可先饮温盐水,然后用压舌板探吐。

(4)呕吐后用温热水漱口,保持口腔清洁。

(5)呕吐频繁者可耳穴埋籽:取脾、胃、交感等穴;亦可指压内关、合谷、足三里等穴。

(6)穴位贴敷:取穴足三里、中脘、涌泉、内关、神阙等穴位。

(7)昏迷呕吐者,应予侧卧位,防止呕吐物进入呼吸道而引起窒息。

2.胸胁胀痛

稳定患者情绪,可推拿按揉肝俞、脾俞、阳陵泉等穴。

3.不思饮食

可自上而下按揉胃脘部,点按上脘、中脘、天枢、气海等穴。

4.咽干口燥

可用麦冬、玉竹或西洋参代茶饮。

5.恶寒发热

做好发热护理,根据医嘱采取退热之法,注意观察生命体征的变化。

### (五)饮食护理要点

饮食应清淡开胃易消化,禁食辛辣、煎炸、肥甘、生冷、油腻的食物。宜少食多餐。

1.肝气犯胃

宜食陈皮、萝卜、山药、柑橘等理气降气之品,禁食柿子南瓜、马铃薯等产气的食物。

食疗方:香橙汤(香橙、姜、炙甘草)。

2.饮食停滞

宜食山楂、米醋等消食化滞,和胃降逆之品。

食疗方:山楂麦芽饮,炒莱菔子粥,山楂粥等。

3.阴虚呕吐

宜食木耳、鸡蛋、鲜藕、乳制品等益胃生津之品。

食疗方:雪梨汁、荸荠汁、藕汁、西洋参泡水、银耳粥等。

4.脾胃虚寒

宜食鸡蛋、牛奶、姜、熟藕、山药、红糖等温中健脾之品。

食疗方:姜丝红糖水,紫菜鸡蛋汤。

5.痰饮内停

宜食温化痰饮,和胃降逆之品,如姜、薏苡仁、山药、红豆等。

食疗方:山药红豆粥。

### (六)中药使用护理要点

1.口服中药

口服中药时,应与西药间隔30分钟左右。

(1)中药汤剂:①取坐位服药,少量频服,每次20~40 mL,忌大口多量服药。②外邪犯胃、脾胃虚寒者宜饭后热服;饮食停滞、痰饮内停者宜饭后温服;肝气犯胃者宜饭前稍凉服。

(2)中成药:①舒肝丸(片、颗粒):不应与西药甲氧氯普安合用。②沉香化气丸:不宜与麦迪霉素合用。③藿香正气散,保和丸,山楂丸:应在饭后服用。

2.外用中药

观察局部皮肤有无不良反应。

遵医嘱选穴,穴位贴敷时注意按时更换。

### (七)情志护理要点

(1)护士应多与患者交谈,了解患者的心理状态,建立友好平等的护患关系。关怀、同情患者,减轻其紧张、烦躁及怕他人嫌弃的心理压力。

(2)教会患者进行自我舒缓情绪的方法,如音乐疗法、宣泄法、转移法等。

（3）鼓励患者多参与娱乐活动,如下棋、读报、看电视、听广播等。

（4）对精神性呕吐患者应消除一切不良因素刺激,必要时可用暗示方法解除患者不良的心理因素。

### （八）健康宣教

**1.用药**

遵医嘱服药,中药汤剂应少量频服。

**2.饮食**

饮食应清淡开胃易消化,禁食辛辣、煎炸、肥甘、生冷、油腻的食物。注意饮食卫生,规律进食,少食多餐,逐渐增加食量,不暴饮暴食。

**3.运动**

加强身体锻炼,提高身体素质。每天饭前、饭后可用手掌顺时针方向按摩胃脘部 10 分钟。

**4.生活起居**

养成良好的生活习惯,注意冷暖,特别注意胃部保暖,以减少或避免六淫之邪或秽浊之邪的侵袭。平日可于饭前饭后按摩内关、足三里等穴,每次 5～10 分钟。

**5.情志**

调摄精神,保持心情舒畅,避免精神刺激,防止因情志因素引起呕吐。

**6.定期复查**

遵医嘱定时复诊,若出现呕吐频繁,或伴腹胀腹痛无排便,或呕吐带血时需及时就医。

（白文芹）

# 第四节　肝胆疾病的中医护理

## 一、胁痛

### （一）概述

胁痛是以一侧或两侧胁肋部疼痛为主要表现的病证。多由于情志失调、饮食不节、外感湿热、劳欲久病或跌仆损伤等引起,肝胆失于疏泄条达而致本病。急慢性肝炎、肝硬化、肝寄生虫病、肝癌、急性胆囊炎、慢性胆囊炎、胆石症、慢性胰腺炎、胁肋外伤以及肋间神经痛等疾病以胁痛为主要症状时皆可参照本病护理。

### （二）辨证论治

**1.肝气郁结**

胁肋胀痛,走窜不定,常因情志刺激而加重,胸闷太息,嗳气食少,妇女月经不调。苔薄,脉弦。治以疏肝理气。

**2.肝胆湿热**

胁肋灼热,胀痛拒按,口干咽干,胸闷纳呆,恶心呕吐,可兼有目赤或目黄、身黄;身热恶寒;小便黄赤,大便不爽。舌红苔黄腻,脉弦滑数。治以清热利湿。

3.瘀血阻络

胁肋刺痛,痛有定处,按之痛剧,夜尤甚,胁下或见痞块。舌紫黯,或有瘀斑,脉沉涩。治以祛瘀通络。

4.肝阴不足

胁肋隐痛,绵绵不休,遇劳加重,头晕目眩,口干咽燥,心中烦热。舌红少苔,脉弦细数。治以养阴柔肝。

**(三)病情观察要点**

1.疼痛

注意观察疼痛的部位、性质、时间及伴随症状、诱发因素等。注意是否有腹肌紧张、板状腹。

(1)胀痛且痛无定处,多属气滞。

(2)刺痛且痛有定处,多属血瘀。

(3)隐痛不已,多属肝阴不足。

(4)阵发性绞痛,多为胆结石症状。

2.呕吐

注意观察呕吐物的颜色、性质、量及呕吐的时间、次数,伴随症状。必要时留送标本。

3.皮肤变化

注意是否有目黄、身黄等黄疸情况。

4.体温

有无发热等情况。

5.二便情况

有无小便黄赤,大便不爽,便秘等。

6.伴随症状

有无头晕,口干咽燥,胸闷,嗳气,妇女月经不调等。

**(四)症状护理要点**

1.胁肋疼痛

(1)注意卧床休息,选择舒适的体位,以偏向患侧卧位为宜,尽量减少不必要的搬动;变动体位要缓慢,避免体位的突然变动而加重疼痛。

(2)轻者可以适当活动,如散步、打太极拳等,做到动静适宜,以不感到疲劳为度。

(3)胁肋疼痛时可行耳穴埋籽,主穴:胸、肝、胆、神门;配穴:内分泌、肋缘下、交感。

(4)按摩疗法:选用自我按摩法,每天早晚在两侧胁肋部自上而下按摩1次,每次10分钟。

(5)瘀血阻络者痛剧时,可取屈膝卧位,局部热敷。

2.呕吐

(1)应及时清除呕吐物,呕吐后及时漱口,保持口腔清洁;及时留送标本。

(2)口含姜片止呕,或指压内关穴。

(3)可行耳穴埋籽,主穴:胃、神门、交感;配穴:皮质下、肝、胆反应点等。

3.皮肤有黄染

皮肤若有黄染,确诊为黄疸型肝炎,要做好消毒隔离工作。

4.发热

恶寒发热者及时增减衣被,做好发热护理。

5.便秘

便秘时,指导或协助患者顺时针方向按摩腹部,促进肠蠕动;可遵医嘱给予耳穴埋籽,主穴:大肠、小肠、交感;配穴:肺、便秘点等。

6.头晕目眩

头晕目眩时注意卧床休息,尽量减少活动,注意安全。

**(五)饮食护理要点**

饮食宜清淡、温软、易消化之物;忌寒凉、辛辣、油腻、刺激之品,定时定量。恶心呕吐严重时应暂时禁食,待病情好转后,逐渐进食易消化的流食或软食。

1.肝气郁结

宜食柑橘、萝卜、荔枝、丝瓜、菠菜、茄子等疏肝理气之品,避免食用马铃薯、南瓜、红薯等食品。

食疗方:柴橘粥(柴胡、陈皮、粳米)。

2.肝胆湿热

宜食西瓜、冬瓜、荸荠、黄瓜等清热利湿之品可,饮绿豆汤、冬瓜汤等。

食疗方:鸡骨草瘦肉汤。

3.瘀血阻络

宜食藕汁、梨汁、山楂、红糖、红心萝卜、木耳等活血化瘀之品,忌食寒凉及油腻黏滞之品。

食疗方:三七郁金汤(三七花、郁金、猪瘦肉)、桃仁莲藕汤。

4.肝阴不足

宜食鱼、瘦肉、银耳、藕、梨等滋阴之品。

食疗方:沙参玉竹老鸭汤(北沙参、玉竹,老鸭)、鲜生地粥(主料鲜生地黄、粳米)。

**(六)中药使用护理要点**

1.口服中药

口服中药时,应与西药间隔30分钟左右。

(1)疏肝理气、清利肝胆湿热、养阴柔肝中药汤剂宜饭前稍凉服;祛瘀通络止痛中药宜饭前稍温服。

(2)平肝舒络丸:属虚证者慎用,长期使用易导致蓄积性汞中毒。

(3)木香顺气丸:服药期间忌食生冷、油腻食物;孕妇慎服。

(4)元胡止痛胶囊(片、软胶囊、滴丸):药性温燥,阴虚火旺者慎服;服药期间忌食生冷食物。

(5)扶正化瘀胶囊:孕妇忌服,湿热盛者慎用。

2.中药注射剂

中药注射剂应单独使用,与西药注射剂合用时须前后用生理盐水做间隔液。

舒肝宁注射液:用10%葡萄糖注射液250～500 mL稀释后静脉滴注,速度不宜过快。

3.外用中药

观察局部皮肤有无不良反应。

(1)芒硝30 g布包后敷于胁肋部以助止痛,注意温度适宜。

(2)隐痛者可用生姜、葱白、韭菜、艾叶,加盐同炒后,敷于患处。

**(七)情志护理要点**

(1)胁痛随情志变化而增减,因此,平素保持情绪稳定,心情舒畅,避免过怒、过悲、过劳及过度紧张。

（2）耐心倾听患者的感受，尽量解答患者提出的问题，护士说话速度要慢，语调要平静；向患者介绍成功的病例，增强患者战胜疾病的信心。

（3）根据患者的兴趣爱好、文化素养，选择适宜的乐曲欣赏，以分散注意力，使患者心境坦然，气机条达。

**（八）健康宣教**

**1.用药**

遵医嘱服药，积极治疗，以免延误病情。

**2.饮食**

宜温软、清淡、易消化；忌烟、酒、肥甘之品，保持大便通畅。

**3.情志**

排解不良情绪，注意保持心情舒畅，避免抑郁、郁怒等不良刺激。

**4.运动**

适当进行体育运动，以不感劳累为宜，活动中不要用力过猛，避免碰撞伤及胁肋。

**5.生活**

起居养成健康的生活方式和行为，起居有常，避免过劳。

**6.定期复诊**

遵医嘱定时复诊，若胁痛加剧、伴恶心、呕吐症状时应及时就医。

## 二、黄疸

**（一）概述**

黄疸是以目黄、身黄、小便黄为主要表现的病证。多由于感受湿热疫毒，肝胆气机受阻，疏泄失常，胆汁外溢而导致本病。肝细胞性黄疸、阻塞性黄疸、溶血性黄疸、病毒性肝炎、肝硬化等以黄疸为主要表现者，均可参照本病护理。

**（二）辨证论治**

黄疸以目黄、身黄、小便黄为主要特征。

**1.阳黄**

起病急，病程短。治以清热利湿。

（1）热重于湿：身目黄色鲜明，发热口渴，心中懊侬，恶心呕吐，小便短少黄赤，大便秘结，或腹部胀满。舌苔黄腻，脉弦数或滑数。治以清热为主兼以利湿。

（2）湿重于热：发热不高，黄疸不如热重之鲜明，兼有头重身困，胸脘痞满，恶心呕吐，便溏。舌苔厚腻微黄，脉弦滑。治以利湿为主，兼以清热。

**2.阴黄**

黄色晦暗，纳少脘闷，或见腹胀，大便不实，神疲畏寒。舌淡苔白腻，脉沉迟或濡缓。治以健脾和胃，温化寒湿。

**3.急黄**

发病迅速，身如黄金，高热烦渴，胸腹胀满，神昏谵语，衄血、便血或肌肤出现斑疹。舌绛苔黄而燥，脉弦数或细数。治以清热解毒，凉血滋阴。

**（三）病情观察要点**

（1）黄疸：观察黄疸出现的部位、皮肤色泽的深浅、消长等变化。

（2）二便：观察尿色的深浅、尿量和大便色、质变化。

（3）是否伴有恶心呕吐及呕吐物的颜色、量、气味等。

（4）有无体温异常。

（5）有无腹水和出血情况，有无言语不清、神昏谵语、四肢震颤等，并及时报告医师。

**（四）症状护理要点**

（1）黄疸：①患者应注意休息，活动量以不感劳累为宜。②皮肤瘙痒时勿搔抓，可用手轻拍瘙痒部位或外涂止痒润肤药物。③阳黄患者多具传染性，对有传染性的患者，要严格执行隔离制度，按时消毒餐具、衣物和居室。并限制患者活动范围。

（2）呕吐：①及时清除呕吐物，呕吐后保持口腔清洁，可用淡盐水、银花甘草液漱口。②恶心欲呕时可指压内关、足三里等穴。③耳穴埋籽。主穴，胃、贲门、食道、交感；配穴，肝、脾、三焦。

（3）烦躁不安或精神异常者应加床档，适当约束，防止发生意外。

（4）保持病室安静、整洁、空气新鲜，阳黄热重于湿者，室温适宜偏凉；阳黄湿重于热者，室温适宜温热；阴黄者，要注意防寒保暖，病室适宜向阳；急黄者，室温宜凉爽。

（5）24小时尿量＜500 mL，或黄疸急剧加深时，报告医师，配合处理。

**（五）饮食护理要点**

饮食宜新鲜清淡、易消化、富含营养，不宜过甜过咸；忌生冷、油腻、辛辣、粗糙硬固食物。

1.阳黄

宜食偏清凉、清淡、易消化之品，如梨、橘、番茄、冬瓜、芹菜等。食欲差者，可食山楂、萝卜等开胃助消化之品。

食疗方：栀子仁粥（栀子、粳米）、黄花菜瘦肉粥。

2.阴黄

宜食用扁豆、红枣、莲子、豆刺品、牛乳等补中益气之品。病情逐渐好转，食欲转佳后，可适当选择鱼、肉、蛋、禽之品，以护养正气，驱邪外出。

食疗方：枸杞猪肉汤。

3.急黄

患者可有恶心呕吐或不思饮食等症状，以静脉补充营养为主，可给予流质饮食，待病情好转后逐渐给予清淡、营养丰富之品。高热烦渴时给予梨汁、藕汁以清热生津。

食疗方：茵陈大枣羹（茵陈、大枣）。

**（六）中药使用护理要点**

1.口服中药

口服中药时，应与西药间隔30分钟左右。

（1）阳黄中药偏温服，阴黄中药以偏热服为宜。

（2）复方益肝丸，勿空腹服用。

2.中药注射剂

中药注射剂应单独使用，与西药注射剂合用时须前后用生理盐水做间隔液。

（1）茵栀黄注射液：注意观察有无结晶或固体析出；不宜与氯化钠注射液、复方氯化钠注射液、葡萄糖氯化钠注射液、辅酶A、甘露醇、肌苷、精氨酸、维生素C、维生素B$_6$、氯化钙、葡萄糖酸钙、盐酸林可霉素、复方甘草酸单铵、甘草酸二铵等配伍;用10％葡萄糖注射液250～500 mL稀释后静脉滴注,速度不宜过快,注意药物不良反应如皮疹、荨麻疹及其他变态反应。用药期间,忌食生冷、辛辣、油腻、鱼虾海鲜类食物。

(2)清开灵注射液:注射液稀释后必须在2小时以内使用。忌与硫酸庆大霉素、青霉素G钾、肾上腺素、重酒石酸间羟胺、乳糖酸红霉素、多巴胺、洛贝林、肝素、硫酸美芬丁胺、葡萄糖酸钙、维生素 $B_6$、维生素C、硫酸妥布霉素、硫酸庆大霉素、西咪替丁、精氨酸、氨茶碱等药物配伍使用。

(3)苦黄注射液:滴速30滴/分,不宜过快。

3.外用中药

观察局部皮肤有无不良反应。

(1)中药贴敷:大黄、生明矾、栀子各等份,上药研末,取药粉填满脐,外用胶布固定,用于阳黄患者。

(2)阴黄散:丁香、茵陈上药研细末,生姜汁调敷脐部,外用胶布固定,用于阴黄患者。

(3)保健药枕:菊花枕、夏枯草枕以清肝明目。

**(七)健康宣教**

1.用药

遵医嘱服药,不要滥用保肝药物;黄疸消退,勿骤然停药。

2.饮食

饮食宜营养丰富、易消化的食物,勿暴饮暴食、贪嗜醇酒,勿食辛辣肥甘及不洁的食物。

3.情志

保持心情舒畅,忌恼怒忧思,避免消极刺激语言,消除不良情绪。

4.运动

避免过劳,适当进行体育运动,如练气功、打太极拳、散步等。

5.生活起居

生活要有规律,注意休息,无妄劳作。如系传染性疾病引起的黄疸,在未完全治愈前,仍需与家人隔离,以免传染他人;如系慢性疾病引起的黄疸,要积极治疗原发病。

6.定期复诊

遵医嘱定时复诊,若黄疸加重应及时就医。

## 三、鼓胀

**(一)概述**

鼓胀是以腹部胀大如鼓,皮色苍黄,甚则腹壁脉络显露,四肢不肿或微肿为主要表现的病证。多由于饮食不节、七情、劳欲所伤,及感染其他疾病后,肝脾失调,继则累及肾脏而成。肝硬化、结核性腹膜炎、腹腔肿瘤可参照本病护理。

**(二)辨证论治**

1.气滞湿阻

腹大胀满,按之不坚,叩之有声,胁下痞满或疼痛,纳食减少,食后作胀,嗳气不畅,失气为舒,大便不爽,小便短少。苔白腻,脉弦。治以疏肝理气,运脾利湿。

2.湿热蕴结

腹大坚满,脘腹撑急,或腹痛拒按,烦热口苦,渴不欲饮,或有面目皮肤发黄,小便赤涩,大便秘结或溏垢。舌边尖红,苔黄腻或兼灰黑,脉数。治以清热利湿,攻下逐水。

3.肝脾血瘀

腹大坚满,腹壁青筋怒张,胁腹刺痛,面色黧黑,面颈胸臂有血痣,呈丝纹状,手掌赤痕,唇色紫褐,口渴,饮水不能下,大便色黑。舌紫红或有紫斑,脉细涩或芤。治以活血化瘀,行气利水。

4.肝肾阴虚

腹大胀满隆起,皮肤绷紧,或见脉络显露,形体消瘦,面色黧黑,唇紫,口燥,心烦,失眠,齿鼻衄血,小便短赤。舌红绛少津,脉弦细数。治以滋养肝肾,凉血化瘀。

**(三)病情观察要点**

1.腹痛、腹胀、腹水、腹泻

观察腹痛、腹胀的性质、部位、诱因和发作时间;腹水的颜色、性状、量;患者的体重、腹围的变化;腹泻的次数,大便性状、量的变化等。

2.贫血及出血

观察有无齿衄、鼻衄、皮肤紫斑及消化道出血。

3.皮肤症状

观察有无面色萎黄、巩膜或皮肤黄疸、手掌殷红、面颈胸部红丝赤缕、血痣及蟹爪纹、腹壁静脉曲张等变化。

4.生命体征

尤其是神志、体温、呼吸、血压的变化;若出现性格改变,举止言语反常或嗜睡等为肝昏迷早期症状。

5.伴随症状

有无乏力、食欲缺乏、尿少,形体消瘦,青筋暴露,腹大如瓮,脉络怒张等情况,并及时报告医师。

6.突发情况

如突然出现血压下降、便血、呕血、神志异常等时,应立即报告医师,并配合处置。

**(四)症状护理要点**

1.腹痛、腹胀、腹水

重症患者应卧床休养。定时更换体位,防止压疮的发生;因腹胀而致呼吸困难者,可取半坐卧位;轻者可适当活动。治疗方法如下。

(1)大量腹水患者,应避免增加腹内压的一切因素,如用力咳嗽,打喷嚏、便秘等。

(2)腹痛、腹胀时行耳穴埋籽。主穴:取肝、脾、交感、肾、神门。配穴:心、肺、三焦等。

(3)便秘时行推拿调护轻柔腹部,或顺时针方向按摩腹部;遵医嘱给予耳穴埋籽,主穴:大肠、小肠、交感;配穴:肺、便秘点等;予生理盐水灌肠(禁用肥皂水灌肠)。

(4)艾灸疗法:气滞湿阻者可以在腹部以脐为中心呈十字形(即上、下、左、右)艾灸30分钟。也可灸关元、中极、神阙等穴,以理气宽胀,或施以腹部热敷法、盐熨法、葱熨法。

2.出血

如有头晕、心悸、血压下降等情况,应立即报告医师处理,建立静脉通道,做好输血准备,必要时给予三腔两囊管压迫止血。治疗方法如下。

(1)齿衄时,可用银花甘草水漱口,亦可用黑山栀粉或马勃粉止血,或用藕节炭、白茅根煎水代茶饮。

(2)鼻衄时应坐位,手压鼻梁两侧,鼻根部、额部冷敷,也可用棉球蘸云南白药、黑山栀粉或吸收性明胶海绵塞鼻,禁止头向后仰。

(3)指导患者平时养成良好的卫生习惯,禁止挖鼻孔、剔牙。平时用软毛牙刷刷牙,也可用地骨皮煎水漱口,3 次/天。

**3.皮肤**

床单位保持整洁干燥,无皱褶渣屑,内衣、裤、鞋袜选择柔软宽松的纯棉制品。防护措施如下。

(1)皮肤瘙痒时可用触摸或拍打的方式缓解瘙痒,避免使用刺激性的洗浴产品。

(2)皮肤瘙痒及水肿甚者谨慎使用胶布。

(3)教育患者不抓搔皮肤,如有破溃应及时处理。帮助患者修剪指甲。

(4)如臀部、阴囊、踝部水肿,可用棉垫垫起,以改善血液循环,防止和减少压疮发生。

**4.黄疸型肝炎**

如为黄疸型肝炎,要做好消毒隔离工作。

**5.腹泻**

腹泻者,应协助患者保持臀部皮肤和肛门处清洁,必要时涂以油剂保护。并及时留取粪便标本,送检化验。

**6.躁动不安**

对躁动不安的患者,应使用约束带、床档等保护性措施,防止坠床。

**7.测量与记录**

每天准确记录出入量,定期测量腹围、体重;注意监测血电解质、血常规、血清总蛋白等变化。

**8.腹腔穿刺大量放腹水**

应督促患者术前排尿,严格无菌操作,放液速度宜慢,一次放液不得超过 2 000 mL,并记录腹水量、颜色和性质,标本及时送检,指导患者 2 小时后再适当下床活动。

**(五)饮食护理要点**

饮食以低盐低脂、清淡、易消化、高维生素、少渣食物为原则。禁食辛辣、生冷煎炸、粗糙硬固之品,进食时需细嚼慢咽;高血氨时禁用高蛋白食品;出现腹水时给低盐或无盐饮食,并限制水的摄入;吐血者,暂禁饮食。

**1.气滞湿阻**

宜食疏肝理气,运脾利湿之品,如萝卜、山药、柑橘、薏仁粥、玫瑰花茶等。

食疗方:胡桃山药粥(胡桃肉、山药、小米、大米)。

**2.湿热蕴结**

宜食清热利湿,攻下逐水之品,如菠菜、芹菜、黄瓜、冬瓜、赤小豆、雪梨等。

食疗方:五豆粥(扁豆、黄豆、赤小豆、黑豆、大豆、莲子肉、大米);泥鳅豆腐汤。

**3.肝脾血瘀**

宜食活血化瘀,行气利水之品,如木耳、洋葱、桃仁、山楂、茯苓、陈皮、当归等,可用葱、姜、桂皮等作调料。

食疗方:桃仁粥。

**4.肝肾阴虚**

宜食滋养肝肾,凉血化瘀之品,如番茄、梨、藕、草莓、牛奶等。

食疗方：黑豆首乌复肝散（黑豆、藕粉、干首乌、干地黄等）。

### (六)中药使用护理要点

1.口服中药

口服中药时，应与西药间隔30分钟左右。

(1)中药汤剂宜浓煎，肝肾阴虚、湿热蕴结者中药宜温服；气滞湿阻者中药宜热服。

(2)攻下逐水药宜清晨空腹服。

(3)食管胃底静脉曲张者，服片、丸药物时应研碎后服用。

(4)舒肝丸：不宜同时服用甲氧氯普胺，以免降低药效。

(5)人参健脾丸：服药期间，忌食生冷，避免腹部受凉。个别患者服后可致转氨酶升高，注意监测肝功能。

2.中药注射剂

中药注射剂应单独使用，与西药注射剂合用时须前后用生理盐水做间隔液。

(1)茵栀黄注射液：注意观察有无结晶或固体析出；不宜与氯化钠注射液、复方氯化钠注射液、葡萄糖氯化钠注射液、辅酶A、甘露醇、肌苷、精氨酸、维生素C、维生素$B_6$、氯化钙、葡萄糖酸钙、盐酸林可霉素、复方甘草酸单铵、甘草酸二铵等配伍；用10％葡萄糖注射液250～500 mL稀释后静脉滴注，速度不宜过快；注意药物不良反应如皮疹、荨麻疹及变态反应。用药期间，忌食生冷、辛辣、油腻、鱼虾海鲜类食物。

(2)丹参注射液：不宜与维生素C、维生素$B_6$、氯化钾、碳酸氢钠、硫酸阿米卡星、喹诺酮类(环丙沙星、左氧氟沙星、氟罗沙星、甲磺酸加替沙星等)、卡那霉素、洛贝林、肌苷、甲氧氯普胺、川芎嗪、胸腺素、利血平、痰热清、双黄连、氨苄西林、头孢拉定、氯霉素、甲硝唑、异丙肾上腺素、普鲁卡因、硫酸镁、呋塞米、氨茶碱、胸腺素、黄芪等配伍。

3.外用中药

观察局部皮肤有无不良反应。

(1)芒硝湿敷腹部用于消肿止痛。

(2)大蒜、车前草，捣烂贴脐可治疗气滞湿阻实胀。

### (七)情志护理要点

(1)多与患者交谈，了解患者心理状态，做好心理评估。取得患者的信任，建立友好平等的护患关系，解除其心理障碍。

(2)教会患者进行自我调适的方法，如转移法、音乐疗法、宣泄法，控制自己的情绪，将思维集中在一件轻松、愉快的事情上。

(3)参与娱乐活动如下棋、读书读报、看电视、听广播、做气功等多种形式的活动。

### (八)健康宣教

1.用药

遵医嘱按时服药，中药与西药口服时间隔30分钟左右。

2.饮食

注意规律饮食，以低盐低脂、清淡、易消化、高维生素、低纤维素、无刺激性、少渣的食物为原则。禁食辛辣刺激、肥甘厚味、生冷煎炸、粗糙硬固的食物，限制钠盐的摄入。戒烟禁酒。

3.情志

与亲人朋友沟通与交流，参与娱乐活动。

4.运动

注意休息,避免过度劳累。适当参加活动,如散步、下棋、打太极拳等。注意安全,避免磕碰。

5.生活起居

指导患者和家属掌握测量腹围、记录出入量、测体重等方面的知识;注意保持口腔卫生、预防皮肤感染;保持大便通畅,排便勿努责。养成良好的卫生习惯,禁止挖鼻孔、剔牙,平时用软毛牙刷刷牙。

6.定期复诊

遵医嘱定时复诊,若鼓胀、乏力加剧或有出血倾向、尿量明显减少等症状应及时就医。

## 四、积聚

### (一)概述

积聚是指腹内结块,或胀或痛的病证。多由情志抑郁、风寒外袭、饮食不节,或病后体虚、黄疸、疟疾等病经久不愈使脏腑功能失调,气机不畅,痰湿凝滞或瘀血内停,日久而成积聚。腹部肿瘤、肝脾大、内脏下垂、肠梗阻、胆囊疾病等可参照本病护理。

### (二)辨证论治

积与聚,证候不同,病机有异。聚证触之无形,聚散无常,痛无定处,多属气分,一般病情较轻。积证触之有形,固定不移,痛有定处,多属血分,病情多较重。

1.聚证

(1)肝气郁结:腹中结块柔软,时聚时散,攻窜胀痛,脘胁胀闷不适。苔薄,脉弦。治以疏肝解郁,行气散结。

(2)食滞痰阻:腹胀或痛,腹部时有条索状物聚起,按之胀痛更甚,便秘,纳呆。舌苔腻,脉弦滑。治以理气化痰,导滞散结。

2.积证

(1)气滞血阻:腹部积块质软不坚,固定不移,胀痛不适。舌苔薄,脉弦。治以理气消积,活血散瘀。

(2)瘀血内结:腹部积块明显,质地较硬,固定不移,隐痛或刺痛,形体消瘦,纳谷减少,面色晦暗黧黑,面颈胸臂或有血痣赤缕,女子可见月事不下。舌紫或有瘀斑瘀点,脉细涩。治以祛瘀软坚,佐以扶正健脾。

(3)正虚瘀结:久病体弱,积块坚硬,隐痛或剧痛,饮食大减,肌肉瘦削,神倦乏力,面色萎黄或黧黑,甚则面肢水肿。舌淡紫,或光剥无苔,脉细数或弦细。治以补益气血,活血化瘀。

### (三)病情观察要点

(1)观察包块的部位、大小、性质、活动度及有无压痛:①右胁腹内积块伴胁肋刺痛、黄疸、纳呆、腹胀等症状者,病在肝。②胃脘部积块伴反胃、呕血、呕吐、便血等症状者,病在胃。③右腹积块伴腹泻或便秘、消瘦乏力,以及左腹积块伴大便次数增多、便下脓血者,病在肠。

(2)观察疼痛的部位,性质,持续时间,有无伴随症状:①胆囊疾病时可有上腹部隐痛和肩背部隐痛,同时伴有上腹部饱胀不适、厌食油腻、嗳气等症状。②腹痛伴呕吐时,观察呕吐的色、量、质、气味及伴随症状。③有排气、排便停止的情况,应怀疑肠梗阻。

(3)有无黄疸、鼓胀、发热、血证、神昏、呕吐等情况。

(4)如有吐血或便血、头晕心悸、血压下降、汗出肢冷、脉细弱等现象,立即报告医师给予处理。

### (四)症状护理要点

(1)腹痛伴呕吐时,应卧床休息,减少活动,及时留取标本,做好记录,做好口腔护理。必要时遵医嘱禁食。

(2)疼痛。治疗方法如下:①深呼吸或缓慢而有节奏的呼吸、听轻音乐。②指导患者进行自我按摩,取穴足三里、阳陵泉、中脘、内关、天枢等。③局部艾灸或热敷等,取穴足三里、阳陵泉、中脘、内关、天枢等。④必要时遵医嘱使用镇痛药。

(3)腹胀明显者可遵医嘱肛管排气。

(4)腹痛腹胀者可耳穴埋籽,主穴:胆、肝、脾;配穴:交感、神门、三焦等。

(5)便秘时,指导或协助患者顺时针方向按摩腹部,促进排气排便;遵医嘱给予耳穴埋籽,主穴:大肠、小肠、便秘点;配穴:直肠下段、肺、交感等。

(6)腹泻后做好肛周皮肤护理。

### (五)饮食护理要点

饮食宜清淡富营养,易消化,忌食肥甘厚味、辛辣刺激、生冷硬固、煎炸、醇酒之品,要多食新鲜蔬菜。少食柿子、南瓜、马铃薯等产气的食物。

1.聚证

(1)肝气郁结。

宜食疏肝解郁之品,如柑橘、萝卜、荔枝、丝瓜、菠菜、茄子等。

食疗方:羊肉萝卜汤(羊肉、萝卜)。

(2)食滞痰阻。

宜食理气化痰,导滞散结之品,如山楂、海带、蘑菇、木耳等。

食疗方:山楂汤(山楂片、水)。

2.积证

(1)气滞血阻。

宜食理气消积,活血散瘀之品。如龙眼肉、花生、胡萝卜、墨鱼、荔枝、大枣、山药、海带等。

食疗方:大蒜炖墨鱼(大蒜、墨鱼)。

(2)瘀血内结。

宜食补血化瘀之品。如花生、胡萝卜、龙眼肉、墨鱼、荔枝、大枣、海带等。

食疗方:桃仁粥(粳米、桃仁)。

(3)正虚瘀结。

宜食补益气血,活血化瘀之品,如鸡蛋、鱼类、胡萝卜、菠菜、芹菜等。

食疗方:大枣粥(粳米、大枣)。

### (六)中药使用护理要点

1.口服中药

口服中药时,应与西药间隔30分钟左右。

(1)中药汤剂宜浓煎,在饭后温服,观察服药后效果及反应。

(2)大黄䗪虫丸:忌烟酒、生冷、油腻及辛辣食物;体弱年迈者慎用,孕妇禁用;若发生变态反应则应停服;需注意患者出凝血时间。

(3)血府逐瘀丸:宜空腹红糖水送服,忌食生冷食物。

2.中药注射剂

中药注射剂应单独使用,与西药注射剂合用时须前后用生理盐水做间隔液。

茵栀黄注射液:注意观察有无结晶或固体析出;不宜与氯化钠注射液、复方氯化钠注射液、葡萄糖氯化钠注射液、辅酶 A、甘露醇、肌苷、精氨酸、维生素 C、维生素 $B_6$、氯化钙、葡萄糖酸钙、盐酸林可霉素、复方甘草酸单铵、甘草酸二铵等配伍;用 10％葡萄糖注射液 250～500 mL 稀释后静脉滴注,速度不宜过快;注意药物不良反应如皮疹、荨麻疹及变态反应。用药期间,忌食生冷、辛辣、油腻、鱼虾海鲜类食物。

3.外用中药

观察局部皮肤有无不良反应。

外用消积散结药膏贴敷,有助于消积散瘀,应注意观察贴敷处皮肤,避免发生变态反应。

**(七)健康宣教**

1.用药

遵医嘱按时服药。

2.饮食

饮食宜清淡富营养,易消化,忌食肥甘厚味,辛辣刺激之品。

3.情志

避免忧虑、紧张等不良情绪,防止情志内伤加重病情。

4.运动

注意锻炼身体,增强体质,但避免过度劳累,如内养功、放松功、八段锦、小周天气功等均适合积聚患者长期练习。

5.生活起居

起居应有规律,根据四季时令变化,按时作息。注意寒温适宜,防止病情反复。戒烟、限酒。养成良好的排便习惯,排便不可努责,便后及时清洗。保持皮肤的清洁舒适,避免使用刺激性洗浴用品,衣服宜宽松、柔软、勤更换。

6.定期复诊

遵医嘱按时复诊,若出现黄疸、结节、腹痛、腹胀、呕吐等症状时,应及时就医。

（白文芹）

# 第五节 妇科疾病的中医护理

## 一、月经失调

**(一)概述**

月经失调是指月经周期或经量失常的一种妇科常见病。主要病因是寒热湿邪侵袭,内伤七情,房劳多产,饮食不节,劳倦过度和体质因素。功能失调性子宫出血、多囊卵巢综合征、子宫内膜异位症等可参考本病护理。

**（二）辨证论治**

**1.气虚证**

月经周期提前,经期延长或经量增多或量少,色淡,质稀,神疲肢倦,小腹空坠,纳少便溏;腰膝酸软,头晕耳鸣。舌淡苔薄白,脉细。治以补肾健脾,摄血固冲。

**2.血热证**

月经提前,量多或正常或量少,色红或深红或紫,质黏稠;心烦,溲黄便结;或口苦咽干;颧红,手足心热。舌红苔黄,脉数。治以清热凉血,滋阴固冲调经。

**3.肝郁证**

月经周期不定,经量或多或少,色紫红,有块,经行不畅;胸胁、乳房或少腹胀痛,胸闷不舒;叹息、嗳气食少。舌淡苔薄白或薄黄,脉弦。治以疏肝解郁,养血调冲。

**4.血瘀证**

经期延长或月经量多或量少或月经错后,色紫黯,有血块,小腹胀痛拒按,血块排出后胀痛减轻。舌紫黯,脉涩。治以活血化瘀调经。

**（三）病情观察要点**

（1）经量:①量多者,以血热和气虚为常见。②量少者,以血虚和血瘀为常见。③量或多或少者,以肝郁、肾虚为多见。

（2）经期:①周期提前,多为血热或气虚。②周期推后,多为血虚或血瘀。③周期先后无定,多为肝郁、肾虚。④经期延长,多为气虚和血热。

（3）经血的颜色:色鲜红或紫红者属热,黯红者属寒属瘀,淡红者为虚黯淡者为虚寒。

（4）经血的质:黏稠者属热属实;清稀者属寒属虚;有血块者属瘀。若兼气味臭秽者多属热;气味血腥者多属寒;恶臭难闻者多数淤血败浊成毒为患,病多险恶。

（5）观察腹痛时间、部位、性质、程度;有无腰酸、乳房胀痛等情况,经期有无腹泻。

（6）伴贫血者注意观察贫血程度及全身伴随症状。

（7）如出现面色苍白、冷汗淋漓、血压下降、脉沉细等应报告医师。

**（四）症状护理要点**

（1）经量多者注意卧床休息,避免做增加腹内压的动作。心慌、头晕患者避免长时间弯腰、蹲位、俯卧位。

（2）虚寒或月经过少者,遵医嘱按摩或热敷小腹部,注意保暖。

（3）穴位按压改善腹痛症状,取穴:合谷、内关、足三里、三阴交等。

（4）给予耳穴埋籽改善月经失调及相关症状。主穴:子宫、卵巢、脾、肾等;配穴:内分泌、神门、交感肝、脑点等。

（5）气血虚或因寒症所致血瘀时,可采用灸法,取穴:关元、血海、足三里、肾俞。出血量多时,加隐白、百会;食欲缺乏便溏者加脾俞、神阙;小腹空坠加气海、百会。

**（五）饮食护理要点**

饮食宜高蛋白、高维生素、高热量及含铁、钙高的食物,经期忌食生冷、苦寒、辛辣刺激之品。

**1.气虚证**

宜食补肾健脾,摄血固冲之品,如猪肝、蛋黄、山药、豆浆、菠菜等。

食疗方:乌鸡归芪汤、参芪大枣粥、核桃莲子粥。

2.血热证

宜食清热凉血之品,如冬瓜、绿豆芽、黑木耳、藕、梨、桑椹等,也可服用鲜柏饮(鲜莲藕、侧柏叶搅烂榨汁加蜂蜜)、荠菜花煎水服。

食疗方:鲜藕粥、地藕葡萄膏(鲜藕汁、葡萄汁、地黄蜂蜜)。

3.肝郁证

宜食疏肝解郁,养血调冲之品,如橘子、金橘、佛手、陈皮等,可饮玫瑰花冰糖饮。

食疗方:党参枸杞丝瓜汤、佛手青皮蜜饮(佛手、青皮、郁金、蜂蜜)。

4.血瘀证

宜食活血化瘀调经之品,如油菜、黑豆、山楂、醋、玫瑰花、金橘等。可用川芎、鸡蛋、红糖加水煎煮。

食疗方:益母草汁粥、桃仁红花粥(桃仁、红花、粳米、红糖)、黑豆川芎粥。

**(六)中药使用护理要点**

1.口服中药

口服中药时,应与西药间隔30分钟左右。

(1)一般宜温服,血热过盛者宜凉服;活血化瘀、通利血脉的药物宜餐前热服。注意观察服药后阴道出血情况。

(2)益母草颗粒(膏、胶囊、口服液):对本药过敏者禁用,过敏体质者慎用。

(3)血府逐瘀口服液:用前摇匀,饭后服用。服药期间忌食生冷。

(4)复方阿胶浆、和车大造丸(胶囊):宜饭前服用,凡脾胃虚弱,呕吐泄泻、腹胀便溏者慎用,感冒患者不宜服用。

(5)女金胶囊:经行有块伴腹痛拒按或胸胁胀痛者不宜选用;月经过多及感冒时不宜使用本药。

(6)逍遥丸:感冒及月经过多者不宜服用本药。

(7)人参归脾丸:宜饭前服用,感冒发热患者不宜服用,服药期间忌辛辣、生冷、油腻食物。

(8)云南白药胶囊:服药一天内,忌食蚕豆、鱼类及酸冷食物,饭后服。

(9)宫血宁胶囊:在月经期或子宫出血期服用,胃肠道疾病患者慎用或减量服用;因含虫蝼,有小毒,不宜久服。

(10)葆宫止血胶囊:开水冲服,月经来潮后开始服药,血量少时不服用。

(11)益气维血颗粒:内含猪血,回民忌用。因含铁剂,胃部可能不适,或大便可能会出现色黑情况,嘱患者勿紧张,餐前服。不可用茶水冲服。

2.外用中药

观察局部皮肤有无不良反应。

(1)中药贴敷:小腹胀痛者遵医嘱给予下腹部及腰骶部贴敷,每12小时更换1次,注意局部皮肤变化。

(2)中药离子导入:先开机后固定电极,在关机前取下电极;治疗时两电极不可相碰,以免发生短路;调节电流不宜过快、过大,注意询问患者的感受,以患者耐受为宜;敷料垫不可过热,以免发生烫伤;治疗时间20~30分钟,1~2次/天。治疗时固定要牢固,松紧要适宜;药垫专人专用;固定带每天清洗消毒。注意观察患者有无变态反应,皮肤有无水疱等;皮肤破溃时不能操作。出现异常及时报告医师。

### (七)健康宣教

**1.用药**

遵医嘱服药,不可随意增减药量或停药。

**2.饮食**

饮食宜高蛋白、高维生素、高热量及含铁钙高的食物,经前及经期忌食生冷、苦寒、辛辣刺激之品。

**3.运动**

告知患者劳逸结合,加强体质锻炼。如练气功、打太极拳等以助气血运行。月经前后及经期避免游泳、重体力劳动和剧烈活动。

**4.生活起居**

(1)病室安静、整洁、空气新鲜、温湿度适宜。

(2)进行月经期保健的教育,如注意经期卫生,经期禁止性生活。

(3)勤换内裤并在日光下曝晒,不宜阴干。

(4)预防感冒,平时做好保暖工作,避免冒雨涉水。

(5)保证充足睡眠。

**5.情志**

指导患者注重培养个人爱好,以怡情悦志,多听音乐,与人聊天,保持心情舒畅,使气机条达,气血运行通畅。

**6.定期复诊**

遵医嘱定时复诊,若出现月经量多,伴面色苍白、汗多肢冷的情况要及时就诊。

## 二、痛经

### (一)概述

痛经是因情志所伤、六淫为害、导致冲任受阻,或因精血不足、胞脉失于濡养所致,以经期或经行前后周期性出现小腹疼痛或痛引腰骶,甚至剧痛昏厥为主要表现的疾病。病位在胞宫。

### (二)辨证分型

**1.气滞血瘀**

经前或经期下腹痛,下坠拒按,经行量少不畅,色紫黯有块,块下痛暂减,或伴乳胁胀痛。舌紫黯,或有瘀点,脉沉涩或弦滑。

**2.寒湿凝滞**

经前或经期小腹冷痛,得热痛减,按之痛甚,经行量少,色黯黑有块,或畏寒身疼。舌苔白腻,脉沉紧。

**3.湿热瘀滞**

经前或经期小腹疼痛拒按,有灼热感,或痛及腰骶,经行量多质稠,色红或紫,有小血块,带多黄稠,小便短赤。舌质红,苔黄腻,脉弦数。

**4.气血亏虚**

经期或经后小腹隐痛喜按,小腹及阴部空坠,经行量少、色淡、质稀薄,神疲乏力,面色无华,纳少便溏。舌质淡,舌苔薄,脉细弱。

5.肝肾亏损

经期或经后小腹绵绵作痛,经行量少、色黯红、质稀薄,腰骶酸痛,或头晕耳鸣,潮热。舌质淡红,舌苔薄,脉细弱。

### (三)护理要点

1.一般护理

(1)环境:病室宜整洁、安静,空气流通。

(2)休息:注意气候环境变化,适当增减衣被,行经时注意腹部、足部保暖,禁止游泳、涉水。痛经尚轻时,可适当活动。痛经剧烈时,应卧床休息。子宫后位者,可采取俯卧位。保证休息及睡眠充足。

(3)协助生活护理,满足患者所需。保持会阴部清洁。

2.病情观察

(1)观察月经的周期、经量及色、质情况。如排出血块,并伴有腹痛剧烈者,应留取标本(块状物)送病检。

(2)经期保持外阴部清洁,加强会阴部护理。勤换内裤及消毒经垫(或卫生巾),每天早晚用温水清洗外阴或遵医嘱给予会阴抹洗。

(3)观察腹痛时间、部位、性质、程度及神色、出汗、舌象、脉象、血压等变化,若腹痛剧烈,面色苍白,冷汗淋漓,手足厥冷,甚至昏厥时,应立即平卧,注意保暖,并及时报告医师。

3.情志护理

(1)加强情志调摄,使之心情舒畅,避免患者产生紧张、恐惧心理,使肝气调达、气血调和。

(2)向患者讲解与疾病相关的知识,以增强其信心,积极配合治疗。

4.饮食护理

(1)饮食宜清淡、易消化、富有营养之食品,忌辛辣、煎炸、燥热食物。

(2)经前、经期忌生冷、寒凉、酸涩性食物,以防收敛、凝滞气血。

(3)气血瘀滞者,经前、经期可遵医嘱服益母草汤或赤砂糖汤;寒湿凝滞者也可选食生姜红糖汤;湿热瘀滞者可选偏凉性的食物,如西瓜等;气血亏虚者经前、经后可遵医嘱服当归养血膏或羊肉当归汤;肝肾亏损者可选食甲鱼、黑鱼、猪肝等。

5.用药护理

(1)遵医嘱按时、准确给药。原发性痛经可于经前5~7天开始服药。

(2)根据医嘱按时服药,中药汤剂宜温服或热服。

(3)化瘀止痛药宜经前服用,补益类药宜在饭前服用。如有恶心、呕吐者,中药汤剂宜少量多次频饮,或遵医嘱先饮少量生姜汁。

(4)痛经剧烈者,遵医嘱给予镇静、镇痛药物。

6.临床辨证护理

(1)患者疼痛剧烈时,取平卧位,保暖,保持呼吸道通畅,及时报告医师,并配合处理。

(2)遵医嘱用镇痛药,如罗通定、曲马朵等。

(3)严密观察患者的阴道出血情况,腹痛时间、部位、性质、程度及神色、出汗、舌象、脉象、血压等变化。

(4)寒湿凝滞证者应遵医嘱按摩热敷小腹部。

**(四)健康指导**

(1)掌握月经生理知识,消除患者对月经的焦虑和恐惧,保持愉快的心情。

(2)注意饮食调摄,虚证适当进补。饮食宜温热,勿过食生冷瓜果、冷饮及酸、辣刺激性食物。

(3)月经来潮前3~5天,应避免剧烈运动或重体力劳动,勿淋雨湿身。经期勿下冷水、游泳,注意保暖,忌坐卧潮湿、阴冷之地。夏季睡眠不宜贪凉。

(4)生活规律、劳逸结合,睡眠充足。适当进行体育锻炼,如打太极拳,慢跑等。经期禁房事、盆浴和不必要的妇科检查。

(5)严格遵从医嘱,坚持周期性治疗,定期门诊随访。

（白文芹）

# 参考文献

[1] 程宁宁.临床专科护理实践[M].沈阳:沈阳出版社,2020.

[2] 程娟.临床专科护理理论与实践[M].开封:河南大学出版社,2020.

[3] 梁玉玲.基础护理与专科护理操作[M].哈尔滨:黑龙江科学技术出版社,2020.

[4] 李秋华.实用专科护理常规[M].哈尔滨:黑龙江科学技术出版社,2020.

[5] 潘洪燕,龚姝,刘清林,等.实用专科护理技能与应用[M].北京:科学技术文献出版社,2020.

[6] 万霞.现代专科护理及护理实践[M].开封:河南大学出版社,2020.

[7] 郝翠平.临床疾病基础护理[M].北京:科学技术文献出版社,2020.

[8] 雷颖.基础护理技术与专科护理实践[M].开封:河南大学出版社,2020.

[9] 丁晓东.神经外科疾病诊疗与护理[M].北京:科学技术文献出版社,2020.

[10] 王丽.常见护理疾病诊疗学[M].昆明:云南科技出版社,2020.

[11] 蔡怡.实用专科护理实践[M].北京:科学技术文献出版社,2020.

[12] 章志霞.现代临床常见疾病护理[M].北京:中国纺织出版社,2021.

[13] 王秀卿.实用专科护理指导[M].天津:天津科学技术出版社,2020.

[14] 杨杰.现代临床专科护理新进展[M].开封:河南大学出版社,2020.

[15] 刘晓艳.临床常见疾病护理[M].北京:科学技术文献出版社,2020.

[16] 潘忠伦.临床专科常规护理[M].北京:中国中医药出版社,2020.

[17] 张梅.现代专科护理常规[M].汕头:汕头大学出版社,2020.

[18] 尹玉梅.实用临床常见疾病护理常规[M].青岛:中国海洋大学出版社,2020.

[19] 赵文华,梁晓棠,曲千里,等.口腔科疾病诊疗与护理[M].成都:四川科学技术出版社,2021.

[20] 刘峥.临床专科疾病护理要点[M].开封:河南大学出版社,2021.

[21] 叶丹.临床护理常用技术与规范[M].上海:上海交通大学出版社,2020.

[22] 陈荣珠,朱荣荣.妇产科手术护理常规[M].合肥:中国科学技术大学出版社,2020.

[23] 崔海燕.常见疾病临床护理[M].北京:科学技术文献出版社,2020.

[24] 赵安芝.新编临床护理理论与实践[M].北京:中国纺织出版社,2020.

[25] 刘萍.现代妇产科疾病诊疗学[M].开封:河南大学出版社,2020.

[26] 张敬芝.内科疾病诊治与护理[M].北京:科学技术文献出版社,2020.

[27] 吴平霞.临床常见疾病护理[M].北京:中国纺织出版社,2020.

[28] 张金兰.实用临床肿瘤护理[M].沈阳:沈阳出版社,2020.

［29］黄黎.常见疾病诊疗与护理［M］.长春:吉林科学技术出版社,2020.

［30］陈璐璐.临床疾病护理技能［M］.天津:天津科学技术出版社,2020.

［31］姜艳,张丽,窦立清.临床疾病护理实践［M］.北京:科学技术文献出版社,2020.

［32］何丽.骨科疾病护理精要［M］.天津:天津科学技术出版社,2020.

［33］吕巧英.医学临床护理实践［M］.开封:河南大学出版社,2020.

［34］丁小萍,彭飞,胡三莲.骨科疾病康复护理［M］.上海:上海科学技术出版社,2020.

［35］李海英.内科疾病临床护理［M］.北京:科学技术文献出版社,2020.

［36］邹丹.妇产科护理的主要感染问题及应对措施［J］.基层医学论坛,2021,25(2):281-283.

［37］卢晶.慢性宫颈炎患者的护理方法与护理效果观察［J］.中国医药指南,2020,18(4):214-215.

［38］吴雪梅.循证护理在脑出血患者预防下肢深静脉血栓形成中的应用效果［J］.中外医学研究,2020,18(9):96-98.

［39］王朝阳,于静,舒玲,等.手术室专科护理质量指标体系的构建及应用［J］.齐鲁护理杂志,2020,26(10):131-133.

［40］张丽娟,刘婷,朱才平,等.急诊分诊安全管理在急诊护理中的应用［J］.医学信息,2021,34(A1):192-193.